"国家中医临床研究建设基地·国家中医药服务出口基地"系列读本

杨思进

白雪　主编

川南·玄府学派

学术经验传承集

U0245826

人民卫生出版社

·北　京·

图书在版编目（CIP）数据

川南玄府学派学术经验传承集 / 杨思进，白雪主编
. —北京：人民卫生出版社，2024.1
ISBN 978-7-117-35929-0

Ⅰ.①川… Ⅱ.①杨…②白… Ⅲ.①中医学 – 临床
医学 – 经验 – 中国 – 现代 Ⅳ.①R249.7

中国国家版本馆 CIP 数据核字（2024）第 027028 号

人卫智网	www.ipmph.com	医学教育、学术、考试、健康，购书智慧智能综合服务平台
人卫官网	www.pmph.com	人卫官方资讯发布平台

川南玄府学派学术经验传承集
Chuannan Xuanfu Xuepai Xueshu Jingyan Chuanchengji

主　　编：杨思进　白雪
出版发行：人民卫生出版社（中继线 010-59780011）
地　　址：北京市朝阳区潘家园南里 19 号
邮　　编：100021
E - mail：pmph @ pmph.com
购书热线：010-59787592　010-59787584　010-65264830
印　　刷：廊坊一二〇六印刷厂
经　　销：新华书店
开　　本：787×1092　1/16　　印张：18　　插页：8
字　　数：393 千字
版　　次：2024 年 1 月第 1 版
印　　次：2024 年 4 月第 1 次印刷
标准书号：ISBN 978-7-117-35929-0
定　　价：158.00 元

打击盗版举报电话：**010-59787491**　**E-mail：WQ @ pmph.com**
质量问题联系电话：**010-59787234**　**E-mail：zhiliang @ pmph.com**
数字融合服务电话：**4001118166**　**E-mail：zengzhi @ pmph.com**

《川南玄府学派学术经验传承集》编委会

主　审　王明杰　黄淑芬

主　编　杨思进　白　雪

副主编　徐厚平　董　丽　罗　钢　张　琼　叶俏波

编　委（以姓氏笔画为序）

王　倩　王小强　王全生　王饶琼　王晓栋　毛西彦　毛琳慎

叶　臻　任　维　任桂林　刘　平　刘　庆　刘　薇　刘天助

刘佳利　刘孟楠　刘增金　闫　颖　江　玉　江　花　江　燕

江云东　玛雅·马扎尔　李　波　李小林　李长江　李文龙

李双阳　李亚琴　李林珍　李常海　杨　杰　杨　雪　杨云芳

杨廷富　杨露银　吴明权　何　勇　何汶璐　何润佳　何清位

余海龙　汪　静　沈宏春　张　霞　张茂平　陈　丽　陈孟利

周仲芳　郑雪梅　单旭彬　胡钟竞　钟红卫　秦凯华　顾兴科

郭伍斌　唐红梅　黄　锐　黄新春　梁　盼　韩　梅　曾奇虎

蒲清荣　赖晓玲　潘　洪

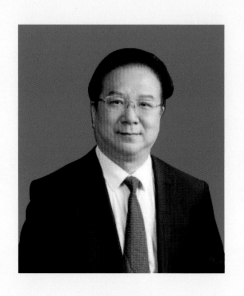

杨思进

主任中医师，二级教授，博士研究生导师、博士后合作导师，享受国务院政府特殊津贴专家，西南医科大学中西医结合学院附属中医医院原院长，成都中医药大学董事会董事，成都中医药大学附属眼科医院执行院长，西南医科大学中西医结合研究所所长，全国老中医药专家学术经验继承工作指导老师，天府万人计划（天府名医）入选者，四川省卫生健康委员会首席专家，四川省中医药院士后备人才培养对象，国医大师王琦院士高徒。

国内知名中医、中西医结合心脑血管疾病专家，从事中医、中西医结合医教研工作30余年，在心脑血管疾病的诊治方面有较高造诣，取得了开拓性成就。先后负责主持各级科研项目及平台100余项，发表学术论文400余篇，出版专著及教材40余部，获发明专利授权4项，获省部级以上奖励10余项。

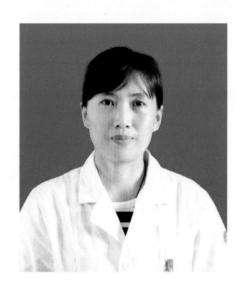

白 雪

　　主任中医师，硕士研究生导师，西南医科大学附属中医医院大内科主任兼神经内科主任，全国第三批优秀中医临床人才，全国老中医药专家学术经验继承人，四川省学术和技术带头人后备人选，四川省卫计委有突出贡献中青年专家，四川省卫生健康领军人才，四川省拔尖中医师，四川省中医药管理局学术和技术带头人。先后获中国中医药研究促进会科技进步奖二等奖及三等奖各1项、四川省科技进步奖三等奖2项、泸州市科技进步奖一等奖2项。主持省部级课题10余项，编写（任主编及副主编）专著6部、教材4部，以第一（通信）作者身份发表论文50余篇，其中SCI收录7篇，中文核心20余篇。研究方向：中西医结合防治脑病的基础与临床。

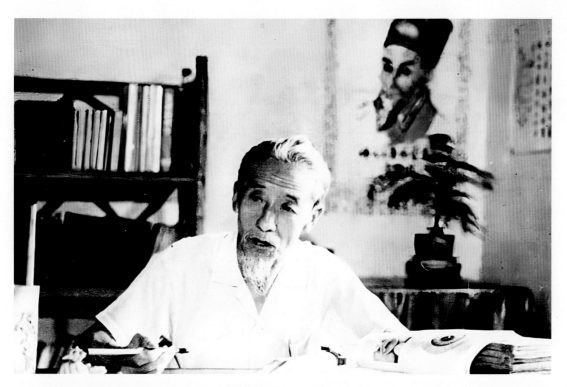

图 1　川南玄府学术流派先驱——当代著名中医眼科专家陈达夫教授

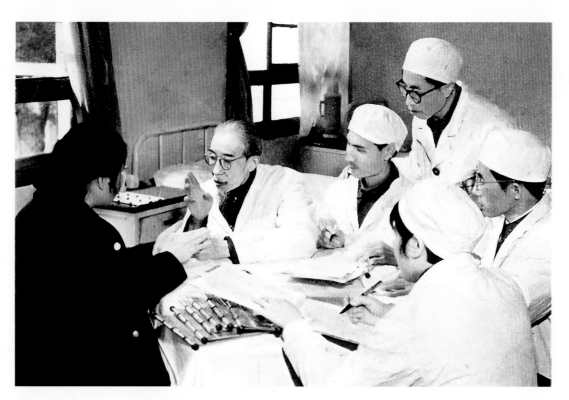

图 2　王明杰（右三）1978 年在成都中医学院读研期间跟随导师陈达夫教授（左二）门诊

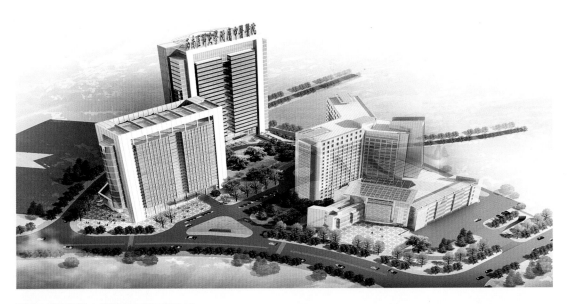

图3　西南医科大学附属中医医院全景

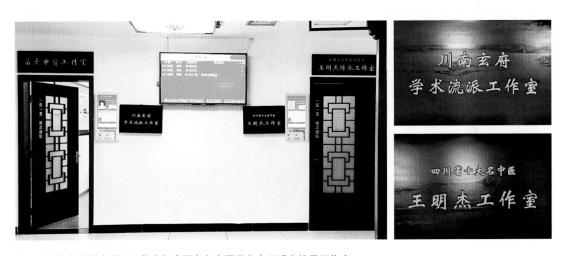

图4　川南玄府学术流派工作室与全国名老中医药专家王明杰传承工作室

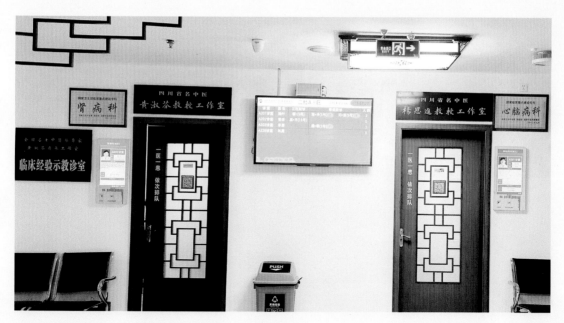

图 5　全国名老中医药专家黄淑芬传承工作室与杨思进传承工作室

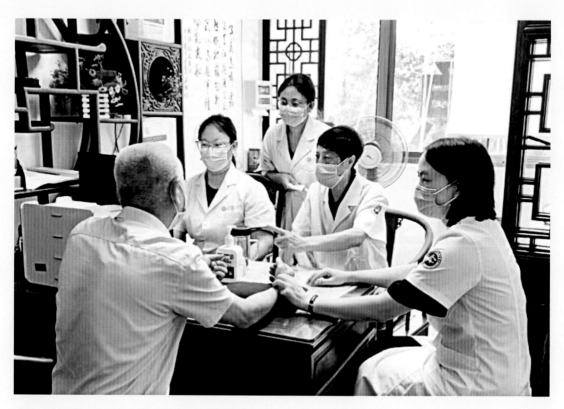

图 6　学派创建人王明杰教授门诊指导学生诊治患者

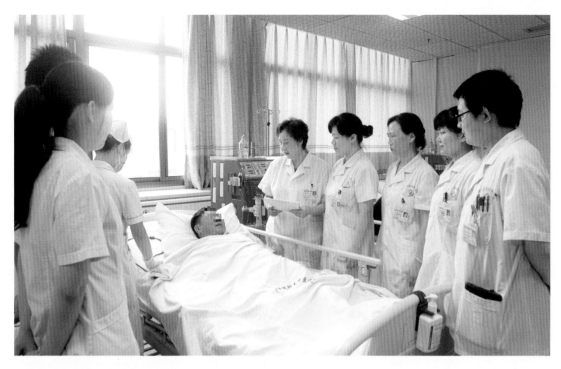

图 7　学派创建人黄淑芬教授带领医生在肾病内科病房查房

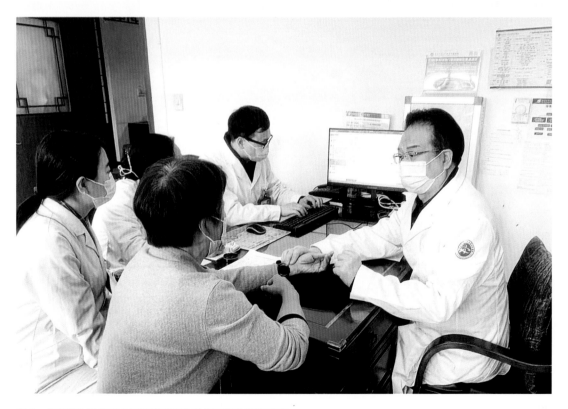

图 8　学派代表性传承人杨思进教授门诊指导学生诊治患者

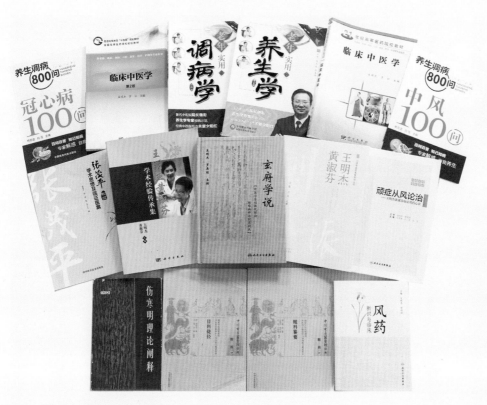

图9 部分出版著作

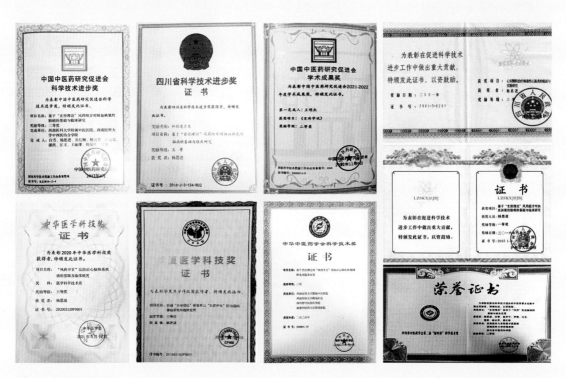

图10 部分获奖证书

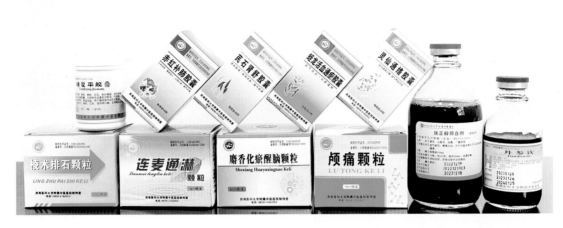

图 11 部分医院制剂

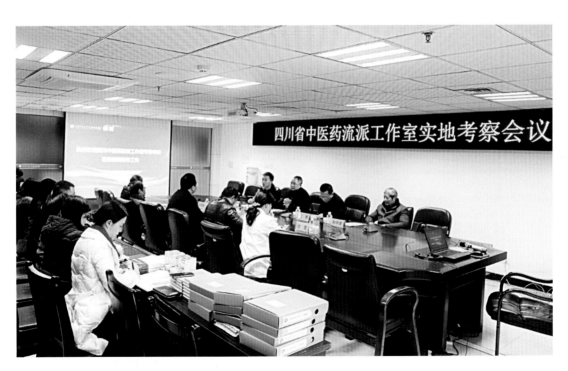

图 12 四川中医药流派工作室专家来院考察（2019 年 1 月 18 日）

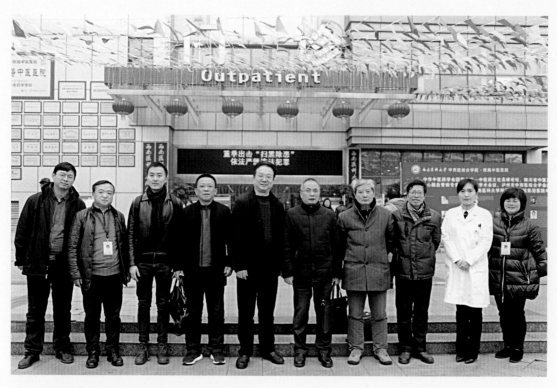

图 13　医院领导、流派工作室负责人与考察专家合影

四川省中医药管理局文件

川中医药办发（2019）26 号

四川中医药管理局
关于公布四川中医药流派工作室名单的通知

各市（州）卫生健康委（局）、中医药管理局，局属单位，有关院校：

为加强我省中医药文化资源的保护和传承，打造“四川中医药”整体品牌，通过推荐申报、资格审查、专家评审、现场答辩和实地考察，经审核确定，同意授予郑氏骨科流派等 16 个流派“四川中医药流派工作室”称号（附件 1），并将孙氏肝病流派等 15 个流派列入“四川中医药流派工作室”建设单位（附件 2）。现公布相关名单，并将有关事项通知如下：

一、各有关中医药管理部门、流派工作室依托单位要高度重视，加强领导，为流派的传承创新发展提供有力保障。

二、各流派工作室之间要开展多种形式的学术交流和

—1—

资源整合，努力形成百花齐放、百家争鸣、各具特色、共同发展的新格局。

三、对于流派传承中存在违反法律规定和其他相关规定，违背公序良俗，造成不良影响的流派，建立退出机制，按规定予以撤销称号。

四、列入“四川中医药流派工作室建设单位”的单位，建设周期最长不超过两年，建设完成后，可向我局申请验收并报送相关材料，经验收合格则授予“四川中医药流派工作室”称号，考察不合格者则取消资格。

五、流派工作室建设方案将另文下发。

附件：1. 四川中医药流派工作室名单
　　　2. 四川中医药流派工作室建设单位名单

四川省中医药管理局
2019 年 5 月 15 日

—2—

附件 1

四川中医药流派工作室名单

序号	代表性传承人姓名	依托单位名称	流派工作室名称
1	张世明、虞亚明	四川省骨科医院	郑氏骨科流派工作室
2	卢崇汉、卢玮	成都中医药大学、成都卢火神扶阳中医馆	钦安卢氏医学扶阳学派工作室
3	张之文、杨宇、冯全生	成都中医药大学	巴蜀温病流派工作室
4	胡天成	成都中医药大学附属医院	四川胡氏儿科流派工作室
5	廖品正、段俊国、王明芳	成都中医药大学	陈达夫中医眼科流派工作室
6	杨殿兴、傅元谋、刘杨	成都中医药大学	巴蜀伤寒学术流派工作室
7	刘方柏、余国俊	乐山市中医医院	乐山三江伤寒流派工作室
8	沈其霖、袁晓鸣	绵阳市中医医院	李孔定中医药流派工作室
9	杜麒	四川省第二中医医院	杜氏骨伤流派工作室
10	王明杰、黄淑芬、杨思进	西南医科大学附属中医医院	川南玄府学术流派工作室
11	陈怀炯、陈怀斌	雅安市天全县中医医院	天全陈氏骨科流派工作室
12	雷勇	阿坝州若尔盖县藏医院、藏医药研究所	夏萨藏医药学流派工作室
13	杨向东	成都肛肠专科医院	心畅·济川医学流派工作室
14	周奉皋、曾一林、唐小波	成都骨科医院	杨天鹏骨伤科流派工作室
15	梁超	成都中医药大学附属医院	四川冉氏脾胃病流派工作室
16	钟强	四川省中西医结合医院	冉氏内科流派工作室

—3—

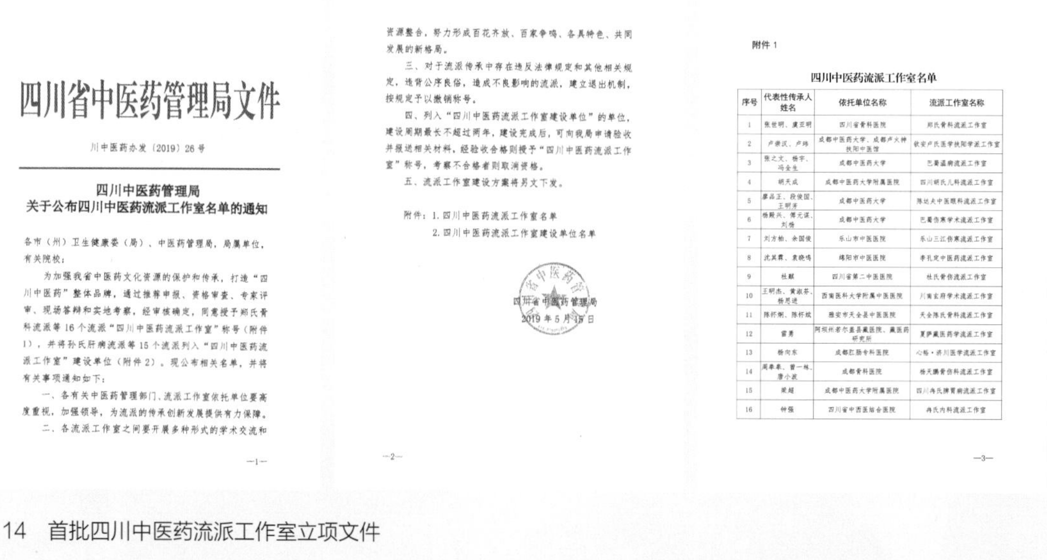

图 14　首批四川中医药流派工作室立项文件

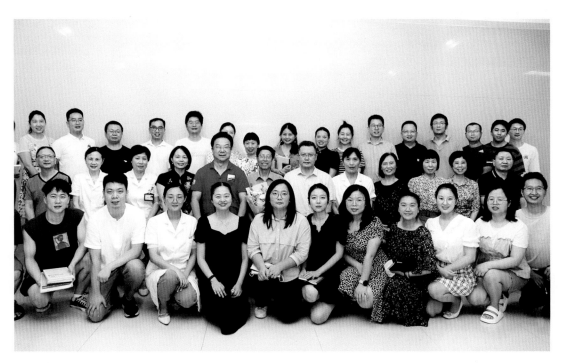

图 15　川南玄府学术流派传承工作室建设推进会（2022 年）

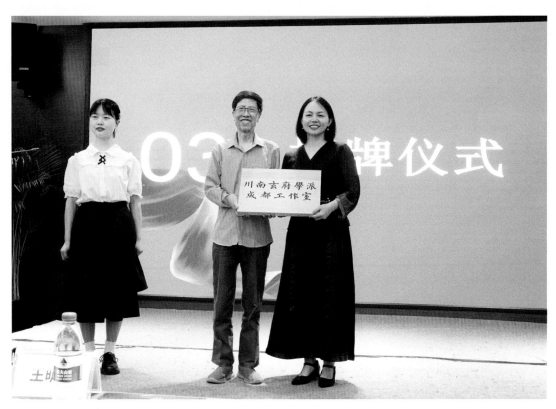

图 16　川南玄府学派成都工作室授牌仪式

14

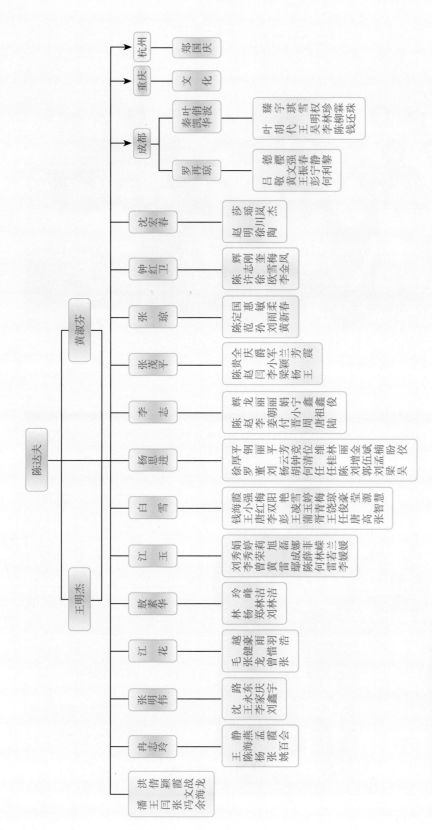

图 17　川南玄府学术流派专承脉络图

杨殿兴序

西南医科大学（原泸州医学院），坐落在美丽的酒城——泸州市，泸州是全国区域中心城市，川渝滇黔结合部区域中心城市和成渝地区双城经济圈南翼中心城市，也是国家历史文化名城，具有两千多年历史文化积淀，人文荟萃，中医药文化底蕴深厚，近现代涌现出了王仁叟、张君斗、孙同郊、汪新象、王明杰等一批优秀的中医药名家。西南医科大学附属中医医院是三级甲等中医医院，国家中医药传承创新中心、国家中医临床研究基地、国家中医药传承创新工程重点中医医院建设单位，曾获中国百强品牌医院称号。

医院元老王明杰教授与夫人黄淑芬教授从 20 世纪 70 年代后期开始，潜心研读金元时期名医刘完素的玄府学说，以及现代眼科前贤陈达夫教授从玄府论治眼科的经验，发掘整理了有关玄府的理论与治疗经验，开启了玄府学说现代研究之先河。历经数十年持之以恒的不懈努力，从理论诠释、治法整理、方药发掘到临床应用，初步构建起较为完善的玄府学术体系，并将眼科开通玄府的有效方法成功地延伸运用于脑、心、肾、肝、肺、骨、皮肤、五官等临床各科，明显拓宽了诊疗思路。随着对玄府学说的探索日益深入，应用范围不断扩大，玄府学说的研究也遍及中医内、外各科，成为中医微观科学研究的新思路之一。

王明杰、黄淑芬教授伉俪在致力于玄府学说研究的同时，还深入开展了对风药性能与功用的全面总结整理与临床应用研究，提出了"风药开玄论""风药增效论"及"治血先治风，风去血自通"等创新见解，逐渐形成了"论病着眼玄府，临证首重开通，百病治风为先，顽症从风论治"的独特诊疗思想。

近 40 年来，以西南医科大学及其附属中医医院为基地，培养了以杨思进教授为代表的一大批后起之秀，杨思进教授团队丰富创立"玄府理论"新体系，创新性地提出"脑玄府 - 血脑屏障""玄络"等新概念，并率先运用"风药开玄"法防治胸痹、心悸、中风、痴呆等心脑血管疾病，研制多种制剂及经验方，如蛭龙活血通瘀胶囊、颅痛颗粒、麦黄养阴颗粒、祛风通窍方、醒神通窍胶囊等，突显了该体系对提高临床疗效的重要意义。

自刘完素开创玄府之说以来，有 800 多年历史的玄府理论被西南医科大学的一代又一代莘莘学子不断破解并发扬光大，一支人才济济的新兴流派——川南玄府学术流派逐步形成。2019 年由四川省中医药管理局审核认定为首批四川省中医药学术流派。经过数十年来的发展，流派日趋成熟并不断壮大，地域已由川南泸州扩展到成都以及省外重庆、杭州等地，学术团队嫡传成员已累计三代近百人，成为川派中医中一支特色鲜明、优势突出的学术流派。

　　《川南玄府学派学术经验传承集》一书的编纂，是对数十载玄府学术思想研究的精华荟萃和全面总结。全书共分三个部分：学术源流篇、学术思想篇及临床经验篇，重点介绍了学派形成与发展、玄府学术流派学术思想及价值，并详细阐述玄府学说在心系、脑系、肾系等多学科领域开展的基础和临床研究成果。本书资料翔实，内容丰富，观点新颖，具有较高的学术价值，对于拓展诊疗思路，启迪临证思维，具有临床指导价值。

　　欣闻是书即将付梓，是书的出版发行，必将为川派中医药学术增辉添彩，嘉惠于中医药界同仁，可喜可贺！祝贺的同时乐于向同道推荐！并撰以上琐言，爰为之序。

杨毅兴

于蓉城雅兴轩

2023 年仲春

编写说明

　　川南玄府学术流派是四川省中医药管理局批准建立的首批四川中医药流派之一。按照国家中医药管理局开展中医学术流派传承工作室建设指示精神，为了推动流派学术传承，发扬流派特色优势，提高流派临床疗效，扩大流派辐射影响，创新流派发展机制，由川南玄府学术流派工作室组织力量编写了《川南玄府学派学术经验传承集》。我们在全面收集流派创始人、传承人及团队成员相关论文、著作、医案等资料基础上，认真梳理流派传承脉络，完善流派学术思想，总结流派诊疗经验及常用方药，以展示流派"论病着眼玄府，临证首重开通，百病疏风为先，顽症从风论治"的学术特色。

　　本书由学术源流篇、学术思想篇、临床经验篇三个部分组成。其中"学术源流篇"介绍了学派的学术渊源、形成、发展、传承系谱与代表性传承人，总结了学派的学术成就与诊疗特色。"学术思想篇"重点介绍了学派在玄府学说发掘研究与风药创新运用两个领域的学术成就与相关学术见解。"临床经验篇"总结了团队在心病、脑病、肾病、肝病、眼病、耳病、鼻病及骨病中应用玄府学说指导临床的理论发挥、实践探索及实验研究成果。书中引用资料均来自团队成员公开发表的论文与正式出版专著。因篇幅所限，除了部分代表性文献全文收录外，其余文献均为摘要形式，每章后"发表论文一览"列有文献来源，供读者进一步查阅参考。

　　书成，蒙中华中医药学会副会长、四川省中医药学会会长、成都中医药大学杨殿兴教授拨冗赐序，对我们的工作予以褒奖，在此谨致谢忱！由于编者水平有限，书中错谬之处难免，恳请读者批评指正。

编委会

2023 年 5 月

目　录

第一篇
学术源流篇

第二篇
学术思想篇

第一章　玄府探骊 …………………………………………………………… 28

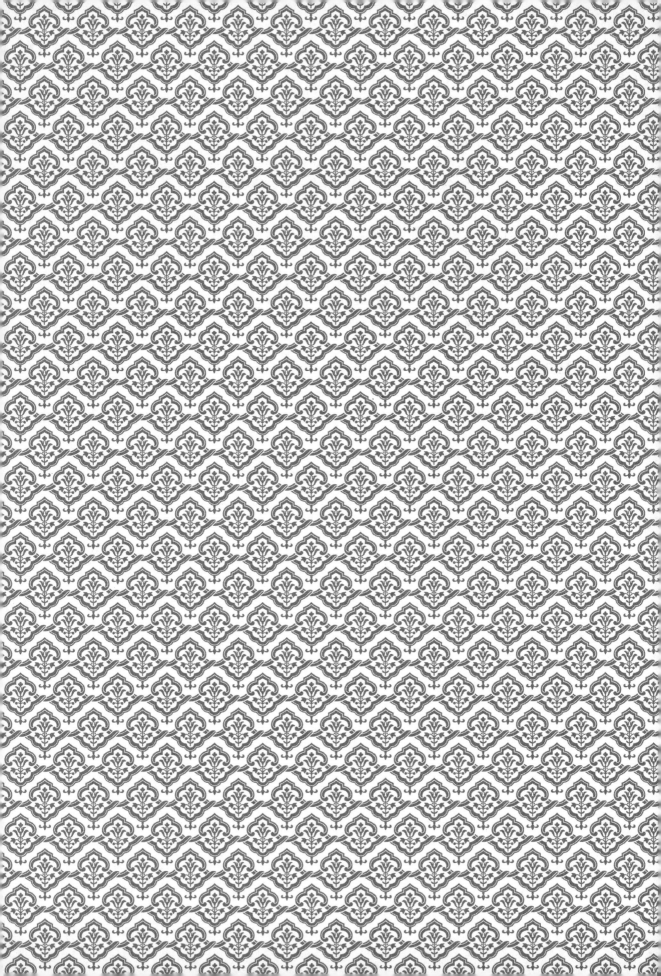

第一篇

学术源流篇

第一章
学派形成与发展

第一节 概 述

"医之门户，分于金元"（《四库全书总目提要》）。在中医发展历史上，金元四大家及其学派推动了中医学术走向新阶段，而今中医学术流派纷呈则推动着中医学术迈向一个更高的发展阶段。

川南玄府学术流派是以金元医学大师刘完素玄府学说为主导思想，以当代中医眼科名家陈达夫为先驱宗师，西南医科大学附属中医医院王明杰、黄淑芬为创建人，擅长运用风药开通玄府治疗心、脑、肾、肺、脾胃、五官、骨病及多种疑难杂症的新兴中医学术流派。该流派对玄府学说的发掘研究在国内开展最早，被称为"现代研究玄府学说的领航者"，在玄府理论指导下对风药、虫药等的拓展运用经验独特，成果丰硕。流派立足泸州，辐射巴蜀，影响及于全国，为四川省中医药管理局审定的首批四川省中医药学术流派之一。

被誉为金元四大家之首的刘完素，作为河间学派的宗师，不仅以火热论、寒凉派著称，而且首次提出了中医学认识人体微观层次的玄府理论，并创立了独特的开通玄府治法，是中医学发展史上的一次重大的学术创新，但其有关论述分散、简略，概念含混，内容抽象，且与前人经典论述不尽相符，长期以来未能得到应有重视与发扬。明清以来，部分眼科医家吸收这一理论，用于某些内障眼病的病机分析，采用开通玄府治疗，在青盲等疑难眼病的辨治上实现了重要的突破，凸显了玄府理论的珍贵价值。当代中医眼科泰斗陈达夫教授是其中的杰出代表与集大成者，他不仅将自己独特的眼科六经辨证与玄府理论结合起来，积极探索开通玄府治疗多种疑难眼病的方法，而且对玄府理论的内涵做了不少重要的发挥与补充，为玄府学说的发扬光大做出了卓越的贡献。

作为达夫先生的关门弟子，王明杰教授从20世纪70年代开始，在继承学习先师眼科学术经验基础上，潜心研读刘完素《河间六书》及其他医家的著作，发掘诠释有关玄府的理论，整理总结开通玄府治法方药，开启玄府学说现代研究之先河。历经数十年持之以恒的努力，从理论诠释、治法总结、方药发挥到临床应用，构建起一个概念新颖、观点独特、理法方药初具规模的玄府学术体系，并将眼科开通玄府的方法成功延伸运用于脑、心、肾、肝、肺、骨、皮肤、五官等临床各科，拓宽了诊疗思路，提高了临床疗效，特别是为一些疑难病症的治疗另辟蹊径，体现出较高的学术价值。随着对玄府学说的探索日益深入，玄府学说的应用范围不断扩大，研究者日增，成为中医微观科学研究的新思路之一。

在致力于玄府学说研究的同时，王明杰教授还与夫人黄淑芬教授一道，开展了对风药性能与功用的全面总结整理与临床应用研究，给予风药新的定位，并运用玄府理论从开通玄府的新视角诠释风药，解读前人有关风药的论述，探索风药诸多临床新用，提出了"风药开玄论""风药增效论"及"治血先治风，风去血自通"等创新见解，为风药的拓展运用提供新的理论指导，同时也以风药发散开玄为切入点深入发展了开通玄府治法。通过多年的实践探索，逐渐形成了"论病着眼玄府，临证首重开通，百病治风为先，顽症从风论治"的独特诊疗风格。

近 40 年来，二位教授植根于泸州，以西南医科大学（原泸州医学院）及其附属中医医院为基地，培养了以杨思进教授为代表的一大批后起之秀，薪火相传，弦歌不辍，逐步形成一支人才济济的新兴学派——川南玄府学术流派。目前，流派所及地域已由川南泸州扩展到成都以至省外重庆、杭州等地，学术团队嫡传成员已累计三代近百人，2019 年由四川省中医药管理局审核认定为首批四川省中医药学术流派。

第二节　学派渊源

在四大经典基础上，川南玄府学术流派远宗河间，近法达夫，即以河间学派开山刘完素为学术鼻祖，当代中医眼科泰斗陈达夫为学派之先驱。

一、金代医学大师刘完素：首创玄微府说，倡导开通玄府

刘完素（约 1120—1200），字守真，别号守真子，自号"通玄处士"，河间（今河北河间）人，又称"河间先生"或"刘河间"，为河间学派的开山，位列金元四大家之首。作为中国医学史上高举革新旗帜的一位大师，刘完素以"火热论"为代表的一系列独特学说，开启了金元明清时期中医学术争鸣的序幕，对中医理论发展及临床诊疗水平提高做出了卓越的贡献。刘氏以其独特的视角，推测出体内有一种至微至小的微观结构——"玄府"，从微观角度认识人体生理与病机，使"玄府说"成为以"火热"著称的河间学说的重要组成部分。

（一）创新"玄府"概念

刘完素在《素问玄机原病式·六气为病》中指出："玄府者，谓玄微府也；然玄府者，无物不有，人之脏腑、皮毛、肌肉、筋膜、骨髓、爪牙，至于世之万物，尽皆有之，乃气出入升降之道路门户也。"刘氏在此提出了一个有别于《内经》的玄府新概念——"玄微

府"，认为世间无物不有，在人体为升降出入之道路门户，是"精神荣卫，血气津液出入流行"通道，把荣卫、气血、津液在人体脏腑、皮肉、筋骨的正常运行的生理功能称为"气液宣通"，玄府通畅则营卫、气血、津液等营养物质在体内流行无阻，畅行于周身，脏腑、经络、四肢、九窍、肌肤、骨髓、毛发皆得以滋养，维持其正常生理功能。

（二）阐发"玄府闭密"病机

刘完素以研究阐发病机著称，提出玄府说之本意，主要是出于构建"火热论"的需要。其认为玄府闭塞，气液不通是导致疾病的基本病机，而"热气怫郁"是导致玄府闭塞的主要原因。

1．玄府闭密与阳气怫郁　刘完素继承发扬《内经》《伤寒论》等经典著作的相关论述，把本来用于解释寒邪闭表、郁而化热的"阳气怫郁"观点，推而广之，泛用于六气之变及五志所伤。其在《素问玄机原病式》中虽以"五行气运"和"亢害承制"推演阐释六气化火的原理，但落脚在机体的病机改变上，阳气怫郁不得散越，乃是其化火之关键环节，即所谓"阳气不得散越，则怫热内作"，而阳气怫郁的具体病位则是玄府。不论风寒湿燥，还是喜怒忧思，均可导致玄府闭密、阳气怫郁而生热，从而使六气化火及五志化火具备了充分的理论支撑。

2．玄府闭密与升降出入障碍　《素问玄机原病式》中提出，玄府是"精神荣卫、血气津液出入流行之纹理"。这就将玄府中通行的成分进行了极大的扩充，由气而及于津液、精血与神，指出玄府闭密可致"气液血脉荣卫精神不能升降出入"而产生种种病变。这样一来，玄府闭密的病理变化便从无形的阳气怫郁发展到有形的津停水阻、痰凝血瘀，乃至于玄妙莫测的神无所用，涵盖了众多的临床病症。在《素问玄机原病式》中列举的由玄府郁闭导致的病种达二十多种，涉及消化、呼吸、泌尿、内分泌、神经、五官等科。

（三）创立开通玄府治法

针对玄府闭密病机在各种病症中的重要地位，如何使郁闭的玄府开通，以维护或恢复人体气血津液宣通的正常状态，是治疗中必须着力解决的关键问题。基于玄府闭密与阳热怫郁互为因果的认识，刘完素提出开通玄府闭塞与解除阳热怫郁的治法，又常称为开发郁结或解散热郁。其自制益元散、防风通圣散、双解散等是其代表方。

刘完素的玄府创见，长期不为中医界所重视。唯有一些眼科医家应用于某些眼科疾病的治疗取得很大成功。当代陈达夫教授是其中的杰出代表与集大成者。

二、当代中医眼科泰斗陈达夫：继承河间绝学，发扬开玄治目

陈达夫（1905—1979），四川西昌人，著名中医眼科学家。出身中医世家，自幼攻读《内》《难》《本草》《脉经》《伤寒》《金匮》等古籍。28岁时，承父业，专攻眼科。1956

年 6 月调入成都中医学院，从事眼科教学与临床工作。1978 年被授予我国第一批中医教授职称，担任眼科硕士研究生导师。曾兼任中华医学会四川分会常务理事、中华全国中医学会四川分会理事、四川省科学技术协会副主席、四川省政协委员、四川省人大代表等职。积多年心血，著成《中医眼科六经法要》一书，完成了祖传中医眼科诊疗经验和方法的整理，首创将《伤寒论》六经辨证的理论运用于眼科。该书突破了历代中医眼科以症命名的框架，体现了中医学整体观与辨证论治的基本观点，发展了中医眼科五轮八廓学说，具有学术上的独创性，1979 年获四川省重大科技成果奖二等奖。其学术经验被载入《中国现代医学家丛书·著名中医学家的学术经验》。

陈达夫教授一生勤奋治学，成就卓著，学术影响深远。除了著名的眼科六经证治外，对玄府学说的继承与发扬是超越眼科领域的一大贡献。他不仅将自己独特的眼科六经辨证与玄府理论结合起来，积极探索开通玄府治疗多种疑难眼病的方法，而且对玄府理论的内涵做了不少重要的发挥与补充，为玄府学说的发扬光大做出了卓越的贡献。

在先生一生的大量医疗实践中，给我们留下了许多开通玄府治疗疑难眼病的精彩案例，如《陈达夫中医眼科临床经验》中记载的柴葛解肌汤治疗毛某视神经萎缩案、麻黄附子细辛汤治疗宋某视神经炎暴盲案、麻杏苡甘汤加味治疗何某中心性脉络膜视网膜炎案、陈氏息风丸加麻黄乌梢蛇治疗彭某青光眼失明案、甘露饮加麝香全蝎治疗韩某皮质盲案等，均是匠心独运，疗效卓著。其思路的创新性与方法的独特性，令人叹服。

达夫先生为继承发扬玄府学说所做的理论探索与实践运用，可谓苦心孤诣，成就斐然，特别是在长期眼病实践中积累的开通玄府治疗经验，是一笔十分珍贵的学术遗产。先生不仅堪称河间之功臣，而且成为川南玄府学派的先驱。

第三节　学 派 奠 基

全国老中医药专家学术经验继承工作指导老师王明杰教授、黄淑芬教授通过数十年的辛勤耕耘，实践探索，在玄府与风药研究两个领域取得了一系列富有开创性的成果，奠定了川南玄府学派形成的学术基础。

一、全国名老中医药专家王明杰：发掘河间玄府说，构建现代玄府论

王明杰，1943 年出生于四川成都，西南医科大学教授，川南玄府学术流派创建人。1967 年毕业于成都中医学院中医专业六年制本科。1978 年考取成都中医学院首届硕士研究生，师从于我国著名中医眼科专家陈达夫教授。1981 年毕业分配至泸州医学院工作，曾任中医经典教研室主任，中医系副主任、主任，兼附属中医院院长，中华中医药学会

理事，四川省中医药学会常务理事，泸州市中医药学会会长、名誉会长等职。第三、四、六批全国老中医药专家学术经验继承工作指导老师。2012年国家中医药管理局批准建立"王明杰全国名老中医药专家传承工作室"。2016年获评首届四川省医疗卫生终身成就奖。2018年获评第三届四川省十大名中医。数十年来致力于玄府学说研究、应用及学术继承人的培养，主编、主审《玄府学说》《风药新识与临床》《临床中医学》《王明杰黄淑芬学术经验传承集》《顽症从风论治——王明杰黄淑芬临证用药心法》《川派中医药名家系列丛书·王明杰 黄淑芬》等学术专著与教材。

（一）邂逅"玄府"，拜师达夫

20世纪70年代，王明杰教授本科毕业后在甘孜藏族自治州卫校工作期间，有幸看到成都中医学院附属医院编印的陈达夫先生《中医眼科六经法要》与相关医案，研读之后，对书中"厥阴经络的玄府闭塞""寒邪闭塞了目中玄府"等"玄府"论述大惑不解；对先生以柴葛解肌汤"疏解三阳经风邪""则目中玄府自开"而治愈视神经萎缩，既惊叹其神奇疗效，又感到十分困惑。习医十余年，读医书无数，一直认定玄府为皮肤毛孔，于此处却无解。此后遍查身边医籍均未果，成为心中的一块疑团。数月后，获知母校创办研究生教育及达夫先生招收硕士研究生的消息，出于对先生学术的仰慕及对玄府奥妙的追求，报考中医眼科专业研究生，最终得以录取，成为达夫教授的关门弟子。在导师指导下，除了认真学习眼科六经证治外，还着力研读刘完素《素问玄机原病式》中关于玄府的论述，同时在跟师临床实践中，注意学习开通玄府明目治法。不幸天不假年，不久达夫先生驾鹤西去，但留下了他的珍贵遗著与医案，供后人学习研究。

（二）潜心攻读，诠释"玄府"

1981年，王老研究生毕业分配到泸州医学院，因中医系教学需要，被安排主讲"中医各家学说"课程，有了充足时间阅读历代医籍。王老以玄府为重点，潜心攻读刘完素《河间六书》，围绕玄府与开通玄府治法进行了持之以恒的发掘与探索。历时数载，克服诸多困难，逐渐破解刘氏的写作特点，潜心体味书中微言大义，深入领会刘氏独特的学术思想与别致的临证大法，结合后世眼科及达夫先生从玄府论治疑难眼病的成功经验，首次对玄府之说进行了初步的发掘整理与诠释。

王老指出，玄府作为遍布机体至微至小的孔窍，是迄今为止中医学中最为细小的基本结构单位，为气、血、津、液、精、神升降出入之道路门户。举凡外邪的侵袭、七情的失调、饮食劳倦所伤、气血津液失养都会影响到它的正常通利功能；而玄府一旦失其通畅，又必然导致升降出入障碍。不论外感内伤、虚实寒热，举凡气失宣通、津液不布、痰阻血瘀、神无所用等病变，都可以归结为玄府通道不利。明确提出了"玄府闭塞为百病之根""开通玄府为治病之纲"，并首次归纳总结出开通玄府的治法与系列方药，初步构建起玄府理法方药学术体系。

（三）拓展运用，发扬玄府

中医学术理论研究的终极目的是提高临床疗效，对玄府学说这样一种应用理论来说更是如此。在眼科开通玄府卓越成效的鼓舞下，数十年来，王老带领众多弟子以玄府学说作为治学的主导思想，紧紧抓住临床应用这个中心环节，将眼科开通玄府的独特治法拓展运用于内外各科常见病及多种疑难病症，着重从实践中去总结玄府论治的新见解、新经验。经过几代人的不懈努力，逐渐形成了"论病着眼玄府，临证首重开通"的独特诊疗风格，在脑病、心病、肾病、肺病、肝病及皮肤、骨伤、五官等专科病症治疗中取得了显著的成效。

二、全国名老中医药专家黄淑芬：发挥风药新功用，首倡"治血先治风"

黄淑芬，1944 年出生于四川自贡，西南医科大学附属中医医院主任中医师，首届四川省名中医，享受国务院政府特殊津贴专家，川南玄府学术流派创建人。1968 年毕业于成都中医学院中医专业六年制本科。从事中医临床、教学及科研工作五十余年，曾任医院肾病内科主任，大内科副主任、主任兼内科教研室主任等职。创建并担任学术带头人至今的肾病内科，先后获评四川省中医药管理局重点专科、国家中医药管理局重点专科、卫生部临床重点专科及国家区域中医（专科）诊疗中心。2003 年担任四川省第二批老中医药专家学术经验继承工作指导老师，2008 年担任全国第四批老中医药专家学术经验继承工作指导老师，2012 年被评为全国老中医药专家学术经验继承工作优秀指导老师。2018 年国家中医药管理局批准建立"黄淑芬全国名老中医药专家传承工作室"。

（一）发挥风药，守正创新

黄淑芬教授本科毕业后在基层卫生院工作期间，运用中医药成功治疗了乙脑、麻疹、肺炎、肾炎等众多外感热病与内伤杂病，通过多年临床实践探索，对以麻黄为代表的风药应用积累了丰富经验，她发挥前人对风药的论述，提出了不少独到见解。撰写的《血压高未必忌麻黄》入选《长江医话》（北京科学技术出版社，1987 年版），后被收录到《名医论十大名中药》（人民军医出版社，2010 年版）。《麻杏石甘汤治疗咳喘的拓展应用》《越婢汤应用心得》收载于《四川名家经方实验录》（化工出版社，2008 年版），《虚喘用麻黄》《仲景运用麻黄发汗与泄热的经验辨析》分别发表于《中医杂志》与《中医研究》，"虚喘用麻黄"与"辛温开通治疗火热病证"的独特学术见解，还被纳入《中医内科学》国家规划教材与《中医各家学说》西南西北片区教材。

黄老认为，风药辛散之性，不仅祛风，亦能散寒、泄热、祛燥、除湿。在祛风的同时，能使各种兼夹入侵之邪一并从表而解，故不论风寒、风热、风燥、风湿，风药均可应用，更因风药多燥，尤能胜湿。同时风药透泄之性，不仅祛除在表之邪，亦能祛除入里之邪，包括某些内生之邪，如内湿、内热，尤其是郁火，非风药不能取效，所谓"火郁发之"。归纳风药特性为"升、散、透、窜、燥、动"，犹如春气之生发，能鼓舞人体生机，振奋全身气化，促进体内气血津液流动畅通。举凡脏腑经络、四肢百骸、五官九窍之闭阻，气血津液之瘀滞，皆可使之畅通。故曰："风药未必尽祛风，升散透泄用无穷，可称为百药之长。"

（二）血瘀治风，风去血通

1997年，黄淑芬教授根据多年临床实践心得体会，针对"治风先治血，血行风自灭"传统治则理论表述的不足，首次提出"治血先治风，风去血自通"的独特见解，认为对某些血瘀证，治风优于治血，临证当以治风为主，治血居次要地位，许多情况下，治风有助于治血，祛风法与活血法相伍，具有协同增效作用。撰写的《试论治血先治风》论文在《中医杂志》1997年第1期发表，《中国中医药报》1997年4月2日第4版作了全文转载。该法对治风与治血的关系的创新表述，不仅为血瘀证的治疗别开生面，而且极大地拓宽了风药的临床应用领域。她主持申报的"治血先治风理论与临床研究"项目同年被国家中医药管理局列为重点课题。作为课题负责人，带领团队成员先后对"治血先治风"理论，风药的活血作用及其特点，风药治血的源流、机制，治风活血法的应用沿革、配伍机制，尤其是运用风药治疗脑病、心病、肾病、肝病等进行了一系列研究。20余年来共发表相关学术论文逾百篇，围绕风药提出了一系列富有创新的见解，指出风药可直接作用于血分，疏通血行，消除瘀滞；又能通过解除致瘀因素，振奋人体气化功能，间接促进血流畅达、瘀滞消散，有一般活血药难以替代的独特之处，引起中医学术界的广泛关注。

（三）开玄增效，风药当先

近20年来，黄淑芬教授与王明杰教授逐渐将风药探索与玄府研究相融合，在玄府理论指导下进一步拓展风药的临床运用，以祛风开玄作为玄府论治的切入点，临证注重运用风药、虫药等治风之品开通玄府窍道、畅达气血津液精神以防病治病，先后提出"风药增效论""风药开玄论"等创新见解。与其他开通玄府药物相比，风药轻灵简捷，价廉易得，功用多样，故常作为开通玄府的首选药物，可与多种药物配合发挥先锋引导及协同增效作用，堪称百药之先导。近年来，玄府理论指导下治风之品的运用，已从眼科拓展到临床各科，显示出广阔的应用前景。风药开通玄府的有效性和便捷性日益受到研究者的关注，已成为当前玄府研究的前沿。

玄府探索与风药发挥两个层面的齐驱并进，融会贯通，有力地促进了相关研究的深入发展，为川南玄府学术流派的形成奠定了坚实的学术基础。

第四节　学派成就

　　王明杰、黄淑芬教授深知，发扬光大玄府学说，非一代人能够完成，必须形成薪火相传的人才链。在研究玄府学说的同时，还做了一项重要工作，便是将玄府学说纳入教学内容之中。依托西南医科大学中西医结合学院、西南医科大学附属中医医院，二位教授及其代表性学术传承人杨思进、白雪、张茂平、张琼等教授以师承与本科生教育、研究生教育等传承形式，以课堂讲授、文献整理、临床言传身教、自我修行等培养方式，数十年来培养了一大批后起之秀，逐步形成一支人才济济的新兴学派。经四川省中医药管理局组织专家评审认定为首批四川省中医药学术流派，2019 年正式授牌"川南玄府学术流派工作室"。

　　目前，流派所及地域已由川南泸州扩展到成都以至省外重庆、杭州等地，学派嫡传成员累计三代近百人，老中青梯队有序，团队力量雄厚。其中有全国老中医药专家学术经验继承工作指导老师 4 人，学术继承人 12 人，全国优秀中医（临床、基础）人才 5 人，四川省十大名中医 1 人，四川省名中医及拔尖中青年中医师 7 人，四川省国家级全国名老中医 3 人，四川省岐黄菁英人才 7 人，四川省优秀中医药人才 2 人，四川省"卫生健康英才计划"中青年骨干人才 1 人，泸州市十大名中医 4 人。值得一提的是，团队成员高学历者众多，获硕士学位以上者超过 80%，其中博士与博士后 20 人。

　　流派始终坚持以玄府学说为理论指导，以风药、虫药等开通玄府施治为临证主攻方向，相关探索日益深入，应用范围不断扩大，研究内容从目玄府拓展至脑玄府、心玄府、肾玄府、肝玄府、肺玄府、骨玄府、鼻玄府等，编辑出版了《玄府学说》《风药新识与临床》《顽症从风论治——王明杰黄淑芬临证用药心法》《王明杰黄淑芬学术经验传承集》《川派中医药名家系列丛书·王明杰、黄淑芬》《张茂平教授学术思想及临证医案》《老年实用调病学》《老年实用养生学》等学术专著，并开展了一系列以风药开玄为代表的临床与实验研究，取得诸多成果，迄今已发表相关学术论文逾 500 篇，其中权威期刊《中医杂志》23 篇，并有 1 篇（《论玄府在中医理论中的地位和作用》）入选"领跑者 5000——中国精品科技期刊顶尖学术论文"，出版学术专著 16 部，制定优势病种诊疗方案 8 项，研发特色制剂 12 种，获国家专利 2 项，一些成果居国内领先水平，获省级以上奖励 10 余项，其中"创建'玄府理论'新体系以'风药开玄'防治脑病基础研究与临床应用""基于'玄府理论'风药组方对缺血缺氧性脑病的基础与临床研究"分获华夏医学科技进步奖三等奖、中国中医药研究促进会科技进步奖二等奖与四川省科技进步奖三等奖。《玄府学说》专著获中国中医药研究促进会学术成果二等奖。以该派代表性传承人为学术与学科带头人的西南医科大学附属中医医院脑病科、肾病科已发展成为国家临床重点专科及国家区域中医（专科）诊疗中心，并建有全国名老中医药专家传承工作室 4 个，四川省十大名中医工作室、四川省中医药流派工作室各 1 个，四川省名中医工作室 4 个。经过数十年来的持续发展，该派日趋成熟并不断壮大，成为一支特色鲜明、优势突出的川派中医学术流派。

第五节　代表性传承人简介

一、杨思进（领军人物）

主任中医师，二级教授，享受国务院政府特殊津贴专家，硕博士及博士后导师，全国老中医药专家学术经验继承工作指导老师，四川省大美医者，天府名医，四川省名中医等。国内知名中医、中西医结合心脑血管疾病专家，师从国医大师王琦院士，先后兼任中国中医药信息学会脑病分会会长、世界中医药学会联合会急症专业委员会副会长等职。

从事中医、中西医结合医教研产工作30余年，致力于"玄府理论"研究，主要研究方向为中西医结合防治心脑血管疾病及大健康产品研发，成就显著。先后负责主持各级科研项目及平台100余项，包含国家中医药服务出口基地、国家中医药管理局中国-葡语系国家和地区中医药国际合作基地、国家中医药防治心脑血管重大疑难疾病传承创新团队、国家中医临床研究基地、国家中医心血管病临床医学研究中心分中心、国家区域中心、高级卒中中心、国家胸痛中心、心衰中心、房颤中心等；发表学术论文400余篇（其中SCI论文56篇，累计影响因子近300分）；主编参编专著及教材40余部；授权发明专利4项，实用新型专利6项；主持研发中医药大健康产品10余个，实现科技成果转化1项（转化金额：1 050万元）；牵头/参与制定专家共识4项；获省部级以上科技奖励10余项（含国际科学技术合作奖1项，四川省科技进步奖一等奖1项）；获科技成果评价3项（均为国内领先/国际先进）。

二、白雪

主任中医师，教授，硕士研究生导师。王明杰全国名老中医药专家传承工作室主任。西南医科大学附属中医医院心脑病科主任、大内科主任、中医内科教研室主任。担任四川省老年医学学会脑病专业委员会主任委员、四川省中医药学会心脑血管病专业委员会副主任委员、中华中医药学会脑病分会第三届委员会委员、世界中医药学会联合会急症专业委员会第一届理事会常务理事、中国中药协会脑病药物研究专业委员会常务委员等职。先后荣获四川省卫计委先进个人、四川省学术和技术带头人后备人选、四川省中医药管理局学术和技术带头人、四川省卫计委突出贡献中青年专家、四川省拔尖中医师、泸州市学术和技术带头人、泸州市拔尖人才、泸州市名中医、第三批全国优秀中医临床人才等称号。

在西南医科大学附属中医医院从事临床、教学、科研、人才培养工作，研究方向为基于"玄府理论"探讨风药组方对脑病的基础与临床研究。承担"中医内科学""中西医结合进展"等本科及研究生课程，参编教材及专著10余部。先后承担或主研科研项目20余项，含省部级课题6项，厅局级13项；参与横向科研合作8项，包括国家科技部重大专项、国家中医药管理局行业专项等。发表学术论文 60 余篇。培养硕士研究生 17 名。获科技进步奖 3 项。

作为第三批全国老中医药专家王明杰教授的师承弟子，跟师门诊，聆听教诲，总结典型医案，撰写心得体会，先后发表《王明杰教授治疗中风的临床经验》《王明杰教授运用风药配伍增效的经验》《祛风通窍方可通过改善血管性痴呆大鼠海马区神经元细胞改善记忆力》等论文。

三、徐厚平

医学博士，教授，硕士研究生导师，西南医科大学附属中医医院副院长，四川省中医药管理局学术和技术带头人、四川省学术和技术带头人后备人选、四川省岐黄菁英人才、泸州市学术和技术带头人。担任中华中医药学会健康服务工作委员会常务委员、中华中医药学会亚健康分会常务委员、中华中医药学会中药毒理学与安全性研究分会第三届委员会常务委员、中华中医药学会治未病分会委员、全国中医药教育发展中心高等中医药院校教务工作委员会委员、四川省中医药学会药物临床试验专委会主任委员、四川省中医药学会治未病专业委员会副主任委员等职。

从事治未病临床、教学及科研工作十余年，擅长睡眠障碍管理、体重管理、更年期综合征等亚健康状态相关疾病的诊治。先后主持参研各级科研项目 79 项，获中国中医药研究促进会科学技术进步奖三等奖 1 项，四川省中医药学会科技进步奖二等奖 1 项，四川省优秀科普作品三等奖 2 项，泸州市科技进步奖三等奖 1 项，泸州市社会科学优秀成果奖 2 项；获发明专利 3 项、实用新型专利 12 项；发表各级各类科研论文 64 篇，主编专著 3 部，副主编专著 16 部，参编专著 1 部。先后荣获"全国青年岗位能手""全国敷贴疗法应用先进个人""四川省中医药传承创新发展先进个人""四川省雷锋式优秀志愿者""泸州市五四青年奖章""泸州市首届十佳青年志愿者""西南医科大学十大杰出青年"等荣誉称号。

四、董丽

副教授，中西医结合副主任医师，博士，在站博士后，硕士研究生导师，西南医科大学附属中医医院内科党总支书记、心血管内科副主任。青年中医药求真学者，四川省中医药管理局第六批学术和技术带头人后备人选，四川省及全国名老中医学术师承继承人，四川省海外留学人员，香港中文大学访问学者。

主要研究方向为玄府理论指导下的中西医结合防治心脑血管疾病。在继承学习玄府学说基础上，围绕 TGF-β1/smad 信号通路开展糖尿病心肌病心肌纤维化的机制研究，为临床"风药开玄"法治疗心血管疾病提供可靠依据。第一作者身份发表论文 40 余篇，其中中文权威期刊 10 余篇，北大核心 20 余篇，参编专著 10 余部，主持及参与各级课题 30 余项。

五、罗钢

中西医结合主任医师，硕士研究生导师，西南医科大学附属中医医院心血管内科副主任（主持工作）。国家中医心血管病临床医学研究中心分中心常务副主任（专业负责人）、国家中医药防治心脑血管重大疑难疾病传承创新团队核心成员、国家标准版胸痛中心、心衰中心、房颤中心、泛血管病中心（建）、心脏康复中心（建）业务负责人。全国名老中医药专家传承工作室负责人、第六批全国老中医药专家学术经验继承人、四川省第十四批学术和技术带头人后备人选、四川省岐黄菁英人才、省中医药管理局第六批学术和技术带头人后备人选、四川省第四批老中医药专家学术经验继承人、四川省科技厅项目评审专家。任中华中医药学会心血管病专委会委员、中国中西医结合学会活血化瘀专委会委员、中国医师协会心脏重症委员会交叉学科与心脏疾病学组成员、中国中医药信息学会常务理事、中国中药协会心血管药物研究专业委员会委员，四川省中医药发展促进会心血管病专委会主任委员等。

主要从事中西医结合防治心血管疾病研究，师从王明杰、陈世国、胡春申、杨思进等国家级名老中医，擅长运用中西医结合"玄府理论""调病思想"及"疾病从瘀论治"等理论治疗眩晕（高血压）、胸痹（冠心病）、心悸（心律失常）、心衰（心力衰竭）、不寐（失眠）等。目前主攻中医药防治动脉粥样硬化、冠心病及心力衰竭的基础及临床研究，创制治疗气虚血瘀型心衰的"参萸养心胶囊"，得到患者及同行认可，有良好的社会经济效益。

六、张琼

医学博士，教授，硕士研究生导师。西南医科大学附属中医医院肾病科主任，四川省中医药管理局学术和技术带头人，四川省拔尖中医师。第四批全国老中医药专家学术经验继承人，师从黄淑芬教授。先后担任中国中药协会第一届肾病中药发展研究专业委员会常委、中国民族医药学会肾脏病分会副会长、中国中医研究促进会肾脏病分会常务委员、泸州市医学会肾脏病专委会副主任委员等职。

从事肾病科临床、科研、教学工作20余年，继承黄淑芬教授学术思想与临床经验，擅长中西医结合防治慢性肾脏病，根据玄府理论，提出肾纤维化与"肾内微癥积"理论，确立了"固肾消癥"治疗原则，制定中医多途径联合给药治疗慢性肾衰治疗方案，形成了院内协定处方"肾纤康"。作为科室负责人，带领科室成功申报国家中医肾病区域中心，卫生部国家临床重点建设专科，"十二五"国家重点中医建设专科，四川省重点中医专科，在川、滇、黔、渝有一定影响力。

以第一作者或通信作者发表学术论文40余篇，其中SCI收录5篇，作为主编或副主编出版专著2部，先后主持或参与各级各类科研课题20余项，获中国中西医结合学会科技进步奖三等奖1项，四川省科技进步奖三等奖1项，泸州市科技进步奖三等奖2项，获授权国家发明专利1项。培养硕士研究生10余名。

七、叶俏波

中医学博士，教授，硕士研究生导师，王明杰教授入室弟子。曾任香港浸会大学中医药学院客座研究学者和内地学术顾问，广州中医药大学中西医结合工作站博士后，现为第五批四川省中医药管理局学术和技术带头人后备人选，第六批全国老中医药专家学术经验继承人，川南玄府学术流派成都工作室负责人。

现于成都中医药大学基础医学院从事教学、科研及临床工作，承担"中医学基本思维原理""方剂学"课程的教学。任国家卫计委"十三五"英文版规划教材、海外标准化教材《方剂学》主编。参编《中医学高级丛书·方剂学》《中医名方学用挈要》《逍遥散现代研究与应用》等专著15部，公开发表学术论文30余篇，主持国家级课题2项，省部级课题1项，厅局级课题2项。

在王老的指导下，致力于玄府学说治法与方剂规律的研究，凝练及总结了从玄府郁闭病根着手的施治范式，归纳和整理了开通玄府的治法方药，力求完善玄府学说理、法、方、药体系，发挥玄府学说在临床中的指导价值。临床注重以玄府学说、脾胃学说为指导治疗脾胃、肝胆、妇科疾病，尤其擅长运用风药治疗多种疑难杂症。牵头总结王老、黄老治风方药应用经验，主编《顽症从风论治》（人民卫生出版社，2021），在专著《风药新识与临床》与《玄府学说》中任副主编。

八、王倩

中西医结合硕士，讲师，王明杰全国名老中医药专家传承工作室成员，第六批全国老中医药专家学术经验继承人，西南医科大学中医经典教研室副主任。担任中国民族医药学会教育分会理事，四川省中医药学会仲景专业委员会委员。近年先后评获"泸州医学院优秀教师""西南医科大学金教鞭之星"。在西南医科大学中西医结合学院从事教学、科研及临床工作，承担"仲景学说""伤寒论""金匮要略""基础中医学""临床中医学""经方学"等多门课程。参编教材及专著4部。主持和参加国家级、省部级及厅局级等科研课题10余项，主研6项，公开发表学术论文30余篇。

致力于"玄府"理论、"风药"及王明杰教授学术思想的研究。主持相关的厅局级课题"建设中医药防控血管性痴呆转化医学体系的研究"；参与相关的省级课题"王明杰'开通玄府'学术思想与临床经验研究""玄府理论体系及其临床应用研究"等。以第一作者在中文核心期刊发表《王明杰运用风药治疗内伤发热的经验》《〈目科捷径〉的版本调研及临证经验整理研究》等论文。在专著《目科捷径》整理中担任副主编，《王明杰黄淑芬学术经验传承集》《风药新识与临床》《顽症从风论治》《经方学》中担任编委。临床随师跟诊，总结老师经验，将玄府理论、风药新识等灵活用于指导临床，力求为中医治疗各科疾病提供新的思路与方法。

九、江玉

中医学博士，副教授，硕士研究生导师。王明杰教授培养的硕士研究生，王明杰全国名老中医药专家传承工作室学术秘书。西南医科大学中西医结合学院文献研究室主任。四川省中医药管理局学术和技术带头人后备人选，四川省岐黄菁英人才。担任中华医学会医史分会青年委员、中华医学会心身医学分会青年委员、中国中西医结合学会教育工作委员会青年委员、四川省中医药学会医史文献专业委员会委员等职。近年先后评获"泸州医学院优秀教师""泸州医学院青年创新带头人"。

在西南医科大学中西医结合学院从事教学、科研及临床工作，承担"中医基础理论""中西医结合导论""中国医学史""中医养生学"等多门课程。参编教材及专著9部，主持和参加国家级、省部级及厅局级科研课题20余项，主研12项，公开发表学术论文40余篇，获科技进步奖2项。在导师的指导下，致力于"玄府"理论及"风药"的研究。主持相关的省级课题"基于PI3-K/Akt信号转导通路研究风药对脑缺血后脑保护作用及机理"及市级课题"王明杰教授学术思想与临床经验研究"等。以第一作者在《中医杂志》等刊物发表《玄府学说的发生学研究》《玄府理论研究现状》《叶天士络病学说和刘河间玄府理论》等多篇论文。临床随师跟诊，总结老师经验，发表《王明杰教授开通玄府治疗外眼病经验》《王明杰教授从风论治脑病的学术思想与临床经验》等论文，将玄府理论用于指导临床，力求为中医治疗各科疾病提供新的思路与方法。在《川派中医药名家系列丛书·王明杰 黄淑芬》与《顽症从风论治》中任主编，《王明杰黄淑芬学术经验传承集》《风药新识与临床》《玄府学说》中任副主编。

十、江花

副教授，硕士研究生导师，四川省中医药管理局第五批学术和技术带头人后备人选，第六批全国老中医药专家经验继承人，师承王明杰教授，现任西南医科大学中西医结合学院中医留学生教研室主任、四川省中医药学会医史文献专业委员会副主任委员。《中医文献杂志》编委，*Bioscience Reports*（IF:2.637），*Acupuncture in Medicine*（IF:1.592）的审稿人。近年先后评获"泸州医学院优秀教师""优秀教研室主任"。

在西南医科大学中西医结合学院从事教学、科研及临床工作，承担本科"仲景学说""中医各家学说""中医基础理论""经方学""中医英语"以及留学生"中医学"等多门课程。参编教材6部、专著6部、CAI课件1部。主持和参加国家级、省部级及厅局级等科研课题10余项（任课题负责人8项），公开发表学术论文20余篇。在导师的指导下，致力于"玄府"理论及"风药"的研究。主持相关的省级课题"王明杰'开通玄府'学术思想及临床经验研究"及市级课题"古代医案风药运用的数据挖掘软件开发与利用"等。以第一作者在《中医杂志》等刊物发表《王明杰治疗重症肌无力经验》《论"骨玄府"》《从〈四圣心源〉浅论中医一气之圆运动》等多篇论文，着力挖掘"玄府"学术内涵，并将玄府理论用于指导临床及科研。主编《川派中医药名家系列丛书·叶心清》《川派中医药名家系列丛书·王明杰 黄淑芬》《顽症从风论治》，在《王明杰黄淑芬学术经验传承集》《风药新识与临床》《玄府学说》中任副主编。参与科研项目"'少阳主骨'：理论复活与验证、机理探讨及其临床应用"获2014年度泸州市人民政府科技进步奖三等奖。

十一、李志

教授，医学博士，硕士研究生导师。西南医科大学附属中医医院党委书记，国家第四批中医（临床、基础）优秀人才，四川省名中医，四川省中医药管理局学术和技术带头人，四川省拔尖中青年中医师，泸州市学术和技术带头人，师从王明杰教授。担任中国医师协会中西医结合医师分会消化病学专家委员会常务委员、中华中医药学会脾胃病分会青年委员等职。

从事医疗、教学、科研工作20余年。培养研究生19名。承担和主研科研项目10余项，发表论文50余篇，其中SCI论文6篇。获四川省科技进步奖三等奖1项，泸州市科技进步奖二等奖1项、三等奖2项，授权国家发明专利3项，出版专著5部。

十二、沈宏春

副教授，中医学博士，生理学博士后。四川省学术和技术带头人后备人选，四川省拔尖中青年中医师，黄淑芬全国名老中医药专家传承工作室学术继承人。

学科专业方向为中西医结合肾病学。在继承学习玄府学说基础上，提出"开玄府"治疗慢性肾脏疾病，指导研究生发表《汗法开通玄府治疗慢性肾脏疾病理论辨析》《麻黄汤调节 TGF-β1/smads 信号通路延缓慢性肾脏疾病的进程》等论文，围绕肠道菌群、黏膜免疫、TGFβ1/smads 信号通路、Wnt/β-catenin 信号通路阐明该法及麻黄汤类方的现代机制，为临床汗法治疗慢性肾脏病提供了可靠科学证据。承担本科生、研究生"中医诊断学""黄帝内经""中西医结合研究进展"等课程的教学。发表文章20余篇，其中SCI收录2篇。主持各级科研项目17项，其中中国博士后基金面上项目1项，省科技厅项目2项，省教育厅、省中医药管理局、泸州市科技局等厅局级课题共4项。

十三、张茂平

教授，四川省中医管理局第五期中医师承工作导师，第五批全国老中医药专家学术经验继承工作指导老师，西南医科大学硕士研究生导师，成都中医药大学硕士、博士研究生指导教师。主持或参与各级各类科研项目 20 余项。获四川省人民政府科技进步奖三等奖 2 项、泸州市科技进步奖三等奖 2 项、学院教学成果奖 2 项，参编著作 3 部。发表科学研究、教学教改论文 40 余篇。国家中医药管理局 2016 年批准建设张茂平名中医工作室，2020 年完成名中医工作室建设任务，出版《张茂平学术思想及临证医案》1 部。

从事中医医疗、教学、科研工作 40 余年，作为黄淑芬教授助手，长期开展肾病、内分泌与代谢性疾病的中医、中西医结合诊治与研究工作。针对临床慢性肾病、糖尿病及其并发症，以"脾肾虚损"立论探讨慢性肾脏疾病的发病机制，将"肾藏精 - 肾主水 - 肾主外"生理功能与"肾络与玄府"生理、病理特性结合讨论慢性肾脏疾病的发生、发展规律；善用"辛温补阳，辛润养阴"的补肾大法；倡导"辛温开玄通络法"遣方用药，临床灵活应用肾气丸、猪苓汤、真武汤、左归丸、右归丸、小柴胡汤等辨治多种慢性肾病与性功能障碍疾病。认为糖尿病及其并发的心、脑、肾、眼病等病机属痰湿、瘀热互结，络脉不通，玄府闭塞，脏腑失荣；采用养阴清热、温经通络、化湿祛痰、荣通玄府，集温清兼用、通补兼施为一体的辨治原则取得显著疗效。

十四、张明伟

副教授，硕士研究生导师，西南医科大学附属中医医院大外科副主任、神经外科副主任，四川省中医药管理局学术和技术带头人后备人选，第四批全国老中医药专家经验继承人，师承王明杰教授。担任中国中医药研究促进会青年医师分会委员、四川省医师协会神经外科分会委员、泸州市医学会神经外科专委会副主任委员、泸州市医学会心身医学专业委员会、物理医学与康复学专委会外科专业委员会委员、泸州市中西医学会理事等职。曾获"2010 年泸州市劳动竞赛技能能手""泸州市第五届护理技能比赛心肺复苏术第二名""急诊急救先进个人"等荣誉。

作为王老的师承弟子，聆听教诲，主要基于"玄府理论"开展祛风活血法对脑内出血、颅脑损伤的基础与临床研究，承担省部级、厅局级课题科研项目 6 项；发表相关学术论文 40 余篇；总结经验，参编高等中医药院校西部精品教材《中西医临床危重病学》及专著《王明杰黄淑芬学术经验传承集》。

十五、罗再琼

教授，硕士研究生导师，先后任泸州医学院中医基础理论教研室主任、四川生殖卫生学院医学系副主任、成都中医药大学基础医学院副院长等职，现任四川省中医药学会中医基础理论专委会副主任委员，曾获"四川省中医药发展先进个人"荣誉称号。承担"中医基础理论"教学工作 30 余年，出版专著、教材 4 部，发表学术文章 70 余篇，主持国家级、部省级、厅局级等科研项目 6 项。

作为王老的弟子与助手，长期参与玄府学说及风药的课题研究。在玄府研究方面，梳理了玄府学说的相关内容，对玄府的含义、特性和功效进行了总结；强调玄府在中医理论中的重要性，完善了中医藏象系统从大体到细微的结构层次，充实了中医学对疾病认识的微观病机理论；梳理开通玄府的治则，发展了中医治疗学独具特色的治则理论；提出"肝玄府"假说，探讨了玄府与水通道蛋白之间的关系，对鼻玄府理论进行了初步研究。在风药研究方面，初步总结了风药的多种特性，指出从象思维的角度认识风药，可深化对风药多种效用的理解；全面梳理了风药在临床各科的独特应用，以期较为客观、全面地反映风药的独特性能和功效，拓宽了风药在临床的应用。

十六、郑国庆

教授，硕士研究生导师，中医学、临床医学双博士。王明杰教授的首届硕士研究生。现任温州医科大学附属第二医院神经精神病学科（系）副主任、专科主任。浙江省151人才、温州市551人才人选。浙江省高等学校中青年学科带头人，浙江省卫生高层人才医坛新秀，温州医科大学中青年学科带头人，温州医科大学附属第二医院重点专科学科带头人，浙江省医学创新学科后备学科带头人，浙江省中医药重点建设专科后备学科带头人。兼任中澳国际中医药研究中心咨询专家，香港政府食物及卫生局基金评审专家，国家自然科学基金，浙江省、山东省、江西省、陕西省自然科学基金评审专家评审专家，山东省重大科技计划评审专家。中国中西医结合学会循证医学分会常委、神经科分会委员，浙江省中西医结合学会神经内科常务委员，中国老年保健协会脑保健专业委员会常务委员，中华中医药学会脑病分会常务委员。

担任 *Front Biosci*、*Chin J Integr Med*、*Complement Ther Med* 及《中国中西医结合杂志》《中药药理与临床》《微循环学杂志》《中国实验方剂学杂志》期刊编委，同时担任 *Ann Intern Med* 等20多种SCI期刊审稿专家。主持和参加国家自然科学基金5项。主编、副主编或参编专著12部、教材4部。在国内外期刊发表学术论文190余篇，SCI收录67篇。获首届中医药优秀博士论文奖，浙江省中医药科学技术奖二等奖，浙江省科学技术奖二等奖。

在玄府理论的创新研究方面，对玄府理论的源流进行全面梳理，从离子通道切入对玄府的实质进行科学诠释，在玄府理论指导下开展了中风病的临床和实验研究，同时，在国家自然科学基金资助下，初步阐明三化汤等开通玄府方药治疗缺血性中风的水通道蛋白机制，在 *Phytomedicine*、*J Ethnopharmacol*、*Life Sci*、*ECAM*、*NeurochemInt*、《中华医史杂志》等发表相关学术论文25篇。在风药治血理论的创新研究方面，对风药进行涵义界定和分类，从风肝气血互用互患来认识风药治血的理论机制，对治风活血法配伍机制进行实验研究，并就风药治血理论在心脑血管病中的应用进行理论和其改善微循环的实验研究，在《中华中医药杂志》、《中医杂志》、日本《中医临床》等期刊发表学术论文17篇。

十七、钟红卫

教授，主任医师，硕士研究生导师。第四批全国老中医药专家学术经验继承人，第五批四川省老中医药专家学术经验指导老师，四川省名中医，四川省中医药管理局学术和技术带头人，师从黄淑芬教授。担任中华中医药学会老年病分会专委会委员、四川省中医学会亚健康专委会委员等职。

从事中西医结合内科临床、教学、科研工作30余年。主持、参研各级各类科研项目10余项，参编著作3本，发表学术论文50余篇。继承黄淑芬教授风药增效学术思想，总结黄淑芬寒温并用治疗外感发热的经验、黄淑芬运用麻黄的经验、黄淑芬运用麻黄增效益气补虚的经验、黄淑芬调治气虚体质的经验等并发表多篇文章。

十八、敖素华

主任医师，教授，医学博士，硕士研究生导师，西南医科大学附属中医医院呼吸内科主任。第四批国家中医（临床、基础）优秀人才，四川省名中医，四川省中医药管理局学术和技术带头人，泸州市学术和技术带头人，中组部"西部之光"访问学者，师从王明杰教授。担任中华中医药学会肺系病分会委员、四川省中医药学会肺系病专业委员会副主任委员等职。

承担"中医内科学"教学工作，先后培养硕士研究生10余名。擅长在"玄府理论"指导下开展中医药防治慢性阻塞性肺疾病、肺纤维化的研究，并对临床疗效好的院内制剂进行开发研究，主持和主研各级各类科研课题19项。发表论文30余篇，参编教材和专著4部。主研"杏杷止咳颗粒防治慢性阻塞性肺疾病的实验与临床研究"获2015年度泸州市人民政府科技进步奖三等奖。

十九、潘洪

主任中医师，教授，西南医科大学附属中医医院心脑病科主任助理，第四批全国老中医药专家学术经验优秀继承人，四川省名中医工作室继承人。担任泸州市心血管专业委员会委员、四川省中医药学会心脑病专业委员会委员、四川省中西医结合学会心血管专业委员会委员等职。

作为王老学术继承人，在玄府学说研究方面，开展了"运用玄府理论指导马钱子制剂治疗急性脑梗死的临床观察"研究，课题继承了王明杰教授"开通玄府"论治脑卒中的学术思想与临床经验，证实了马钱子制剂开通脑玄府的作用和对脑梗死的临床疗效。先后主持和参与各级科研课题10余项，发表学术论文20余篇，曾获泸州市科学技术进步奖一等奖1项，四川省科学技术进步奖三等奖1项。

第二章
学派特色与建设发展思路

第一节　学派特色

川南玄府学术流派创建人王明杰、黄淑芬教授在数十年来刻苦学习四大经典及金元医学基础上，着重发掘研究刘完素玄府论述及其开通玄府治法，博采众家之长，尤其是李东垣风药、叶天士虫药运用经验，逐步构建起理法方药较为完善的玄府学术体系，形成了独具一格的学术思想。其特色一是玄府理论的发掘与发扬，由王明杰教授首倡；二是风药应用的发挥与出新，由黄淑芬教授领军。二者有分有合，彼此呼应，相互促进，共同构成了川南学术流派的学术核心和学术特色。其要点可概括为：论病着眼玄府，临证首重开通；百病疏风为先，顽症从风论治。

一、论病着眼玄府，临证首重开通

川南玄府学派以玄府学说作为治学的主导思想，广泛运用开通玄府之法辨治临床各科多种疑难病症。王明杰教授认为玄府作为遍布机体至微至小的基本结构，凡外邪的侵袭、七情的失调、饮食劳倦所伤、气血津液失养都会影响到它的正常通利功能；而玄府一旦失其通畅，又必然导致气、血、津、液、精、神的升降出入障碍。不论外感内伤，虚实寒热，举凡气失宣通、津液不布、痰阻血瘀、神无所用等病变，都可以归结为玄府闭塞。基于玄府闭塞在各种病变中的普遍意义，开通郁闭之玄府，畅达阻滞之气血津液精神，自然成为临床治疗的一个主要目标和基本原则。由此提出"玄府郁闭为百病之根，开通玄府为治病之纲"，强调畅达气血津液运行以恢复升降出入为目标。

王明杰教授指出，玄府理论为中医临床开创了一种新的诊疗思路与方法，尤其为临床攻克疑难病症提供了新的突破口和切入点。多年来，王明杰教授及其弟子继承发扬陈达夫教授开通玄府治疗疑难眼病的成功经验，将其运用由眼科拓展到内科及其他各科，广泛运用开通玄府之法辨治心、脑、肾病及多种疑难病症，形成了特色鲜明的流派诊疗风格。目前玄府理论及其应用已成为当前中医学术研究的一个新的热点，也是我院中医临床诊疗的一大优势与特色。

二、百病治风为先，顽症从风论治

在玄府学说指导下，通过数十年临床实践探索总结，川南玄府学术流派十分重视风邪在疾病发病的意义，将风邪作为治疗时需要首先解决的突出矛盾，同时认识到风药、虫药等治风之品对于全身上下内外之玄府皆有良好的开通作用，从而逐渐形成了"百病治风为先，顽症从风论治"的治疗风格，擅长运用风药、虫类药等开通玄府窍道治疗眼病、脑病、心病、肾病、骨病、皮肤及耳鼻喉等各科病症，尤其是某些常法无效的疑难顽症，收效甚捷。

黄淑芬教授根据易水学派张元素、李东垣对风药的论述，结合多年临床实践心得体会，针对"治风先治血，血行风自灭"传统治则理论表述的不足，首倡"治血先治风，风去血自通"，认为对某些血瘀证，治风优于治血，临证当以治风为主，治血居次要地位，许多情况下，治风有助于治血，祛风法与活血法相伍，具有协同增效作用，提出外邪致瘀，祛风为先；损伤致瘀，逐风为要；肌表血瘀，发散效捷；头面血瘀，风药引经；顽固血瘀，风药搜络等治疗见解，并主持申报"治血先治风理论与临床研究"课题获准国家中医药管理局立项，带领学术团队先后对"治血先治风"的临床应用、风药的活血作用及其特点，风药治血的源流、机制，治风活血法的应用沿革、配伍机制，尤其是运用风药治疗脑病、心病、肾病、肝病等进行了一系列的临床与实验研究。

近 20 年来，团队成员共发表相关学术论文 200 余篇。围绕风药提出了一系列富有创新的见解，首倡"风药治血"，指出风药可直接作用于血分，疏通血行，消除瘀滞；又能通过解除致瘀因素、振奋人体气化功能，间接促进血流畅达、瘀滞消散，有一般活血药难以替代的独特之处。归纳风药特性为"升、散、透、窜、燥、动"，通过对临床积累经验的理性思考与理论升华，结合刘完素玄府学说，进一步提出了"风药增效论""风药开玄论"等创新见解，得到中医学术界普遍认同与广泛引用。

第二节　学派建设发展思路

著名中医学家任应秋教授指出："学说是学派形成的理论基础，而本派中的诸医家又不断地阐发，弘扬了学说。各派各家展开热烈的学术争鸣，最终促进医学的发展。"现今时代，提倡创建、发展川南玄府学术流派，能够依据流派内特色学说与临床经验，集学派众人之心力，挖掘中医药临床疗效背后的科学内涵，共同实践中医药创新理论。同时，中医学派创始人、领军人物的医风、医德也会对中医药学人文的传承起着巨大心理作用，为中医药学具有传承人文精神提供良好的交流环境。因此，在有道德、理想、文化、纪律的名老中医指导下，中医学术流派能督促后学者或学术传承人对待中医学理论、中医药现代化时，具有归属感、使命感、道德感，愿意为中医药事业牺牲小我利益，并做出不懈的努力与贡献。基于上述认识提出川南玄府学术流派如下建设愿景。

一、吸纳与培养玄府学术人才

川南玄府学术流派创立伊始，老一辈的中医人已搭建好平台，未来发展亦俨然需要人才引入、人才培养，只有具备学派特色理论与医技、良好医德的传承人来投入建设工作中，学术流派方能不断发展下去。然而，在当代文明文化、社会环境、科学技术等影响下，人民大众的思维方式普遍发生改变，尤其是年轻学术传承人受自然科学思维影响尤为深刻，导致中医学教育举步维艰。即在适配西医学的现代院校教育体制下，西医人才层出不穷，中医人才的培养逐渐失去生长、发育的土壤，老一辈的中医名家迈入迟暮之年，有心播种，却依然出现了后继无人的暗淡场面。不可否认，川南玄府学术流派也面临着这样令人担忧的局面，怀有"生于忧患，死于安乐"之历史感悟，若不能为中医学人才培养做出示范性成绩，中医学术流派也难长存于现代社会。

古代中医人才的培养着重强调"师承"二字，即便是自学成才，也是师承于医学典籍所记载的前贤学术思想。中医学的发展史已有数千年，传承方式在各个朝代、各个时期也有诸多不同：魏晋自学整理成风，唐宋学府家传并存，金元学说学派相承，明清医案医话研究，近现代医学院校课堂教育、导师传承、名老中医工作室、中医学术流派，不断推陈出新，形式多样。然而，当前以现代师承、家族传承、师徒相授、院校传承的传承方式，情势大不如前，学派特色淡化，整体传承与发展趋势日渐式微，处于严重萎缩状态。在当前社会环境下，考虑以学术流派为大路径，综合现代师承、家族传承、师徒相授、院校传承、自学通师，或许能够改善传统师徒传授、家族传承的人数限制，提高院校传承、自学通师的学习质量。

另外，中医人才的培养尤其需要关注中医思维能力的培养。对于中医学而言，中医思维、临床疗效才是其发展几千年仍然存在的原因，因此，中医学术流派能够促进中医学术思想和临床诊疗经验的薪火相传，需要以中医思维为指导，建立在"临床疗效"使命的基础上，才能使各中医学术流派有可能出现一些有较高医学造诣的学者，进而汇聚中医人才。只有守正创新，以中医为主体逐步引入自然科学技术，中医学术流派才能够在现代社会中促使中医学术理论、临床诊疗方法和治疗用药思路不断创新，催生出名医名家，然后推动中医学科的建设发展。如杨思进教授多年来继承发扬流派学术专长，深入学习玄府学说，发挥风药、虫药开玄功用，研制蛭龙活血通瘀胶囊、颅痛颗粒等医院制剂，用于多种心脑血管病的治疗，效果卓著，指导弟子开展了一系列临床与实验研究，在此基础上于2020年成功申报国家自然科学基金面上项目，为开创我院科技工作的新局面做出了杰出贡献。

二、从时代、地域、人文深入研究玄府学说，丰富内涵，扩展外延

作为 800 多年前形成的中医学原创微观理论，玄府学说具有十分浓厚的传统文化底蕴。深入发掘玄府理论，离不开对金元时期多元文化的继承学习。既往对玄府的研究，从玄府的定义、藏象、病机、治法、临床运用、科学实质，到玄府学说的发生学研究，均取得了诸多研究成果。而今玄府学派创立后，势必需要拓展玄府学说的外延，以适应学术流派发展的形势。中医学历来重视因人、因时、因地的"三因制宜"，而中医学术流派的外延发展则离不开时代、地域、人文的"三因制宜"。从时代、地域、人文三个方面去深入研究，才能使川南玄府学术流派把握时代的脉搏、地域的疾病与社会的人文特征，得以长期发展。

（一）玄府学术流派建设的时代特征

每一中医学术流派的形成有其时代特征。回溯"河间学派"发源时代，除了金代灾害频发、战乱日久、流民失所、生存环境嘈杂鄙陋所致民众患病广泛、疫病多发之外，尤其有五运六气的转变影响。但当时医者却疏忽对自然界阴阳变化的重视，仍以恒定的"术"治病，再加上《太平惠民和剂局方》颁布后，多遵循其法而摒弃辨证论治，而滥用芳香燥烈药。

《黄帝内经》（简称《内经》）提出辨治"民病"的关键为"谨候气宜，无失病机"，强调五运六气"常"与"变"对民病的影响，并重视运气规律："至数之机，迫迮以微，其来可见，其往可追，敬之者昌，慢之者亡。"

从运气大司天理论分析，刘完素一生均生活在火风、燥火行令的大司天环境里。34 岁前为第 64 甲子（1084—1143 年），其后为第 65 甲子（1144—1203 年）。前者为少阳相火司天，厥阴风木在泉，火风之气行令。后者乃阳明燥金司天，少阴君火在泉，燥火之气盛行，《素问玄机原病式》成书于此时段。该书云"易教体乎五行八卦，儒教存乎三纲五常，医教要乎五运六气……由是观之，则不知运气而求医无失者，鲜矣""识病之法，以其病气归于五运六气之化，明可见矣"，力主将病机归于五运主病、六气为病之列。

刘氏在临床实践中，观察到火、燥致病的现象十分突出，于是以运气学说阐发《内经》病机条文，并增补了"诸涩枯涸，干劲皴揭，皆属于燥"病机。他提出"六气皆从火化""五志过极皆为热甚""六经传受，皆为热证"的观点，表明当时火热病证、阳热怫郁与真热假寒病机的多发性和普遍性。如《素问玄机原病式》曰："如以火炼金，热极则反为水。又如六月热极，则物反出液而湿润，林木流津。"刘氏总结河间学派用药"余自制双解通圣辛凉之剂，不遵仲景法，桂枝麻黄发表，然余自衍，理在其中矣！故此一时，彼一时，本五运六气有所更，世态居民有所变，天以常火，人以常动，动则属阳，静则属阴，内外皆扰"，告诫医家"善用药者，须知寒凉之味"。

河间医学为温病学的形成奠定了重要基础。叶天士生活于第73甲子（1624—1683年）及第74甲子（1684—1743年）。第73甲子乃厥阴风木司天、少阳相火在泉，为风火行令；第74甲子阳明燥金司天，少阴君火在泉，为燥热之气行令。叶天士、吴鞠通、薛生白等架构了从病因、病机到辨证施治一套完整的温病理论体系，之所以被称为温病大家，便是由于生活所处风、火、燥大司天的时代特征所致。由此可见，运气时代特征是发展中医学术流派需要仔细考究的问题。

地球已经历四次冰川时期，如今处于冰川间歇期，人类科技活动过度而环保不足导致全球气候呈现不断升温趋势。从运气大司天理论来看，现在是第79甲子（1984—2043年），为厥阴风木司天，少阳相火在泉，也是风火之气流行的年代，常有火热性质的疾病流行，如非典、禽流感、猪流感、新型冠状病毒肺炎等。因此，现今气运与刘完素、叶天士、吴鞠通所处的运气时代特征相似，疾病多偏温热，所以遵其法、用其方，仍能应验。再加上现今社会人们喜贪凉饮冷，抗生素滥用，寒凉中药过度使用易造成阳气损伤，需温补之人亦比比皆是，"火神派"也应运崛起。

总之，玄府流派发展处在一个自然及人为（空调等）的复杂运气时代，还是一个自然学科、科学实验、信息科技为主的时代，也应当像先贤医家一样综合考量各方面的因素特征，肩负中医学派发展的挑战而不懈努力。

（二）玄府学术流派建设的地域特征

不同中医学术流派的形成，与地域环境差异有密不可分的关系。从历史上看，中国幅员广大，各地区的气候环境、人文饮食、劳作习惯等均有着较大的差异，由此造成了不同地域的不同疾病特征。南方以岭南闽粤为代表，闽粤地跨热带，蒸发甚而腠理疏，既易受寒，又易受湿，故多用燥药以化湿；北方以山西、陕西等地为代表，天气高寒干燥，冬季寒风凛冽，人体肌腠固密，故多用麻桂重剂发表。可谓是《素问·五常政大论》中"西北之气散而寒之，东南之气收而温之"理论的具体阐发，足见地域对中医"个体化"诊治的重要性。谢观在其著作《中国医学源流论》中有这样的论述："以长江流域论，四川人以附子为常食品，医家用乌附动辄数两，麻黄柴胡动辄数钱，江南人见之，未免咋舌。"四川地处盆地，地势较低，特有的地理气候环境容易积聚阴寒水湿，一方面雨水容易积聚而不易外泄，另一方面，江河流水众多导致四川自古以来气候潮湿，易成湿邪致病，而且长年缺乏阳光，既不利于积蕴的水湿消散，又容易助长阴寒之邪更伤人体阳气，人体阳气受损，又易于感受湿邪，从而导致四川地区阴寒水湿伤人甚著的特点，多数患者易表现出寒湿伤阳的临床症状。

在玄府理论体系下，针对湿邪所致玄府郁闭，运用辛味温热药以开通玄府，考究地域因素导致的各具特色的玄府学术理念、临证病机分析与选方用药习惯，也是玄府流派理论新体系发展的重要养分。如白雪教授师承王明杰玄府理论学术思想后，临证善于运用川芎茶调散加减（薄荷、酒川芎、细辛、关防风、白芷、羌活、炙甘草疏风止痛，佐以葛根、藁本、石菖蒲、蝉蜕、醋延胡索等开玄通窍）论治眩晕、头痛，并获得很好的疗效。从白教授的组方中可以洞察到四川以湿邪为主这一地域因素，临证多运用祛风渗湿药开通湿邪所致的玄府不通。在长期临床经验的基础上，白教授还自拟益智通窍颗粒（黄芪、地龙、水蛭、灵芝、生晒参补脾益肾活血，加减石菖蒲、葛根、川芎等开通脑之玄府，增强补益之效）治疗脾肾亏虚型痴呆；祛风通窍方（麻黄、葛根、水蛭、地龙、全蝎、石菖蒲、灵芝等）研究其对疾病动物模型（痴呆、脑出血）的作用效果与药理机制，从而论证了开通玄府法治疗脑病时，具有调控与保护"脑之玄府"——血脑屏障的通透性与结构、功能的作用及其可能机制。因此，发展川南玄府学派要充分考虑地域因素。

（三）川南玄府学术流派建设的人文发展

国医大师裘沛然先生曾经说过："医学是小道，文化是大道，大道通小道易通。"虽然身处在一个科学时代，但是若不发展人文，追求和平、互助发展，则很难形成"人类命运共同体"。学术流派的发展亦如此，如果仅仅追求技术、经济效益，忽视人文建设、流派核心价值观的建设，则难以发展壮大。再加上中医学术流派的形成与各地的地域文化有密切的关系，每一地域的文化对于该地的地方医学流派的医学理论构建、思维方式以及临床诊疗方法都有深刻影响。中医学是医学与中国传统文化相互结合的结晶，传承研究中医学术流派，我们不仅要传承其宝贵的学术思想、临证经验，也绝不可忽视学术流派中的人文精神、人文特质，正是这种文化特质凝聚了一批批的流派追随者和后来人，强化了流派的向心力和传承。

文化传承是中医学术流派得以发扬光大的重要因素，也只有通过文化教育大量倡导中医名家的高尚道德、价值取向、文化信仰，才能培养出一批真正愿意加入中医学术流派建设的人员。依靠人文来建设组织，由具体目标、内在秩序和外在形式以及人、财、物等要素构成的一个整体，汇聚个人能量转变成一个具有新的能量的整体，即凭借整体的力量去实现个人力不能及的目标。发扬中医学术流派，亦应重视组织建设，建立健全体制机制，进而整合各种资源优势，实现学术思想与特色的最大化发扬。

作为中医人，"大医精诚"是人文发展的普遍追求，然后学术流派也需要构建其自身的组织、管理文化，如创立学派宗旨："玄而又玄，众妙之门，通玄立派，济世而救民。"流派文化研究既要重视文化实物素材的展示，更要注重凝聚在实物中的精神品质，善于透过现象看本质，充分挖掘它的价值内涵，从而增强流派文化的凝聚力和吸引力。另外，人文的培养并非一朝一夕，目前中医药培养人才仍是以高校为主，因此，要旗帜鲜明地将文化传承目标融入高等中医药教育思想，将培养中医药人才和传承中华传统医药文化两大主要任务真正落实到高等中医药教育教学工作中去，以期能够培养出学术流派的继承人。而后，严格把握流派传人或学术继承人的入选标准，目的是希望其能够真正继承和发扬本学术流派或名医的学术思想，为学术流派的传承创新做出应有的贡献，并在其带动下，逐渐形成新的具有发展潜力和社会影响的学术流派。

三、广泛进行流派内外的学术交流

中医学术流派的发展，是中医药学家临床经验基础上的"学术争鸣、百花齐放"，对于中医药学特色理论与方法的师承传授、推广传播、分门归纳均具有重要作用，如医经、经方、河间、易水、伤寒、温病、汇通等学派均对中医药学发展产生了巨大推动力。近年来，中医学界对学术流派的研究探讨日渐增多，本学派亦希望广征博引，容百家之言，以便于在现代社会更好地发展中医学。

一个医学流派从建立到发展有一个过程。纵观中医药学术流派发展史，各类传世文献、辑佚文献、出土文献、海外文献等古籍功不可没，在传承中发挥着重大作用。从医学流派本身来说，这是其自我完善的过程；从医学的发展来说，这是医学内涵加深的过程。一个医学流派为了求得生存和发展，固然需要保持自身的同一，即个性与特点，但同时又只有使本学派原有的理论或方法不断深化、不断发展，才能使学派真正保持自身的同一。否则，这个学派就要逐渐枯萎而退出历史舞台。川南玄府学术流派的创立与发展，离不开流派外中医学者们的大力支持，全国各地参与玄府学说研究的众多同道，尤其是北京王永炎院士及其团队，多年来围绕玄府学说所进行的大量理论研讨与实践探索，极大地丰富与发展了玄府学说的内容，为我们的工作提供了十分有益的借鉴与参考。今后我们将以玄府学术论坛、玄府文化沙龙等形式加强与流派内外同道的密切交流，促进玄府学说研究的发扬光大。

从师承授受关系角度分析，川南玄府学术流派可以看作是陈达夫中医眼科学术流派分化的一支。尽管由于研究重心与应用领域的转移已独立成派，但诸多方面仍然有着密切的联系，特别是该流派代表性传承人、国医大师廖品正教授出任《玄府学说》主审，为我们的整理编写工作给予了大力支持与指导。不断深化与该流派的学习交流，对于川南玄府学术流派的发展具有特殊的意义。

长期以来，川南玄府学术流派的创建与成长，得到了不少中医药名家的关心与呵护。如已故首届国医大师郭子光教授，20世纪80年代起一直支持、指导我们开展玄府学说的研究工作，2013年为《王明杰黄淑芬学术经验传承集》题词："发扬玄府学说，纠正临证误区，独具慧眼卓识，继承创新典范。"对后学的鼓励与奖掖感人至深。他如中华中医药学会中医药文化分会秘书长温长路教授，中华中医药学会副会长、四川省中医药学会会长杨殿兴教授，著名医史文献专家和中浚研究员等国内知名学者，都从不同方面对我们的工作给予过热情支持与鼓励。近年我们还与河北中医学院张再康教授团队进行了玄府学术交流，中国中医科学院中医基础理论研究所马晓彤研究员专程来我院玄府学术沙龙围绕"玄府理论的传承与发展"做了演讲与讨论。这些都让我们获益匪浅。

中医流派的传承发展和继承创新受到国家层面的重视。随着国家对中医药的重视和发展，中医流派相关的研究已经迎来新的机遇，并会出现研究的热潮及高潮，对中医药的继承发展及临床诊疗水平的提高有稳定带动作用。经验交流使得玄府学术流派得以不断发展，广开言路，实现自身理论的去粗取精、完善提升，也可汲取其他中医学派、流派发展之经验。各学派间开诚布公地分享自身发展经验，是中医学术流派这一形式得以长期发展的条件。今后我们将着力加强与国内各中医学术流派的学术交流，推进中医药理论的创新发展。

　　"路漫漫其修远兮，吾将上下而求索"，川南玄府学术流派的发展道路仍然十分漫长，我们将加倍努力，不断前行，为当代中医药学术的繁荣与提高贡献力量。

参考文献

［1］叶青. 从寒凉到温补：河间一脉学术思想流变研究［J］. 光明中医，2018，33（7）：924-926.

［2］王明杰. 继河间绝学创开玄新法：陈达夫对玄府学说的继承与发扬［J］. 成都中医药大学学报，2021，44（2）：1-5.

［3］王明杰，罗再琼. 玄府学说［M］. 北京：人民卫生出版社，2018：11-12.

［4］罗再琼，黄文强，杨九一，等. "玄府"：藏象理论的微观结构［J］. 中医杂志，2011，52（16）：1354-1356.

［5］和中浚. 首部系统总结发展玄府学说的创新之作：《玄府学说》评述［J］. 中国中医基础医学杂志，2019，25（3）：421-422.

［6］温长路. 参透玄机悟大道：中医学原创微观理论《玄府学说》述评［J］. 中国中医药报，2018-07-05（8）.

［7］程军平，欧阳八四，申俊龙，等. 地域性中医学术流派简析［J］. 中华中医药杂志，2017，32（2）：449-451.

［8］林亭秀，李宇航. 古代中医学术传承与学派学说关系探析［J］. 中医教育，2008（5）：47-51.

［9］张婉妮，黄会保. 对中医学术流派形成、传承与发展的思考［J］. 湖南中医杂志，2016，32（10）：21-24.

［10］姚英杰，余莉萍，甘盼盼，等. 从中医传统继承方法思考现代师承［J］. 辽宁中医药大学学报，2014，16（4）：144-150.

［11］王鹏，王振国，刘更生，等. 当代中医学术流派传承与发展状况研究［C］// 中华中医药学会中医医史文献学术年会. 2013.

［12］洪净，吴厚新. 对中医学术流派传承发展中一些关键性问题的思考［J］. 中华中医药杂志，2013，28（6）：1641-1643.

［13］孙慧明，李成华，王振国. 中医学术流派的社会功能［J］. 中国中医基础医学杂志，2019，25（9）：1230-1231.

［14］郑洪. 地域环境对中医学术流派发展的影响［J］. 中医药文化，2017，12（1）：29-32.

［15］陈建杉，江泳. 论四川温热药学派及其学术思想［J］. 四川中医，2008（10）：50-52.

［16］邰峦，王振国，张丰聪. 地域性中医学术流派评价要素的构建［J］. 中医杂志，2020，61（8）：686-689.

［17］邹勇，邵丽. 浅论中医学术流派研究与发扬［J］. 中国中医药现代远程教育，2014，12（5）：19-21.

［18］苏庆民，张效霞，孙永章等. 试论学术流派对中医学发展的影响［C］// 中国科学技术协会学术部. 学科发展与科技创新——第五届学术交流理论研讨会论文集. 北京：清华大学出版社，2010：6.

第二篇

学术思想篇

第一章
玄府探骊

第一节 概　述

　　玄府学说是金元时期著名的医学大师刘完素首创，经后世医家不断补充、发挥而逐渐完善的独特中医理论。

　　玄府理论是刘完素学术思想的一个重要组成部分，也是其创新精神的又一集中体现。刘氏玄府之说不但是其"火热论"的重要理论基础，而且实现了中医学对于人体认识的一次层次深化，堪称中医学的原创微观理论。由于其论述简略，内容零散，观念与前人经典不尽相符，长期未能受到应有重视。八百多年来，相关内容一直缺乏系统的整理研究，除了眼科等少数领域外，长期不为中医界所知晓。正如清代汪廷珍所说："惟金元刘河间守真氏者，独知热病，超出诸家，所著六书，分三焦论治，而不墨守六经，庶几幽室一灯，中流一柱。惜其人朴而少文，其论简而未畅，其方时亦杂而不精，承其后者又不能阐明其意，裨补其疏，……于是其学不明，其说不行。"（《温病条辨·序》）

　　20 世纪 80 年代，王明杰教授在继承达夫先师眼科玄府论治学术思想基础上，对刘完素有关玄府的论述及其治法方药进行了系统的发掘、收集与整理、诠释，初步揭开了玄府理论的面纱，开启了玄府学说现代研究的序幕。

　　1984 年王明杰在《刘完素玄府说浅识》一文中首次对刘完素有关玄府论述进行了归纳整理，从玄府之象、玄府之用、玄府之病、玄府之治四个方面加以阐述，勾画出玄府学说的概貌，指出以无物不有的玄府作为无处不到的气机升降出入活动的结构基础，较好地填补了祖国医学理论中的空白，深化了对人体层次结构的认识［河北中医，1984，（4）：7-9］。

　　同年，王明杰在《"玄府"论》一文中，提出"玄府"有广狭二义，以广义、狭义区分《内经》玄府与河间玄府。指出广义玄府是遍布机体各处，无所不有的一种至微至小的组织结构，应属于经络系统中最细小的孙络的进一步分化，是迄今为止中医学有关人体结构中最为细小的单位。文中总结玄府具有三特性：①分布广泛；②结构微细；③贵开忌合，以开通为顺，闭合为逆。文中归纳玄府病因病机，提出玄府郁闭为百病之根，将玄府之病归纳为"气失宣通""津液不布""血行瘀阻""神无所用"四类。提出开通玄府为治病之纲，认为从玄府学说的角度来看，中医的各种治疗方法，尽管有内外之分，针药之别，手段不同，然而最终目标都应是开通玄府郁闭，畅达气血津液运行［泸州医学院学报，1984，（3）：1-4］。王老此文为当代玄府研究的开山之作，形成了现代中医学关于玄府特性认识的基本内容，文中提出的一些基本观点得到广泛引用，被称为"现代研究玄府学说的领航者"［四川中医，2014，32（8）：40-42］。

1985年，王明杰在《眼科开通玄府明目八法》中以历代眼科文献为依据，总结中医眼科多年来的实践应用经验，归纳出八种常用治法。首次提出了开通玄府的系列药物。按其作用方式，分为直接通玄药与间接通玄药两大类［泸州医学院学报，1985，8（4）：269-271］。鉴于开通玄府治法与药物历来缺乏研究整理，本文虽然仅是针对眼科明目立论，却是第一篇系统论述开通玄府治法与药物的文章，对临床各科的运用均有一定参考价值，并为后来的进一步研究奠定了基础，其意义已经远超出眼科领域。目前临床各科开通玄府之治，多是在此基础上发挥应用。

近20年来，王老众多弟子以玄府学说作为治学的主导思想，继续从文献整理、临床应用及实验研究等方面对刘氏玄府说进行探讨，先后发表相关学术论文百余篇，并编写出版了《玄府学说》学术专著，推动了玄府理论研究的深入开展。有作者通过人机结合探析近60年玄府学说研究现状，基于CiteSpace知识图谱分析，玄府学说研究领域存在5个主要的研究团队，其中王明杰、罗再琼、白雪三个团队均为川南玄府学派成员。从学术影响力看，王明杰与罗再琼的中介中心性最高，均为0.04，表明其在玄府领域的研究具有一定的学术影响力［山东中医药大学学报，2022，46（4）：500-507］。

CiteSpace知识图谱分析表明，以王明杰为代表的研究团队研究持续度较强。王明杰承袭眼科名家陈达夫经验，总结了开玄明目八法，后又提出"玄府郁闭为百病之根，开通玄府为百病之纲"及"玄府通微循环"说，拓宽了玄府理论的应用范畴。王明杰等对风药重新认识，将解表药与风药加以区分，率先提出风药是最有效、最常用的一类开通玄府药物，并具有增效作用。研究者对王明杰从玄府及风药角度治疗下肢动脉硬化闭塞症、脱发、抑郁症、内伤发热、椎-基底动脉供血不足性眩晕、骨病、重症肌无力的经验加以总结，初步完善了玄府理论在多学科的应用研究。

以罗再琼为代表的研究团队受王明杰"玄府论"学术思想影响，依据水通道蛋白广泛分布于机体组织细胞、主要介导水跨膜转运的特性，与玄府存在普遍、结构微观、流通水液具有共性，提出"玄府-水通道蛋白"假说。而后该团队提出玄府是中医藏象理论中的微观结构，并分别将鼻腔鼻窦及其被覆上皮、肝窦内皮细胞窗孔构成的肝筛结构与鼻玄府、肝玄府做密切联系，提出相关假说。

白雪师承王明杰，以其为代表的研究团队致力于心脑血管疾病的研究。该团队认为，血脑屏障作为脑内各离子通道及水通道蛋白的整合体，是脑玄府的一种表现，提出"玄府-血脑屏障"假说，并从心玄府视角探讨了冠状动脉介入术后无复流现象。同时重视心脑血管疾病的药物研发，如心安颗粒治疗心肌缺血、病毒性心肌炎，蛭龙活血通瘀胶囊治疗缺血性脑卒中，加减祛风通窍方治疗血管性痴呆、脑卒中后认知障碍等心脑血管疾病，颅痛颗粒治疗偏头痛。该团队重视玄府在中医学与现代医学知识的桥梁作用，倡导以"玄府-微观结构"构建中西医结合诊疗思维模式［中国中医药信息杂志，2022，29（2）：3-4］。

第二节　玄府学说的发生学研究

创立于 800 多年前的玄府学说，究竟是怎样发生的？其确切内涵是什么？今后如何发扬光大？是我们今天学习继承该学说需要首先弄清楚的问题。从发生学角度探讨玄府概念、玄府学说的构造过程、玄府病机的发挥等，阐明其思想内涵及其来龙去脉，对正确理解学说内蕴，拓展临床应用，并进而用现代科学手段研究玄府的实质，无疑有着重要的意义。鉴于相关研究迄今尚属空白，王明杰教授及传承人江玉等对此进行了初步探讨。

刘完素所处时代，适值理学肇兴，儒、道、释合流之际。宋代理学重义理，好创获；重发挥，喜新说，怀疑精神是其基本特征之一。其时，理学大师纷纷主张疑经、议经，反对盲从，提倡创新，开一代治学新风。可以认为，宋代理学疑经思想对刘完素医学创新精神的形成具有重要影响。刘氏穷毕生之力精研《内经》等经典，但他尊古而不泥古，继承更能创新。尝谓："若专执旧本，以谓往古圣贤之书而不可改易者，信则信矣，终未免泥于一隅。"（《素问玄机原病式·序》）

作为中医学术发展史上极富创意的玄府学说，其形成既是刘完素数十年医学研究与实践结出的硕果，又是其创新精神的集中体现。仔细考察该学说的发生经过，可以清楚地看到，刘氏玄府理论的构建，既有对前代经典知识的继承与融汇，又有个人独具匠心的创造，同时又紧密结合临床，有着大量实践应用的支撑，最终丰富完善了对人体结构层次的认识，实现了中医理论上的一次重要创新。

值得注意的是，刘氏玄府并不是一个单纯的解剖学概念。它包含有中医经典著作中玄府、腠理的部分内容，更有着刘氏赋予的若干新特征。首先是结构更微细，已非肉眼所能窥见；其次是分布极广泛，机体上下内外无所不在；尤其是功能更全面，气血津液精神囊括无遗，在一身中具有十分重要的意义。

宋代理学疑经议经的学术风尚是刘完素创立医学新说的文化环境，但其玄府学说的基本内容均源自《内经》《伤寒杂病论》等中医经典，同时吸收道家精、气、神学说的某些内容，并结合个人长期医疗实践及养生保健的心得体会，通过对传统理论的发掘、继承及大胆的融汇、补充与改造，完成了玄府理论的创建。所创立的"玄府闭密"基本病机为火热论的核心论点"阳气怫郁"奠定了必要的结构基础，从而为论证火热为患的广泛性、多样性与复杂性提供了有力的理论支撑，是刘完素学术思想体系的核心组成部分。玄府学说的学术价值远超出刘完素为火热论服务的初衷，具有很大的拓展应用空间，值得深入发掘研究［中医杂志，2017，58（8）：710-712］。

近年，团队成员刘婉莹、叶俏波通过文献整理研究发现，刘完素之玄府气液学说受《内经》影响，但并不完全出自《内经》，道家思想对玄府气液学说的产生有重要启发作用，道家思想渗透于玄府气液学说。在《道家思想对玄府气液学说的影响刍议》一文中，对此进行了初步探讨。指出刘完素所创之玄府气液学说在道家思想的影响下创新发展，是医道高度融合的结果。玄府清虚空寂的特点与道家清静无为的主张一脉相承，其病理特点及治法亦受道家水善火愚、守真调气等思想的影响而独具特色，在其著作中，开玄散火、观气而治的治则体现得淋漓尽致，道家思想无疑是解密玄府气液学说的关键［中华中医药杂志，2022，37（3）：1779-1782］。

第三节　玄府概念内涵及功能特性研究

河间玄府说长期未受重视的原因，一是因为刘氏表达简略，论述分散，缺乏整理，后人学习不便；二是因其高度的抽象性与超前性，在古代历史条件下，不易为人理解；加之其说与《内经》《金匮要略》等经典著作不尽相符，难以被人接受。因此，根据诠释学"理解的现实性原则"，对玄府这一古代理论进行现代科学的诠释，使之能够被今天的科学文化环境所理解和接受，是十分必要的。王明杰教授带领团队成员就此进行了不懈的努力，为玄府学术发展注入与时俱进的科学内涵。

一、玄府概念界定

刘氏"玄府"是在《内经》"玄府"之上演变出来的一个新概念，不仅有范围的拓展，而且有内容的升华，二者的内涵已有很大区别，运用时却未予严格区分，给后学造成不少困惑。1984 年王明杰在《"玄府"论》一文中首倡将"玄府"分为广狭二义，狭义者即通常所说之毛孔，源自《内经》；广义者为刘完素在《素问玄机原病式》中所提出，指遍布人体内外各处的一种微细结构。以广义、狭义区分《内经》玄府与河间玄府，有助于明确概念，避免混淆，深入研究，得到此后学者普遍赞同［泸州医学院学报，1984（3）：1-4］。

二、玄府内涵研究

刘氏玄府概念的内涵，一直缺乏明确诠释，后人难以得其旨趣。1984 年王明杰在《刘完素玄府说浅识》一文中首次对刘完素有关玄府论述进行了归纳整理，从玄府之象、玄府之用、玄府之病、玄府之治四个方面加以阐述，勾画出玄府学说的基本轮廓［河北中医，1984，（4）：7-9］。同年，王老在《"玄府"论》一文中总结玄府具有三特性：①分布广泛；②结构微细；③贵开忌合。指出玄府为气液血脉、营卫精神升降出入的微观通道，举凡营卫的流行、气血的灌注、津液的布散、神机的运转，均有赖玄府通利。故玄府以开通为顺，闭合为逆。王老指出刘氏玄府说的提出是祖国医学对人体结构认识上的一次深化。

《内经》云："升降出入无器不有。"玄府这一无物不具的细微结构正是为无器不有的升降出入气化活动奠定了形态学基础。玄府应属于经络系统中最细小的孙络的进一步分化是迄今为止祖国医学有关人体结构认识最为深入的一个层次［泸州医学院学报，1984（3）：1-4］。以上论述形成了现代中医学对于玄府认识的基本内容，为中医基础理论的发展开拓出一个新的领域。

　　2011年罗再琼、黄文强等在王老论述基础上撰写发表《"玄府"：藏象理论的微观结构》一文，进一步论述"玄府"所具之特性：①广泛性；②微观性；③开合性；④通利性。指出"玄府"的生理关系着生命活动所需基本物质的顺利运行，包括：①流通气液；②渗灌气血；③运转神机；④调理阴阳。文中指出，刘完素提出的"玄府"理论，是藏象理论中有关人体结构层次上遍布全身的、最为细小的微观结构，是人体生命活动的基本物质——气血津液精神升降出入的结构基础。"玄府"理论的提出，是对中医微观结构认识的巨大贡献，为中医深刻把握人体生命的现象和规律，深入认识疾病、分析病变机理建立了一个新的平台，为攻克疑难病症提供了新的途径［中医杂志，2011，52（16）：1354-1356］。

　　此后，吕德、罗再琼等在《论玄府在中医理论中的地位和作用》中指出：玄府的微观腔道，完善了中医藏象系统的结构层次。藏象学说是研究人体内在脏腑的形态结构、生理功能、病理变化及与气血津液关系的基本理论，是中医学的理论核心。其中的藏象系统是以五脏为中心组成的五大系统，涵盖了五脏六腑、五官九窍、四肢百骸等组织结构，对其所包括的脏腑组织而言，未能完整地体现人体组织从大体到细微的结构层次，特别是微观结构层次的缺少，导致整个藏象系统的构成有所欠缺。遍布人体各处、具有微细的孔窍及其微观结构的玄府，恰恰弥补了这一不足。揭示出在人体五脏六腑、组织器官内普遍存在着玄府这一至微至小的微观结构，表明中医学对人体结构层次研究的触角已深入到微观层次。玄府的通利功能，保证了人体生命活动所需基本物质的环流输布。玄府所具备的至微至小的孔门、孔隙结构，彼此相接，自成系统，构成了一个相对连贯的微小通道，与血脉、三焦、腠理相通相连，使机体脏腑组织之间相互贯通，共同构成了连接人体内、外、上、下的运行道路，成为气机升降、营卫流通、血液运行、津血渗灌的道路和场所。得益于这一通道，精、气、血、津、液方能深入全身，环流输布，充分发挥营养滋润、温煦推动等作用［中医杂志，2013，54（6）：539-540］。

第四节　玄府病机分析

　　刘完素以研究阐发病机著称，其代表作《素问玄机原病式》中提出玄府说之本意何在？值得从病机理论的角度进一步加以分析。王明杰教授指出，"玄府闭密"是刘氏着力构建的一个病机要素。刘氏玄府理论的提出，主要是出于构建火热论的需要。气机郁遏致阳热怫热，是玄府闭密所致的基本病变之一，也是刘氏论病力主火热的依据所在，但玄府闭密导致的病变远不止此。如从玄府闭密造成的神机升降出入障碍解释各种感觉与运动障碍病变，为眼、耳、鼻、舌乃至诸多杂病病机的认识与辨治开拓出一条新的思路，为中医病机学上的一大发展［中医杂志，2017，58（8）：710-712］。

1984 年王明杰教授在《"玄府"论》中指出，玄府作为人体无处不有的一种基本结构，不论外邪的侵袭，七情的失调，饮食劳倦所伤，气血津液失养，均可影响其正常的畅通而致闭密。而玄府一旦闭塞不通，又会导致气、血、津、液、精、神的升降出入障碍而形成种种病变，故不论外感内伤，虚实寒热，均不能脱离玄府闭密的问题，故提出玄府郁闭为百病之根，所产生病变可归纳为气滞、血瘀、水停、精闭、神阻五个方面。五者为病既各有侧重，又密切相关。因为气、血、津、液、精、神在人体的运行虽然各有其道，然而在玄府这个最小层次却是殊途同归、并行不悖的，通则俱通，闭则俱闭，因而往往相因为病。

2009 年，王明杰、黄淑芬在《中国中医药报》上发文指出：玄府闭塞——百病共有的基本病理环节。玄府理论的提出为中医深入认识疾病，分析病变机理建立了一个新的平台。玄府闭塞是多种疾病共同的发病环节，也是恶性病理循环的中介，堪称百病之根，应当列为中医学的基本病机。

此后，罗再琼等进一步指出，玄府郁闭病变的提出，充实了中医学对疾病认识的微观病机理论。玄府闭塞的病变是中医学的最基本病机之一，也是百病共有的基本病理变化。玄府闭塞是导致多种疾病共有的基本病机。举凡气血津液的流通失调、神机的运转失常，形成气失宣通、津液不布、痰阻血瘀、神无所用等病变，都可以归结为玄府闭塞。

2018 年出版的《玄府学说》专著中，二位教授进一步将玄府病变归纳为气失宣通、津液不布、血行瘀滞、精失渗灌、神无所用及酿生内毒等六大类型，并总结出玄府病变易郁易闭、易热易燥、易虚易萎、易呆易钝及郁久生毒五大特点，深化了对玄府病变的认识。

2019 年，胥青梅、白雪等在《玄府理论对中医认识微观病机的影响》中指出：随着玄府理论及临床实践的不断发展，"玄府郁闭"的基本病机已被中医学者广泛引入到五官科、内科、外科、妇科、皮肤科、针灸科等不同学科疾病中，用以各科疾病的微观病机分析中，不断地丰富着玄府理论的病机学说，并为玄府学说的运用与发展奠定了坚实的理论基础。

通过梳理近年来有关玄府在中医认识微观病机方面的文献报道，可以发现玄府的基本理念已经渗入到临床多个学科对疾病的病机认识当中，这些基于"玄府 - 微观结构"理论的思维转变必然会使玄府理论得到广泛性、深层次的发展。而将玄府与现代医学对微观结构的生理、病理认识相结合，亦有助于为中医药治疗疑难杂病提供新的思路与方法。

第五节　开通玄府治法探索

玄府理论为中医临床治疗开创了一种新的思路和方法——开通玄府。刘完素提出的开通玄府治疗法则，丰富发展了中医治疗学的内容，为攻克疑难病症提供了新的突破口和切入点。王明杰在《"玄府"论》中指出，从玄府学说的角度来看，中医的各种治疗方法，尽管有内外之分，针药之别，手段不同，然而最终目标都应该是开通玄府郁闭，畅达气血津液运行。开通玄府作为一种治疗理念与原则，可称为治病之纲领。开通玄府又是一种具有很大包容性的治疗大法，可以概括传统的多种治法。它既高出于八法之上，又蕴含于八法之中。正如清代高士宗所说："通之之法，各有不同。调气以和血，调血以和气，通也；上逆者使之下行，中结者使之旁达，亦通也；虚者助之使通，寒者温之使通，无非通之之法也。"（《医学真传·心腹痛》）

鉴于开通玄府治法历来缺乏系统整理，1985 年王明杰教授在《眼科开通玄府明目八法》中以历代眼科文献为依据，首次对眼科开通玄府明目治法加以整理，归纳出八种常用开玄明目法：发散宣郁明目法、清热开郁明目法、疏肝解郁明目法、活血化瘀明目法、利水通窍明目法、化痰利窍明目法、补虚开窍明目法、嗜鼻透窍明目法。并对其适应证候、施治特点、代表方剂一一加以介绍。最后指出以上八法既各具特点，又互相联系，且常数法综合运用，以协同增效，全面照顾，有助于更好地发挥明目作用。

经过多年的实践探索，2018 年王明杰教授在《玄府学说》中对开通玄府治法做了全面的总结，书中介绍了内治开玄法 12 种：发散开玄法、搜剔开玄法、香窜开玄法、温通开玄法、通下开玄法、涌吐开玄法、理气开玄法、利水开玄法、豁痰开玄法、活血开玄法、泻热开玄法、补虚开玄法。外治开玄法 5 种：针刺开玄法、刺血开玄法、拔罐开玄法、艾灸开玄法、熏洗开玄法。上述治法，既各具特点，又互相联系，且常数法综合运用，以协同增效，全方位调节。

2018 年王小强、白雪等在《中医杂志》发表《基于玄府理论的中西医结合诊疗思维模式的构建》，认为玄府理论起源于《内经》，后世医家以还原论式的象思维扩展玄府内涵，将其比类为人体的微观结构，故而其能够成为连通中医学与现代医学知识的桥梁。以医学衷中参西之意，整合象思维与抽象思维、整体论与还原论等相关知识，以进一步扩展玄府理论之内涵，探讨玄府理论与现代医学微观结构之联系，构建中西医结合独特的诊疗思维模式，为开通玄府、改善微观结构功能以治疗相关疑难疾病提供新的治疗思路。

2021 年代表性传承人江花牵头申报"开通玄府治法研究"课题由四川省中医药管理局立项，通过发掘整理刘完素及后世医家相关论述与医案，尤其是陈达夫先生与弟子王明杰教授及其传人临证经验，提炼总结开通玄府治法的丰富内涵与运用要领，编写《开通玄府治法心悟》专著，相关研究工作正在进行中。

第六节　开通玄府方药研究

　　开通玄府方药一直是空白领域。刘完素提出开通玄府治法后，对开玄药物仅有过一些零星的论述或运用，并未予以明确归纳。后世医家的相关论述更如凤毛麟角，历代本草亦无此方面的明文记载，因而给学习、研究与应用玄府学说带来极大不便。1985年王明杰在深入研读刘完素相关论述基础上，根据陈达夫先师的用药经验，结合自己的学习研究体会，首次对开通玄府药物进行了归纳整理，提出开通玄府药物按其作用方式的不同，可分为直接开玄药和间接开玄药两大类，并列举了一些代表药物。

　　直接开通玄府药物或气香可开透，或味辛能行散，或体轻易升达，或虫类善走窜，均可直接作用于闭塞的玄府而促使畅通。主要有芳香开窍药、发散升达药、虫类通络药等3类。

　　间接开通玄府药物则是通过宣通气血津液的运行而间接起到开玄府的作用。常用者有疏肝理气药、活血化瘀药、清热泻火药、利水渗湿药、化痰除湿药等5类。

　　2018年，王老在《玄府学说》第三章《开通玄府常用药物》中进一步做了补充完善，指出直接开玄药主要是一些活性强的风药（含解表药及部分祛风湿药）、虫类药、开窍药、温阳药、泻下药、涌吐药等，具有发散、搜剔、香窜、温通、攻逐、宣泄等特性，能直接开启郁闭的玄府，畅达气血津液的运行。间接开玄药范围甚广，可分2类：一类是解除引起玄府郁闭的病因而起到开通玄府作用，包括多种祛邪、扶正药物；另一类是消除玄府郁闭形成的病理产物以恢复窍道畅通，包括理气、活血、利水、化痰等药物。临床上两类药物常配合使用，以增强开通作用。书中介绍了常用的10类开玄药物计24味，列举古今有实践事实的记载，从玄府理论的新视角进行分析、发挥，着力发掘药物的新功用，初步构建起开通玄府的药物体系。

　　开通玄府作为一种创新治法，刘完素在一生的医疗实践中大胆探索，研制了不少卓有成效的名方，《河间六书》中均有所记载。但河间书中明言用于开通玄府闭塞者仅有紫菀散、人参白术散二方，其余诸方均未点明玄府，或仅谓"能令遍身结滞宣通"，注家亦未从玄府理论的角度去进行认识，仅据方中药物功用分析，难以真正领会刘氏制方心法，致使开通玄府思想无法得到应有的继承与发扬。

　　2009年王明杰、黄淑芬在《开通玄府法——治疗疑难病的又一途径》中指出，刘氏创制的防风通圣散，可看作开通玄府的代表方之一。方中既用辛温发散的防风、麻黄、荆芥等，又用辛凉、苦寒宣泄的薄荷、黄芩、滑石等，还配合通降除积的大黄、芒硝，佐以调和气血之味。该方通过解表泻里、清热除湿、散结导滞，共达宣通玄府、通行气血之效，而被广泛用于临床多种病症，所谓"有病无病，防风通圣"，即言其用途之广。以一方防治百病，似乎有违辨证论治原则，仔细分析，其实是着眼于开通玄府。能使郁闭的玄府开张，阻滞的气血津液精神通畅，则诸疾自可随之而解。王好古《此事难知》

评价说："刘氏用药，务在推陈致新，不使少有怫郁，正造化新新不停之意，医而不知，是无术也。"

此后，王明杰、叶俏波等在《玄府学说》第六章中选录防风通圣散等刘完素方6首，运用玄府理论剖析其制方特点，立足原书主治，结合后世临床应用及编者学习研究体会进行讨论，揭示了开通玄府方剂的创新之处。又精选麻黄附子细辛汤等古今名方14首，尝试从玄府学说的新视角予以重新认识，分析其在开通玄府方面的功用，并列举古今医家成功经验，展示其开通郁闭、畅达气血津液精神的运用价值，为进一步拓展其临床应用空间提供新的思路。

2019年，王小强、杨思进、白雪等在《中医杂志》发表《基于玄府理论整合中药复方加中药单体的配伍思想》，指出自刘完素以"取象比类"的思维扩展"玄府"内涵后，玄府理论得以不断发展，至今已积累了丰富的学术思想及临床经验。玄府理论在指导中药配伍方面也呈现出百家争鸣之势，并出现了诸多有关开通玄府的名方、验方及效方的临床与科研报道。通过分析此类传统中药复方在临床运用与科学研究中的现状，提炼出中药复方加中药单体的临证配伍思想，并基于玄府理论探讨中药复方加中药单体的临床运用以及其进一步的科学研究方法。

2020年，代表性传承人叶俏波牵头申报"开通玄府方药研究"课题由四川省中医药管理局立项，组织学派成都工作室成员全面总结相关药物方剂，编写《开通玄府方药集萃》专著，将由人民卫生出版社出版。

第七节　玄府实质探讨

玄府是前人在古代历史条件下基于象思维提出的一种微观结构，今天借用现代科学技术手段阐明其理论及治疗的科学内涵，从现代生物学的角度探索其实质，是当代玄府研究的一大特点。王明杰1984年率先指出，玄府的物质基础是客观存在的，其存在的普遍性、形态的微观性，以及进行物质与信息交流（即流通气液、运转神机）等特性，均已同现今对微循环以至细胞膜的认识有某些类似之处。

2002年郑国庆发表《玄府与离子通道的比较研究及中风病的分子机制》，在王老基础上做了进一步发挥。指出玄府与现代医学细胞膜的分子组成和结构（主要是离子通道）有许多共性内涵，具体体现在：①存在的普遍性。细胞是人体和其他生物的基本结构，而离子通道是神经、肌肉、腺体等组织细胞膜上的基本兴奋单元。②结构的微观性。虽然刘氏早在800多年前就通过类比逻辑思维推测生物体普遍存在着类似的微观结构，但直到20世纪70年代中期，由于膜片钳技术的发展，才可以观察和记录单个离子通道的功能活动，使膜对离子通道的通透性或膜电导的改变，得到物质的、可推算的证明。③进行离子交换。离子通道实际上是一类跨膜糖蛋白，它们形成的亲水性孔道使离子得以跨膜转运，实现细胞内外的离子交换，产生和维持膜内外的浓度差。④信息交流特征。细胞外液中的大多数化学分子可与细胞膜上特异受体结合，通过配体门控离子通道跨膜信号传递或转换过程，间接地引起细胞膜的电位变化或其他细胞内功能的改变。⑤通道开放和关闭，离子通道必须能够开放和关闭，才能实现其产生和传导信号的生理功能。对于一种离子通道而言，只有开放和关闭两种机能状态。对于可兴奋细胞，其膜上往往存在两种或两种以上的离子通道，它们的开放和关闭不是同时发生的，因为膜上不同离子通道的开放与关闭，导致膜对离子的选择性通透，而引起跨膜电位的变化，直接关系着细胞的功能状态。综上，离子通道可能是中医学"玄府"的重要实质。

2009年，张天娥、罗再琼等发表论文《玄府与水通道蛋白的比较》，指出中医学"玄府"与水通道蛋白在结构层次及其特点、生理功能等方面有许多相似之处，尤其是玄府的流通气液功能与水通道蛋白介导水跨膜转运以调节细胞外液流动，更表明玄府与水通道蛋白存在着内在关系。水通道蛋白可能是中医学"玄府"的重要实质之一。因此，应借助现代科学的研究手段和技术，多层次、多角度加强对玄府理论的研究；特别应抓住玄府闭密是多种疑难病基本病机这一共同的病理环节，紧密结合临床进行更深入的研究，将有助于深刻理解疾病的本质，为防治威胁人类健康的重大疾病拓宽思路。

近20年来，团队成员还先后发表多篇学术论文，对耳玄府、鼻玄府、脑玄府、肝玄府、骨玄府、肺玄府等的现代结构基础做了讨论。

第八节 玄府学术体系的构建

鉴于玄府理论一直未能形成系统的知识体系，为了促进玄府学说学习研究与临床应用的深入开展，代表性传承人罗再琼教授2014年牵头申报"玄府理论体系及其临床应用研究"课题获四川省中医药管理局立项资助。王明杰、罗再琼二位教授带领一批中青年学者，通过古今文献的挖掘整理及名老中医学术思想的升华凝练，对玄府学说进行全面系统的发掘研究，编写了国内第一部全面论述玄府理法方药及临床运用的《玄府学说》专著，2018年由人民卫生出版社出版，初步构建起理法方药较为完善的玄府学术体系。

中华中医药学会温长路教授评价此书：《玄府学说》的作者以敏捷的洞察力和超常的思维，把研究的重心放在对学说的开发、应用、传播上，以使中医的奥秘能让更多人破译、玄府学说的精髓能让更多人把握。作者总结出的开玄防病、开玄泻火、开玄润燥、开玄解毒、开玄达神、开玄救脱六法，有案有例、有剖有析，既是经验的总结，也是传习的教案，为后学的学习与应用指明了切实可行的路径；书中涉及温病、眼病、脑病、心病、肺病、肝病、肾病、骨病、皮肤病、鼻病等各科临床，每病有代表，每治有特色，为读者的实践与探索提供了可资借鉴的范例。本书初步构建起理法方药比较完善的玄府学术体系，为中医学把握人体的生命现象和病变规律、指导防病治病，尤其是攻克疑难病症开辟了一条新的途径，也为现代高科技条件下中医理论的发展提供了一个新的平台，对中医基础研究与临床应用均有一定指导意义［中国中医药报，2018-07-05（8）］。

成都中医药大学和中浚研究员评价此书：是学术传承，更是理论创新；是经验总结，更是体系构建。在对刘完素首创的玄府学微观理论进行系统总结的基础上，对玄府学说的学术源流、理论内涵、基本内容等进行了系统的研究，将玄府概念明确定义、归纳其畅达气机等生理作用、邪客玄府等常见病因、易郁易闭等病机特点、气失宣通等病理类型，总结发散开玄等12种治法，常用开玄药物10类24味，古今开玄名方20首，开玄防病等6法的临床运用，介绍其在温病、眼病、脑病、心病、肺病、肝病、肾病、皮肤病、鼻病、耳病的临床应用经验和现代研究，开创了疑难病治疗的新思路，从而构建了玄府学说的现代学术体系。本书的问世，标志着玄府学说进入了一个新的历史发展阶段［中国中医基础医学杂志，2019，25（3）：421-422］。

第九节　代表论文选录

一、刘完素"玄府"说浅识

王明杰

被后世称为"寒凉派"开山的河间刘完素，长期以来对其学术思想的评价，多着眼于刘氏阐发五运六气、主火热而用寒凉的方面，而甚少注意其讲究升降出入、重郁结而擅开通的方面。笔者近年重温了刘氏有关论著，深感"寒凉派"三字不足以概括其学术思想全貌，殊有必要对其开通郁结的学说加以研究。在此方面，刘氏有一独特的"玄府"理论，是其核心所在。本文拟从"玄府"之说入手，试对刘氏有关学术思想做一初步探讨。

（一）"玄府"之象

"玄府"说是刘氏在其《素问玄机原病式》一书中提出的。刘氏云："皮肤之汗孔者，谓泄气液之孔窍也……一名玄府者，谓玄微府也。然玄府者，无物不有，人之脏腑、皮毛、肌肉、筋膜、骨髓、爪牙，至于世之万物，尽皆有之，乃气出入升降之道路门户也。"这里，刘氏将《内经》的"玄府"一词含义极力引申，使之成为无所不有的一种结构名称。据刘氏所说，这种"玄府"应是类似于汗孔的微细孔窍，故以"门户"为喻。但"玄府"不仅是孔窍，而且是道路。为此，书中又进一步以"腠理"作解释："腠理者，谓气液出行之腠道纹理也……一名玄府。""腠道"，或作"隧道"，似更为形象。由此看来，

"玄府"不仅泛指普遍存在于机体一切组织、器官中的无数微细孔窍，而且还包括各个孔窍之间纵横交错的联系渠道，它们共同构成了气机升降出入的结构基础。

《素问·六微旨大论》说："升降出入，无器不有。"作为人体气机升降出入的道路，《内经》中提出有一个由十二经脉、奇经八脉、十二经别、十五别络以及无数浮络、孙络等所组成的经络系统，但这是就整体的"器"来说的。至于各个脏腑、器官、组织等局部之"器"（包括经脉、络脉本身），气机如何在其中实现升降出入，《内经》中缺乏进一步论述，后世亦罕有道及者。唯《金匮要略》中载有"腠理"一说："腠者，是三焦通会元真之处，为血气所注；理者，是皮肤脏腑之文理也。"认为"腠理"这种纹理状的细微结构系通会五脏元真之气的道路，应属仲景创见；但仅限于皮肤、脏腑所有，却远未为完备。刘氏"玄府"说，盖即由仲景"腠理"说发展而来，但认识的深度和广度均有长足进步。以无物不有的"玄府"作为无处不到的气机升降出入活动的结构基础，这是刘氏充分运用辨证思维的认识成果，它较好地填补了祖国医学理论中的空白，深化了对人体层次结构的认识。当然，"玄府"说只是在古代历史条件下产生的一种假说，不可能真正揭示人体微观结构的本质。然而，即使从现代细胞生物学说的观点来看，这一假说也仍然是有其合理内核的，"玄府"的物质基础，当是客观存在的。

（二）"玄府"之用

"玄府"作为气机升降出入的结构基础，在人体各组织器官生命活动中居于重要的枢纽位置。刘氏认为："气者，形之主，神之母，三才之本，万物之元，道之变也。"气是人体生命活动的根本。举凡津液的输布、精血的濡养、神机的运转，均与气的升降出入运动密切相关。如谓："夫血随气运，气血宣行，则其中神自清利，而应机能为用矣……若病热极甚，则郁结而气血不能宣通，神无所用而不遂其机。"可见"玄府"不仅是气的道路门户，而且也是精血津液与神机运行通达的共同结构基础。气、血、津、液、精、神六者，既同源异流，又殊途同归，最终均须通过"玄府"对各组织、器官产生作用。

刘氏还指出，"玄府"与皮肤汗孔一样，也具有开合的性能，但基于它所担负的上述功用，决定了它是以开通为顺，闭密为逆。"玄府"开通，则气血宣行，津液流布，神机通达，而能抗御外邪，诸病不生，这便是仲景"若五脏元真通畅，人即安和"之意；反之，如"玄府"一旦闭密，则可导致"气液血脉营卫精神不能升降出入"而引起种种病变。这种贵开忌合的属性，是"玄府"的一个重要特点，也是与皮肤汗孔大异之处，故二者不可混为一谈。

（三）"玄府"之病

刘氏认为，"玄府"的病变，主要是失于开通而闭密。"玄府"闭密，可产生多种多样的临床证候，归纳起来，大致有以下四类：

1. **气失宣通**　气机郁遏而生怫热，是"玄府"闭密所致的最基本病变，也是刘氏论病力主火热的依据之一。如论吐酸"阳气壅塞，郁结不通畅也，如饮食在器，覆盖热而自酸也"；论转筋"外冒于寒，而腠理闭密，阳气郁，怫热内作，热燥于筋，则转筋也"。均据此以批驳俗医妄言为寒之误。刘氏也提到气机郁遏而生"寒"，但这种"寒"乃是假象，其本质仍为热。如论阳厥："阳气极甚，而阴气极衰，则阳气怫郁，阴阳偏倾，而不能宣行，则阳气畜聚于内，而不能营运于四肢，则手足厥冷。"至于所谓五气化火、五志化火，病机亦在于此。如论寒"寒主闭藏，而阳气不能散越，则怫热内作"；论湿"湿则痞闭""积湿成热"；论郁"怫郁也，结滞壅塞而气不通畅"。皆不离乎"玄府"受病，气失宣通。

2．**津液不布**　"玄府"闭密而津液运行受阻，可出现两种相反的病理改变：停滞之处津液过剩而成湿，产生水肿、痰饮、带下等种种湿病；阻隔之处津液缺乏而生燥，引起皮肤皲裂、肢体麻木等一派燥象。其表现虽然燥湿迥异，实质却均为"玄府"闭密。刘氏据此剖析病机，颇多独到之处。如论消渴小便多："盖燥热太甚，而三焦肠胃之腠理怫郁结滞，致密壅塞，而水液不能浸润于外，营养百骸，故肠胃之外燥热太甚，虽复多饮于中，终不能浸润于外，故渴不止。小便多出者，如其多饮，不能渗泄于肠胃之外，故数溲也。"

3．**血行瘀阻**　多与气机郁滞共同为患。如论偏枯："由经络左右双行，而热甚郁结，气血不得宣通，郁极乃发，若一侧得通，则痞者痹而瘫痪也。"刘氏"热甚则生风"的著名论断，正是建立在这一病理基础之上。他在论及破伤中风、风痫、惊风等病时指出："凡此诸证，皆由热甚而生风燥……燥之为病，血液衰少也，而又气血不能通畅，故病然也。"这里提出了血虚与气血瘀阻两个方面的因素，但从刘氏的整个论述来看，后者实占有更为重要的地位。

4．**神无所用**　刘氏据《内经》"入废则神机化灭"之说提出："人之眼耳鼻舌身意，神识能为用者，皆由升降出入之通利也；有所闭塞者，不能为用也。"从而将种种神机失用的病变，均归咎于"玄府"闭密所致。如论耳聋："由水衰火实，热郁于上，而使听户玄府壅塞，神气不得通泄也。"论遗尿："热甚客于肾部，干于足厥阴之经，廷孔郁结极甚，而气血不能宣通，则痿痹而神无所用。故液渗入膀胱而旋遗失，不能收禁也。"如目无所见、鼻不闻臭、舌不知味、筋痿、骨痹、齿腐、发落、皮肤不仁、肠不能渗泄及卒中暴死等种种局部性或整体性的神无所用病变，刘氏亦悉以"玄府"闭密为释，可谓卓见过人。

以上所述，不难看出"玄府"闭密的病理变化，在各种疾病发生、发展过程中所占有的重要地位。近年日本有所谓"气、血、水"病理观的提出，究其内容，并未超出刘氏"玄府"说的范围。不过，刘氏从主火的思想出发，对于"玄府"病变亦多侧重于火热为患的方面。刘氏不仅重视"玄府"闭密导致气机郁结而生火热的问题，而且提出火热亢盛亦可引起"玄府"闭密而致郁结。如谓："热甚则腠理闭密而郁结也，如火炼物，热极相合而不能相离，故热郁则闭塞而不通畅也。"这就是所谓"阳热怫郁"之说。故刘氏对于上述各种病症，悉从热气怫郁、"玄府"闭密立论，从而有力地阐明了火热致病的广泛性、多样性，并精辟地揭示了火热致病的病机特点及演变规律，对临床辨证论治具有重要指导意义。

（四）"玄府"之治

临床治疗中如何恢复"玄府"的开通，是刘氏着力研究的一个课题。综观刘氏对火热病的治疗，开通"玄府"是一条不可缺少的重要法则。鉴于刘氏有关阐述甚为分散，后世亦乏系统整理，再次仅就笔者浅见初步归纳如下：

1. **热药开通**　温热药物，尤其是辛味的温热药物，具有较强的开通作用，刘氏曾多次指出"辛甘热药，皆能发散者，以力强开冲也""辛热之药……能令郁结开通，气液宣行，流湿润燥，热散气和而愈"。正是因为着眼于开通"玄府"，故其治火热病并不专主寒凉，而颇为赏识温热之品。如论治耳聋云："或问曰：聋既为热，或服干蝎、生姜、附子、醇酒之类辛热之物，而或愈者何也？答曰：欲以开发玄府，而令耳中郁滞通泄也。"论治中风云："或云中风既为热甚，治法或用乌附之类热药何也？答曰：欲令药气开通经络，使气血宣行而无壅滞也。"又如以温热药为主的局方解毒雄黄丸（雄黄、郁金、巴豆），刘氏沿用以治暴热，亦为此意。然而，刘氏在肯定热药开通作用的同时，又一再强调其燥烈伤阴之弊。如论巴豆云："或得结滞开通而愈者，以其大毒性热，然虽郁结得开，奈亡血液，损其阴气，故或续后怫热再结而病转甚者也。"因此，对于热气怫郁而"玄府"闭密者，刘氏运用时是至为谨慎的。他说："凡治风热结滞，或以寒药佐之犹良。"认为以寒药与之相伍，不仅可制其药之热，而且可使结散而无复郁之弊，因而对灵宝丹、至宝丹、香连丸等寒温并用之方甚为赞赏。对于火热炽盛者，则主张于寒凉清泻之中，略加辛热开通为佐，如治三焦热壅之妙功藏用丸，治痢疾实证之芍药汤等方，均属此法。

2. **寒药开通**　这是刘氏独创精神的集中体现。他指出："一切怫热郁结者，不必止以辛甘热药能开发也。如石膏、滑石、甘草、葱、豉之类寒药，皆能开发郁结。"认为这类辛苦寒药，能使微者甚者，皆得郁结开通，无不中其病而免加其害。具体治法有二：

（1）寒凉发散：刘氏云："世以甘草、滑石、葱、豉寒药发散甚妙……皆散结缓急、润燥除热之物。因热服之，因热而玄府郁结，宣通而怫热无由再作。病势虽甚，而不得顿愈者，亦获小效，而无加害尔。此方散结，无问上下中外，但有益而无损矣。"代表方即益元散。刘氏广泛用于身热、呕吐、泄泻、肠澼、淋闭、腹胀痛闷、阴痿、痫、惊悸、健忘、短气、咳嗽、饮食不下、肌肉疼痛、口疮、牙齿疳蚀、五劳七伤、一切虚损及妇人下乳、催生、产后血虚阴虚等多种病症，誉为"神验之仙药"。究其作用机理，无非是开发"玄府"，宣通结滞而已。至于栀子豉汤，则除了发散宣通外，尚可通过涌吐而达到开通的目的。刘氏认为"凡诸栀子汤，皆非吐人之药，以其燥热郁结之甚，而药顿攻之不能开通，则郁发而吐。因其呕吐，发开郁结，则气通、津液宽行而已"。

（2）寒凉攻下："或势甚郁结不能开通者，法当辛苦寒药下之，热退结散而无郁结也。所谓结者，怫郁而气液不能宣通也，非谓大便之结硬耳"。可见攻下较发散之开通力量为强，由于目的在于开"玄府"而不在于下燥屎，故其运用指征不拘于大便之结硬与否。代表方为三一承气汤，即三承气合为一方。刘氏认为善能开发峻效，无问伤寒、杂病、内外一切所伤，日数远近，但无表证而有可下者，包括咳喘、闷乱、惊悸、癫狂、目疾、口疮、痈肿、暴卒心痛、僵仆卒中、暴瘖不语及小儿惊风、斑疹等多种病症，均宜此方下之，从而使下法的运用范围得以明显扩大。

（3）芳香开通：芳香走窜之品，善于开关通窍，无处不到，甚为刘氏所重视，尝赞曰："诸方之中，至宝、灵宝丹最为妙药。"芳香开窍之品在二方中均占有相当比重。其治热入血室、发狂不识人之牛黄膏（牛黄、朱砂、郁金、冰片、牡丹皮、甘草），即以芳香开窍与寒凉清热配伍，而开达心经"玄府"之热闭。这对后世影响甚巨，如清心开窍之牛黄清心丸、安宫牛黄丸等均可看作由本方衍化而来。所称心窍，实即心之"玄府"。至于当归龙荟丸一方，于大队清热泻火药中佐以走窜开通之麝香，变寒凉凝滞为醒豁灵透，在清热剂中亦别具一格。

（五）结语

刘氏通过"玄府"学说阐明了气血津液精神升降出入阻滞在疾病过程中的普遍意义，强调了"通"的法则在临床治疗上的重要价值。刘氏在长期实践中总结出来的开通"玄府"的方法，是其学术思想的精髓之一，也是善治火热病的得力之处。正如王好古《此事难知》所说："刘氏用药，务在推陈致新，不使少有怫郁，正造化新新不停之义，医而不知，是无术也。"刘氏这一学术思想，对后世医学的发展具有十分深远的影响。如张子和的"气血贵流而不贵滞"与攻邪说，朱丹溪的"诸病多生于郁"与六郁说，以及温病学家讲究枢机气化，注重流动透泄，善用攻下、开窍、通络诸法的治疗见解等，均与刘氏"玄府"说有着直接或间接的内在联系，值得进一步研究。

二、"玄府"论

王明杰

"玄府"一词，有广狭二义：狭义者即通常所说之毛孔，源自《内经》；广义者为刘完素在《素问玄机原病式》中所提出，指遍布人体内外各处的一种微细结构。本文所论，系指广义玄府。

（一）玄府为升降出入之道路门户

《素问玄机原病式》曰："皮肤之汗孔者，谓泄气液之孔也……一名玄府者，谓玄微府也。然玄府者，无物不有，人之脏腑、皮毛、肌肉、筋膜、骨髓、爪牙，至于世之万物，尽皆有之，乃气出入升降之道路门户也。"此即广义玄府说之由来。在这里，刘氏借用"玄府"的旧名称，提出了一个全新的组织结构概念。归纳刘氏的有关论述，玄府具有如下三特性：①分布广泛。不仅遍布人体内外各处，而且存在于世之万物中。但刘氏所说"万物"，是指进行升降出入的生命活动之物，即各种生物。②结构微细。所谓"玄微府"，即言其形态之玄冥幽微，殆非肉眼所能窥见，故又称"鬼神门"。③贵开忌合。玄府为气液血脉、营卫精神升降出入的通道，举凡营卫的流行、气血的灌注、津液的布散、神机的运转，均有赖玄府通利。故玄府以开通为顺，闭合为逆。

刘氏玄府说的提出，是祖国医学对人体结构认识上的一次深化。《内经》云："升降出入，无器不有。"玄府这一无物不具的细微结构，正是为无器不有的升降出入气化活动奠定了形态学基础。笔者认为，玄府应属于经络系统中最细小的孙络的进一步分化，是迄今为止祖国医学有关人体结构认识最为深入的一个层次，其存在的普遍性、形态的微观性以及进行物质与信息交流（即流通气液、运转神机）等特性，与现今对微循环以至细胞膜的认识有某些类似之处。当然，限于历史条件，刘氏玄府只能是推理得来的一种假说，但他卓越的理性思维，却已粗略地猜想到了类似微观结构在生物体中的普遍存在。

（二）玄府郁闭为百病之根

《内经》曰："出入废则神机化灭，升降息则气立孤危。"明确指出了升降出入障碍对人体生命活动的严重影响。后世对此多称为郁。如《金匮钩玄》："郁者，结聚而不得发越也，当升者不得升，当降者不得降，当变化者不得变化也。"显然，这里所说的郁，既非病因，亦非病名，而是具有普遍意义的一个基本病机概念。从玄府学说的角度来看，郁的实质在于玄府失于开通而闭塞。《鳝溪医论选》引沈明生云："郁者，闭结、凝滞、瘀蓄、抑遏之总名。"其中抑遏当指气机，瘀蓄当指血脉，凝滞当指津液，而闭结则可认为是指玄府而言。四者之中，玄府郁闭是最根本的。郁，即是由于玄府闭塞而形成的气血津液运行失调、升降出入活动障碍的一系列病理变化的总称。

玄府作为人体无处不有的一种基本结构，不论外邪的侵袭，七情的失调，饮食劳倦所伤，气血津液失养，均可影响其正常的畅通而致闭密。而玄府一旦闭塞不通，又会导致气、血、津、液、精、神的升降出入障碍而形成种种病变，故不论外感内伤，虚实寒热，均不能脱离玄府闭密的问题。以外感病而论，外邪伤人，是否发病，即与玄府之通塞密切相关。如玄府不病，则营卫流行，气血畅通，邪气自无容身之处而随即排出体外；反之，则邪气乃得留着为患而进一步导致种种病变。所谓邪正相争，实即邪气欲留与正气欲通之间的斗争，其关键即是玄府。故俞根初《通俗伤寒论》中指出："病变不同，一气之通塞耳。塞则病，通则安。"可见各种外邪致病的共同病理基础均在于玄府郁闭。至于内伤杂病，固然以阴阳偏盛偏衰、气血津液耗伤为主，但也与玄府受病分不开。即以虚证而言，实际上也存在玄府郁闭的病理改变。因为玄府要维持其开而不合的正常功能，有赖于气血津液的温煦濡养，如某种原因引起气血津液亏损，则势必导致玄府失养而衰竭，衰竭则无以保持开张而闭合，是为玄府衰竭自闭；玄府闭郁则气血运行阻滞，又会进一步加重有关脏腑组织的失养衰弱状况，形成愈虚愈郁、愈郁愈虚的恶性循环。正如《灵枢·天年》所说："血气虚，脉不通，真邪相攻，乱而相引。"按照这一认识，当不存在纯虚无实之证。后来叶天士"久病入络"之说，盖亦基于此种认识，所谓"络病"，实可纳入玄府郁闭范畴。

综上可见，玄府的开合状况，与人体健康息息相关。《金匮要略》云："若五脏元真通畅，人即安和。"张子和谓：《内经》一书，唯以血气流通为贵。"是言其开通畅达之生理。朱丹溪谓："气血冲和，万病不生，一有怫郁，诸病生焉。"故笔者认为，玄府郁闭可称为百病之根。

玄府郁闭所产生的病变虽多，但归纳起来，总不外气滞、血瘀、水停、精闭、神阻五个方面。五者为病既各有侧重，又密切相关。因为气、血、津、液、精、神在人体的运行虽然各有其道，然而在玄府这个最小层次却是殊途同归、并行不悖的，通则俱通，闭则俱闭，因而往往相因为病。朱丹溪曾提出有著名的六郁，日本汉方医则创立有所谓"气血水病理观"，认为气血水留滞为害是导致各种疾病的根源。究其实质，均可一言以蔽之曰：玄府闭郁而已！

（三）开通玄府为治病之纲

从玄府学说的角度来看，中医治病的方法虽多，笔者认为可一言以蔽之曰：开通玄府而已！若能使郁闭之玄府开张，阻滞之气血津液精神通畅，则诸疾可随之而解。这种开通郁闭的治疗思想，早在《内经》中即已有不少论述。如《素问·至真要大论》即已提出了"疏其血气，令其调达，而致和平"的治疗总则。《金匮要略》中亦强调指出"导引、吐纳、针灸、膏摩，勿令九窍闭塞"的方法在治疗上的重要性。《伤寒论》则全面贯彻了《内经》上述治则，全书治法均体现了开通郁闭的指导思想。故后世俞根初指出："凡伤寒病，均以开郁为先，如表郁而汗，里郁而下，寒湿而温，火燥而清，皆所以通其气之郁也。"后来还有人提出"治病以开郁为先务""万病唯求一通"等学术见解。

临床实践证明，尽管中医治疗有内外之分，针药之别，补泻之异，然而在开通玄府郁闭，流畅气血津液这个最终目的上，却是完全一致的。正如唐笠三所说："古人用针通其外，由外及内，以和气血；用药通其里，由内及外，以和气血，其理一而已矣。"就外治而言，不论何种疗法，无不立足于直接疏通经络玄府、流畅气血津液而达到治愈各种疾病的目的；就内治而言除祛邪之法为开郁而设（或开郁以祛邪，或祛邪以开郁）之外，即使补虚之法，对于衰竭自闭的玄府，亦未尝不具有一定的恢复开通作用。因此，补法的意义，不仅是补其不足，故张景岳有"补中自有攻意"之说。总之，治病以开通玄府为纲的论点，既有其理论上的根据，更有其临床上的价值，下面略举数端以资说明。

1. **开郁补虚**　正虚固然当补，但因往往累及玄府衰竭自闭，以致气血津液易于留滞成实，所谓"正虚之处，便是容邪之所"，即言其虚中夹实之理，故前人有云："纯虚者十不得一。"治疗上如单用补益药，虽然也可能奏效，但必系郁闭较轻者；若郁闭甚者，则非配合开通之品不可，是为"补中寓通"之法，亦称通补。《金匮要略》以大黄䗪虫丸缓中补虚疗虚劳，即是一个典型例子。又如东垣谓参术补脾，非以防风、白芷行之，则补药之力不能到；滑伯仁谓每加行血药于补剂中，其效倍捷；叶天士谓久病必治络，以病久气血推行不利，血脉之中必有瘀凝，必疏其络而病气可尽，凡此均属补泻参用之法。目前，这种治法已日益为临床所广泛采用，如慢性肾功能衰竭的治疗，既往多着眼于脾肾虚损而以温补为法，近年有人以保元汤（党参、黄芪、甘草、桂枝）加大黄为主治疗此病取得较好效果。在此基础上进行的实验研究表明，这类病人的细胞膜离子转运机能处于普遍受抑制状态，保元汤的升补与大黄的通降配合，有可能对这一障碍起到调节作用，因而临床效果较单用温补为优。此项研究结果对于我们认识玄府本质颇有裨益。

2．开郁固脱　厥脱证，临床表现为一派气脱、血脱、亡阴、亡阳、阴阳离决等危象，一般多从益气固脱、回阳救逆、增液复脉等法救治，但有时收效不够满意。根据玄府说来看，脱证并非仅是精气的外脱，同时当兼有邪气的内闭。在某些情况下，脱实际是由闭所引起，表现症状虽是精气外脱，内在本质却是玄府郁闭。如感染性休克，多见于温病发展过程中，其脱证往往与痉厥、闭证密切相关，要害即在于热邪炽盛、玄府闭密，以致阳气不能达于四末则厥，津血不能濡养筋脉则痉，如心经玄府闭密，神机无以出入为用则昏谵而闭。如正气进一步损伤，郁闭亦进一步加甚，以至表里不通，上下不并，阴阳不相维系，则可造成血脉内闭、精气外脱的危候，即所谓"阴阳离决，精气乃绝"。所谓脱证，实际上称为内闭外脱更为合适。据此，治疗上就不能单纯考虑补虚固脱，应重视开通郁闭。目前现代医学对休克的发生十分注重微循环障碍的问题，治疗则强调恢复微循环血流灌注。本文强调开通玄府的观点与此颇相类似，但实际上古人早有这方面的认识与经验。如《伤寒论》用于回阳救逆的四逆汤、通脉四逆汤、白通汤等，即已含有破阴寒凝滞、通阳气郁闭之意。《伤寒六书》回阳急救汤更以参附桂与麝香同用，王清任急救回阳汤以参附姜草与桃红同用等，均属此类。近些年来国内运用枳实、青皮等注射液抗休克取得成功，尤其青皮注射液的效果明显优于参附针之类，标志着中医治疗休克已由补法走向通法，这是认识上的一个重要突破。

3．开郁达神　神机运行阻滞，是玄府郁闭所致的重要病理变化之一。刘完素指出："人之眼耳鼻舌身意，神识能为用者，皆由升降出入之通利也，有所闭塞者，不能为用也。"刘氏的这一论述已为后世临床实践所证实。如视神经萎缩，属中医青盲内障范畴，若单以补益肝肾明目为治，收效往往甚微。先师陈达夫教授临证常加入细辛、远志、麝香、全蝎、木瓜、柴胡、三七等开窍通络、调肝活血之品以开通玄府、畅达神光，实践证明确能提高治疗效果。又如阳痿之病，通常从补肾壮阳论治，效果亦不尽满意。近年陈氏报道以"亢痿灵"（蜈蚣为主药）治疗该病例737例，近期治愈率高达88.9%，好转占10.4%，一般3～7天见效。究其机理，盖即王节斋所谓"宣其抑郁，通其志意，则阳气立舒，而其痿自起矣"。

4．开郁润燥　玄府郁闭而致津液血脉阻滞，可形成两种截然相反的病变：停蓄之处津血凝聚而成痰成瘀，隔绝之处失其濡养而化燥化风。前者运用开通之治已为人所熟知，这里着重谈谈后者。以消渴为例，历来公认以阴虚燥热为基本病机，滋阴清热润燥为主要治法，唯有刘完素治疗此证，常以生姜汁散结解郁。他认为"抑结散则气液宣行而津液生也"。现代名医施今墨先生以辛燥的苍术与寒润的玄参相伍作为治疗本病的基本药对之一，当亦含有此意。

5．**开郁泻火**　火热证候的形成，与玄府郁闭而阳气阻遏壅盛分不开，故开郁通阳为治疗火热病证一大法门。如灸法于火热证历来被列为禁忌，但近年有人用以治疗肺结核咯血、急性扁桃体炎等取得良效，因而有"热证可灸论"的提出。究其机理，当不外乎借其温热力量以开通郁闭，俾阳气宣行则火热自消。至于药物治疗方面，笔者曾对火热病证运用辛温开通做有专题讨论，兹不赘述。

（四）结语

刘氏"玄府"说是祖国医学理论中的一个创新。但由于玄府概念较为抽象，加之刘氏论述甚略，因而长期以来，除在眼科等领域外，未能为后世所普遍采用。本文根据古今有关文献资料，参照现代医学的某些认识，对玄府的生理病理特性及其在临床治疗上的意义做了初步探讨，意在引起同道对这一学说的重视，以期进一步展开研究，促进中医学术的不断向前发展。限于水平，错谬及附会之处，望予指正。

三、论玄府在中医理论中的地位和作用

吕德、罗再琼等

玄府既指通常所说之汗孔，又为遍布人体各处的一种微细的孔窍及其通道结构，是中医藏象理论的基本内容之一。具有广泛性、微观性、开合性和通利性，发挥着流通气液、渗灌气血、运转神机和调理阴阳的作用。近年来，玄府理论在指导中医治疗疑难杂症方面显示出可喜的苗头，引起关注。但该理论却未能引起足够的重视，至今未在中医教科书中予以介绍。据此，本文初步总结玄府在中医理论中的地位和作用。

（一）玄府的微观腔道，完善了中医藏象系统的结构层次

藏象学说是研究人体内在脏腑的形态结构、生理功能、病理变化及与气血津液关系的基本理论，是中医学的理论核心。其中的藏象系统是以五脏为中心组成的五大系统，涵盖了五脏六腑、五官九窍、四肢百骸等组织结构，对其所包括的脏腑组织而言，未能完整地体现人体组织从大体到细微的结构层次，特别是微观结构层次的缺少，导致整个藏象系统的构成有所欠缺。遍布人体各处、具有微细的孔窍及其微观结构的玄府，恰恰弥补这一不足。

玄府者，玄冥细微，幽远深奥难见，是一种至微至小的微观结构，是中医学中有关人体结构层次上最为细小的单位。正如刘完素在《素问玄机原病式》中所说："名鬼神门者，谓幽冥之门也。一名玄府者，谓玄微府也。"所谓"玄微府"，即言其形态之玄冥幽微，殆非肉眼所能窥见。揭示出在人体五脏六腑、组织器官内普遍存在着玄府这一至微至小的微

观结构，表明中医学对人体结构层次研究的触角已深入到微观层次。玄府的微观结构特点完善了中医藏象系统的结构层次。

（二）玄府的通利功能，保证了人体生命活动所需基本物质的环流输布

精、气、血、津、液是构成人体和维持人体生命活动的基本物质，但其功能的发挥除了数量与质量正常外，还必须依赖于经络、血脉、三焦、玄府等各级运输道路的通畅滑利，使之能有序地环流输布。由于层次结构的不同，在人体内的精、气、血、津、液运行之道，宏观而言，有血脉、三焦、腠理，微观所指则是玄府。尤其是玄府的微观通道，在其中发挥着十分重要的作用。"玄府者，无物不有，人之脏腑皮毛，肌肉筋膜，骨髓爪牙，至于世间万物，尽皆有之，乃气出入升降之道路门户也""谓泄气液之孔窍也"（《素问玄机原病式》）。表明玄府所具备的至微至小的孔门、孔隙结构，彼此相接，自成系统，构成了一个相对连贯的微小通道，与血脉、三焦、腠理相通相连，使机体脏腑组织之间相互贯通，共同构成了连接人体内、外、上、下的运行道路，成为气机升降、营卫流通、血液运行、津血渗灌的道路和场所。得益于这一通道，精、气、血、津、液方能深入全身，环流输布，充分发挥营养滋润、温煦推动等作用。正所谓"血随气运，气血宣行，其中神自清利，而应机能为用矣……若病热极甚则郁结，而气血不能宣通，神无所用，而不遂其机"（《素问玄机原病式》）。所以玄府这一无物不具的微观结构，正是为"无器不有"的出入升降气化活动提供了形态学基础，伴随着气机的运行、津液的流通和血气的渗灌，生命的神机也随之升降出入、息息运转，发挥其调控作用。

（三）玄府郁闭病变的提出，充实了中医学对疾病认识的微观病机理论

病机学说是研究和阐明病理机制和疾病变化规律的理论，由于病理变化在整体、局部或具体病症中的位置和次序不同，形成不同的病机层次结构。一般而言，分为基本病机、系统病机、症状病机三种，其中基本病机是机体对于致病因素侵袭或影响所产生的各种病理反应最基本的机制，也是病理变化的一般规律，包括了邪正盛衰、阴阳失调、气血失调及津液代谢失常等，反映了不同病证的共同病理过程。玄府郁闭病理变化的提出补充了中医学对疾病认识的微观病机理论。

对玄府郁闭的认识首见于刘完素的《素问玄机原病式》，如"人之眼、耳、鼻、舌、身、意、神识能为用者，皆由升降出入之通利也；有所闭塞者，不能为用也"。并提出诸多病证"悉由热气怫郁，玄府闭密而致气液血脉、荣卫精神不能升降出入故也，各随郁结微甚，而为病之重轻"，表明玄府闭塞是导致多种疾病共有的基本病机。举凡气血津液的流通失调、神机的运转失常，形成气失宣通、津液不布、痰阻血瘀、神无所用等病变，都可以归结为玄府闭塞。因此，玄府郁闭从微观的角度成为诸多疾病共有的基本病理变化，也是中医学最基本的病机。

（四）开通玄府的治则，发展了中医治疗学独具特色的治则理论

治则是在治疗疾病时必须遵循的基本原则，是掌握了疾病的病因病机后所确立的治疗疾病时应遵循的基本原则，对临床的具体立法、处方、用药具有普遍的指导意义。由于玄府闭塞是诸多疾病共有的基本病理变化，因此，开通闭塞之玄府在疾病的治疗中具有普遍意义，自然也成为临床治疗的主要目标和基本原则，并独具特色。根据玄府郁闭的具体情况不同，开通玄府的运用也有相应的灵活性。如玄府闭塞致阳气阻遏壅盛的火热证候，宜配伍辛温宣通之品，开壅滞，通玄泻火；玄府闭塞而致津液血脉阻滞的化燥化风证，用辛散开通，输布津液，通玄润燥；玄府亏损失养造成衰竭自闭或诸多虚证，宜在大队补益药中伍少量辛温走窜的通玄药，开通道路，通玄补虚；玄府闭塞导致神机运转失常，则应用辛香走窜温通类药物，以通玄达神，明目聪耳。可见开通玄府的治则发展了中医治疗学独具特色的治则理论。

总之，玄府理论是中医藏象理论中有关人体结构层次上遍布全身的、最为细小的微观结构，是人体生命活动的基本物质——气、血、津、液、精升降出入的结构基础，从微观层次的角度而言，在藏象、病机、治则等理论中均占有较为重要的地位，是中医理论中不可缺少的基本内容之一。应加强对玄府进行系统的整理和深入的研究，形成相对完整的认识，补充于藏象理论中。

四、基于玄府理论的中西医结合诊疗思维模式的构建

王小强、白雪等

古代医家以"还原论式"的象思维方法，探究出了微小结构"玄微府"以代表五脏、六腑、奇恒之腑、经络的次级结构，以道路、门户形象之义，取类比象地解释人体各部均普遍具有的细微结构及其功能，曰"人之眼、耳、鼻、舌、身、意、神识能为用者，皆由升降出入之通利；有所闭塞者，不能为用也"。此时，扩展的玄府概念已含有中医取类比象及现代医学还原论思想，故其既能融入到中医精气、阴阳、五行、藏象等基础理论中，亦可联系到与其功能特性相关的现代医学微观结构的研究。因此，进一步传承与扩展玄府理论，对于中医药学的临证经验与现代医学微观结构的科学研究的结合，运用中西医学方法以改善人体微观结构功能障碍治疗相关疑难疾病，均具有重要意义。

（一）医学中的象思维与抽象思维

中医学、现代医学作为两个独立的医学体系，两者拥有不同思维认知方式，即象思维与抽象思维。中医主要采用象思维方式去认识人与自然，理解事物规律，用整体观念来辨证论治。象思维是以客观事物自然整体显现于外的现象为依据，以物象或意象（带有感性形象的概念、符号）为工具，运用直觉、比喻、象征、联想、推类等方法，以表达对象世

界的抽象意义，把握对象世界的普遍联系乃至本原之象的思维方式。与象思维不同，逻辑思维作为抽象思维的主体部分，是指人类在认识过程中借助于概念、判断、推理等思维形式能动地反映客观现实的理性认识过程。逻辑思维能够达到对具体对象本质规定的把握，进而认识客观世界规律，但对于利用人脑图像思维的能力却不如象思维。

在象思维的背景下，中医强调"天人合一"，重视"道生一，一生二，二生三，三生万物，万物负阴而抱阳，冲气以为和"的规律，主张整体论，即人是由五脏、六腑、皮肉筋骨及孔窍等通过经络联系成的以五脏为中心的恒动整体，而六腑、五官、形体、情志等事物均分别归属五脏系统，并与自然界五运六气息息相关。中医学通过整体观念来认识人与自然，而对于五脏的次级结构与功能的细分研究则较少，更多的是在自然界中取类比象以探讨五脏之间的整体关系。现代医学精于还原论，基于抽象思维中的概念、逻辑、推理等思维方式，以解剖学为基础，依靠先进的科学技术及多学科知识，重视人体局部与微观，认为人整体由系统构成，系统由器官组成，可一直追溯到细胞水平、分子水平、基因水平，故其进行科研时能阐明某一微细物质结构及其规律的研究。

（二）玄府与中医基础理论（略）

（三）玄府与现代医学微观结构（略）

（四）中西医结合诊疗思维模式的构建

《内经》采用取象比类、推演络绎、立象以表意、用意以求理的象思维方式，提出了玄府、络脉等人体微观结构名称。后世医家通过扩展玄府理论的内涵，发现玄府与现代医学所研究的微观结构及功能具有明显的相关性，故而"玄府-微观结构"可作为中西医结合的契合点，结合中医传统理论与现代医学科技，对于研究中医中药改善人体微观结构及功能障碍的影响具有重要意义。

结合两种医学体系，需要将象思维与抽象思维、整体论与还原论、中医辨证论治与现代医学疾病诊治进行有效的整合，并且需要进行医学的多学科研究，才能取得一定的成果。抽象思维来源于象思维，故而中西医思维模式的结合不是将两种思维模式单纯相加，而是以象思维为基础思维，逻辑思维为扩展、发散的思维，经由象思维到抽象思维再回归象思维，还原论到整体论，辨病到辨证的过程，则中西医结合的思维模式可归纳为人的整体-局部（疾病诊治）-微观结构-玄府-脏腑（辨证论治）-"天人合一"的临床诊治过程。如果将象思维作为思维的基础，逻辑概念思维作为基础思维的延伸，可借鉴"思维导图"的方式，利用人图像思维的能力，构建此认识过程，那么人认识客观世界的思维能力将得以不断提升，亦能产生独特的中西医结合的诊疗思维模式。比如，采集患者的病史、体征、辅助检查资料之后，即可通过症状、体征及相关辅助检查确定诊断，拟定西医治疗方案，再延伸到相关微观结构的改变推断具体部位的玄府功能障碍，选择具有针对性开通各部玄府的中药或中药单体，再通过中医四诊望、问、闻、切进行阴阳、五行、藏象的思辨，结合寒热虚实、五运六气，调用人类视觉联想能力，在脑中形成一幅"天人合一"的图像，继而以传统中药配伍规律来辨证处方，以开通玄府药来辨病给药，配伍出中西医结合思路下的有效方剂。中医在临床处方时就能够根据疾病的诊断，利用中药的现代科学研究成果，以单味药、中药提取物、对药直接辨病使用，或配伍在中药方剂中，那么中医治疗疾病的有效性及可重复性就有望得以提高。

例如，根据五味理论"辛行气血主发散"，刘完素首先提出以辛热窜猛、散结开郁之品开通玄府，如生姜、附子、醇酒、麻黄、桂枝等，佐以黄芩、石膏、知母等寒药防阴伤。王明杰则将开通玄府药进一步划分为两大类，第一类是直接开通玄府的药物，此类药或气香开透，或味辛行散，或体轻升达，或虫类走窜，均可直接作用于闭塞的玄府而使之畅通，如石菖蒲、冰片之芳香开窍，麻黄、细辛之发散升达，僵蚕、地龙之走窜通络；第二类是间接开通玄府的诸多药物，通过宣通气血津液运行、祛除病理产物而间接开通玄府，如行气活血、清热泻火、利水化痰之药。

我们认为，玄府在与现代医学显微结构结合的过程中，应着重于上述第一类风药的分类思想，才能将其与现代医学结合起来，通过中药药理研究来发现具有特异性改变局部微观结构功能的中药单体或单味中药。在中药君、臣、佐、使配伍原则下，将开通玄府药作为"使"药，但若以微观结构病变为主病时，其亦可作为"君"药。因此，医者当因病制宜，不可囿于固定思维模式。在运用开通玄府药之时，需要注意配伍的影响，如冰片配伍黄芪对于病理状态的血脑屏障通透性呈开放的效果，配伍麝香则是降低血脑屏障通透性。在运用之时，仍需注意风药之辛燥伤阴。如麻黄辛温以治中风表实证，量轻则玄府微开，汗微出，风邪随汗而出玄府，表证自解；量重则玄府过开，汗大出，气血津液随汗而大出玄府，络脉失养，正气虚故邪气盛。

（五）小结

目前玄府理论已被广泛用于指导治疗心脑血管疾病、糖尿病、五官病、皮肤病等病种，用以解释中医微观病机及特色治法（如熏洗法）的作用机制。开通玄府法目前多是采用复方进行研究，缺少了单味药、中药单体的实验结果，理论辨析的证据则显得不充分。因此，中西医结合医学在"玄府-微观结构"理论上的发展道路仍很漫长。我们认为，如何将两种诊疗思维模式结合起来，如何将具有创造力的象思维融入到医学发展过程中，创造出新的诊疗思维模式来认识并发展医学。"玄府-微观结构"理论的建立，有助于此诊疗思维模式的构建，并能利用象思维使中西医结合诊疗思维模式具有创造力和生命力，能够屹立于科学发展的潮流中。

五、基于玄府理论整合中药复方加中药单体的配伍思想

王小强、杨思进等

玄府理论是目前中医基础理论的创新点与研热点之一，无论是开通玄府法的临床、科研运用，还是玄府的内涵实质探索，均取得了一定的成果。虽然诸多学者都在临床和科研中运用开通玄府药或方剂，并使中医基础理论在微观领域得到新的发展，但是现阶段有关玄府理论的方药研究依然集中在经方、名方、效方或加有"通玄药"的复方对疾病的治疗效果与作用机制方面，存在着干预药物中活性成分不清或有效成分含量低、有效成分与影响关系不能一一对应、多靶点干预机制解释困难、中药配伍方法科学性低等问题，所得结果虽能够推动传统中医药理论的传承与创新，却不能赋予玄府理论有深度的科学内涵与广阔的发展前景。因此，基于玄府理论探讨传统中药配伍方法与中药有效组分配伍方法的结合，对于指导中医临床个体化组方用药，促进中药配伍理论的人文与科学发展，以及优化名方、验方、效方以开发组方新药均具有重要的意义。

（一）基于玄府理论的中药复方配伍现状

"玄府（汗空）"首见于《内经》，而金代刘完素以"取象比类"的思维扩展其概念，曰"玄府者，谓玄微府也，然玄府者，无物不有，人之脏腑、皮毛、肌肉、筋膜、骨髓、爪牙，至于世之万物，尽皆有之，乃气出入升降之道路门户也"，即宇宙自然是大天地，人则是小天地，大天地存在道路、门户之象，人体内亦存在"道路、门户"，更有《内经》以门户的开、合、枢之意象来论述人体内阴阳的离合功能，曰"是故三阳之离合也，太阳为开，阳明为阖，少阳为枢"。因为当时古人没有显微镜去验证这些微小结构的存在，故仅能以象思维的方式赋予其"玄微府"的名称及功能。古代医家虽未使用仪器发现、证实微观结构的存在与形态，但并未阻碍此理论在临床上的运用，也没有影响到刘完素提出以辛热窜猛、散结开郁之品开通玄府，再配伍黄芩、石膏、知母等寒药以防热药之伤阴的配伍思想。

譬如，其在《黄帝素问宣明论方》所创制的表里双解剂——防风通圣散，可治疗感冒、高血压、痔疮等疾病，因其疗效显著至今仍广泛运用。从玄府的角度来考量此方，可认为其以大黄、芒硝、滑石通二便而开通六腑，当归、川芎活血化瘀而开通血运，麻黄、防风、荆芥、薄荷解表而开通玄府，辅以石膏、黄芩、栀子泻热，甘草、白术护胃，体现着刘完素在配伍时"整体开通"（宏观、微观并重，上、中、下焦同治）的思想。

与玄府相关的学术思想传承至今，形成了玄府理论的理、法、方、药体系，该理论认为，玄府是藏象理论中遍布全身的最为细小的微观结构，根据其广泛性、微观性、开合性和通利性等特性以及"玄府郁闭为百病之根"的微观病机，衍生出开通玄府治法，即组方中加开玄药可使微观病机的"郁闭"态转变为"开通"态，并逐渐形成了开通玄府药配合其他治法以达增效作用的学术思想。纵观如今关于玄府理论指导下的复方配伍研究，或是

将玄府理论直接套用在经典方剂中，进行中药复方的再认识或现代作用机制研究；或是强调某类中药具有开通玄府的作用，在临床上将其配伍于中药复方以增加疗效；或是依据玄府理论认识疾病的微观病机、临证经验自拟中药复方。如樊凯芳等认为，治疗中风病的三化汤（小承气汤加羌活）中大黄和芒硝攻下通便、荡涤肠胃，可直接开通肠胃玄府，通畅津液而间接开通脑内玄府，羌活发散宣透，能贯穿全身脏腑经络、玄府窍道，体现"一升一降、一开一通、相反相成"的配伍。王明杰认为，风药、虫类药具有很好的开通玄府作用，其研制的七味追风散以风药（羌活、白芷、川芎、天麻）合虫类药（全蝎、僵蚕、地龙）结合辨证给药，在临床治头痛、眩晕、中风等脑病时有突出疗效。常富业等认为"水淫玄府，浊毒损脑"乃中风病。

脑水肿的基本病机，根据王永炎院士经验开发的利开灵能使玄府瘀滞之水得以开散通利，解除脑水肿之压迫症状。此类立足于中医宏观思维的中药复方配伍思想，沿用传统学术思想、中医药学专家经验，结合个人学术观点与临床经验创立新的配伍复方，虽然符合中医整体观念、辨证论治及三因制宜等传统理论，但却需要长期的临床验证、经验积累及其学术传承才能有所建树。因而这样的中药配伍研究方法很难适应现代医学科学发展的速度。而且，采用现代药理学、现代组学、网络药理学等研究方法来研究此类中药复方，也仅仅是运用西医学方法来解释中药复方的作用，不能赋予玄府理论在药物配伍时更清晰的科学内涵。因此，探讨一种结合中医学人文科学与西医学自然学科思维优势的配伍方法，对于中医药学现代化发展具有重要的意义。

（二）临证中药复方加中药单体的配伍思想

各个朝代的中药复方是中医药学家依据人文科学在长期临床实践后形成的智慧结晶。中药复方的优势在于能够根据患者的个体病情，从邪正、阴阳、表里、寒热、虚实等整体视角，进行方、药的选择与加减，也能达到同病异治、异病同治的效果，并且能够根据自然界五运六气之变化做出调整，以应对时代变迁导致的疾病变异。例如，2003 年在严重急性呼吸综合征特效疫苗尚未研制出来时，临证的中药复方治疗方案仍具有明显优势。然而中药复方的疗效也会因中医师的医学知识、学术思维、个人经验等变得参差不齐，并且由于此类复方在运用时多变的药味及剂量加减，导致无法用科学方法来研究或验证这种用药疗效的可重复性。

进入近现代，中医药学在继承名医、名家、名方精髓的基础上开展了现代化研究，利用科学技术来优化中药复方与研发中药单体新药。通过整理临床疗效确凿的经典方、临床经验方、院内制剂等，再采用"非相关文献知识发现方法""熵方法""组分配伍药理效应""现代中药提取、制药工艺"等技术方法，学者们研发出了诸多中成药、中药提取物、中药单体，使中医药在有效成分分析、质量控制、治疗机制、毒副作用、科研设计、临床规范等方面的研究取得了很大进展。其中中药单体不仅在实验研究中取得较大成果，而且在临床使用上也占据着很大的比例，获得了举世瞩目的成就并被国际认可，如青蒿素治疗疟疾，三氧化二砷（砒霜）治疗白血病，丹参酮类单体治疗冠心病等。

　　然而这些现代中药制剂虽然使中药具备了现代科学内涵，但却失去了能够在临证时仅用一剂药就能针对患者个体情况进行整体调整的优势，也很难促进中医药学文化和科学双重属性的进一步融合。中医药科学发展的结果也不能完全替代中医药文化发展的内涵，虽然以古籍文献、临床经验、文化习俗指导中医药的运用存在诸多不足，但是这些却是理解中医药内涵的重要路径，因此，如何结合中医药方剂与西医药处方的不同优势，是中西医结合发展的一条新的研究路径。通过对比两者在思维方式上的不同，本文整合出一种传统复方与中药单体相结合的临证用药思路，即中医临证复方体现着中医辨宏观、证候、多靶点的特点，而中药单体则体现着西医辨微观、病理、精准靶点等思维方式，两者的结合能够在一定程度上互补。目前这种用药方式已在临床得到应用，只是并未被明确地提出。例如，针对冠心病住院患者，医师们可能会经过辨证论治而选用中药汤剂如瓜蒌薤白半夏汤加减，其后也会予以活血化瘀类中药单体如丹参酮ⅡA改善冠状动脉循环，从而取得更较好的临床疗效。然而如今的研究成果多集中在中药单体，却没有重视、评价、阐明这种临证上复方加单体的综合干预结果，也没有构建出新的中医基础理论来指导、发展这种用药方式。

（三）基于玄府理论的中药复方加单体研究思路

　　中医药学通过人文方法所形成的中药复方配伍思想与西医药学科学方法指导的用药理念有着本质上的不同，想要将传统中药复方与西药单体治疗思想相切合，就需要先找到两者的切合点。本课题组继承、发展玄府理论相关学术思想，认为"玄府-微观结构"是中医学、西医学在微观领域上的切合点，因此，我们从中西医结合切合点着手去构建中药复方加单体的临证配伍思想。

　　首先，探讨"开通玄府法"的内涵，寻找在治法上的切合点。玄府理论以"开通玄府法"作为治疗诸多疑难疾病的途径，因此，我们将探讨点落在"通"与"开"两字上。刘力红认为，"六腑以通为用，汗法是疏通腠理玄府，利法是开通气化，疏利膀胱，吐法是宣通上焦，下法、和法、调法都着眼于胃家的通降。上述这些治法虽异，但都没有离开'通'字，可以说以上诸法均是围绕'通'字展开的"。除此之外，尚有活血通脉、舒筋通络、散寒通痹等"通"法，由此可知，中医学的"通"法具有普遍适用性，也可以与改善微循环相切合，并以中药类活血化瘀单体为代表。相比"通"法，"开"法的传统运用亦不少见，例如开鬼门、开窍醒神、开郁化痰、利咽开音，因此，"开"法仍具有普遍适用性。然而由于人体各部的屏障微观结构具有各自的特性，基于玄府理论的开通玄府法也就体现出了其独特之处，并能够成为与现代医学改善微循环、改善微观结构功能障碍相切合的治法。

　　其次，寻找在实质结构上的切合点，研发具有特异开通玄府作用的中药单体，以赋予玄府理论在药物选择时的科学内涵。目前不少学者依据玄府的特性与现代微观结构功能进行类比，将玄府与人体各部的微观结构如离子通道、血脑屏障、肺气血屏障、肝筛结构、肾足细胞裂隙隔膜、心冠状动脉微循环等相匹配，使"玄府 - 微观结构"成为中西医结合研究的切入点之一，但是尚未阐明究竟应该如何针对这一切入点进行用药方式的转变或优化。虽然玄府理论一直沿用五味理论或法象药理理论来进行开通玄府药物的选择，如风药、辛味药、虫类药及芳香类药，并且在临床上以中医整体观念、辨证论治配伍中药复方，但是至今也未能明确哪些中药具有特异性开通玄府的作用。因此，开展玄府理论的科学研究，还需要借助药引、引经药、归经等理论的实质研究成果，从风药、辛味药、虫类药及芳香类药中挖掘、筛选出能特异地"开通"某脏腑部位微观结构的单体药物，并将"玄府 - 微观结构"看作主效应靶点来进行研究，进而阐明配伍通玄药在微观层次的药理机制。例如，出血性脑卒中后，血脑屏障的破损是导致脑水肿出现而加重病情的关键点，此时"玄府 - 血脑屏障"便是微观主效应靶点，再将历经长期临床验证后的中药复方，在围绕微观结构的"通"态层面上展开研究，将其中具有开通玄府作用的药物逐一替换为其所含有的单体，以研究中药单体在复方中的开通玄府作用对整个中药复方疗效的增效机制的影响。而后利用现代研究方法与科学技术，再将其药理毒理、质量控制、用量规范、配伍标准、作用机制进行标准化研究，从而逐渐使这种配伍的规律变得清晰。例如，冰片（近乎纯粹的右旋龙脑，可以看作中药单体）与其他口服药物合用，能促进药物通过血脑屏障（脑玄府）入脑，但是其单用或与他药配合时所起到的功效都有明显的差异，如单用能增加生理性血脑屏障的通透性，而对于病理性血脑屏障却是降低血脑屏障的通透性。

再次，以玄府理论指导中药复方加单体的配伍，这一思路开辟了临床时辨证结合辨病配伍组方的新模式。无论是中医药传统文化指导下的中药使用，还是现代科学研究成果指导下的中药运用，都在临床或其他生物研究中体现出良好疗效。然而从哲学的角度上看，在医学科学领域亦存在可知论与不可知论，现在虽然明确了诸多药物的作用机制，但也仅仅是冰山一角，因而采用复方加单体的配伍体现的就是现阶段中医药文化中不可知却有效与科学可知且有效的知识的充分结合。玄府理论在指导临证中药配伍方面虽然有其独特的治法思路，但仍然不能脱离中医整体观念、辨证论治、中医象思维等传统理论的精髓去空谈创新，在临床处方上仍应以辨证论治为主，以开通玄府为辅。

我们认为，当那些独具开通玄府 - 微观结构的中药单体研发出来后，应当将其归属于使药的范畴，并融入到传统中药复方的配伍理念中，从而构建出新的配伍理论或者学术思想。

最后，实现在传统中医药学理论的指导下，研发中药单体复方新药来治疗疾病。以玄府理论为指导，从单体研究出发，逐步向单体加复方、单体复方的基础与临床研究前进，从源头上形成中医玄府理论、方药与科学密切结合的体系，或能成为中西医结合研究的新路径，解决中医理论与方药研究脱节的难题，并解决中药传统复方指标性成分（或有效成分）不清、毒副作用不明确、靶标多且不明确、效应弱等诸多问题。而了解中药单体增效机制与复方的配合，也能为中药与西药联合使用的优势提供理论依据。另外，立足于玄府-微观结构的思想，借助大数据、网络药理学、高通量测序、方剂表型组学等现代研究方法，探索开通玄府的中药单体用法、用量及配伍方法，确立复方加单体配伍的标准，研制出药物成分少、药理作用明晰、药效稳定的组分方剂，从而为立足于中医传统理论下的中药组分配伍奠定科学基础。

（四）小结

如今运用玄府理论的传统配伍思想，无论是临床经验、动物实验还是临床试验均已取得一定进展，因此，研究中药组方配伍方法及其增效作用机制，能为创新中药、发展中医药理论奠定科学基础。在中西医结合发展的观念下，中医药科学发展是由整体思想、临床经验到局部微观科学研究验证或开发的研究路径，而西医药学的发展则是严格依靠科学思维进行局部微观到整体的研究过程。以"玄府-微观结构"为研究的切入点，继续传承、运用、发展传统中医药研究模式，同时引入现代的医学研究方法，故而在"玄府郁闭为百病之根""玄府以通为顺，以闭为逆""风药、虫类药开通玄府"等学术思想下，展开中药复方加中药单体的研究，能成为中医药基础理论、学术思想、临床经验与中药现代化高新技术成果相结合的研究路径之一，逐步实现玄府理论的人文与科学内涵的发展。

第十节 发表论文一览

［1］王明杰. 刘完素"玄府"说浅识［J］. 河北中医，1984（4）：7-9.

［2］王明杰. 玄府论［J］. 成都中医学院学报，1985，28（3）：1-4.

［3］王明杰. 眼科开通玄府明目八法［J］. 泸州医学院学报，1985，8（4）：269-271.

［4］王明杰. 视神经萎缩证治［J］. 中医杂志，1989，2：6-7.

［5］郑国庆. 玄府与离子通道的比较研究及中风病的分子机制［J］. 浙江中西医结合杂志，2002（12）：33-34.

［6］郑国庆，黄培新. 玄府与微循环和离子通道［J］. 中国中医基础医学杂志，2003，9（4）：13-14，31.

［7］白雪，王明杰. 从玄府论治心系疾病的经验浅析［J］. 首都医药，2005，12（23）：41-42.

［8］刘克林. 王明杰教授开通玄府学术思想与用药经验［J］. 四川中医，2007，25（11）：6-8.

［9］江玉，王明杰. 叶天士络病学说与刘河间玄府理论［J］. 四川中医，2008，26（6）：30-31.

［10］罗再琼，杨青，张天娥. 浅论玄府［J］. 辽宁中医杂志，2008，35（12）：1853-1854.

［11］王明杰，黄淑芬. 开通玄府法：治疗疑难病的又一途径［N］. 中国中医药报，2009-03-19（5）.

［12］张天娥，罗再琼，张勤修，等. 玄府与水通道蛋白的比较［J］. 辽宁中医杂志，2009，36（7）：1110-1111.

［13］罗再琼，黄文强，杨九一，等. "玄府"：藏象理论的微观结构［J］. 中医杂志，2011，52（16）：1354-1356.

［14］黄文强，彭宁静，何利黎，等. 肝玄府学说理论初探［J］. 中医杂志，2012，53（11）：901-902，908.

［15］吕德，罗再琼，彭宁静，等. 论玄府在中医理论中的地位和作用［J］. 中医杂志，2013，54（6）：
539-540.

［16］江玉，江花，王倩，等. 玄府理论研究现状［J］. 中医杂志，2016，57（20）：1790-1794.

［17］王振春，罗再琼，敬樱，等. 玄府理论的临床应用进展与分析［J］. 中华中医药杂志，2016，31
（1）：190-192.

［18］江玉，闫颖，王倩，等. 玄府学说的发生学研究［J］. 中医杂志，2017，58（8）：710-712，715.

［19］王小强，白雪，唐红梅，等. 开通玄府法的研究与应用进展［J］. 中华中医药杂志，2018，33（9）：
4020-4023.

［20］董丽. "风药开玄"理论在临床中的应用［N］. 中国中医药报，2018-08-06（5）.

［21］王小强，白雪，唐红梅. 基于玄府理论的中西医结合诊疗思维模式的构建［J］. 中医杂志，2018，
59（3）：191-194.

［22］王小强，白雪. 开通玄府法对脑出血后血脑屏障双向调节的作用［J］. 中国中医基础医学杂志，
2018，24（11）：1530-1533.

［23］董丽，张德绸，江云东，等. "风药开玄"理论在脑病治疗中的应用［J］. 中华中医药杂志，2019，
34（10）：4933-4934.

［24］徐萍，王小强，白雪，等. 从开合枢理论浅析周细胞为"脑玄府－血脑屏障"的枢机结构［J］. 光
明中医，2019，34（18）：2776-2778.

［25］王小强，杨思进，白雪，等. 基于玄府理论整合中药复方加中药单体的配伍思想［J］. 中医杂志，
2019，60（9）：804-807.

［26］胥青梅，王小强，白雪. 玄府理论对中医认识微观病机的影响［J］. 中医临床研究，2019，11（8）：
11-16.

［27］唐莹，白雪，任俊豪. 基于玄府理论探析痴呆的治疗［J］. 光明中医，2020，35（21）：3349-3351.

［28］黄小倩，钟红卫. 肺玄府之浅析［J］. 湖南中医杂志，2020，36（12）：101-103.

［29］董丽，江云东，潘洪，等. 基于"络病－玄府"探讨糖尿病心肌病冠脉微循环病变［J］. 中国中医
基础医学杂志，2020，26（5）：633-634，668.

［30］王凌雪，王小强，李双阳，等. 脑玄府理论体系的构建、传承与创新［J］. 中华中医药杂志，
2021，36（1）：162-164.

第二章
风 药 发 挥

第一节 概 述

风药是一类历史悠久、作用独特、功效多样、适用范围甚广的药物，一直为历代众多医家所重视。尤其是金元时期，易水学派宗师张元素创药性法象分类法，以"风升生"归纳众多治风之品，以春气之生发，风性之轻扬概括其生长、升发、条达、舒畅等特性，给风药的概念赋予了新的内涵。风药不仅有"治风"之用，而且具"如风"之性。经过其弟子李东垣等金元名家的进一步发挥，风药被广泛运用于内伤脾胃诸病及各科杂病的治疗，成为临床最为常用的一类药物。

近代以来，中药学以功效分类命名，诸多风药分别归于解表药、祛风除湿药等类中。随着法象药理的淡出，风药名称及其"如风"之性能均渐被忽略，前人运用风药的许多宝贵经验未能全面传承，其应用范围被局限于外感表证及风湿病证等狭窄空间。加之长期以来围绕风药使用禁忌出现的一些偏激不实之说，令人对不少风药望而生畏，或避而不用，导致了风药运用范围的不断萎缩，临床使用频率逐渐下降。这是影响中医临床治疗效果的原因之一。

自 20 世纪 90 年代起，黄淑芬教授与王明杰教授、罗再琼教授及其弟子们在先后承担的国家中医药管理局重点课题"治血先治风基础与临床研究"、国家自然科学基金项目"基于 TGF-β/Smad 通路研究'风药'对活血化瘀增效的作用"等一系列课题的研究过程中，围绕风药的性能与应用进行了较为深入的学习研究，并与玄府学说研究逐渐融合，形成了独树一帜的学术方向。

近 30 年来，团队成员共发表相关学术论文 200 余篇。围绕风药提出了"风药治血论（治血先治风，风去血自通）""风药增效论""风药开玄论"等富有创新的独到见解，得到中医学术界普遍认同与引用。据"中国知网"统计，迄今相关论文引用文献已逾1 000 篇，应用范围涉及心病、脑病、肾病、肝病、眼病、骨病、皮肤病、男科病、肿瘤等多个领域。

2016 年团队在收集整理历代医药文献有关风药记载，对风药进行客观的考察分析基础上，全面总结古今医家临证用药经验，吸收现代临床与实验研究成果，结合编者临床实践体会，编写出版了第一部风药学术专著——《风药新识与临床》（人民卫生出版社，黄淑芬主审，王明杰、罗再琼主编）。

2021 年团队成员叶俏波、江花、江玉总结王明杰、黄淑芬教授在玄府理论指导下运用治风方药的临床经验，编写《顽症从风论治——王明杰黄淑芬临证用药心法》由人民卫生出版社出版，集中展示了川南玄府学派"百病治风为先，顽症从风论治"的临证特色。

近年来，风药的独特性能及其开通玄府的有效性和便捷性日益受到人们关注，应用范围大为拓展，已成为玄府学说研究的前沿领域。

第二节　风药名实考

《风药新识与临床》第一章"风药概论"，阐述了风药的概念与历史沿革。据王老考证，"风药"之名最早出现在唐代《外台秘要》，书中第十七卷所载"《素女经》四季补益方七首"中，已有"冷加热药，温以冷浆，风加风药"之说。在宋代，官方主持编撰的《太平惠民和剂局方·黑锡丹》："曾用风药吊吐不出者，宜用此药百粒。"说明"风药"已是通用称谓。金元时期，张元素在药类法象中提出了"风生升"的概念，认为风药为味之薄者，阴中之阳，具有味薄则通的特点，并将防风、羌活、麻黄、柴胡、桔梗、川芎、前胡、秦艽等治风之药收载其中。张元素之后，其弟子李东垣光大其说将风药广泛运用于临床治疗，对后世影响甚大，此后医家言风药，多宗张氏之说。如清代徐大椿《神农本草经百种录》："凡药之质轻而气盛者，皆属风药。"

通过考察历代医药文献，可见金元以来，"风药"一词具有"如风之性"与"治风之用"两层含义。首先，风药是"如风之药"（法象药理名称），可以定义为味薄质轻、药性升散、具有风木属性的一类药物，所谓"在天为风，在地为木"。此类药物多具辛味，质地轻，其性升浮发散，犹如春气之生发，风性之轻扬。《医学启源》以"风升生"归类，即言其具有生长、升发、条达、舒畅等特性。其次，风药又是"治风之药"，即具有祛风、疏风等作用，故又常称为祛风药、疏风药等。近代以来，随着时代的变迁，风药的名称与内涵逐渐发生很大演变。

近代中药开始以功效分类，风药在近现代中医药文献中出现了多种称谓，如疏风药、祛风药、祛风湿药、解表药、祛风解表药、疏风解表药、发散解表药、发汗解表药、发汗药、发散药等。其中以"解表药"最为常用，而风药的称谓则渐受冷落。随着法象药理的淡出，风药的"如风之性"也被忽略，只剩下"治风之用"还为人知晓。提到风药，普遍认为就是治风之药。

查阅当代文献，目前对风药的定义大体有两种：其一，指能祛除外感风邪的一类药物，即祛风药，包括《中药学》分类中的解表药与部分祛风湿药；其二，指能祛除外风、平息内风的一类药物，主要用治各种内、外风证，可称为治风药，除上述解表药、祛风湿药外，还包括平肝息风药以及其他药类中兼有治风作用的一些药物，数量当逾百种。前者可称为狭义之风药，大多具有"如风之性"，与传统论述较为接近；后者可称为广义之风药，其中一部分与传统认识相去甚远。编者认为，从学术的连续性与继承性考虑，应以狭义为宜，但需注意其"如风之性"的内涵方为全面。

2013年王明杰等发表《风药新识》一文，指出风药原是一个法象药理名称，应当定义为具有风木属性的一类药物，所谓"在天为风，在地为木"。此类药味薄质轻，其性升浮发散，犹如春气之生发，风性之轻扬。正如当代国医大师颜德馨教授所说："所谓风药，乃指味辛性轻之品"。《医学启源》以"风升生"归类，即言其具有生长、升发、条达、舒畅等特性。按照这一标准衡量，除了《医学启源》列出的20味以外，还可以纳入紫苏、浮萍、木贼、蝉蜕、苍耳子、辛夷、葱白、桑叶、菊花、淡豆豉等药。风药具有类似风木的属性，在调节人体脏腑经络、畅达气血津液等方面有着重要作用，应用范围相当广泛。

近代以来，中药开始以功效分类，法象药理日渐淡出，风药的概念出现了一些歧义。目前对风药的定义主要有两种：其一，指能祛除外感风邪的一类药物，即祛风药；其二，指能祛除外风、平息内风的一类药物，主要用治各种内、外风证，可称为治风药。上述两种认识均与风药的本义不尽相符，但也有一定内在联系，可以看作是其引申义。按照这一认识，风药可以包括现在《中药学》分类中的解表药、祛风湿药、平肝息风药以及其他药类中兼有治风作用的一些药物，数量当逾百种，可以称为广义的风药。相对来说，上述本义的药物便只能称为狭义风药了。二者之间有一定的联系与共性，但也有较大的差异，应当注意加以区分。

2014年王明杰等发表《解表药之再认识》一文，指出半个多世纪以来，《中药学》教材对解表药的论述一直定位在一个"表"字上，均称其以解表为主要功用，主治外感表证及兼有表证的某些疾病。基于这一定义，目前普遍认定此类药物最基本的功效为解表，最基本的主治为表证。经过多年考察，发现这种认识不仅与临床实际运用存在较大反差，而且与历代医药文献的记载亦相去甚远。现今《中药学》有关解表药的表述，明显存在两个问题：①以偏概全；②疏漏甚多。在突出此类药物解表作用的同时，淡化了其他诸多方面的作用，因而主治范围被压缩到外感表证及兼有表证的狭小空间。

文章根据古今文献记载，结合临床实践及实验研究，探讨解表药的临床功用，评议《中药学》将其主治定位在表证上的不足，指出解表药不仅走表，而且走里；既治表证，也治里证；外感疾病固当使用，内伤杂病亦不可或缺。进而从玄府理论的新视角对解表药性能予以新的诠释，指出其辛散、开发、走窜、宣通之性，不仅能开发肌表的毛孔（发汗解表），且能开通体内脏腑组织的玄府，在调节脏腑经络及气血津液运行方面具有独特作用，因而在各科临床治疗中有十分广阔的运用空间。剖析"解表药 = 发汗"的认识误区，指出对解表剂发散作用的过分强调是造成人们畏用解表药的主要原因。认为解表药功效与禁忌认识上的种种误区，均与"解表药"的称谓有相当关系，故提出将解表药名称修订为发散药的建议。

2016年王振春、罗再琼等发表的《从象思维的视角认识风药及其性能》一文，认为风药冠"风"之名，质轻味薄，有风木之属性，从法象药理的角度理解风药才能准确把握风药的特点，在临床上方能合理运用。对风药的认识，是古代医家在长期临床实践总结的基础上，以中医理论为指导，采用取象比类的方法，将药物气味薄厚、质地轻重、形色特征等与功用联系起来，形象而深刻地加以阐述，是一种法象药理的认识。

按照近代中药以功效分类的方法，把具有多重效用的风药，分别归于解表药、祛风除湿药、平肝息风药等类别，易使风药囿于其解表、祛风除湿、平肝息风等功效中，而忽略了其他重要作用，极大地限制了风药在临床的运用。而从象思维的角度认识风药，能较为客观、全面地反映风药的独特性能和功效，有利于发挥风药的多重作用。

第三节　风药特性解

王明杰教授总结风药具有两大特性、六大特质。两大特性分别是如风之性和治风之用，如风之性是形容风药味薄质轻、药性升散，治风之用是形容风药具有发散解表、祛风胜湿、息风止痉等作用。六大特质是升、散、透、窜、燥、动。

《风药新识与临床》中指出，风药法象风木之属性，其主要性能也具有风木之特点，可概括为"升、散、透、窜、燥、动"。

升，即升浮上行、升举、升提。"味之薄者，诸风药是也，此助春夏之升浮者也"（《内外伤辨惑论》），即指风药生发、激发，和柔而不肃杀，以应春生之气，激发人体气机，升发清阳之气。风药多为花、叶、皮、枝等味薄质轻的药物，法象于风木属性，"风升生"（《医学启源》），兼具风的轻扬、上升和木的升发特征，表现出升浮上行的特性。借助于风药之升，能升发清阳之气，也能引药上行，所谓"高巅之上唯风药可及"。

散，即向外发散、布散、宣散。李东垣指出："凡治风之药皆辛温，上通天气，以发散为本。"（《医学发明》）风性轻扬开泄，风药也善于发散，开泄启闭。风药多辛味，辛则能散、能行，有向外发散、行散气血津液之功。同时，风药质轻薄，禀木之升发之性，其向外发散、布散之性能较为突出，故能发散祛邪、发越郁火、布津润燥。

透，即透达、透泄、穿透。风药具有较强的穿透力，其开泄特性，不仅表现在表层的发散，而且体现于里层的透泄，包括向外的透发与向内的透达。或透里热于外，或透郁结于内，使全身之脏腑、经络、腠理、窍道通畅，发挥开窍启闭、通络散结等作用。正如《神农本草经百种录》论麻黄："能透出皮肤毛孔之外，又能深入积痰凝血之中。凡药力所不到之处，此能无微不至。"《蠢子医》亦谓"加上风药便腾达，十二经中皆能透""况且风药大使用，一窍通时百窍通"。

窜，即走窜、行走、走而不守。风性善行，风药禀之，具有走窜全身之功，不仅长于上行，而且善于下行，尤能旁达四周。如张元素论川芎"上行头目，下行血海"；《本草汇言》论白芷"上行头目，下抵肠胃，中达肢体，遍通肌肤以至毛窍"；《本草备要》称羌活"泻肝气，搜肝风，小无不入，大无不通"。借助于风药之通行走窜，以畅达气血津液输布，疏通脏腑气机升降出入运行，发挥调畅气机、活血化瘀、疏肝解郁、通阳化气等作用。

燥，即燥湿、胜湿、化浊除湿。李东垣在《兰室秘藏》中指出："圣人立治之法，既湿气大胜，以所胜治之，助甲木上升是也。故经云'风胜湿'。"风药多性燥，味辛而散，其气芳香，禀风气胜湿之性，能行能散，能化水湿，亦具醒脾之力，祛湿浊于流散之地，疏被郁阻之气，使津液畅达而解停滞之水湿，所谓"诸风药，皆是风能胜湿也"（《脾胃论》）。

动，即活动、流动、鼓动之意。风性主动，风药禀之而具灵动之性。可以认为，动是对上述升、散、透、窜、燥等特性的总括。《太极图说》云："动而生阳。"风药之"动"性，最能鼓动阳气，振奋气化，促进体内气血津液流动畅通。举凡脏腑经络、四肢百骸、五官九窍之闭阻，气血津液之瘀滞，皆可使之开通。基于这一"动"性，风药在多种配伍组方中，均能发挥显著的增效作用。这是风药能成为百药之长的基础所在。

上述对风药特性的归纳现已为众多学者所认可。

团队成员还对古代医家运用风药治疗疾病的经验进行了总结。2015年杨珊、王明杰等在《中医杂志》发表的《试述孙思邈应用风药的学术经验》一文，介绍了孙思邈以风药治疗中风、心病、肝病及虚证，以及风药与补气药、滋阴药、清热药配伍的经验，孙思邈对风药的大量使用对后世医家产生了深远的影响。金元四大家之一的李东垣善用风药配伍益气药增效健脾补气，其创制的补中益气汤、升阳散火汤、升阳益胃汤疗效显著。

清代医家龙之章对风药颇为推崇，强调"治病须要兼风药，不兼风药不合作"，并将毕生的临床感悟写入《蠢子医》一书。1988年王明杰、黄淑芬发表的《浅析龙之章〈蠢子医〉运用霸药的特色》一文，介绍了龙氏运用霸药的经验。龙氏强调透达贯通以复周流的治疗原则，临床中善用各种药性峻猛、作用强烈的霸药，如巴豆、蜈蚣、全蝎、斑蝥、附子、乌头等"毒药"内服外用，不拘一格。2015年江玉、王明杰等发表的《〈蠢子医〉运用风药特色研究》一文，继续深入总结了龙之章在临床眼、咽喉、妇、内、外科广泛使用风药的经验。

董丽、杨思进等2015年在《中医杂志》发表《以阿司匹林为例试论西药中药化研究的可行性》，运用中药药性理论对阿司匹林"中药化"的可能性加以分析，得出阿司匹林属寒凉之性，味酸略苦，归肺、肝、肾、脾诸经；根据"药类法象"理论研究，可归于"风药"之属；根据用量、归经的不同，轻则清凉透热，重则燥湿止痛，亦有活血通络的"动药"特性。基于此，阿司匹林作为"风药"适用于多系统、多病症，是一味药性复杂、功效丰富的"中药"。

第四节　风药治血论

治风与治血是关系密切的两类常用治法，前人"治风先治血，血行风自灭"之说，指风证的治疗当注意养血活血。这一理论至今为临床所遵循，实践证明治血确有助于治风。但这仅是问题的一个方面，问题的另一方面，是治风亦有助于治血。在血瘀证的治疗中，适当运用风药，常能使活血化瘀效果明显增强，其中的某些作用非活血化瘀药所能代替。为了全面反映两者之间的辩证关系，丰富和完善血瘀证的治法，黄淑芬教授在多年实践思考的基础上，于1997年在《试论治血先治风》论文中首次提出"治血先治风，风去血自通"的创新治法见解。该法则对治风与治血的关系的创新表述，不仅使血瘀证的治疗别开生面，而且极大地拓宽了风药的临床应用领域。

文章第一部分首先论述"风瘀相关互患"，指出风瘀同病的情况，临床上颇为常见。近些年来，随着血瘀证与活血化瘀治法研究的深入，发现许多风病均兼有血瘀，更有一些风病名为病风，实为病血。"治风先治血，血行风自灭"之说，因此而受到日益广泛的重视和运用。但与此同时，风药的应用却逐渐减少，或认为其病在血，与风无关，或畏惧风药辛燥发散产生弊端，临床上往往注重于治血而忽视治风。黄老认为，这种认识既限制了风药的运用范围，又妨碍了血瘀证治法的丰富完善，不利于临床疗效的提高。其实，从风瘀相关互患出发，不仅可推导出"风病当治血"的理论，而且能引申出"血瘀当治风"的论点。

文章第二部分明确提出"风药畅气行血"，指出风药对瘀血的作用机理，从中医理论分析，主要有以下几点：①发散祛邪；②开郁畅气；③辛温通阳；④走窜通络；⑤活血化瘀。文章将风药对血瘀证的治疗作用归纳为两个方面：其一，直接作用于血分，疏通血行，消除瘀滞；其二，通过解除致瘀因素、振奋人体气化功能等，间接促进血流畅达、瘀滞消散。后者有一般活血药难以替代的独特之处，也是"治血先治风，风去血自通"的主要依据所在。

文章最后在"血瘀治风举要"中指出，大量的临床资料表明，治风法在血瘀证的治疗中具有不容忽视的意义，尤其对头面五官、四肢、肌表等部位及寒凝、气滞、损伤等所致的血瘀证更为重要。文中分别列举了头面血瘀先治风、肌表血瘀先治风、气滞血瘀先治风三个方面的风药应用情况。

1998年黄淑芬教授主持申报国家中医药管理局基金课题"'治血先治风'的临床应用与实验研究"获准立项，与王老一道带领课题组成员开展研究，先后对风药的活血作用及其特点，风药治血的源流、机制，治风活血法的应用沿革、配伍机制，尤其是运用风药治疗脑病、心病、肾病、肝病等进行了一系列的探索研究。课题组先后发表了一系列论文，如《论风药的活血作用及其特点》《风药治血探微》《论风药治血的机制》《风药是治疗血证新的切入口》《试论风药活血》《风药治血与中风病证治》《治风法、活血法、治风活血法对三种血瘀模型血液流变学的影响》《治风活血法的机理及对家兔血瘀模型血液流变学的影响》《"治血先治风"及其应用研究》《治风活血法的配伍机制研究》《浅谈风药治疗血瘀证》等，在国内产生了较大影响，风药治血的观点受到广泛重视。

2022年余海龙、江玉等发表的《"治血先治风"应用及研究进展》中指出："治血先治风"是由川南玄府学派代表人黄淑芬、王明杰二位教授在20世纪90年代率先提出的关于血瘀证治疗的论断，是中医方药应用和治法理论的创新结合，在血瘀证的论治中独具一格，成效显著，并被越来越多的人认识。文中介绍了近20年来该创新治法在心脑血管病、下肢动脉硬化闭塞症、肾病、肝病、肿瘤、痿病、妇科病、眼病、骨科病中的成功应用情况及现代实验研究进展，最后指出它另辟了瘀血与血瘀证治疗的新角度、微角度，也对如何在祛除与瘀血胶着的痰湿、水饮、浊毒的同时恢复气血津液和神的流通有重要启发作用，拓宽了虫类药和风药应用思维。

第五节　风药增效论

2005年白雪总结导师经验，发表《王明杰教授运用风药配伍增效的经验》。2006年王明杰、黄淑芬二位教授发表《风药增效论》，指出风药是一类具有类似风作用的特性药物，可内可外，能上能下，舒畅一身气机，鼓舞人体气化，不仅长于发散祛邪，而且善于调畅气机，开发郁结，更能引经报使，宣导百药，与其他药物适当配伍后具有良好的协同增效作用，并重点对风药增效健脾益气、补肾益精、清热泻火、利水除湿、活血化瘀的作用加以讨论。

《风药新识与临床》中，对此做了进一步论述，指出中药主要是以复方的形式进行使用。基于其独特性能，风药在方剂配伍中的应用十分广泛，甚至有"治病风药断不可少""治病须要兼风药，不兼风药不合作"（《蠢子医》）之说。此类药物在许多方剂中使用的频率不亚于号称"国老"的甘草，而其意义则往往更胜一筹。风药在方中除了发挥自身的多重功用外，还能对其他药物起到相当的促进作用，从而使全方的整体效应得到明显提高。其效果不仅是诸药功效的叠加，而且具有1+1＞2的放大效应。文中从三个方面分析了风药配伍在方中的作用。

一、引经报使

引经报使亦称引经药或引药，指处方中具有引导诸药直达病所使之更好发挥治疗效应的药物。风药质轻性浮，辛窜善行，走而不守，如风之无处不达，最宜作引经之用，可谓百药之向导。风药作先锋，百药随风行。风药为引，包括引药上行、引药达表和引药归经三种引导方式。

二、以动助静

动静药性是中药药性理论中不可忽视的一项内容。动静药性与四气五味及升降浮沉之间有密切的关系。风药以其辛散升浮走窜之性而为临床最常用的一类"动药"。龙之章在《蠢子医》中多次强调："必加此味始通灵，好如熊经鸱顾在眼前。必加此味始有力，好如抽坎填离在心间。"龙之章所言，正是着眼于风药在方中灵动活泼、画龙点睛的作用。风药之动性，在与寒凉清热、健脾益气、滋阴补肾等药物的配伍组方中尤有重要意义。

1. **与寒凉清热药配伍**　寒凉清热药用于火热病证原为正治，然而单靠寒凉药是不够的。因为火热不仅是阳气的亢盛，还有着阳气的郁遏。郁能生火，火能致郁。火热盛则气机郁遏，气机郁遏又反过来促使火热更盛，从而形成火愈炽则郁愈甚、郁愈甚则火愈炽的恶性循环。寒凉之品虽然能抑制阳气的偏盛，却不利于郁遏的解散。因此，火热病证治疗除了"热者寒之"外，尚需"火郁发之"，尤其在郁结较甚的情况下，单凭寒凉清泻往往效果不佳，适当配伍风药在所必须。风药辛散开通，既能开泄阳热郁结，又能防止寒凉药冰伏病邪，即使辛温之品亦非禁忌。与大队清热泻火药相伍，少量用之，有利无弊。如麻杏石甘汤之用麻黄，泻青丸之用川芎、羌活、防风，泻黄散之用防风，均是如此。

2. **与健脾益气药配伍**　风药并无补益作用，且其性发散，似有耗气之嫌，但与健脾益气之品相配合，却可以增强补药之力。其机理有三：第一，风药之性升浮，既能助脾气上升，又能疏达肝气，资助清阳之气升腾，正如东垣所云"大抵脾胃虚弱，阳气不能生长，是春夏之令不行，五脏之气不生……若用辛甘之药滋胃，当升当浮，使生长之气旺"。第二，风药性燥，有以风胜湿、振奋脾运的功能。当脾运气馁、湿浊中阻时，在健运脾胃药中，加入适量祛风药，可以鼓动中阳，苏醒脾气，加强健脾药的功效。第三，风药引经，能引领甘温益气之品上行布散，更好地发挥其补益肺脾、充养营卫之功。此外，风药流动之性，还能防止补气之品甘壅滞运，从而体现方剂的动静配伍原则。

3. **与滋阴补肾药配伍**　肝肾精血亏虚当滋阴养血、补肾益精。风药多辛燥升散，似有不宜，有谓"阴虚于下者不宜升"。然而，眼科领域运用风药配合补肾益精之品明目却是由来已久。究其用意，即东垣所谓"肝肾之病同一治，为俱在下焦，非风药行经不可也"。此种配伍，近年眼科有学者称作"益精升阴法"。编者经验，小剂量风药加入大队补肾药中可产生增效效应，常较单用补肾之品效捷，其应用亦不限于眼科。内障眼病用之，意在升达五脏精气上注于目以为精明之用；内科杂病用之，意在鼓舞气化以收阳生阴长之功。且风药有助于运行药力，补肾药多阴柔滋腻，容易碍胃，伍以风药可行其滞，使滋腻之品无呆补之弊；而少量风药与补肾药同用，亦不致有伤阴之弊。两类药物配伍，颇有动静相伍之妙，符合制方大法。

三、通阳化气

风药应于春气，最能生发初生之气，是活力很强的一类药物。其升发、宣散、走窜、开通之性，不仅畅达三焦气机，而且振奋全身阳气，激发气血阴阳生发之机，具有良好的通阳化气、鼓舞气化的作用。"气行则血行""气行则水行"，自能调节血液、津液的运行。因此，风药在与化湿、利水、祛痰、活血等"动"药配伍运用时，也能产生良好的增效作用。凡阳气不振，水湿内停；或阳虚失运，瘀血内阻之证，皆可用风药通阳化气，增强利水活血之力。

1. 化气行水 仲景在五苓散中以桂枝温阳化气增强茯苓等利水渗湿功效，堪称风药配伍增效经典。但不只桂枝一味，许多风药均可选用。因为诸风药俱有通达阳气之功，且能胜湿，对于膀胱气化失常及肝失疏泄、肺失宣通、三焦气机郁滞所致水液停聚、小便不利，风药与利水药相伍均可发挥增效作用。《伤寒论》《金匮要略》中类似的用法还不少，如苓桂术甘汤、防己茯苓汤等。

2. 通阳活血 风药与活血化瘀药相伍用于血瘀证时，除了自身具有的活血作用外，还能对活血化瘀药产生一定的增效作用。风药气轻味薄，开泄宣通，不仅能祛邪外出，而且善于畅达阳气，通利血脉，活跃血行，因而能从多方面增强活血化瘀药的治疗效果，所谓"治血先治风"，亦含有风药增效的意思在内。十余年来，编者对治风活血法的研究表明，风药治血，有一般活血药难以替代的独特之处；风药对活血药的增效作用，已在动物实验中得到初步验证。风药与活血药合用组成的治风活血法用于寒凝血瘀、气滞血瘀、损伤血瘀等证，能收到卓越的治疗效果，在外科、骨科、眼科及肾病、心脑血管病的治疗中具有广阔的应用空间。

综上所述，风药以动为特性，一药而多效，极富活力。不仅能祛邪，而且可扶正；既适用于实证，亦可用于虚证；尤其对痰、湿、瘀、寒、热、虚等相兼为患的复杂病证，能从多角度、多靶点、多环节发挥作用，多法同施，一举多得。

此后，罗再琼教授指导硕士研究生先后发表《防风增效下瘀血汤对肝纤维化大鼠HPC-Ⅲ、ColⅥ、LN 的实验研究》《风药生姜增效下瘀血汤对肝纤维化大鼠 HPC-Ⅲ、ColⅥ、LN 的影响》《风药生姜、秦艽对肝纤维化大鼠活血化瘀治疗的增效作用》《风药防风、羌活增效活血化瘀干预肝纤维化大鼠的实验研究》等论文，通过实验方法研究了部分风药的增效作用。

2020 年董丽、杨思进等发表《"风药增效"理论在新型冠状病毒肺炎治疗中的应用》，指出风邪具有善行数变的生理特性，发无定时，症无定处，传变无常，与新型冠状病毒快速传播、病情急骤具有相似性，故临床应以风药论治。风药贵在"宣通"，可内可外，能上能下，具有开启玄府腠理、开通经络窍道、开发郁结闭塞之功。风药不仅可作为君药发挥主导作用，也可作为臣药、佐药等。疫病虽以感受"疫戾"之气为主，但以湿邪为病机核心，且"湿郁"贯穿疾病始终，缠绵难愈，易生他变。然而，风药升散，温燥可化湿，

"风属木，湿属土，木能克土"，酌加藿香、葛根、防风、佩兰等一两味，可振奋脾阳，健脾化湿，此即"风能胜湿"理论。疫病虽系感受"疫疠之邪"，然风为六淫之首，多夹杂共患，且疫病多有风邪作祟，呈"风性"表现，辅以风药散邪、通气、振阳，发挥增效作用，达到标本兼治、内外兼收的双重作用。

第六节　风药开玄论

2013 年王明杰、黄淑芬等发表的《风药新识》一文中，首次从玄府理论新视角认识风药作用机理，提出风药是临床最常用、最有效的一类开通玄府药物。风药禀轻灵之性，得风气之先，上行下达，彻内彻外，走而不守。其辛散、开发、走窜、宣通之性，不仅能开发体表的毛孔（解表发汗），而且能开通体内脏腑组织的玄府。

《风药新识与临床》专著中进一步指出，风药辛散、开发、走窜、宣通、鼓动之性，不仅善于开启玄府之郁闭，而且能激发脏腑活力，振奋人体气化，鼓舞气血流通，促进玄府气液畅行、神机运转，治疗各种气液血脉精神郁滞之病。由于风药品种甚多，性能有别，其开通玄府的力量亦各有不同。一般来说，辛温香窜之品力量较强，辛凉平淡之品力量较弱，各药作用部位亦有所不同（如柴胡、细辛长于通目玄府，辛夷、苍耳子长于通鼻玄府等），临证运用宜灵活选用，必要时还需与虫类药、芳香开窍药等配合使用，方可收到良好效果。

从玄府学说的角度来看，风药治疗诸多疾病的卓越功效，正是得益于风药祛除引起玄府闭塞的各种邪气，使郁结于玄府的各种瘀滞得以消除，恢复玄府的开合通利、畅达气血津液运行，从而达到阴平阳秘，精神乃治。风药诸多功用的实现，如开郁泻火、畅气调肝、布津润燥等，尤其是与他药配伍增效，均与其开通玄府作用密切相关。如风药的布津润燥，所谓"开腠理，致津液，通气也"，实际就是针对玄府闭塞引起津液阻滞而致燥。风药所开之腠理，理解为广义玄府更贴切一些。又如风药增效清热泻火，其中关键正是在于"热气怫郁，玄府闭密"，风药开通玄府而解散阳热怫郁，故能有效增强寒凉药物的清泻效果。可以认为，风药对诸多病证能发挥治疗作用的基点便是恢复玄府的畅通。

从开通玄府角度认识风药，可以拓宽我们的视野，更有效地指导临床用药。根据刘完素的论述，"目无所见，耳无所闻，鼻不闻臭，舌不知味，筋痿骨痹，齿腐，毛发堕落，皮肤不仁，肠不能渗泄"等诸多病症，皆与玄府闭密而致气液、血脉、荣卫、精神不能升降出入相关，治疗皆可使用风药开启玄府孔窍、宣通郁结闭塞而收到良好效果。

如视神经萎缩，属中医青盲内障范畴，因肝肾精亏致玄府因虚郁闭，使精气不能上达，神光无以发越。若单治以补益肝肾明目，收效往往甚微。著名眼科专家陈达夫临证常加入风药细辛、柴胡及其他窜透之品，以开通玄府、畅达神光，明显提高了治疗效果。曾以风药为主的柴葛解肌汤 40 剂治愈一视神经萎缩患者，视力由 0.08 恢复至 1.5 ［中医杂志，1982（5）：11］。此中机理，唯有用风药开通目中玄府、畅达精气神光方能予以解释。

又如重症肌无力，属于中医痿证范畴，通常以补中益气汤大补脾胃元气为主，然效果不尽如人意。编者根据玄府理论，认为本病病机不仅是脾胃元气亏虚，更在于玄府郁闭，神机不遂，以致神机失用而导致肌肉痿软无力。故治疗不单要补，更重在通，因而临床注重运用风药透达玄府神机，在补中益气基础上加入麻黄附子细辛汤，取得满意疗效［中医杂志，2014（6）：464］。

此后，团队成员先后发表《"风药开玄"理论在临床中的应用》《"风药开玄"理论在脑病治疗中的应用》《从风药开玄府论治脑卒中的思路探讨》《基于"玄络"新概念创新运用风药开玄法防治心脑疾病》《基于玄府理论探析风药在便秘治疗中应用》等论文，进一步探讨了风药开玄的临床运用。

第七节 特色方药

基于上述学术思想，川南玄府学派医者临证以擅长使用风药及虫药著称。认为风药、虫类药等治风之品走窜开通，可内可外，能上能下，善于搜剔经络玄府窍道，开郁畅气，通阳化气，振奋人体气化，在调节人体脏腑经络气血津液中具有重要的意义。"风药未必尽祛风，升散透泄用无穷""虫药走窜性灵动，搜剔钻透有奇功"。团队成员灵活运用风药虫药配伍组方，成功地创制了不少治疗脑病、心病、肾病的经验方，以医院制剂或协定处方的形式在我院心脑病科和肾病科广泛应用，使用时间达二三十年，特色鲜明，疗效显著，优势突出，多次评获省市科技进步奖，为该两科建成国家重点专科发挥了重要作用。下面列举六方。

一、七味追风散

组成：羌活，白芷，川芎，天麻，全蝎，僵蚕，地龙。本方是在宋代《太平惠民和剂局方》追风散基础上筛选精简而成。体现前人祛风息风并用、内风外风同治以开玄通窍之法，可用于头痛、眩晕、中风、面瘫、痴呆、颤证、癫痫等多种脑病的治疗。

二、天虫定眩饮

组成：天麻，土鳖虫，僵蚕，地龙，白芍，防风，羌活，葛根，川芎，黄芪等。益气升阳，祛风通络，主治由于脑动脉粥样硬化、颈椎病等原因引起的椎-基底动脉供血不足性眩晕。认为精气亏虚、清阳不升为发病之基础，络阻风动是眩晕发作的直接病机，而玄府闭塞则是病变的关键一环。因此，除益气升阳、化痰活血外，着重以风药、虫药为主开通脑络玄府的闭塞。

三、灵仙通络胶囊

组成：威灵仙、全蝎、蜈蚣、白芍、黄芪、冰片等。体现辛润宣通为主，虫蚁搜剔为辅，通补结合，寒热平调的用药法度，着重解除玄府郁闭不通的病变症结，温而不燥，通而无损，对头颈、胸胁、腰肾及四肢关节炎等不同部位、不同证型的急慢性痛证均有良好治疗作用，尤其对久痛、顽痛及重度疼痛疗效显著。

四、肾舒胶囊

组成：蜈蚣、水蛭、紫苏叶、黄芪、生地黄、益母草等。益气活血，清热除湿，舒络固肾，体现扶正去毒、开玄通络治法的有机结合。用于慢性肾炎、肾病综合征、狼疮性肾炎、紫癜性肾炎、隐匿性肾炎等引起的蛋白尿疗效确切，并有一定的防治慢性肾功能衰竭作用。

五、蛭龙活血通瘀胶囊

组成：水蛭、地龙、桂枝、大血藤、黄芪等。益气活血，祛风通络，改善血流变学，降低血脂，明显抑制血小板、红细胞聚集，改善脑循环，改善血管内皮分泌功能，对急性脑梗死、短暂性脑缺血等疗效满意，能有效降低血脂、改善血液流变学指标和改善大脑主要动脉的供血情况。

六、颅痛颗粒

组成：羌活、藁本、荆芥、川芎、蔓荆子、葛根、全蝎等。祛风通络，开玄止痛，用于反复发作、经久难愈、病程迁延的各种头痛，收效甚捷。本方以大队风药与走窜见长的全蝎配合，能使体内风火散，痰瘀去，脑络畅通，则头痛自愈。

以上6方均是在风药虫药并用基础上，适当配伍益气、活血、滋阴、清热之品，立足于开通脑、心、肾等处玄府闭塞，畅达气血津液运行以愈诸病，正是川南玄府学派组方用药的一大特色。

第八节　代表论文选录

一、试论治血先治风

黄淑芬

治风与治血是临床常用的两类治法，二者关系密切。前人"治风先治血，血行风自灭"之说，指风证的治疗当注意养血活血。这一理论至今为临床所遵循，实践证明治血确有助于治风。但这仅是问题的一个方面，问题的另一方面，是治风亦有助于治血。在血瘀证的治疗中，适当运用风药，常能使活血化瘀效果明显增强，其中的某些作用非活血化瘀药所能代替。为此笔者提出："治血先治风，风去血自通。"以期全面反映两者之间的辩证关系，以丰富和完善血瘀证的治法。谬误之处，恳请指正。

（一）风瘀相关互患

风为百病之长，常与其他病邪相兼为患，作为致病因素之一的瘀血亦不例外。一方面，风邪可致血瘀，如《素问·五脏生成》："卧出而风吹之，血凝于肤者为痹，凝于脉者为泣，凝于足者为厥。此三者，血行而不得反其空，故为痹厥也。"另一方面，瘀血阻络，又往往导致风从内生。如古人所说"中风""风痱""风痹"等病，现在认识到其"风"实由瘀血内停、脑脉痹阻所致，属血瘀生风。

风瘀同病的情况，临床上颇为常见。如血管神经性头痛，其痛急骤剧烈，突发突止，具有"风"的特点；疼痛如锥如刺，部位固定于颞侧，反复发作，顽固不愈，又具"瘀"的特点，风与瘀是其基本病机。面神经麻痹，可因正气内虚，风邪入络，气血闭阻，经脉失养所致；亦可由脑部外伤，气血内损，脉络瘀阻，血结生风，或与外风相引而成。风与瘀在该病发生发展过程中关系相互影响。类风湿性关节炎，初起多因风寒湿热邪气侵袭，风邪是主要的始发因素；日久不愈，则经络闭阻，瘀血留滞，瘀是重要的继发因素。

近些年来，随着血瘀证与活血化瘀治法研究的深入，发现许多风病均兼有血瘀，更有一些风病名为病风，实为病血。"治风先治血，血行风自灭"之说，因此而受到日益广泛的重视和运用。但与此同时，风药的应用却逐渐减少，或认为其病在血，与风无关，或畏惧风药辛燥发散产生弊端，临床上往往注重于治血而忽视治风。笔者认为，这种认识既限制了风药的运用范围，又妨碍了血瘀证治法的丰富完善，不利于临床疗效的提高。其实，从风瘀相关互患出发，不仅可推导出"风病当治血"的理论，而且能引申出"血瘀当治风"的论点。事实上，不论从文献理论、临床实践及实验研究诸方面来看，后者具有充分的客观依据。

（二）风药畅气行血

风药，习惯上指荆芥、防风、秦艽、天麻、蜈蚣等具有疏风息风作用的药物。对于风药的功用，通常多着眼于疏风解表、祛风胜湿、平肝息风等方面，囿于一个"风"字，未免狭隘。从历代本草学著作记载来看，风药的作用方面颇多，运用范围甚广。仅就与瘀血相关者而言，诸如：荆芥"下瘀血"（《神农本草经》），白芷"破宿血"（《日华子本草》），藁本"通血"（《药性论》），细辛主"血不行"（《名医别录》），羌活"通畅血脉"（《本草汇言》），桂枝"温中行血"（《本草再新》），刺蒺藜"主恶血"（《神农本草经》），天麻"条达血脉"（《药品化义》）等，可谓举不胜举，就连被称作"发表第一要药"的麻黄，《神农本草经》亦载有"破癥坚积聚"。

风药对瘀血的作用机理，从中医理论分析，主要有以下几点。①发散祛邪。通过祛风散寒除湿，解除引起血运障碍的病因而恢复血脉畅通。②开郁畅气。风药或具轻扬之性，或含芳香之气，善于开发郁结，宣畅气机，从而有利于血脉通调，所谓"善治血者，不治有形之血，而求之无形之气"。③辛温通阳。风药多辛温，味辛能行，性温能通，长于宣通阳气之阻遏，使阳气通达则血液流行。④走窜通络。虫类风药以走窜见长，功擅疏通经络壅滞，所谓"飞者升，走者降，血无凝着，气可宣通"。⑤活血化瘀。某些风药具有确切的活血化瘀作用，如川芎，最早被列为风药，后称作"血中气药"，现已被公认为活血化瘀要药。

风药的活血化瘀作用，通过药理研究已得到部分证明。如祛风解表药多含挥发油和其他扩血管物质，能扩张脑血管，调整脑血循环；扩张冠状动脉，改善心肌血液供给；扩张外周血管，改善微循环。如在 200 种药物扩血管试验中，桂枝、细辛是最强的 19 种之一，可使微循环管径从 $1\sim2\mu m$ 扩至 $1.5\sim4\mu m$，作用不比同期测定的蒲黄、水蛭等活血化瘀药弱。镇肝息风药也有扩张心、脑脏器血管，活跃微循环，增加血流灌注及改善血液流态等作用。蜈蚣、地龙、乌梢蛇、钩藤，有活血抗凝作用。钩藤体外试验抑制凝血酶引起血液凝固是 50 种中草药中作用突出者。地龙中提取的蚓激酶有激活纤溶酶溶解血栓作用，颇似尿激酶作用。

综上所述，风药对血瘀证的治疗作用可归纳为两个方面：其一，直接作用于血分，疏通血行，消除瘀滞；其二，通过解除致瘀因素振奋人体气化功能等，间接促进血流畅达、瘀滞消散。后者有一般活血药难以替代的独特之处，也是"治血先治风，风去血自通"的主要依据所在。

（三）血瘀治风举要

大量的临床资料表明，治风法在血瘀证的治疗中具有不容忽视的意义，尤其对头面五官、四肢、肌表等部位及寒凝、气滞、损伤等所致血瘀证更为重要。

1. 头面血瘀先治风　高巅之上，唯风可到。风药轻扬升散之性，对于头面五官部位的各种血瘀病证，既能疏散风邪，条畅血脉，又能引导活血化瘀药物上行发挥作用。因此，风药必不可少。如《医林改错》通窍活血汤为治疗上部血瘀主方。方中川芎、姜、葱均为风药，而麝香一味，王清任认为"最要紧"。由于药源稀少，真品难觅，陕西省中医研究院多年来用风药白芷代替，经临床对比观察，疗效基本一致，用以治疗脑震荡后遗症，效果满意。

血管神经性头痛的治疗多强调消除血管瘀胀状态，促进血管机能的恢复。王永炎等观察到，单用活血化瘀药，效果不够满意，遂自拟川芎定痛饮（川芎、钩藤、菊花、白蒺藜、薏苡仁、白蔻、半夏、赤芍、川牛膝），随证加减治疗45例，收效甚好，并强调方中川芎宜重用。笔者近4年来运用自制复方灵仙止痛胶囊（威灵仙、防己、全蝎等风药为主）治疗该病32例，治愈21例，好转10例，无效1例。

急性脑血管病的病因病机认识日渐由风转向瘀，治疗亦多常用血药而摒弃风药。其实风药不仅治风，而且治血，该病血瘀脑部，风药之功不可低估，不论急性期、恢复期、后遗症期均可运用。名老中医赵锡武治疗该病常用续命汤类方化裁，认为风药可以调节血管功能。有报道以大秦艽汤治疗脑血栓形成20例，取得显效，认为方中大队风药有扩张血管，促进血液循环，降低血压的作用，同时风药与活血通络药相伍能起协同作用。于天星治疗老年血虚眩晕常用黄芪桂枝五物汤和四逆散加入羌活、升麻、葛根、柴胡等药，认为眩晕本为风证，用升阳散风之品在所必然；同时这些药具有抗凝作用，又可扩张血管，改善血液循环，从而预防多数患动脉硬化老年人常见的中风证。

2. 肌表血瘀先治风 风药长于透达走表，宣通肌表营卫气血运行，现代研究亦证明祛风解表药能扩张周围小血管，增强外周循环，故对于皮肤、腠理、肌肉等体表部位的血瘀证具有重要作用。如外科常见疾患痈疽，为毒邪蕴结，气血凝滞皮肉之间所致，治疗以祛除毒邪，疏通气血为基本大法。风药辛散开冲，能使肌肉间郁滞的邪毒透泄于皮肤之外，从而达到调畅气血、消肿散结的目的，故痈疽初中期均为要药。如外科名方仙方活命饮中用防风、白芷，阳和汤、七星剑汤中用麻黄，即为此意。《医宗金鉴》痈疽门中28个病症均采用荆防败毒散透散为主，所谓"汗之则疮已"，亦是"治血先治风"之实例。

硬皮病临床表现有多种血瘀见证，如皮肤僵硬粗糙，肢端发绀，皮下硬结、瘀斑等，中医认为属肌肤瘀血阻滞，腠理络道闭塞所致，治以活血化瘀有一定效果，但不够满意。李兰舫认为促进腠理疏通，经脉流畅，改善硬皮部位供血情况，是提高疗效的关键。而开通腠理毛窍之药首推麻黄，乃于辨治方中加入麻黄及桂枝等药，治疗6例，均收到较好效果。

周围神经病临床常以皮肤体表症状为主，一般多从瘀论治。周法根采用麻黄汤加减治疗38例，取得良好效果，并通过对比性研究发现，总有效率及症状改善方面均优于维生素B_1加地巴唑组。此外，血栓闭塞性脉管炎、雷诺综合征等，治疗中亦常需借助风药以增强活血化瘀作用，有关报道甚多，兹不赘述。

3．气滞血瘀先治风　气血本为一体，气滞则血瘀，血瘀气亦滞，故活血须行气，人所共知。但行气不限于理气药，风药畅气通阳的独特作用，对多种气滞血瘀病证均有重要意义。

冠心病心绞痛一般多从血瘀论治，有时效果不著，应考虑治气。据中医理论，其病机与心阳不振，宗气不能贯通心脉而血行瘀滞密切相关，因此辛温通阳宣痹的风药十分必要。如桂枝、细辛、羌活、葛根、柴胡、防风等，现已广泛用于诸多冠心病专方中，疗效可靠。笔者对于使用复方丹参片、速效救心丸及血府逐瘀汤等效果不佳的顽固性心绞痛患者，改用以风药为主的复方灵仙止痛胶囊治疗多例，经临床观察效果显著，且疗效稳定。近年有学者提出，辛温解表药对心脑血管病的治疗，可能是一个新路子。

"损伤一证，专从血论"。活血化瘀是治伤总则。然气血不可分，损伤初中期，每多气滞血瘀，且伤在肢体皮肉筋骨，为风药活动范围，故伤科治疗常以风药血药相伍。如伤科常用的舒筋活血汤（《伤科补要》）、柴胡细辛汤（《中医伤科学》）等，均以大队风药为主配合少量血药组成。蒋昌烈从临床发现，用细辛治疗跌打损伤，不论何部位，只要在活血化瘀药中加入本品，可增强其镇痛与活血逐瘀作用，曾对照观察四肢骨折、脱位及身体各部位软组织损伤之肿痛较重者 55 例，加用细辛者较单用活血化瘀药者疼痛减轻快，瘀肿消退快。眼外伤因病在头面清窍，风药作用更显得重要。代表方为《原机启微》除风益损汤（防风、前胡、藁本、川芎、熟地黄、白芍、当归）。据报道，本方治疗眼外伤疗效显著，无论结膜充血、前房积血、玻璃体积血、视网膜出血，均迅速消散，全部吸收，角膜混浊、晶体混浊逐渐减轻，视力亦有不同程度增进。

从以上所举治风法在部分血瘀病证中的应用情况，不难看出"治血先治风"的广泛实践基础及进一步研究前景。需要指出的是，风药品种甚多，个性各别，对瘀血的作用方式、强弱等各不相同；血瘀证的成因、性质、程度及兼夹证候等也互有差异，临证尚须根据不同证情灵活选用。

二、论风药的活血作用及其特点

罗再琼、黄淑芬等

风药一般是指具有解表、除湿、息风等作用的中药。因具有良好的宣散风邪、疏通经络、祛风除湿、息风搜风等功效，长期以来主要用治诸风病证。虽在《神农本草经》中早有风药活血的记载，但却未受到足够的重视，限制了风药的应用。黄淑芬首倡"治血先治风，风行血自通"，用风药治疗血瘀证已取得初步成效。今从理论上分析并探讨风药活血的机理和特点，试图总结出规律，为临床服务。

（一）血瘀证的病因病机概要

1．感受外邪　外感六淫邪气可致血瘀，尤以风、寒、热邪多见。如《素问·五脏生成》"卧出而风吹之，血凝于肤者为痹，凝于脉者为泣，凝于足者为厥。此三者，血行而不得反其空，故为痹厥也"，属风邪致瘀。《素问·痹论》"寒气入经而稽迟，泣而不行"，为寒邪致瘀。叶天士《医效秘传·蓄血》则言"蓄血者，瘀血蓄积于内也，盖因邪热相攻，血留不行，故成此瘀也"，又指出热邪致瘀。因此，外感六淫邪气，风邪可致血气闭郁，寒邪致血气凝泣，热邪则使血气干涸，皆表明外邪入侵致瘀。

2. 内伤饮食、情志　饮食不节，过嗜肥甘，易生痰浊；情志失调，气机不畅，又易致水停血阻，成痰成瘀。痰浊瘀血蓄积体内，极易阻滞气机，影响脏腑气机升降，无以行血，又可流注经络，阻遏血行，皆能致瘀。正如《灵枢·百病始生》所言，忧怒可致"凝血蕴裹而不散"。王肯堂《证治准绳》也言："夫人饮食起居，失其宜，皆能使血滞不行。"李用粹《证治汇补·血证》言："喜怒不节，起居不时，饮食自倍，荣血乱行，内停则蓄血，外溢则为渗血。"均指出饮食起居、情志所伤致瘀。

3. 正气虚弱　早在《灵枢·天年》中就指出："血气虚，脉不通。"后世张景岳在《景岳全书》也说"凡人之气血犹如源泉也，盛则流畅，少则壅滞，故气血不虚不滞。虚则无有不滞者""若阳气虚则气不能行，阴虚则血不能行"。可见，阳气虚弱，则失其推动振奋，难以温运血脉；阴血不足，则不能充盈于脉，血液干涸，脉道失润而血行滞缓，凡此阴阳气血虚衰皆可致瘀。

此外，尚有"久病成瘀""老年多瘀""产后多瘀"等，皆与正气不足，病久由气及血有关。

综上所述，血瘀形成的因素很多，病机复杂，致病也十分广泛，临床的诸多疾病，尤其是疑难怪病，每见血瘀。血瘀是临床极为常见的一种基本病变和共有病态。所以，针对病因病机，消除血瘀状态，恢复正常血行，对临证治疗尤为重要。

（二）风药活血的机理

1. 发散祛邪　风药质轻味辛，药性升浮、善行，具有开泄腠理、发散祛邪的作用，能使入侵之邪从表而解，祛除了引发血瘀的直接原因，故可恢复血行。对血瘀因外邪入侵者较为适宜。临床可根据辨证寒热之不同，分别选用辛温之麻黄、桂枝、细辛等，或选用辛凉之柴胡、薄荷、蝉蜕等。

2. 开郁畅气　风药气轻味薄，升散宣泄，善入肝经以助肝胆之用，具开发郁结、宣畅气机之功，故能疏通脏腑经络之气，调节气血运行，利于血脉通畅，消散瘀血。药如柴胡、羌活、薄荷、川芎等。

3. 辛温通阳　风药性味每多辛温，辛则行散，温能宣通，长于畅达阳气，振奋人体气化，使阳气通达而血流畅行，血瘀得除。对阳虚不振，阴寒内凝或阳气内郁，郁火内结致瘀者，皆可用之。常分别选用桂枝、细辛、羌活或葛根、防风、蝉蜕、柴胡、薄荷等。

4. 燥湿化痰　风药性温燥，气芳香，善于燥湿化痰、畅气胜湿，能祛痰湿于流散之地，疏被郁阻之气，使气血畅达而解瘀滞之血。所谓"诸风药，皆是风能胜湿也"

（《脾胃论》）。常用风药如桂枝、羌活、葛根、细辛等。

5．**通络开窍** 风药具宣散窜透之性，尤其是虫类风药更以行走攻窜见长，擅疏通经络瘀滞，所谓"飞者升，走者降""血无凝着，气可宣通"（叶天士《临证指南医案》）。故可通利血络，开启孔窍，达活血行瘀之效。常用药如蜈蚣、全蝎、地龙、僵蚕、淫羊藿、蝉蜕等。

6．**活血化瘀** 风药所具有的升、散、行、窜、动等多种特性，不仅善于宣畅气机，活跃气血运行，直接推动了血液运行而起活血之功，并且善于疏通血络，消除瘀滞，化解脉中瘀血而达化瘀之效，故起活血化瘀作用。药如白芷、桂枝、藁本、细辛、羌活、葛根、白蒺藜等。

7．**升阳助补** 风药升散温通，具鼓荡之性，既可引补药协同发挥药效，益气升阳，又可使补药升阳而不燥，滋润而不呆。凡气血阴阳正虚不足者，皆可伍风药助之以化瘀。常用药有柴胡、葛根、升麻、防风、羌活等。

（三）风药活血的特点

1．**病因与病机兼顾** 风药所具有多种特性，作用广泛，不仅能消除引起血瘀的诸多病因，振奋人体气化功能，间接促进血流畅达，消散瘀滞，而且能直接作用于血分。针对病机，活血化瘀，通利血络，消除瘀滞。病因与病机同时兼顾，有效地改善了血瘀状态。

2．**整体与局部结合** 血瘀之证病位虽表现在血脉，但也常有全身气血阴阳的失调，脏腑功能的紊乱，与整个机体有关。风药因其一药而多效，在针对局部、作用于血分以疏通血脉的同时，常能兼顾全身而协调阴阳、畅达气机、调理脏腑，使整个机体和谐统一，气血安和。因此，整体与局部结合，改善了血液运行的内、外环境，有利于血瘀证的治疗，所以远期疗效较之单纯的活血化瘀等药更佳、更巩固。

3．**兼备多法，协同作用** 血瘀证由于病因多样，病机复杂，常寒热虚实相兼，痰浊瘀血并见。导致了临证辨证的困难，尤其是难以发现某些潜在的、细微的病变。即使辨证准确，但作用单一的药物常力不从心，多法合用，也很难面面俱到。风药则不然，一物而兼备的多种作用，往往燥湿化痰又化瘀，活血行气又补气等，恰能发挥多法同施的协同作用，收一举多得之效。

总之，风药活血的作用是根据风药的多种特性与功效，针对血瘀的病机要点，多途径、多环节、多层次地发挥综合性的作用而实现的。药理研究也表明多数风药皆具有扩张冠状动脉、扩外周血管、降压、降血脂、改善微循环、改善神经体液调节作用、减轻血液黏滞，以及抗炎、抗凝、抗血栓形成等多方面药理作用，为风药活血奠定了坚实的药理学基础，也揭示了风药的广阔前景。目前，风药的基础研究及临床研究正在开展中，随着研究的深入、认识的深化，必将进一步揭示其机理，为临床治疗找到一条有效的途径，找到一类有效的药物。

三、风药治血探微

郑国庆

黄氏倡"治血先治风，风行血自通"，诚要言不烦，足为治血瘀之炯鉴。现就本课题的最近理论研究成果，风药补血、活血、止血及相关问题探讨如下。

（一）风药的含义及特点（略）

（二）从风肝气血互用互患来认识风药治血的机制

1. 风肝气血互用的生理 人以气血为本，因风气而生长，风气血皆统于肝。"人之所有者，血与气耳"，气血乃人身之宝，是机体一切组织器官进行生理活动的物质基础，气血的盛衰变化决定着人体的生长壮老已，故《灵枢·本藏》谓："人之血气精神者，所以奉生而周于性命者也。"风乃天地浩荡之气，唯风性能独兼五气而生养万物，是人体生命存在的必要条件，天之风气流行推动，自然界万物皆动而生长化收藏有常。"人与天地相应"，在人身亦然，《素问·阴阳应象大论》谓："阳之气，以天地之疾风名之。"杨上善谓："徐缓为气，急疾为风。"说明风在人身中即气，人体之风气（阳气）鼓荡，气血津液循环周流不息而生命久远矣。风气血皆统于肝，肝为风木之脏，在天为风，在地为木，贮藏调节有形之血，疏泄畅达无形之气。《内经》曰："风气通于肝。"风和则能畅养肝脏，调和气血，百病不生。

2. 风肝气血互患的病理 气血不和，百病乃变化而生，而风气为百病之长，风气血皆可影响及肝。风有内外风之别，外风主要指外感自然界六淫风邪；内风主要指体内阳气变动，肝脏功能失调所产生类风之综合性病机变化。内外风相互影响，互相召感而客于人体，有先病内风而后受外风者，亦有外风引动内风者，但内外风致病皆有风性轻扬，善动不居，常见兼夹，症状复杂多变等特征。就风与气的关系而言，风气同类相召，风病最易致气病，出现气的失常，表现为气虚或气机失调的病理状态；体内阳气变动，肝脏功能失调又可生风，《临证指南医案》谓"内风乃身中阳气之变动"，内风产生后，常与外风相召感而耗气动气，可致气逆或气血并逆而出现多种病症。就风与血的关系而言，风可致瘀，如《素问·五脏生成》谓："卧出而风吹之，血凝于肤者为痹，凝于脉者为泣，凝于足者为厥。此三者，血行而不得反其空，故为痹厥也。"内风产生后，致气逆或气血并逆，若直冲犯脑，致脑脉闭阻或血溢脉外，即为中风病；或致出血诸证。瘀血阻滞或它因致瘀，瘀血内结又可生风，同时，血虚、血燥、血热皆可生风，风血互患而同病。据《素问·至真要大论》"必伏其所主，而先其所因"之理，在临床上，血病并非单纯治血，常结合致病因素，与他法兼用，才能更好地发挥治血作用。因内外风皆可致血病，互为因果，相互影响，故辨证求因，审因论治，利用风药治血，祛除致病因素，振奋人体气化功能，有一般治血药难以替代的独特之处，是风药治血的主要依据之一。最后，就风肝气血而言，"诸风掉眩，皆属于肝"，风淫可直伤肝脏，气血为病多责于肝，风气血相互影响，为病最多，故有"肝病繁多，为万病之贼"之语，此亦为疑难杂病治肝提供了理论基础。

（三）风药治血的临床应用

1. **风药补血**　《张氏医通》谓："人身之阳气，为阴血之引导；阴血，为阳气之依归。"血虚证，若单纯补血，难免有呆补之弊，若加入有走窜行气作用的风药，以引导气血流通，可使补血作用大为增强，药如菊花、牛膝、防风、天麻、川芎、薄荷。对肝血虚证，清代名医王泰林《西溪书屋夜话录》用当归、续断、牛膝、川芎，诚见道之言。当归芳香行气，味甘缓急，善养肝血调肝，宜重用24～30g；《神农本草经》谓续断"补不足……妇人乳难"，功善补血可知，且有益肾之功；川芎、牛膝升降气机而理肝血。我们补肝血时，每以此四药为主，辅以甘寒、甘平、酸寒、酸温养荣血之品，如熟地黄、白芍、酸枣仁、鹿角胶、肉苁蓉、枸杞子、菊花、人乳之属而获效。张氏治老年血虚所致的风湿痹痛、肩凝风、中风诸证，常将全蝎加入补虚方药中，可收事半功倍之效。但风药多性燥，单味应用不宜或宜慎，因其能劫耗阴血。但在大队补益药中，有增强补益药效力作用，而无耗气伤血之弊端。

2. **风药行血**　风药行血，黄氏倡"治血先治风，风行血自通"，所论较详，兹仅举1例。冠心病心绞痛多由心络阻滞或痉挛所致，黄氏认为本病用辛温通阳宣痹的风药十分必要，如桂枝、细辛、羌活、葛根、柴胡、防风、威灵仙，并对服活血化瘀方药不效的顽固性心绞痛，改用风药为主的复方灵仙止痛胶囊治疗多例，效果显著，且疗效稳定。

3. **风药止血**　风药亦可止血，多炒炭应用，以增强止血之功。如便血一证，有以"肠风"名之者，《丹溪治法心要·肠风》谓："多用黄芩、秦艽、槐角、升麻、青黛，有兼风者，苍术、秦艽、芍药、香附。"代表方如槐角丸以防风、枳壳、当归疏风利气活血，可加荆芥炭搜风和营止血。东垣调经升阳除湿汤，主治"女子漏下恶血，月事不调，或暴崩不止"。方中柴胡、羌活、防风、蔓荆子、独活、藁本6味风药，以助肝胆升脾胃阳气，救其血之暴崩。

总之，风药治血的研究起步不久，很多地方都有待完善。目前风药治血的实验研究和临床研究正在展开中，随着对风药治血的深化认识，必将有助于提高疑难病的疗效，为攻克疑难病找到一条有效的途径。

四、风药增效论

王明杰、黄淑芬

长期的医疗实践证明，风药的功用远不限于治风或解表，其在调节人体脏腑经络、畅达气血津液等方面有着重要的意义，应用范围相当广泛，尤其在多种配伍中的独特增效作用，值得认真总结研究。基于多动善行的独特性能，风药在与其他多种药物的配伍中，常可产生良好的增效作用。其结果往往不仅是二者的简单相加，而是产生 1+1＞2，甚至是相乘的效应，颇有画龙点睛之妙。

风药的配伍增效作用，前人有过探索与实践。清·龙之章在《蠢子医》中多次指出："治病须要兼风药""治病风药断不可少"，并形象地描述说："必加此味始通灵，好如熊经鸱顾在眼前；必加此味始有力，好如抽坎填离在心间……但置风药三两味，便是卢医到身边。"龙氏对风药增效作用的高度评价，应是实践得来的经验之谈。现结合个人体会，就几种常用的增效配伍略加讨论。

（一）增效健脾益气

健脾药配风药以增强益气补虚之力，可谓李东垣的一大发明。风药与健脾益气药相伍，在《脾胃论》中极为常用，补中益气汤即其著名代表。由于此类方剂不仅补气，而且升阳，风药在方中是专为清阳下陷而设，还是有辅助健脾益气的作用？对于脾气虚弱而未陷者是否适用？值得认真分析。

从生理上来说，脾为五脏之一，体阴而用阳，其气机活动以升为主，将水谷精微等营养物质吸收并上输于心肺，以化生气血，营养全身。病理上，脾病多见清阳不升，水谷失化，气血生化无源，表现为神疲乏力、头晕目眩、腹胀、泄泻等症。在治疗上，脾气虚弱不仅宜补，而且应升。李东垣多次指出："脾胃不足之证，须用升麻、柴胡苦平味之薄者，阴中之阳，引脾胃中阳气行于阳道及诸经，生发阴阳之气，以滋春气之和也。又引黄芪、人参、甘草甘温之气味上行，充实腠理，使阳气得卫外而为固也。"后世在此基础上进一步总结出"脾宜升则健""健脾宜升""治脾以燥药升之"等论治经验，均已得到普遍遵循。据此，可以认为，健脾益气宜佐风药，应是东垣用药心法，亦为历代众多医家实践所证实。风药在脾虚证中的运用，不独适用于气陷证，亦适用于诸多脾气虚证。

一般说来，风药并无补益作用，且其性发散，似有耗气之嫌，但与健脾益气之品相配合，却可以增强补药之力。其机理有三：第一，风药之性升浮，既能助脾气上升，又能疏达肝气，资助清阳之气升腾，正如东垣所云"大抵脾胃虚弱，阳气不能生长，是春夏之令不行，五脏之气不生……若用辛甘之药滋胃，当升当浮，使生长之气旺。"第二，风药性燥，有以风胜湿、振奋脾运的功能。当脾运气馁、湿浊中阻时，在健运脾胃药中，加入适量祛风药，可以鼓动中阳，苏醒脾气，加强健脾药的功效。第三，风药引经，能引领甘温益气之品上行布散，更好地发挥其补益肺脾、充养营卫之功，所谓"参术补脾，非防风白芷行之，则补药之力不能到"。此外，风药流动之性，还能防止补气之品甘壅滞运，从而体现方剂的动静配伍原则。总之，在补气健脾药为主的方中略参 1～2 味风药，不仅是长期以来行之有效的配伍经验，而且符合中医理论，有其应用依据。如玉屏风散以防风配合黄芪、白术，七味白术散以葛根等配合四君等，均属此类。

（二）增效补肾益精

风药多辛燥升散，一般认为肾精亏损者不宜，所谓"阴虚于下者不宜升"。然而，眼科领域运用风药配合补肾益精之品明目却是由来已久。如《太平惠民和剂局方》明睛地黄丸（生地黄、熟地黄、牛膝、石斛、枳壳、防风、苦杏仁），《兰室秘藏》益阴肾气丸（熟地黄、山药、山茱萸、牡丹皮、当归尾、五味子、柴胡、茯神、泽泻），《寿世保元》壮水明目丸（山药、熟地黄、知母、黄柏、菟丝子、独活、枸杞子、川牛膝、沙苑子、茯苓、川芎、蔓荆子、菊花、黄连）以及至今临床常用的杞菊地黄丸等方中，所用防风、柴胡、独活、川芎、蔓荆子、菊花等均为风药。究其用意，即东垣所谓"肝肾之病同一治，为俱在下焦，非风药行经不可也"。此种配伍，近年眼科有学者称作"益精升阴法"。

据笔者经验，小剂量风药加入大队补肾药中可产生增效效应，常较单用补肾之品效捷，其应用亦不限于眼科。内障眼病用之，意在升达五脏精气上注于目以为精明之用；内科杂病用之，意在鼓舞气化以收阳生阴长之功。且风药有助于运行药力，补肾药多阴柔滋腻，容易碍胃，伍以风药可行其滞，使滋腻之品无呆补之弊；而少量风药与补肾药同用，亦不致有伤阴之弊。两类药物配伍，颇有动静相伍之妙，符合制方大法。

（三）增效清热泻火

风药在火热病证治疗中的作用值得重视。《伤寒论》麻杏石甘汤一方，仲景以麻黄、石膏配伍，其用意历代注家看法不一，多认为麻黄得石膏则温性去而取其用，石膏得麻黄其寒性也会减弱。笔者意见则相反，方中麻黄应当是增强石膏清泻肺热之力，正如李时珍所指出"实为发散肺经火郁之药"。此中机理在于对于火热壅盛病证的治疗，除了寒凉清泻外，尚需注重开郁通阳。因为火热与气郁关系十分密切。郁能生火，火能致郁。火热盛则气机郁遏，气机郁遏又反过来促使火热更盛，从而形成火愈炽则郁愈甚、郁愈甚则火愈炽的恶性循环。因此，火热病证治疗需注重开郁通阳，尤其在郁结较甚的情况下，单凭寒凉清泻效果不佳，适当配伍风药在所必须。同时，祛风药辛散开泄，还有防止寒凉药冰伏病邪的作用，故即使辛温之品亦可选用，少量用之，与大队清热泻火药相伍，但见其利，未见其弊。《小儿药证直诀》泻青丸（当归、川芎、羌活、防风、栀子、龙脑），泻黄散（藿香、栀子、石膏、防风、甘草）中所用风药亦是同样道理。有学者研究《外台秘要》引《深师方》石膏汤（石膏、黄连、黄芩、黄柏、麻黄、淡豆豉）对内毒素热毒证动物模型的治疗作用，通过拆方研究表明，全方无论在改善热毒的客观指标上，还是在症状改善上，均好于清法组（石膏、黄连、黄芩、黄柏）与汗法组（麻黄、淡豆豉）。可以认为，该实验从一个侧面证实了风药对清热泻火药的增效作用。

（四）增效利水除湿

仲景在五苓散中以桂枝增强茯苓等利水渗湿功效，堪称风药配伍增效经典。但不仅桂枝一味，许多风药均可选用。因为诸风药俱有通达阳气之功，且能胜湿，对于膀胱气化失常及肝失疏泄、肺失宣通、三焦气机郁滞所致水液停聚，小便不利，风药与利水药相伍均可发挥增效作用。《伤寒论》《金匮要略》中类似的用法还不少，如苓桂术甘汤、防己茯苓汤等。至于华氏五皮饮以生姜皮与茯苓皮配伍，亦应作如是观。俞根初《通俗伤寒论》更以五皮饮与麻黄附子细辛汤合方化裁制成麻附五皮饮（麻黄、附子、细辛、陈皮、生姜皮、茯苓皮、大腹皮、五加皮），用治一身尽肿。笔者临床作为治水通用方，以之加减治疗多种原因引起的水肿，不论有无表证，俱有良效。笔者治疗眼底水肿，亦常用麻黄连翘赤小豆汤、麻杏苡甘汤之类，对于消除水肿，恢复视力，效果十分显著。笔者体会，以上均得力于风药的增效作用。近年肾病从风论治日益受到重视，不论急性肾炎、慢性肾炎，还是肾性蛋白尿，皆主张适当配伍风药，祛风利水，认为从风论治作为新法可以提高治疗肾病的疗效。

（五）增效活血化瘀

大量的临床实践表明，风药在血瘀证的治疗中具有重要意义。因为风药气轻味薄，开泄宣通，不仅能祛邪外出，而且善于畅达阳气，活跃血行，通利血脉，疏通血络，因而能从多方面增强活血化瘀药的治疗效果，这是笔者提出"治血先治风"的依据之一。风药与血药的配伍方式尽管早已在临床广泛应用，但其增效作用尚未得到充分认识。骨伤科治疗损伤血瘀的方剂多配伍风药，此中机理，伤科传统的认识一直是肢体受伤后风邪会乘虚而入，所谓"有伤必有风"，因而治疗需注重驱逐风邪。其实不论有风无风，风药咸宜。实践证明，加用风药与不用风药，其活血化瘀、消肿疗伤的功效确实有别。

头面居人体高位，为诸阳之会。前人认为，"高巅之上，唯风可到"，头部易受风邪侵袭，治疗需配合祛风。而风药多轻清上扬，善走头部，所谓"巅顶之上，唯风药可及"，其升发阳气之功，既能引营卫气血畅行于头部经脉，又能引其他药物上行头面发挥治疗作用。因而风药在头面五官血瘀病症治疗中的增效作用尤为显著。近代沪上名医石氏伤科治疗脑震荡的家传秘方柴胡细辛汤（柴胡、细辛、薄荷、当归、土鳖虫、泽兰）、当代四川骨科名家郑怀贤治疗脑震荡的脑震散（羌活、桂枝、细辛、牛蒡子、木瓜、天麻、红花、当归、乳香、没药、麝香等），均是以风药与活血化瘀药配伍为主，用于临床效果卓著。眼科治疗眼外伤的名方除风益损汤（防风、藁本、前胡、川芎、当归、熟地黄、白芍）亦是如此。

风药对血药的增效作用，已在动物实验中得到初步验证。笔者曾先后用家兔制作寒凝血瘀、外伤血瘀与气滞血瘀模型，随机分为正常对照组、造模组［治风方组（由羌活、细辛、白芷、防风等风药组成）、活血方组（由当归、桃仁、红花、三棱等血药组成）、治风活血方组（由治风方与活血方各半组成）］，观察动物的血液流变学7项指标等。结果表明，3方均能使血液流变学7项指标及微循环障碍明显改善，而其作用均以治风活血方为最佳。

风药配伍增效的用法甚多，以上仅列举了主要的五种。需要指出的是，风药毕竟性燥发散，临床应因人因时因证灵活运用。对于使用的时机、药物的选择、药味的多少、剂量的轻重以及用药时间的长短等，都应认真对待，不宜久用或过量，以免伤阴耗气。同时，每味风药各有其个性，临证尚需根据具体病情加以选择，方能收到预期效果。

五、风药新识

王明杰、黄淑芬等

风药是中药传统分类中的一大类别，具有十分重要的治疗作用，长期以来为中医各科所广泛应用。近世由于各种原因，风药的概念产生歧义，医学界对风药的认识出现不少误区，以致其运用范围日益萎缩，在一定程度上影响到中医临床医疗水平的提高。本文拟溯流穷源梳理风药的概念，剖析认识上的误区，进而运用玄府理论对风药予以重新诠释，以期阐明其作用机理，拓展其临床应用，并为进一步从分子层面上深入研究提供中医理论依据。

（一）风药的概念

1. **本义**　风药之名，源于金代张元素《医学启源》。张氏作为易水学派的宗师，首创"药类法象"理论，取法天地五运之象，谓"药有气味厚薄、升降浮沉、补泻主治之法，各各不同"，而把常用药物归纳为"风升生""热浮长""湿化成""燥降收""寒沉藏"五类。其中"风升生"一类为味之薄者，阴中之阳，收载有防风、羌活、升麻、柴胡、葛根、威灵仙、细辛、独活、白芷、牛蒡子、桔梗、藁本、川芎、蔓荆子、秦艽、天麻、麻黄、荆芥、薄荷、前胡20味常用药，可谓后世风药之滥觞。此后，其弟子李东垣师承其说，明确提出"风药"名称，并广泛运用此类药物于内伤脾胃诸病治疗，"风药"一词遂为后世医家所常用，包含的药味逐步有所增加，但并未对其概念给予明确界定。直至清代徐大椿在《神农本草经百种录》中提出："凡药之质轻而气盛者，皆属风药。"

通过考察历代文献记载，不难看出风药原是一个法象药理名称，应当定义为具有风木属性的一类药物，所谓"在天为风，在地为木"。此类药味薄质轻，其性升浮发散，犹如春气之生发，风性之轻扬。正如当代国医大师颜德馨教授所说："所谓风药，乃指味辛性轻之品。"《医学启源》以"风升生"归类，即言其具有生长、升发、条达、舒畅等特性。按照这一标准衡量，除了《医学启源》列出的20味以外，还可以纳入紫苏、浮萍、木贼、蝉蜕、苍耳子、辛夷、葱白、桑叶、菊花、淡豆豉等药。风药具有类似风木的属性，在调节人体脏腑经络、畅达气血津液等方面有着重要作用，应用范围相当广泛。

2. **引申义**　近代以来，中药开始以功效分类，法象药理日渐淡出，风药的概念出现了一些歧义。目前对风药的定义主要有两种：其一，指能祛除外感风邪的一类药物，即祛风药；其二，指能祛除外风、平息内风的一类药物，主要用治各种内、外风证，可称为治风药。上述两种认识均与风药的本义不尽相符，但也有一定内在联系，可以看作是其引申义。按照这一认识，风药可以包括现在《中药学》分类中的解表药、祛风湿药、平肝息风药以及其他药类中兼有治风作用的一些药物，数量当逾百种，可以称为广义的风药。相对来说，上述本义的药物便只能称为狭义风药了。二者之间有一定的联系与共性，但也有较大的差异，应当注意加以区分。本文立足于狭义风药进行论述。

（二）风药认识的误区

随着风药名称与内涵的嬗变，人们对风药作用与功效的认识也出现了不少误区，进而影响到风药的临床应用，有必要提出讨论。

1. **误区之一：风药主要用于解散表邪，无表证者不宜**　这种认识与目前将多数风药归入"解表药"有关。从包含药物来看，虽然解表药基本上都可以划入风药范畴，风药却不尽属于解表药（如桔梗、天麻等）。至于二者的内涵，更是差异甚大。《中药学》对解表药的定义是："凡以发散表邪、解除表证为主的药物，称解表药。"这个表述突出了此类药物解表、发汗的作用，却忽略了疏达木郁、调畅气机、升发阳气、发散郁热、行经活血及引药助补等许多重要功能。即使提到部分解表药兼能利水消肿、止咳平喘、透疹、止痛、消疮等功用，也强调用于"兼有表证者"。这就容易使初学者产生解表药只能用于表证解表的错觉。在此影响下，有的人往往一看到解表药就认为是为表证而设，表证一旦解除，就不再使用了。

实际上，发散表邪仅仅是风药诸多作用中的一种。对于许多药物来说，解除表证未必是其最主要用途。如麻黄之平喘、桂枝之通阳、柴胡之疏肝、菊花之明目等，很难说不如解表应用更多。还有一些药物不以解表见长，甚至并无解表作用，如苍耳子、辛夷之类。相比之下，显然"风药"的表达较为贴切，而"解表药"颇有以偏概全、顾此失彼之虞。其实风药不仅走表，而且走里。如被称作"发表第一药"的麻黄，《本经疏证》指出："麻黄非特治表也。凡里病可使从表分消者，皆用之。"《神农本草经百种录》称其"轻扬上达，无气无味，乃气味之最清者，故能透出皮肤毛孔之外，又能深入积痰凝血之中，凡药力所不能到处，此能无微不至"。麻黄的这些功用，显然已远远超出解表范围。

由于"解表"二字难以概括此类药物多方面的功效，近年有学者提出将"解表药"改称"祛风药"，《中药学》新一版教材已将辛温解表药、辛凉解表药改称发散风寒药、发散风热药。

2. **误区之二：风药主要用于祛除外风，内伤杂病不宜**　这种认识源于将风药看作祛风药，而祛风就是祛外风，因此风药主要用于风邪伤人之外感疾病，内伤杂病如果无风可祛，自然不宜使用风药。这样一来，风药祛风以外的许多作用，尤其是在调节人体气血津液运行方面的重要作用，如升阳、畅气、活血等都被忽略了，这是导致风药临床运用萎缩的又一重要原因。

"祛风药"与"风药"一字之差，含义却颇有不同。所谓"祛风药"，是泛指具有祛除风寒、风热、风湿等外风作用的药物。除了上述解表药，还应包括祛风湿药及某些息风药。《中药学》给祛风湿药的定义是"以祛除风寒湿邪、治疗风湿痹证为主要作用的一类中药""主要适用于风湿痹痛，肢节不利，酸楚麻木以及腰膝痿弱等症"。两相比较，《医学启源》中的药物分类是着眼于气味厚薄阴阳升降特性，而不是功用主治。从包含药物来看，风药并不全是祛风之品，如桔梗、前胡。从功用来看，风药不仅能用于祛外风，而且能用以升清阳、解肝郁、调气机、散郁火等，与治风并无直接关系，无法用祛风来解释。而祛风湿药中一些苦寒之品（如防己）也难以归入风药范围。因此，风药与祛风药的含义并不完全等同。祛风药的表述同样不能全面反映风药的性能。

内伤杂病的基本病机是脏腑功能紊乱、气血津液失调，而风药是一类功效多样、作用广泛的药物，除了祛除外风以外，在调节脏腑功能及气血津液运行方面还有着重要的作用。其主要机理，乃是在于风药独特的开通玄府作用。

（三）从玄府理论新视角认识风药作用机理

风药发汗解表机理在于开通玄府，已是众所周知；然而"玄府"的内涵，尚不为人所全知。在中医文献中，"玄府"不仅指皮肤之毛孔（狭义），而且泛指遍布人体内外的微细窍道（广义）。其说源于金元大家刘完素《素问玄机原病式》："玄府者，无物不有，人之脏腑、皮毛、肌肉、筋膜、骨髓、爪牙，至于世之万物，尽皆有之，乃气出入升降之道路门户也。"据刘氏所述，玄府泛指普遍存在于机体中的无数微细孔窍及其孔窍之间纵横交错的联系通道，是气血精津液与神机运行通达的共同结构基础。各种病因导致的玄府闭塞是百病共有的基本病理环节。如何使郁闭之玄府开通，阻滞之气血津液精神畅达，是临床治疗的一个主要目标和基本原则。

根据多年来的研究与实践探索，笔者认为风药是临床最常用、最有效的一类开通玄府药物。风药禀轻灵之性，得风气之先，上行下达，彻内彻外，走而不守。其辛散、开发、走窜、宣通之性，不仅能开发肤表的毛孔（解表发汗），而且能开通体内脏腑组织的玄府。对此前人亦已有所认识。如《本经疏证》论麻黄："气味轻清，能彻上彻下，彻内彻外，故在里则使精血津液流通，在表则使骨节肌肉毛窍不闭，在上则咳逆头痛皆除，在下则癥坚积聚悉破也。"清代医家龙之章曾在《蠢子医》一书中高度评价风药说："必加此味始通灵，好如熊经鸱顾在眼前；必加此味始有力，好如抽坎填离在心间……治病岂必在实际，八万毫毛皆能宣。但置风药三两味，便是卢医到身边。"

从玄府理论新视角出发，我们观察到风药通过开通玄府的独特性能，在与清热泻火药、行气解郁药、活血化瘀药、利水渗湿药、补气健脾药甚至补肾益精药等多种药物的合理配伍应用中，常可产生明显的增效作用，其结果往往不仅是二者作用的简单相加，而是产生 $1+1>2$，甚至是相乘的效应，颇有画龙点睛之妙。在长期临床实践探索与理性思考的基础上，笔者曾提出"风药增效"之说，阐述风药的独特增效作用。十余年来，我们重点开展了风药增效活血化瘀的实验与临床研究，确认风药在配伍活血化瘀药物时，能针对血瘀证复杂的病因病机发挥综合性的增效作用，并在此基础上初步构建了"治血先治风"的治则新理论，得到中医学术界的广泛认同。

为了进一步从分子层面上揭示风药增效的机理，笔者拟以肝纤维化（血瘀证）大鼠模型为研究对象，以 TGF-β/Smad 通路为切入点，采用 TGF-β/Smad 信号通路芯片检测相关基因的表达，通过风药、活血化瘀药、风药＋活血化瘀药三组药物的治疗干预，比较各组在病理、生化、TGF-β/Smad 信号通路基因表达等方面的异同，探索风药对活血化瘀药的增效机理，以期为中医治则治法及方剂配伍理论提供新的思路，促进中医临床治疗效果的进一步提高。

六、刍议"玄络"理论

董丽、杨思进

"脉络"的概念最初由张仲景提出，在《金匮要略·水气病脉证并治》中提及"沉则脉络虚"，多从血脉论发病，设立脉络病变专论，创立了通络治法；"玄府为络脉之门户"，杨思进教授潜心研究玄府理论 30 余年，融合"脉络学说"，首次提出"玄络"理论，并运用"风药开玄"法论治心脑血管疾病，效如桴鼓。笔者抛砖引玉，以飨同道。

（一）脉络学说释义

"经络"概念源于《内经》，是经脉和络脉的统称，也是人体运行气血、联络脏腑、沟通内外、贯穿上下的通路。《灵枢·经脉》曰："经脉十二者，伏行分肉之间，深而不见……诸脉之浮而常见者，皆络脉也。"《灵枢·脉度》又曰："经脉为里，支而横者为络，络之别者为孙。""经"通"径"，路径之意，此即为经络系统的主要路径，分布于机体内部，是气血津液运行的主干；"络"乃"网络"，作为辅路存在机体表面，纵横交错。

清代喻嘉言《医门法律·络病论》曰："十二经生十二络，十二络生一百八十系络，系络生一百八十缠络，缠络生三万四千孙络，孙络之间有缠绊。"根据脉大小、深浅的差异，从经脉分支而出的络脉中，又逐层细分为系络、缠络、孙络等不同级别层次，共同形成了错综复杂的网络系统，发挥着气血津液的渗透及灌输作用。明代张景岳《类经·经络类》言："络之别者为孙，孙者言其小也，愈小者愈多矣。"孙络作为络脉最细小的结构分支，是脉络系统的最下层组织和末端结构。

从《内经》条文来看，孙络作为经络系统最小的分支，数量众多，遍布全身。可向浅层与皮肤的浮络相联系，向深部经更大的络脉与经脉相联通，是联络表层与深部组织的中介结构，也是贯穿沟通经络体系深浅的枢纽结构。正如张景岳《类经》言："络之别者为孙，孙者言其小也。凡人体细脉，皆肌腠之孙络也。"金代窦汉卿《针经指南》言："络一十有五，有横络三百余，有丝络一万八千，有孙络不知其计。"因此，孙络作为络脉的最细小结构分支，也是人体气血运行的最小功能单位。

（二）玄府涵义

"玄"字最早见于甲骨文，其本义是赤黑色，赤黑色颜色较为模糊。《说文解字》载："玄，幽远也。黑而有赤色者为玄。象幽而入覆之也。""玄"作为会意字，整个字体就像一根缠绕着的绳子，远到看不到结果，有细微幽玄不可见之意，由此引申出深奥、玄妙等意思。玄府理论肇源于《内经》，《素问·水热穴论》言："所谓玄府者，汗空也。"《素问·调经论》曰："上焦不通利……玄府不通，卫气不得泄越，故外热。"在古文，"空"与"孔"通假，故"汗空"系指"汗孔"。至金元时期，刘完素赋予"玄府"全新概念，极大丰富了玄府论，延伸其内涵，扩大其外延。《素问玄机原病式》曰："然皮肤之汗孔者，谓泄气液之孔窍也……一名鬼神门者，谓幽冥之门也。一名玄府者，谓玄微府也。然玄府者，无物不有，人之脏腑、皮毛、肌肉、筋膜、骨髓、爪牙，至于世之万物，尽皆有之，乃气出入升降之道路门户也。"近代诸多医家继承并发扬此理论，王明杰教授跟师于陈达夫，运用玄府理论治疗目病颇有造诣，并进一步发展玄府理论，他认为玄府是人体结构层次中最为细小的单位，遍布于全身，是"精神、营卫、血气、津液出入流行之纹理"，气血津液的运转与输布均有赖于玄府的正常开合。

（三）提出"玄络"新概念

本课题组致力于研究玄府理论30余载，杨思进教授团队将玄府理论运用于心脑血管疾病防治，起到良好疗效，在此基础上，杨思进教授首次提出"玄络"新概念。第一，从历史发展而言，历代医家重经轻络，清代喻嘉言《医门法律》言"十二经脉，前贤论之详矣，而络脉则未之及，亦缺典也"，叶天士《临证指南医案》云："遍阅医药，未尝说及络病"，足以说明络病学说的发展存在历史缺位，而玄府理论作为中医理论的重要组成部分，被众多医家认为是人体中的最细小单位组织；第二，组织结构而言，孙络是脉络系统中最小单位，而"玄府为络脉之门户"，可以认为玄府应属于经络系统中细小的孙络的进一步分化，正如郑国庆等认为络脉进一步分化，可能形成的细络系统即是玄府；第三，生理功能方面，玄府亦谓"玄微府"，作为"络脉"通路的孔穴，是气血津液出入的枢纽，可代络脉行使其功能，发挥其"气血宣通"的作用；第四，从现代研究而言，吴以岭院士提出"脉络 - 血管病系统"，认为"脉络"与西医学中小血管、微血管包括微循环具有高度相关性，成为中西医结合研究血管病变的结合点；常成成等提出"孙络 - 微血管"概念，作为维持脉络末端营卫交会的基本结构；周水平等认为"络病"即是微小血管物质基础及其功能调节机构，诸多医家均从微血管、微循环方面加以研究，具有一定"可见"性，难免局限，而"玄络"作为孙络的细分，除了血液流通，还应包含津液代谢、营卫出入、精神交会等诸多方面，因其细微幽玄不可见，含义更为广泛、深入。

因此，杨思进教授融合脉络学说和玄府理论，提出"玄络"概念，丰富了彼此的内涵和联系，更启迪中医传统理论的创新发展思路。

（四）风药论治

玄府闭塞是"久病入络"的根本病机。叶天士谓"初病在经，久病入络，以经主气，络主血"，反映疾病初期，邪气在心之气络，气机失调，久病病邪由浅入深传变，则以实质虚损、血络不通为主。《灵枢·寿夭刚柔》"久痹不去身者，视其血络"，是"久病入络"思想的萌芽。经脉隐伏循行人体深部，且阴络作为附于脏腑隶下之络，因其位置深藏的特异性，决定其久病"入阴络"。随着病情迁延，玄府闭塞，病久则入血络，大病沉疴，缠绵不愈，最终形成络病因虚致瘀，因瘀愈虚，夹杂痰湿、热毒、气滞等病邪，导致"虚、毒、瘀、滞、痰"等病理特性。"久发频发之恙，必伤及络，络乃聚血之所，久病则病必瘀闭"，浊毒、痰饮、瘀血贯穿其中，既是病理因素，又是致病因素，相互影响，具有"久、瘀、顽、杂"的特点，也是普通"药所不及"之处，而中医通过虫类风药取得意想不到的疗效。临证借其风药气芳香而轻薄、辛散、开发、宣通、走窜之性，清宣灵动，善升善行，上行下达，彻内彻外，走而不守，可开泄腠理，发散外邪，畅达阳气，络脉得通；或畅达肝脾气机，燥湿醒脾而祛痰湿留散之地，舒肝解郁而散郁闭阻隔之气，调和气血则痰瘀自除；或"虫蚁之品"善"入则坚积易破，借其力以攻积久之滞"，搜剔经络、筋骨之顽痰瘀血，则血脉自通，如《神农本草经百种录》云"水蛭最喜食人之血，而性又迟缓善入，迟缓则生血不伤，善入则坚积易破，借其力以攻积久之滞"；或取类比象"藤"类药，舒经活络，补虚荣络，如桂枝温通经脉，兼"引经报使"之用，引诸药达于病所，效果相得益彰。正如吴鞠通《温病条辨》曰"善治血者，不求之有形之血，而求之无形之气"，发挥"1+1＞2"的风药增效作用。

阿司匹林为公认的预防心脑血管类疾病的一级预防药物，本课题组前期研究认为，阿司匹林具有中医"风药"的特点，以药论证，正好佐证风药治疗络病的观点。络病病情复杂多样，多相兼为病，因此临证应审时度势，明辨兼夹，审其用，度其量，辨证处方需灵活，不可拘泥一型一方。

（五）病案举隅

患者，男，65岁。因"发作性胸痛10余年，加重2个月"于2018年3月11日就诊。患者活动后出现胸痛，心前区憋闷不适，伴腰酸，眠中易醒，复睡困难，进食可，大便干结，小便频数，舌暗淡，苔白腻，脉滑。曾行冠状动脉造影提示"前降支粥样斑块狭窄约60%"，此次入院心电图提示：V4～V6 ST段压低，心脏彩超：左室舒张功能减低。既往2型糖尿病病史，自服二甲双胍、格列美脲，血糖控制欠佳。结合舌、脉、症，四诊合参，患者主要以"胸痛"为主症，既往糖尿病病史明确，属于中医"胸痹心痛"范畴，辨证为痰凝血瘀、心气不足证。治宜祛痰通络，活血化瘀，兼以补益心气。处方：黄芪30g，水蛭6g，地龙12g，大血藤15g，桂枝12g，瓜蒌15g，半夏12g，赤芍15g，当归12g，桃仁12g，川牛膝12g，甘草6g。5剂，水煎，每日1剂，每次200ml，分2次温服。

同时专科指导调整降糖方案。

二诊（2018年3月17日）：胸痛缓解，偶心慌，睡眠好转，但觉腰膝酸软，小便频数，舌淡，苔薄白，脉滑。在原方基础上加杜仲15g，菟丝子15g，黄精15g。7剂，煎服法同前。服后电话随访告知偶有胸闷，腰膝酸软、尿频已缓解，遂未更服，续观。

按：患者老年男性，糖尿病多年，久治不愈，"久病入络"，故出现血脉瘀滞，痰瘀阻络。痰瘀闭阻心脉，不通则痛，故见胸痛；肾精亏损，出现腰膝酸软；肾开合固摄失权，故小便频数；肾阴不足，虚火内生，故见心神不宁。治疗则以杨思进教授自拟方蛭龙活血通瘀汤进行加减化裁，该方由黄芪、水蛭、地龙、大血藤、桂枝等组成，全方重用黄芪，"重以补气"，其补气之力甚强，能鼓舞阳气，以补通利玄府；水蛭、地龙为臣，搜剔经络、筋骨之顽痰瘀血，深入脏腑深部，善治久治不愈之血络痼疾，为虫类药开通玄府之峻品，辅以大血藤祛风、活血、通络，佐以桂枝兼引药温通经脉，共奏开玄启闭、益气活血、祛风通络之功效，佐以瓜蒌、半夏泄浊化痰，桃仁、当归、赤芍活血化瘀，故痰浊、瘀血自除，胸痛缓解，二诊时伴见腰膝酸软、小便频数等肾精不足，失于濡养或固涩的症状，酌情加杜仲、菟丝子、黄精以滋补肾精以治其本，标本兼顾，故病自瘥。

（六）小结

文章基于"络病学说"，进一步拓展"玄府为络脉之门户"，首次提出"玄络"概念，顺应玄府"贵以通利"，借风药辛散之性，或取虫类药疏通经络壅滞，圆机活法，数法同施，丰富中医玄府理论在络病中的诊疗思路。

七、以阿司匹林为例试论西药中药化研究的可行性

董丽、杨思进

清末张锡纯《医学衷中参西录》："西药阿司匹林善解温病初得……或用石膏所煎之汤送服阿司匹林，汗出后亦无不愈者。"可见，张氏以中医学之理释西药之效，诚为"西药中化"之先驱。尔后陆续有西药在此研究领域的报道，但均未涉及阿司匹林一药。笔者遂以阿司匹林为例，尝试对其作为风药的西药中药化可行性进行探讨。

（一）阿司匹林之中药药性理论分析

中药药性又称中药性能，包括四性、五味、归经、升降沉浮等，主要是根据药物作用于机体所产生的效应和针对临床病症的实际疗效总结出来的，笔者拙见，根据西医学对阿司匹林药理作用的认识，对其中药性能存在的可能性分析如下：

1. **四性** 又称四气，《神农本草经》有"药有寒、热、温、凉四气"之说。四性的确立，是根据药物对病证的"寒热"作用效果来推断的，与"证"对应使用，故有"入腹知其性"。阿司匹林作为一种历史悠久的解热镇痛药，为治疗风湿热的首选药物，根据"热

者寒之，寒者热之"可推断，阿司匹林应归"寒凉"之属，正如清末·张锡纯在《医学衷中参西录》提及阿司匹林"性凉而能散，善退外感之热"，创立了阿司匹林石膏汤，用于外感表热证，证实了阿司匹林的寒凉之性。

2.**五味**　《神农本草经》曰"药有酸、咸、甘、苦、辛五味"，尔后渐至发展有淡、涩等味。现代研究发现，阿司匹林味酸微苦，"酸苦咸寒者，味之厚者""味厚则泄"，这与下文所探讨的沉降药性密切相关，与中医"整体观念"的理论精髓吻合。

3.**升降沉浮**　确立药物的升降沉浮属性，主要根据药物气味（性味）的厚薄及质地的轻重，其中药物的气味薄厚与升降沉浮特性息息相关。如阿司匹林，四气属寒凉，气寒为气之薄，法象天之阴；五味乃味酸微苦，味酸为味之厚，法象地之阴，二者具有下降的趋势；加之"气薄则发泄""味厚则泄""酸苦涌泄"，泄则趋下性，故阿司匹林具有沉降的药理特性。然而，药物的升降浮沉的作用不是一成不变的，经过炮制、配伍等而是可以转化的。阿司匹林作为西药成品，但根据疾病、服药人群、病程阶段等不同，会相应选择不同的用药方案，有着量效的差异，如阿司匹林，用于解热镇痛及抑制血小板聚集时，用量小，侧重气薄，宣散发汗、清宣灵动之性；用于急性风湿热时，用量骤升，侧重味厚，苦寒则泄，这与中医学通过中药炮制或君臣佐使配伍等改变药性药效之法有着异曲同工之妙。

4.**归经**　归经是以脏腑经络为基础，药物治疗病症为依据，用来表示药物的作用部位，与西医学中病灶或靶器官对药物的高度敏感性，强调药物选择性作用与受体学说有相似之处。现代研究中，阿司匹林主要适用于感冒、发热、关节痛、风湿病及抑制血小板聚集，预防血栓形成。感冒、发热多属肺热证，因卫外不固，营卫失调所致，病位在肺；风湿病，现代医学认为是自身免疫性结缔组织病，属中医"痹症"范畴，与肺、肝、肾、脾密切相关；抗血栓可预防心、脑、外周血管病症，病位广泛，难以确定。因此，阿司匹林适用病症多，是一种归经广泛、涉足病症宽的临床药物。

综上，阿司匹林性寒凉，味酸略苦，归肺、肝、肾、脾等诸经，临床适用范围广泛，加之患者体质的个体差异，对阿司匹林临床辨证施用，斟酌揆度，显得至关重要。

（二）阿司匹林为"风药"之属

风药之名，金代张元素首创"药类法象"理论，取法天地五运之象，将风药定义为"风升生"一类为味之薄者，至近代，法象药理日渐淡出，开始以功效加以分类。大量的临床疗效验证，阿司匹林既是风湿热、类风湿性关节炎的首选药物，也可用于感冒、头痛的治疗，完全可以定义为祛风湿药，同时适用于风热表热证，理应归属"风药"之类。

（三）阿司匹林"西药中药化"之功效

中药药性与功效存在相辅相佐的关系，药性的认识先于功效，是对功效的一种高度概括；而功效又是中医药理论对药物医疗作用的高度概括。历代医家也重视"药性互参""性效结合"，正体现了中医学"整体观"的学术思想。根据阿司匹林作为风药的药性理论以及西医学的认识，推理其中药化功效如下：

1. 辛凉解表，清宣透热 现代研究发现，阿司匹林可能通过作用于下丘脑体温调节中枢引起外周血管扩张，皮肤血流增加、出汗，使散热增加而达到解热作用。中医学认为，感冒、流感多属肺系病症，藩篱不固，卫外失司，营卫失和所致。肺为娇脏，"上焦之病，非轻不取"，阿司匹林作为风药，性寒凉，味酸微苦，用量轻时取其气薄之性，风药之灵动、宣透，奏辛凉解表、清宣透热之功效，适用于外感表热实证。

2. 清热燥湿，祛风止痛 风湿热首选药物为阿司匹林。此外，诸多自身免疫性结缔组织疾病，如风湿性关节炎、骨关节炎、强直性脊柱炎等，阿司匹林同样适用。西医学确切的机制认识尚不清楚。中医学认为，上述病症属于"痹证"，"风、寒、湿三气杂至，合而为痹"。痹证作为一种顽疾，病位广泛，病性复杂，缠绵难愈，因体质因素、病症发展规律等，热痹居多，且热痹临床症状更为显著，临证表现为关节肿痛而热，关节屈伸不利，晨僵，关节畸形，舌红苔黄厚，脉弦滑。治则清热燥湿，祛风止痛。笔者通过观察，阿司匹林对风湿热痹的临床效果明显优于其他证型。风湿热痹急性期时，"急则治其标"，大剂量的祛风湿药阿司匹林，味苦寒，清热；"味厚则涌泄"，燥湿；"热胜则肿"，热灼肌肤则肿痛难耐，热消湿退则痛止。

3. 凉血活血，养血通络 现代药理研究发现，阿司匹林通过抑制血小板的前列腺素环加氧酶，防治血栓烷 A2 的生成从而抑制血小板聚集。中医理论认为，阿司匹林"气寒凉属阴""味酸苦属阴"，阴性滋润濡养，具有凉血养血作用。再者，"治血先治风，风去血自通"，阿司匹林具备风药"动药"的药性特征，故能活血通络。

（四）阿司匹林为"风药"的"中药化"分析

中药药性作为中药功效的载体，是临证恰如其分选方遣药的依据。阿司匹林作为西药，通过运用中药药性理论探讨，对其为风药的"中药化"的可能性加以分析、研究。

第一，中药和西药均由化合物分子组成，且作用对象均为人体，故二者具物质和生物活性的同一性，这为阿司匹林的西药中药化研究可行性提供了物质基础和理论基础。

第二，中药药性是以临床疗效为依据，对功效的高度概括，反之各性能均在不同角度反映药物的作用特性，形成以"性能 - 病证 - 药效"为核心的中药药性理论体系。以阿司匹林西医药理作用为依据，反证它在四气中属寒凉之性，味酸略苦，适用于阳热证，包括外感风热表证、风湿热痹证、血热证等；同时，阿司匹林归肺、肝、脾、肾等诸经，根据用量、归经迥异，适用于多系统、多病证的治疗，是一味药性复杂、功效丰富的"中药"。

第三，根据功效分类中药，阿司匹林属于"风药"范畴，根据剂量差异，气味的偏倚，具有不同的功效。小剂量治疗感冒、流感或血栓性疾病时，取其气薄质轻之意，清新灵动之性，起宣散、透发，或养血、通络作用；大剂量治疗自身免疫类疾病（急性风湿热、类风湿性关节炎等）时，苦寒之性，味厚涌泄，"风能胜湿"，奏清热、燥湿之效。

第四，辨证施治是祖国医学的核心，将辨病、辨证、辨症有机结合，才是西药中药化成功的衡量关键标准。

（五）小结

大量临床实践表明，阿司匹林为苦寒之品，苦则败胃，易导致脾胃不和，出现恶心、呕吐等消化道功能紊乱症状；阿司匹林适用于偏热盛体质，若长期用于虚寒体质，甚者可能造成格阳外越而出现阴阳离决，出现惊厥、昏迷等中枢神经系统症状。如此，运用阿司匹林时，结合体质差异，个体化药物反应不一，其疗效的发挥与临证辨证、剂量的揆度等密切相关，需引起注意。

八、风药未必尽祛风，升散透泄用无穷——玄府学派名家论风药

叶俏波、江花等

王明杰、黄淑芬教授伉俪同为全国老中医药专家学术经验继承工作指导老师。二位教授治学在四大经典基础上远宗刘河间，旁参李东垣、叶天士，近法陈达夫，数十年来在泸州潜心研究刘河间玄府理论及陈达夫先生开通玄府明目之法，参以李东垣风药、叶天士虫药运用经验，着力发挥风药、虫药等治风之品开通玄府的临床应用，从基础理论、各家学说到临床各科，共同开展了一系列卓有成效的研究工作，培养了一大批后起之秀，薪火相传，逐步创建起一支人才济济的新兴学派——川南玄府学术流派，2019 年由四川省中医药管理局审核认定为首批四川省中医药学术流派。本文简介二位教授风药开玄的学术特点与临证经验。

（一）风药运用的学术特点

《素问·风论》曰："风者，百病之长也，至其变化乃为他病也。"中医称"风为百病之长"。二位教授认为，风邪不仅为外邪致病的先导，也是内伤杂病的重要病理因素，推崇清代龙之章在《蠢子医·治病须要兼风药》所言"人之姿质本五行……人之运气由六合……六气皆以风为本，一呼一吸通橐龠"，结合临床实践，形成了"论病首重郁闭，临证善用开通，百病疏风为先，顽症从风论治"的学术思想。顽症痼疾往往标本相兼、虚实互见、寒热错杂、表里同病、新病宿疾交织，多方乏效，久治不愈。风药以辛散、走窜、宣通、轻灵活泼之性，不仅能开发体表的毛孔，还可上行下达，内透外散，贯穿周身节骨毛窍，使气血周流，津液畅达，则病根自可松动，诸症可望缓解。二位教授总结风药特点为"风药未必尽祛风，升散透泄用无穷"，在实践中总结了不少独到的用药经验，如麻黄、细辛、马钱子治重症肌无力，细辛、白芷治麻痹性斜视，柴胡、葛根治视疲劳，葛根、羌活、土鳖虫治后循环缺血等，均十分难能可贵。

（二）用药经验举隅

1. 麻黄 - 桂枝　麻黄辛温发散，走窜透达，由表及里，肌腠孔窍无微不至，为开窍启闭、走窜透达之要药。桂枝味辛甘，性温，香气特浓，具有显著的温通阳气、振奋气化及宣导百药作用。二药相伍，辛散温通之力倍增。二位教授常用该药组治疗以下病证。①外感风寒，卫阳被遏所致的恶寒发热，头身疼痛等，用以发汗解表，主治风寒侵犯太阳之经的表实证。②肺气闭郁，宣降失常所致的咳嗽喘促、水肿、急性肾炎等，用以辛散开郁，宣肺平喘，利水消肿。无论是否兼有表证，但见肺失宣肃的证候，即可运用以宣发肺气，通调水道。③阴寒凝结造成的脏腑经脉气血瘀阻，或寒饮顽痰结聚导致的阳气不通、不振之证，如风寒湿痹、雷诺综合征、面瘫等，用以温经通阳，活血通脉。④拓展应用，临床上凡是属实的闭郁诸证，无论何处，无论何种表现形式，均可酌情考虑结合该药对配伍组方；若为虚实夹杂之证，配伍扶正之品后亦可选用。如王老以麻黄、桂枝相配，调畅气血，治疗神机闭塞之抑郁症；黄老曾治缠绵不愈之内伤发热一例，用甘温除热效果不显，后加入麻黄、桂枝辛温发散，全身汗出而胸中灼热全消。

通常认为麻黄、桂枝相伍，发汗力量很强。二位教授认为需活看，麻黄、桂枝的发汗效应，随患者体质、配伍及用量、用法的不同而不尽相同，患者服药后不出汗的情况常常可见。国医大师李士懋在《汗法临证发微》中指出"临床上常见予麻桂剂，病者并不出汗，甚至有的连服多剂亦不出汗"，认为"必须具备发汗的必要条件，方能汗出"，可资临床参考。

2. 羌活 - 防风　羌活辛苦温燥，善祛肌腠风寒湿之邪，具有显著的解表、燥湿和止痛的作用；防风辛甘微温，性质缓和而不燥，为风药中之润剂。二者相伍，祛风力强而燥润相济，成为治风通用之品。代表方如九味羌活汤、羌活胜湿汤等，主治风寒或风寒湿侵犯太阳之经。羌活、防风虽属辛温之品，与寒凉药如板蓝根、蒲公英等清热之品相伍，还可用于发热、咽痛之风热感冒，具有较好的退热止痛之功。

羌活、防风轻清生发之性，又可条达肝气，升举脾胃清阳之气，使阳升湿化、木畅土舒则脾土健旺，痰化湿除，还可广泛用于湿困中焦、肝脾气滞等脾胃内伤之疾，以及泄泻、带下、崩漏、内脏脱垂、痔疮出血等清阳下陷之病。羌活、防风同用，发散郁火，与清热解毒药同用，多用于多种火热郁结及湿毒、郁火、热毒所致疮痈肿毒，如牙龈炎、带状疱疹、流行性腮腺炎、口腔颌面部炎症、盆腔炎等，以助疏通经络，调畅气血，透毒外达。此外，二者用于治疗变态反应疾病效果颇佳，可视为抗过敏的要药，广泛用于治疗皮肤病、鼻炎等诸多过敏性疾病，代表方如《太平惠民和剂局方》消风散。

羌活治上之力尤胜，直上颠顶，横行支臂，尽其搜风通痹之职，得防风相助，其力更增。对偏瘫肢体康复，尤其是上肢的功能有重要作用，是治疗头、项、脊背、上肢疼痛及关节风湿痹痛之要药。此外，羌活、防风辛温通达之力，可流利气血，行滞达郁，并入足太阳膀胱透颅络脑，引诸药直达病所，因而尤善治头面五官之疾，如目疾、鼻渊、眩晕、耳鸣、脑涨及脱发等，如在王老验方天虫定眩丸、眼舒颗粒中均有运用。

自金元以来，该药的临床运用日益广泛，称羌防剂，为时方解表之代表，其使用频率似有超过麻桂剂之势。二位教授认为，羌活、防风，麻黄、桂枝二药对同为辛温发散，却又各有特点：羌活、防风升阳见长，麻黄、桂枝宣肺为优；羌活、防风长于除湿，麻黄、桂枝长于利水；羌活、防风止痛通用，麻黄、桂枝止咳常选。很多时候二者不能相互取代，但可配合使用。

3．**细辛 - 白芷**　细辛之气辛烈香窜，白芷在诸风药中以芳香著称，二味皆以辛香走窜见长，兼有发散开玄与香窜开玄之功。细辛偏于入肾经驱逐风寒，入肺温化痰饮，擅治少阴头痛，白芷偏于入胃经发散风寒，擅治阳明头痛。

二药相须为用，为祛风、通窍、止痛之常用对药。常用于头痛、牙痛、胸痛、胁痛、颈肩腰背痛等全身上下内外多种痛证的治疗。王老经验方如治胸痹心痛的羌鳖开痹汤、治脱疽的软脉开闭散中均以细辛、白芷同用。老师经验，作为辛温止痛的药对，不仅风寒疼痛、瘀血疼痛适用，经适当配伍，里热疼痛、气虚疼痛、血虚疼痛等亦可使用。如可加入清胃散中治疗风火牙痛，加入龙胆泻肝汤中治鼻渊头痛等。

二位教授常以此药对开玄通窍，作为芳香开窍药使用，视为开鼻窍、目窍之妙品，凡五官九窍不通不畅，常以之配伍他药开而通之，散而行之，愈疾甚速。二位教授根据临床经验指出，鼻病用细辛、白芷散寒化饮开鼻窍，优于苍耳子、辛夷组合。治眼病常用两者开通目中玄府以畅达神光，增视明目，还可用治眼外伤、麻痹性斜视等。

黄老首倡"治血先治风，风去血自通"的瘀血证治疗新见解，指出细辛、白芷与虫药、血药配伍组方，协同增效，可开通窍道、畅达气血津液精神，常用治疗脑病、心病及某些疑难杂症。如王老治脑外伤用通窍活血汤，常用细辛、白芷代替原方中的麝香，如配石菖蒲、胆南星、当归、赤芍宣通气血，醒脑开郁通窍，运转神机，醒脑回苏；如配土鳖虫、川芎、当归开通心窍以防治冠心病心绞痛等。二位教授以此组合治头痛、眩晕、中风、面瘫、痴呆、颤证、癫痫、颅脑损伤等疾病时，认为细辛、白芷等风药的应用要贯彻始终，如遇兼有外感时还需加大用量，方能取得明显效果。

4．**柴胡 - 葛根**　柴胡体质轻清，气味俱薄，禀春升之性而以气胜；以升散为主，而兼有沉降之性。柴胡疏通气机，可舒畅胃肠气机，大凡肝络不疏，阳气不宣，气机郁滞不畅，脘腹胀满而不大便者，大剂量柴胡常获佳效。葛根辛甘性凉，具发散升提之性，善透解肌表之邪。与其他风药的辛散温燥不同，葛根独具甘凉辛润之力，主入脾胃之经，通过对胃阳的鼓动，助脾气之升清，上达胸中头面。

因柴胡、葛根同具升发透散之性，二位教授临床常取其鼓舞阳气、升提托举之功，用于治疗内脏下垂、脾虚泄泻等证；取其升宣通窍用于治疗头面五官诸窍不通；取其升清降浊用于治疗尿路结石、淋浊带下、湿热下痢；取其升清固摄用于治疗久泻、遗精、遗尿、尿频等。还常用于治疗多种痉挛性、抽动性疾病，以及颈椎病、腰肌劳损、扭伤、骨质增生、冠心病、心绞痛、高血压、期前收缩、脑血栓、偏头痛、突发性聋、眼底病、视神经萎缩、视疲劳、糖尿病和跌打损伤等病症。

需要注意的是，柴胡的用药剂量不同，功效发挥方向有所侧重。若用于引经或升提阳气则剂量宜小，一般用 3～6g，畅气而不耗气；若用于疏肝理气则用中等剂量 9～15g，且醋炒为佳，还需配伍养肝柔肝之品；若用于散邪解热则生用且剂量宜大，用 20～30g，甚至更大剂量，方能取效。而葛根其气轻浮，用药剂量宜偏重，一般应在 20～30g 甚至以上，剂量轻则效果不显。

第九节　发表论文一览

［1］王明杰，黄淑芬. 浅析龙之章《蠢子医》运用霸药的特色［J］. 中医药研究，1988（1）：38-40.
［2］黄淑芬. 试论治血先治风［J］. 中医杂志，1997（1）：9-11.
［3］郑国庆. 风药治血探微［J］. 吉林中医药，1999（4）：3-4.
［4］罗再琼，黄淑芬，王明杰. 论风药的活血作用及其特点［J］. 中医杂志，2000，41（8）：453-454.
［5］郑国庆. 论风药治血的机制［J］. 江苏中医，2000，21（8）：7-8.
［6］郑国庆. 风药是治疗血证新的切入口［J］. 湖南中医药导报，2000，6（1）：8-10.
［7］郑国庆，王艳. 风药治血与中风病证治［J］. 中国医药学报，2001，16（1）：13-17.
［8］罗再琼. 试论风药活血［J］. 中国中医基础医学杂志，2001，7（3）：57-58.
［9］王艳，郑国庆，王明杰，等. 治风活血法的机理及对家兔血瘀模型血液流变学的影响［J］. 中医药学刊，2002，20（5）：591-593.
［10］王明杰，黄淑芬，罗再琼，等. "治血先治风"及其应用研究［J］. 中国医药学报，2003，18（9）：545-546.
［11］王艳，郑国庆，王明杰，等. 治风活血法的配伍机制研究［J］. 中医药学刊，2005，23（5）：808-811.
［12］白雪. 王明杰教授运用风药配伍增效的经验［J］. 四川中医，2005，23（7）：8-9.
［13］王明杰，黄淑芬. 风药增效论［J］. 新中医，2006，38（1）：1-4.
［14］王明杰，黄淑芬，罗再琼，等. 风药新识［J］. 泸州医学院学报，2011，34（5）：570-572.
［15］王明杰，黄淑芬，罗再琼，等. 解表药之再认识［J］. 中医研究，2014，27（4）：1-5.
［16］何利黎，罗再琼，刘然，等. 防风增效下瘀血汤对肝纤维化大鼠 HPC-Ⅲ、ColⅥ、LN 的实验研究［J］. 国医论坛，2014，29（1）：22-24.
［17］刘然，罗再琼，何利黎，等. 风药生姜增效下瘀血汤对肝纤维化大鼠 HPC-Ⅲ、ColⅥ、LN 的影响［J］. 世界科学技术：中医药现代化，2014，16（3）：587-590.
［18］董丽，李波，张德纲，等. 以阿司匹林为例试论西药中药化研究的可行性［J］. 中医杂志，2015，56（2）：112-114.
［19］杨珊，江玉，王倩，等. 试述孙思邈应用风药的学术经验［J］. 中医杂志，2015，56（10）：895-897.
［20］江玉，闫颖，王明杰.《蠢子医》运用风药特色研究［J］. 中国中医基础医学杂志，2015，21（11）：1354-1355，1358.
［21］刘然. 风药生姜、秦艽对肝纤维化大鼠活血化瘀治疗的增效作用［D］. 成都：成都中医药大学，2014.

［22］何利黎．风药防风、羌活增效活血化瘀干预肝纤维化大鼠的实验研究［D］．成都：成都中医药大学，2014．

［23］王振春，罗再琼，罗欣雨，等．从象思维的视角认识风药及其性能［J］．时珍国医国药，2016，27（5）：1166-1167．

［24］王明杰、罗再琼．风药新识与临床［M］．北京：人民卫生出版社，2016．

［25］张馨月，张雪梅，孙琴，等．从风药开玄府论治脑卒中的思路探讨［J］．中国处方药，2021，19（10）：134-135．

［26］胡志鹏，杨茂艺，秦凯华，等．浅谈风药治疗血瘀证［J］．中医杂志，2018，59（20）：1791-1793．

［27］董丽．"风药开玄"理论在临床中的应用［N］．中国中医药报，2018-08-06（5）．

［28］董丽，张德绸，江云东，等．"风药开玄"理论在脑病治疗中的应用［J］．中华中医药杂志，2019，34（10）：4933-4934．

［29］董丽，杨思进，王饶琼，等．"风药增效"理论在新型冠状病毒肺炎治疗中的应用［J］．中医学报，2020，35（8）：1602-1604．

［30］叶俏波，江花，江玉，等．风药未必尽祛风，升散透泄用无穷：玄府学派名家论风药［J］．成都中医药大学学报，2020，43（3）：4-7．

［31］叶俏波，江花，江玉．顽症从风论治：王明杰黄淑芬临证用药心法［M］．北京：人民卫生出版社，2021．

［32］余海龙，吴新义，黄淑芬，等．"治血先治风"应用及研究进展［J］．实用中医内科杂志，2022，36（7）：24-26．

［33］杨思进，董丽，罗钢，等．基于"玄络"新概念创新运用风药开玄法防治心脑疾病［J］．中西医结合心脑血管病杂志，2022，20（19）：3490-3494．

［34］雷磊，江玉．基于玄府理论探析风药在便秘治疗中应用［J］．四川中医，2022，40（4）：29-32．

［35］董丽，杨思进．刍议"玄络"理论［J］．中华中医药杂志，2023，38（4）：1622-1625．

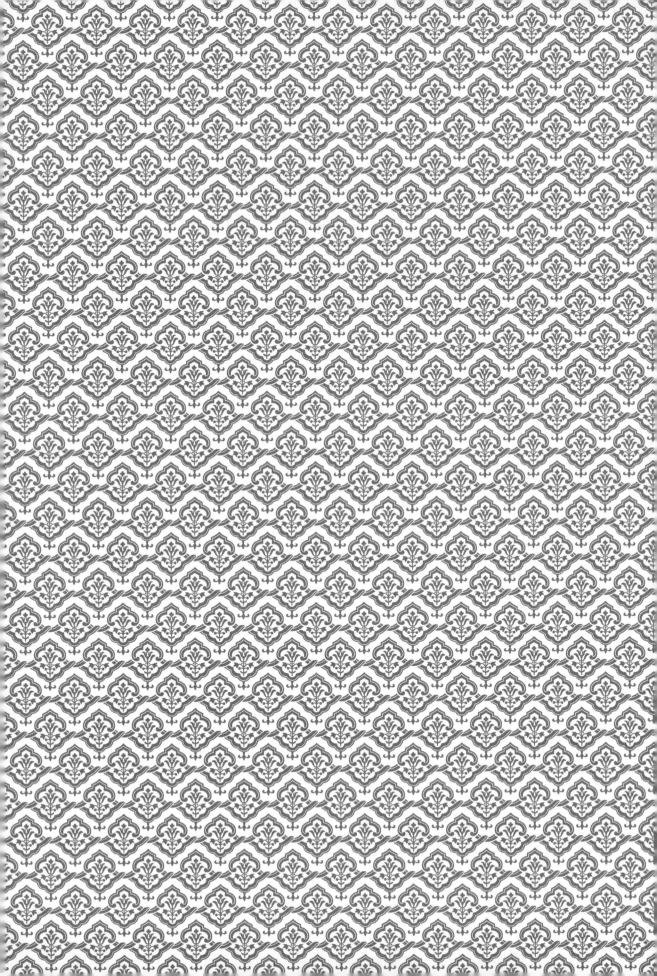

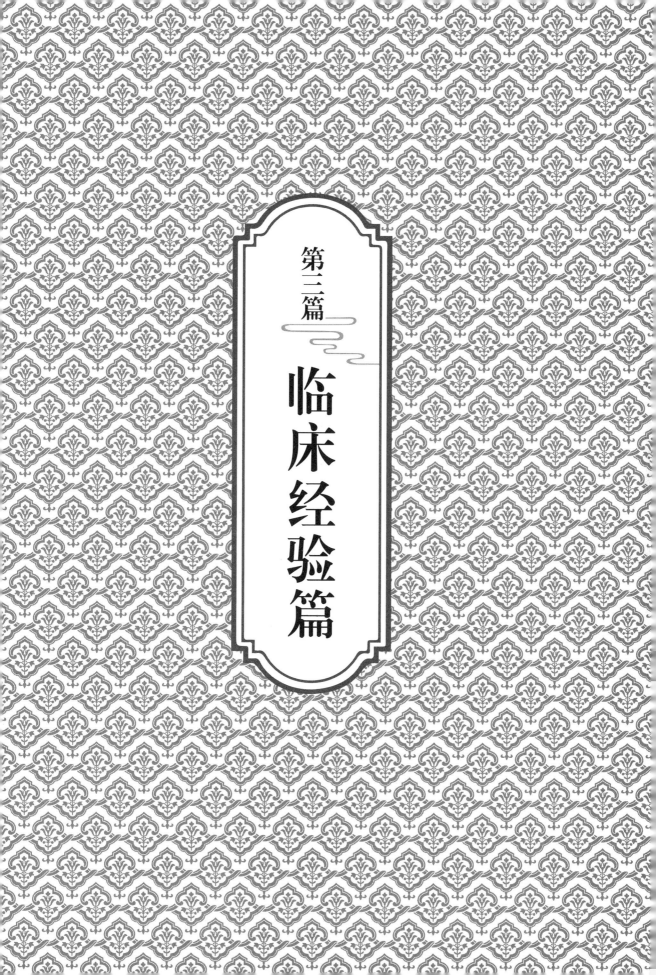

第三篇

临床经验篇

团队成员在该领域共发表论文 120 余篇（其中学位论文 15 篇）。在国内率先提出风邪是冠心病心绞痛的重要致病和诱发因素，发病特点属风病，心系疾病的发病机制为心之玄府不通，开通玄府为心系疾病治疗大法，风药虫药的独特性能，在防治冠心病心绞痛中占有十分重要的作用，研制的蛭龙活血通瘀胶囊、心安颗粒等医院制剂疗效显著，成果丰硕。

20 世纪 90 年代，黄淑芬教授在《试论治血先治风》一文中指出，冠心病心绞痛用辛温通阳宣痹的风药十分必要，如桂枝、细辛、羌活、葛根、柴胡、防风等，疗效可靠。其后郑国庆在王明杰、黄淑芬教授指导下于 1999 年发表《风药治血与冠心病心绞痛证治》一文，明确提出风邪是冠心病心绞痛的重要致病和诱发因素，其病位在心之络脉，属络病，发病特点属风病，并以风药治血理论为指导，阐述其治疗学机制有祛除致病因素，虫类风药活血通络、搜风止痉、风药治气、风药直接治血等多方面，并有一定的现代药理研究资料证实。2000 年罗再琼、黄淑芬、王明杰发表《论风药在冠心病心绞痛治疗中的地位与作用》，进一步指出风药具有辛、散、温、通、窜、透等多种特性，在冠心病心绞痛治疗中能多层次、多环节、多途径地发挥综合性的治疗作用。上述论文对此后冠心病心绞痛治疗从风论治起到了较大促进作用。白雪、王明杰 2005 年发表的《从玄府论治心系疾病的经验浅析》一文，明确提出心系疾病的发病机理为心之玄府不通，开通玄府为心系疾病治疗大法，介绍了运用风药和虫类药施治的经验。

在上述前期探索基础上，十余年来，杨思进教授带领众多学生围绕心系疾病的防治，进一步开展了全方位的临床与实验研究工作，取得了一系列富有开创性的成果，在国内具有一定的影响。

第一节　相关研究概述

一、理论探讨

随着对"心玄府""风药开玄"理论认识的不断加深，团队近年对动脉粥样硬化、高血压及糖尿病心肌病等进行了一系列理论探讨，提出了不少创新见解。

动脉粥样硬化是现代医学疾病名称，传统医学中并无相对的病名。团队从中医"脉痹"认识动脉粥样硬化，并指导开展相关研究。阿司匹林作为心脑血管疾病一级预防首选药物，在 2015 年发表的《以阿司匹林为例试论西药中药化研究的可行性》中，运用中药药性理论对其"中药化"的可能性加以分析得出，阿司匹林作为"风药"适用于多系统、多病症，是一味药性复杂、功效丰富的"中药"。

高血压归属于中医学"风眩""眩晕"等范畴，针对部分患者仅以血压升高，而无临床症状，尚无对应的中医病名诊断。在 2018 年发表的《从"脉胀"认识高血压病》一文从血脉理论进行探讨，认为"脉胀"从发生机制、脉象、病位等与高血压具有相关性，并发挥风药一药多效的特点加以论治，开阔了中医药论治高血压的诊疗思路。

在 2020 年发表的《刍议"消渴病心病"认识糖尿病心肌病》中指出，糖尿病心肌病既有"消渴"的表现，又有"心病"的症状，即可理解为消渴病变证于心，可命名为"消渴病心病"，而冠状动脉微循环障碍是糖尿病心肌病的最主要病理特点。在 2020 年发表的《基于"络病 - 玄府"，探讨糖尿病心肌病冠脉微循环病变》一文提出，微循环障碍与"络病 - 玄府"具有相似性，玄府闭塞不通最终形成冠状动脉微循环"虚、毒、瘀、滞、痰"等病理特点，借风药论治可发挥"1+1＞2"的增效作用，为后期研究提供新思路。

二、临床经验总结

病毒性心肌炎属中医"心悸"范畴。21 世纪初，团队着力于病毒性心肌炎的研究，2007 年发表的《杨思进教授对病毒性心肌炎的辨证用药经验》一文提到，应从心、肺、脾着手分层治疗，早期注重祛邪，益气养阴贯穿始终，并重视调理肺脾、疏肝理气。随着对"心玄府 - 细胞间隙"的理解，进一步丰富了对病毒性心肌炎的认识，在 2014 年发表的《基于玄府理论，探讨清心通玄法在病毒性心肌炎的运用》中指出"热毒怫郁，玄府不利"是其致病根本病机。随之在 2015 年《杨思进教授学术思想及经验总结》一文中明确指出"开通玄府为治病之纲领"，提出开郁补虚、清心通玄的治病大法，并研发院内制剂心安颗粒、蛭龙活血通瘀胶囊用于临床效果显著。整合既往研究基础，近年发表的《杨思进教授治疗心悸的经验总结》一文明确提出，心悸病因病机无非虚实两端，虚多以气虚、阳虚多见，也是发病的根本，实则以痰湿、瘀血为本病之标，贯穿整个病程始终。以益气温阳、祛痰化瘀为治疗原则，临证重用芪桂合温胆汤加减益气温阳祛痰，合用水蛭、地龙虫类药或川芎、防风风药活血化瘀，屡获奇效，对指导临床诊疗具有十分重要的意义。

肺心病属中医"肺胀""心衰"范畴，在 2009 年发表的《杨思进教授中西医结合治疗肺心病经验》中指出，肺心病以肺肾两虚为基础，痰饮、瘀血为病理产物，在 2010 年发表的《杨思进教授辨治心衰血瘀证经验》中明确了"水饮""痰浊""瘀血"为主要病理因素，以"补肺化痰，利水开玄"为治法研制"赤红补肺胶囊"（亦称肺心胶囊），临床运用治疗肺心病、心衰等，取得较好效果。

在前期风药诊治冠心病的基础上，2014 年发表的《杨思进教授运用风药治疗胸痹心痛经验》中进一步阐释了对风邪、胸痹心痛、风药三者的独特认识，形成胸痹心痛——"风病"辨证认识体系，进一步丰富其理论认识，指导后期相关试验研究。2018 年黄新春进一步总结了王明杰教授治疗冠心病心绞痛的经验方羌蝎开痹汤及其加减运用。

三、研发院内制剂

在"心玄府""风药开玄"创新认识基础上，杨思进教授研制的蛭龙活血通瘀胶囊、心安颗粒、肺心胶囊等作为西南医科大学附属中医医院院内制剂运用近 20 年，临床参与诊治冠心病、病毒性心肌炎、动脉粥样硬化、肺心病等疾病，临床疗效显著。

（一）蛭龙活血通瘀胶囊

作为中药复方制剂，以"益气祛风开玄"为治法，广泛用于治疗心脑血管疾病，目前已获国家发明专利（专利号为 200810147774.1）。临床试验证实：

1. **冠心病**   改善不稳定型心绞痛患者中医临床症状，可能与其降低血清炎症介质 Hcy、hs-CRP 水平有关（左英等，2012[①]）；亦可减少心绞痛发作次数和硝酸甘油用量，提高了临床疗效，其机制可能与降低 EF、vWF 及 GMP-140 水平，改善血管内皮和血小板功能，从而改善血管舒张功能、微循环状态，增加心肌供氧有关（江玉等，2013；李馨，2016）；对 PCI 术后患者具有心脏保护作用，可能与其降低 CK-MB、cTnI，降低 ET，升高 NO 及抑制炎症反应有关（彭娟，2017）；亦能有效改善心肌梗死后心衰患者的左心室射血分数、左室内径、BNP 及卫生经济学等指标（胡珊珊，2019）。

2. **动脉粥样硬化**   可通过降低冠状动脉粥样斑块患者 hs-CRP、5-LO、LP-PLA2 水平，提高斑块 CT 值，改善中医证候积分，增加斑块稳定性（张雨燕，2017）；能显著改善高血压颈动脉粥样硬化患者中医临床症状，降低颈动脉内中膜厚度和斑块总积分，与西药联合使用效果更加显著（白雪，2014）；可降低颈动脉狭窄患者 IMTmax、Grouse 积分及斑块不稳定性，与降低血清 Hcy 和 Fib 值有关；其中对颈动脉轻度狭窄患者的疗效优于阿司匹林（白雪，2017）；进一步研究发现蛭龙活血通瘀胶囊能降低颈动脉狭窄患者的 TC、TG、LDL-C 含量，减少 hs-CRP、TNF-α、IL-6 水平，说明与其降脂、抗炎的作用有关（董丽，2020）。

3. **其他**   可降低老年高血压患者 hs-CRP、Hcy 水平，改善其动脉硬化程度（白雪，2014）；对糖尿病心肌病患者具有协同降脂、降糖作用，升高 LVEF、E/A 值，改善心功能，缩短住院时间，降低不良事件的发生及经济费用等，提高临床疗效（董丽等，2019）。

---

① 研究时间，下同。

（二）心安颗粒

由黄芪、苦参、生地黄、板蓝根等组成，运用治疗病毒性心肌炎。临床试验证实：心安颗粒能降低患者 GOT、LDH、CK、CK-MB 等心肌酶指标，提高 IgA、补体 C3 含量及提高 CD3、CD4/CD8 比值等，进行免疫调节，增强免疫功能及消除病毒性心肌炎免疫病理改变，从而改善病毒性心肌炎患者临床证候积分、心电图及心功能改善等，能提高患者的治愈率及生存质量（杨思进，2000—2004）。

（三）肺心胶囊

主要用于肺源性心脏病患者。临床试验证实：可通过降低肺心病患者 IgA 水平，升高 C3 含量以及减低血、尿 β2-MG 水平，增强肺心病患者免疫功能，改善其血流动力学及微循环，改善异常心电图变化，改善胸部 X 线指标，降低肺动脉高压，提高心肺功能（杨思进，1996、1997、1999、2000）；与降低血浆 NT-proBNP、hs-CRP 水平有关（江云东，2010）；改善肺功能，降低肺动脉压，机制可能与抑制肺血管炎性反应有关（俞静，2014）；亦能改善缺血性心肌病左室功能（廖瑶，2014）。

四、相关动物实验

（一）蛭龙活血通瘀胶囊

主要用于慢性肺心病、肺气肿等疾病。团队前期建立了蛭龙活血通瘀胶囊的质量标准（陈玉兰，2009）；优选了蛭龙活血通瘀胶囊提取工艺（赵剑，2010）；急性毒性和长期毒性实验表明该药具有良好的安全性（罗萌，2009；白雪，2010）；并更新了蛭龙活血胶囊的制备工艺，新工艺制备方法可用于蛭龙活血通瘀胶囊的制剂制备（王蔚，2016）。

动物实验证实：对心肌梗死模型大鼠心肌细胞具有保护作用，可缩小梗死面积，其机制可能是促进 eNOS 激活，提高 VEGF 表达，抑制 ET-1 及 vWF 的表达，从而保护血管内皮细胞，促进梗死边缘区新生血管形成（杨思进，2013—2014；邹腊梅，2013）；能促进急性心肌梗死大鼠骨髓 EPCs 的动员，增加循环 EPCs 数量，其机制可能为增加外周血 $CD34^+$、$CD133^+$ 的含量，上调血管内皮生长因子 VEGF 的水平，促进骨髓 EPCs 动员的效应（李小林，2014；徐奎，2017；李长江，2018）；能显著降低大鼠血清Ⅰ型胶原蛋白和Ⅲ型胶原蛋白的比值，降低基质金属蛋白酶 -9 活性，抑制血管紧张素Ⅱ的分泌，改善心脏质量参数，重塑心肌细胞（廖瑶，2014）；可降低心肌梗死后大鼠的 LVEDD、LVESD，提高心肌梗死后大鼠的 LVEF、LVFS，改善心脏结构，降低心肌梗死后大鼠血清 BNP 含量，改善心脏功能，其机制可能为抑制心肌局部 Ang-Ⅱ、AT1R、TGF-β1 蛋白表达，抑制心肌细胞外基质的生成及沉积，抑制心肌纤维细胞增生从而减轻心肌纤维化，抑制心室重塑（谢永花，2016）；蛭龙活血通瘀胶囊可降低 TNF-α、B 型脑钠肽及血管紧张素 -Ⅱ，改善压力超负荷心力衰竭大鼠的心功能及心室重塑（江云东，2018）；改善 db/db 小鼠心脏功能，可能与上调脂联素，抑制 ICAM-1、VCAM-1 的表达有关（董丽，2019）。

（二）心安颗粒

主要用于慢性肺心病、肺气肿等疾病。团队前期建立了心安颗粒的质量控制标准（唐灿，2004；张开莲，2005—2009）；急性毒性和长期毒性结果表明，心安颗粒安全无毒（黄新武，2001）；心安颗粒体外具有较好的抗病毒作用（杨思进，2000；陈美娟，2006）。动物实验证实：

1. **病毒性心肌炎**　口服心安颗粒后，小鼠胸腺、脾脏等重要免疫器官重量增加，腹腔巨噬细胞吞噬功能增强，PHA 刺激的淋巴细胞转化率提高，使血清 IgA、IgG、IgM 升高，大、中剂量组与黄芪精作用相当，表明心安颗粒具有增强非特异性和特异性免疫功能作用（凌体淑，2000；陈美娟，2005—2006）；可增加小鼠腹腔巨噬细胞的吞噬百分率和吞噬指数，明显促进淋巴细胞的转化，增强免疫功能（尹思源，2003）；心安颗粒能降低病毒性心肌炎小鼠心排血指数，减少心表面出血点检出率，减轻心肌组织病理损伤，降低血清 LDH 含量明显，中和抗体，降低病毒滴度，延长小鼠存活时间，对病毒性心肌炎小鼠具有抗病毒、缓解心肌炎症作用（陈美娟，2006—2007）；在抑制病毒复制，降低血清 NO 浓度、心肌中 IFN-γ 及 Caspase-3 蛋白表达水平方面，心安颗粒显示出优于利巴韦林的趋势，其作用机制可能与抑制 NF-κB 信号通路的激活及病毒复制，调节 Caspase-3 蛋白表达水平，减弱凋亡信号传导，抑制心肌细胞凋亡、下调 CVB3mRNA、TNF-α 和 IL-6 蛋白表达水平等有关（高源，2017；陶莉莉，2017）。

2. **心律失常**　心安颗粒对正常家兔和缺血性家兔心室肌的 APD50、APD90 有显著的缩短作用，对 APA、Vmax 具有增加作用，延长乌头碱、氯化钙引起的大鼠心律失常的潜伏期，缩短持续时间，MEST 分值降低，具有抗实验性心律失常的作用（陈美娟，2004；杨思进，2005—2006）；心安颗粒可减轻脑心综合征大鼠心电图的异常发生率，对心肌细胞具有保护作用（黄帅金，2014；杨思进，2014）。

3. **心肌缺血**　心安颗粒剂量依赖性地使垂体后叶激素性心肌缺血发生率明显降低，高剂量组与复方丹参片作用相当，具有抗实验性心肌缺血的作用（陈美娟，2005）；心安颗粒能降低心肌缺血大鼠损伤心肌中 NO、iNOS、总 NOS 含量，能降低大鼠心肌缺血大鼠心肌组织中 MDA、升高 SOD，能抑制心肌缺血大鼠心肌 Ca^{2+} 超载，实现抗心律失常作用，高、中剂量组与黄芪精口服液作用相当（陈美娟，2005—2006；刘大勇，2008；杨思进，2008；刘奇，2009—2010）；心安颗粒有良好的抗大鼠冠状动脉结扎所致的急性心肌缺血作用，且高、中剂量组与稳心颗粒组作用相当（白雪，2009—2010）。

（三）肺心胶囊

主要用于慢性肺心病、肺气肿等疾病。前期团队制订了肺心胶囊质量标准（张开莲，1999）。动物实验证实：肺心胶囊能减轻对氯化铁所致的肺心病各重要脏器的损害作用，能提高小鼠对氨水刺激的耐受性；提高机体的细胞免疫和体液免疫功能（尹思源，2002）。

第二节　代表论文选录

一、学术经验类

（一）风药治血与冠心病心绞痛证治

郑国庆

1. 病因病机探微　冠心病心绞痛由脏腑阳气虚衰，风邪冷热乘于心，客于手少阴之络而发为心痛。《灵枢·五邪》谓："邪在心，则病心痛。"又《诸病源候论·心痛病诸候》曰："心痛者，风冷邪气乘于心也。"说明风冷邪气乘于心，致心络阻滞或心络痉挛，可猝发心痛。但在更多的情况下，风为百病之长，其性能独兼五邪而犯心，成为心绞痛的重要诱因，如《太平圣惠方·治卒心痛诸方》谓："夫卒心痛者，由脏腑虚弱，风邪冷热之气，客于手少阴之络。"《圣济总录·心痛总论》亦谓："从于外风，中脏既伤，邪气客气。"因正气亏虚，阳气不足，不能温煦血脉或推动血行，造成了发病的倾向，每在气候变化，季节交替，骤遇冷热之时，或情志内伤、饱食伤脾，体内阳气变动产生内风，《临证指南医案》谓："内风乃身中阳气之变动"，易受外风引发，风邪乘心而诱发心痛。

病位在心之络脉。《素问·缪刺论》谓："邪克于足少阴之络，令人卒心痛。"又《诸病源候论·久心痛候》谓："其久心痛者，是心之别络，为风之冷热所乘痛也，故成疹，不死，发作有时，经久不瘥也。"明确指出心绞痛属络病和久病入络的观点。又据叶天士"久痛入络""久病入络"的观点，在临床上，胸痹心痛患者，心痛发作有时，久而不已，当属络病无疑。但亦有其特殊性，冠心病心绞痛患者常有新病即直伤心络而成络病者，因病属络病病机主要为心络阻滞和心络痉挛。络脉具有联络，故本病多缠绵难愈，病位深固，久发频发，正邪胶着，不易速愈。

经脉，渗灌气血的功能。心之络脉则主要渗灌气血以濡养本脏，若邪犯心络，致心络中气机郁滞，血行不畅或凝痰结聚，阻滞脉道，致络中气滞痰瘀湿浊互结互病，相互影响；若正气亏虚或中脏损伤，致心之阳气不足无以温养，心之阴血亏虚无以濡养而不荣则痛，或因虚致实，气虚血滞痰凝，阻于络中，心络愈虚，实邪愈滞，以致虚实夹杂，正虚邪愈；络阻日久，痰瘀湿浊可郁蒸腐化，凝聚成毒或化热生风，故胸痹心痛常由心络阻滞，不通则痛所致，而阻滞心络的病理产物主要有痰瘀、湿浊、水气、热和毒邪，此与现代医学冠心病心绞痛由冠状动脉粥样硬化引起的病理表现相符，亦说明其引起的胸痛常为压迫、发闷或紧缩性，也可有烧灼感，常伴濒死的恐惧感，但疼痛不尖锐，不像针刺或刀扎样，因其痛并非单纯血瘀所致，故活血化瘀仅是一重要治法而已。又《素问·邪气脏腑病形》曰：心脉"微急为心痛行背"，《诸病源候论》亦谓"心脉急为心痛引背"，心络细窄易滞，其挛急、拘急可诱发心绞痛，此与近年倡导的"冠状动脉痉挛学说"相符。有学者认为久病入络之涵义，不仅是血络瘀滞，实泛指脏腑器质性损伤，络病不仅包括微循环障碍、微血管失调、微环境紊乱，也包括细胞基质的病变。

冠心病心绞痛反复发作，有发生急性心肌梗死或猝死的危险。同时，由于络脉有浅深，络中有气血，络邪有久暂，其所阻滞的络脉各异，部位不同，程度有别，故冠心病心绞痛的分型复杂，目前尚无法达成一致，其临床表现多样，病变轻重程度差异很大，病情复杂，多虚实互见，寒热错杂。

发病特点属风病，《诸病源候论》有"发作有时""乍间乍盛"的记载，指出其阵发性和反复发作的临床特点，且发作时疼痛常放射至左肩、左臂内侧达无名指和小指，或至颈咽或下颌部，说明本病具有中医学风邪"善行而数变"的特点，揭示心绞痛与风有内在的联系。

2．治疗学机制

（1）祛除致病因素：据《素问·至真要大论》"必伏其所主，而先其所因"之理，风邪是冠心病心绞痛的重要致病和诱发因素，且其发病与风有内在联系，故辨证求因，审因论治，利用风药祛除致病因素，振奋人体气化功能，促进血流畅达，消散瘀滞，是风药作用的独特之处，往往能收事半功倍之效。

（2）虫类风药活血通络：由于心络阻滞和心络痉挛是冠心病心绞痛的基本病理，虫类风药以走窜见长，擅疏通经络壅滞，所谓"飞者升，走者降，血无凝着，气可宣通"，功能行气散结或活血化瘀，且能祛风止痉而入络搜风，缓解冠状动脉痉挛，共收止痛之功。

（3）风药畅气：风药多具轻扬之性，或含芳香之气，善于开发郁结，宣畅气机，从而有利于血脉通调，所谓"善治血者，不治有形之血，而求之无形之气"。辛温风药，味辛能行，性温能通，长于宣通阳气之阻碍，使阳气通达则血液流行。风药善行气升阳解郁，能疏通气机，调畅气血，对冠心病心绞痛情志失调、肝气郁结者，或常由情绪波动诱发者颇宜。脾以升为运，以运为健，风药具升、发、散的特点，同气相求，善升举脾胃阳气，促进脾胃功能的恢复，使脾气壮旺，气血生化有源，行气有力，对冠心病心绞痛属脾虚气结，聚湿痰阻血瘀者，或常由饮食饥饱诱发者甚合。

（4）风药直接治血：《素问·调经论》谓："病在脉，调之血"。风药本身就有确切的活血化瘀作用，可直接入血分治血，如风药川芎是公认的活血化瘀药；蜈蚣、地龙、乌梢蛇、钩藤有活血抗凝作用；本草记载天麻"条达血脉"（《药品化义》），荆芥"下瘀血"（《神农本草经》），刺蒺藜"主恶血"（《神农本草经》），桂枝"温中行血"（《本草再新》）等。值得指出的是，风药治疗冠心病心绞痛，不是单一作用，往往是协同综合性作用的结果。

（5）现代药理研究证实：风药治疗冠心病心绞痛已被大量药理实验研究所证实。祛风药能改善心肌营养，提高心血管生理功能，主要取"升阳逐邪"之功，对冠心病等心肌供血障碍、心脏贮备功能降低等病，症见气坠心空、神疲不适、脉弱舌淡的阳气下陷症状时，祛风药能扩冠，改善供血，如麻黄、桂枝、细辛、白芷、前胡、桑叶、菊花、葛根等，配伍黄芪、附子、黄精、人参、淫羊藿等益气温阳药，可调整代谢，增加能量供应，改善神经体液调节作用，因而提高心脏贮备功能和应激能力。同时，心血管功能状态有异，辛凉风药如葛根、升麻、菊花能降压、减慢心率，适用于脉数者，而辛温风药，如麻黄、桂枝、生姜能升压，提高心率，适用于脉缓者。

祛风湿药能扩冠，改善心肌营养，提高心脏功能。缺血性心脏病属心痹范畴，祛风湿药能扩张冠状动脉，改善心肌血液循环，治疗冠心病心绞痛，改善心功能有较好效果，药如威灵仙、桑寄生、独活、海风藤、刺五加、徐长卿、鹿衔草等。

镇肝息风药治疗心绞痛除降低交感神经兴奋性，直接扩张冠状动脉，减轻血液黏滞外，可能还有改善心肌收缩力，收缩速率，心肌挛顺性的因素，药如天麻、刺蒺藜、蜈蚣、全蝎、蝉蜕等。

（二）从玄府论治心系疾病的经验浅析

白雪、王明杰

1. 心系疾病的发病机理为玄府不利　传统中医理论认为心系疾病多为心之气阴不足，心脉瘀阻所致，表现为血脉运行障碍和情志思维活动的异常。王明杰教授将刘河间的"玄府学说"更进一步地发扬运用，指出心系疾病的发病亦为心之玄府不通，或为外邪侵袭、痰食瘀阻，而令玄府闭塞；或为气血精气衰竭，导致玄府自闭，从而使心失去正常的"主血脉""主神明"的功能，导致气失宣通、津液不布、血瘀痰阻、神无所用的病理机制。临床上可表现为"心悸""胸痹""失眠""厥证"等多种病症。

2. 开通玄府为治疗心系疾病大法　传统治疗心系疾病常用"补气、养血、祛痰、化瘀"之法，但疗效并不令人满意。王明杰教授根据玄府不利导致各种心系疾病的产生而提出"开通玄府"为治疗心系疾病的根本方法。他认为"气、血、津、液、精、神在人体的运行虽然各有其道，然而在玄府这个最小层次却是殊途同归，通则俱通，闭则俱闭"。因此只要玄府得通，气血津液运行通畅，神机得用，各种病理产物自然得以清除，从而恢复心脏的正常生理功能。具体来说，王明杰教授开通心之玄府常用药物有：芳香开窍类药，如麝香、冰片、牛黄、石菖蒲等；虫类药，如全蝎、蜈蚣、僵蚕、地龙等；疏肝理气类药，如柴胡、香附、青皮、郁金等；活血化瘀类药，如当归、川芎、红花、茺蔚子等；祛风发表类药，如麻黄、防风、细辛、羌活、葛根、羌活、马钱子等。王明杰教授把疏散外风药物称为风药。他认为该类药物具有祛散外风、透发郁热、宣畅气血、祛瘀通络、胜湿祛痰之功，临床运用时只要准确把握病机，合理配伍组方，就能充分发挥其治疗作用，起到较好的临床疗效。风邪直中，风药散之；火热郁结，风药发之；瘀血内阻，风药行之；痰湿内蕴，风药盛之。另一方面，王明杰教授认为心系疾病常缠绵难愈，反复发作，因此病邪沉痼，非虫类药物攻冲走窜而不能很好地开通心之玄府，起到活血通络、行气消滞之功，因此他亦喜用虫类药物。王明杰教授专门指出在虫类药的运用中一定要注意炮制方法，因该类药多具有小毒，如蜈蚣、全蝎、穿山甲最好是烘干研末冲服，僵蚕、地龙可入汤剂煎服。剂量上从小量开始，逐渐加大用量至病人能耐受而无副作用。如全蝎，王明杰教授曾最大用至12g，大大超过《中华人民共和国药典》所载。他认为只要炮制得法，此类药临床应用是安全的，且往往能收到很好的疗效。

（三）基于玄府理论，探讨清心通玄法在病毒性心肌炎的运用

董丽、杨思进等

病毒性心肌炎是嗜心肌病毒感染引起的以心肌非特异性间质性炎症为主要病变的心肌炎，笔者认为，玄府"万物不有""尽皆有之"，病毒性心肌炎的西医发病机理与传统医学玄府理论的"玄府-细胞间隙"假说在结构及功能上存在着异曲同工之处。

1. 从心玄府认识病毒性心肌炎　病毒性心肌炎是一种间质性炎症，病发部位在心肌间质。西医学认为，细胞与细胞之间存在着细胞间质，含纤维、基质、流体物质（组织液、淋巴液、血浆等），起着支持、保护、连接和营养的作用，与"玄府-细胞间隙"吻合，甚至后者更为深入。"细胞间隙"有着更为广泛的意义，涵盖不仅仅是细胞间质，还包括细胞内外联系通道——细胞膜离子通道、载体等。玄府是从"孔""门"等生化的概念，结构上也应有其"孔隙"属性，细胞间隙及细胞膜上的微细的离子通道才是发挥玄府物质交换（"气液宣通"）甚至是信息交流（"神机出入"）的物质载体，这与孙学刚的"肝玄府-肝窦周间隙"与郑国庆提出的"玄府-血脑屏障"认识有着类同性。

病毒性心肌炎属中医"心悸""怔忡""胸痹"范畴。急性期因正气不足，外感温热或湿热毒邪侵袭，入里化热，蓄结于心，耗气伤阴，"阳热易为郁结"，"如火炼物，热极相合，而不能相离，故热郁则闭塞而不通畅也"，病情缠绵不愈，慢性期则为热毒郁结不散，闭塞心之玄府，气血津液运行不畅，气滞、痰凝、血瘀则随之产生，且三者之间相互为患，胶着不解，病久入络、入血，遂邪毒深入经隧脉道。因此，病毒性心肌炎的根本病机为"热毒怫郁，玄府不利"，急性期以正气不足，腠理空虚，邪毒乘虚淫心，玄府密闭，气血怫郁为主，慢性期以痰瘀涩滞，玄府闭塞，气阴两伤为主，纵观本病，清心通玄法为其根本治疗大法。只要心之玄府一通，气血、津液能得以正常敷布、流通，气血归于正道，津液归于正化，瘀血、痰浊、气滞也能够随之而解，虽然未用通络、化痰之品，但仍然能起到活血、利湿、除痰、通利玄府的功效。

2. 以清心通玄为法，创纯中药制剂"心安颗粒"　以清心通玄法为治疗法则的心安颗粒，是杨思进教授课题组数年临证反复验证研发而成的复方纯中药制剂，由黄芪、苦

参、赤芍、板蓝根等中药组成。"正气存内，邪不可干；邪之所凑，其气必虚"，所谓辨证求因，审证求本，玄府本虚，则治病求本，遂以补益通玄府，故方中黄芪为君药，益气，御风，托毒；"毒"是关键肇始因子，以苦参、板蓝根清热解毒，赤芍凉血活血，共奏热毒郁解，玄府自以通。纵观本方，诸药配伍得当，标本同治，补而不滞，凉而不遏，故正复邪去，玄府通利，证解病愈。临证以本方为基础，急性期可加连翘、防风之属，正如"上焦如羽，非轻不取"，借风药轻灵之性，开合玄府郁结之气；慢性期可加蝉蜕、僵蚕、地龙之品，借虫类风药入络搜风，痰瘀涩滞得除，玄府以通，气液得以宣通。大量临床试验亦证明：清心通玄法对急性病毒性心肌炎有良好的疗效，能明显改善患者的主要临床症状，具有调节体液免疫、细胞免疫、降低心肌酶、体内外抗 CVB3、抗心律失常等作用，体现了多靶点、多效应的特点，具有较好的心肌保护作用，显示出良好的应用前景。

（四）王明杰教授运用中医玄府理论治疗心绞痛的经验

黄新春、王明杰

玄府理论作为传统中医理论中的重要部分，在中医辨病辨证和临床诊疗中具有重要意义。"玄府"本意为汗孔，《素问·水热穴论》"所谓玄府者，汗空也"即证。中医历史上金元四大家刘完素采古释今，窥斑知豹。对玄府的本意加以衍生，从中医微观角度，赋予其气血灌渗、津液代谢、荣卫输布、精神升降出入门户的定义，其著《素问玄机原病式》释义玄府是一种微小的结构，人体内外脏腑皮毛乃至世间万物无所不有，若玄府闭塞，便失去了其正常功能。

王老根据刘氏的论点总结出玄府有三特性：①普遍存在性。人体五脏六腑、骨肉皮毛、五官九窍均有玄府的存在。②形态微观性。"玄府"，意其结构细微，尺度毫厘，人眼不能见。③功能通畅性。玄府作为身体内部无处不有的极微小通道，气血精津液通过玄府的正常输布，保证了各组织器官的正常生理状态。故玄府以通为用，以闭为忌。王老指出，刘氏玄府学说的提出，标志着中国传统医学对人体微观结构认识的开拓创新。玄府作为气血精津液通行的微观结构基础，其正常功能的实现有赖于其正常的开合，而玄府闭塞被认为是疾病发生的基础，其所造成的气血精津液在体内的运行失司及升降出入障碍是疾病形成的重要原因。因此，玄府闭塞可为百病之根。

心绞痛是以心前区短暂压榨性、放射性疼痛为主要表现的一组临床综合征。西医认为本病是因冠状动脉狭窄或阻塞以致冠状动脉供血不能满足心肌代谢的需要，从而造成心肌缺血缺氧而致心前区疼痛。冠状动脉狭窄的主要原因为血管内膜受损而引起管壁钙化及脂质堆积，进而形成粥样斑块堵塞血管。中医学以胸痹心痛解释本病，一般认为病因多由正气虚损、饮食不节、情志不畅、寒凝气滞等诸因导致，病理因素多为气、痰、瘀、寒等。《中藏经》云："痹者，闭也。"痹有闭塞不通之意。以玄府理论析要，心绞痛病机关键当为玄府闭塞。身为五脏六腑之大主的心脏及心脉均存在自身的玄府结构。冠状动脉粥样硬化所引发的心绞痛可阐释为心脉之玄府病变；心痛、心悸等症状的出现，则是心脏之玄府病变所致。中老年为冠心病的高发年龄段，其机体特点为正气不足，易致玄府失养而痿闭，加之饮食、情志、寒邪等外感内伤因素的影响，首先是心脉玄府受病，内中之气血津液渗灌不利，逐渐形成实性病理产物如痰饮、瘀血等堆积阻塞，造成脉道不畅，气血郁滞；进而引起心脏玄府闭塞，从而产生胸痹心痛各症。要之，心绞痛的病机演变是一个动态发展过程，起始环节是心脉玄府闭塞，终末环节是心脏玄府闭塞。病机可概括为"正气虚 - 玄府闭 - 痰瘀生 - 心脉阻 - 气血郁 - 玄府闭"。气血津液输布障碍为其基本病机，而玄府闭塞是其病机形成的关键所在。

（五）杨思进教授运用风药治疗胸痹心痛经验

董丽、杨思进等

1. 风邪在胸痹心痛发病中的地位　风邪不仅是胸痹心痛重要的始动因子，更是发病的中枢环节，参与火、痰、瘀病理因素的形成与转化。①风火相生：胸痹心痛发生过程中，多有五志化火、气郁化火导致火热内生，化风生燥而成风火相生之患。②痰瘀互结：阳微阴弦中的"阴弦"即指痰瘀寒凝结于心脉，导致心脉闭阻不通，详究其因，风邪为其肇始之因。其一，《素问·五脏生成》："卧出而风吹之，血凝于肌肤为痹，凝于脉者为泣，凝于足者为厥。"风邪为百病之长，因外感风邪，涩滞营卫，流着经络，气机逆乱，遂成痰成瘀。其二，风火相生，热则灼血成瘀，炼液成痰，风则引邪肆虐，流窜脏腑经络，闭阻心脉，心失所养而为胸痹心痛。《东医宝鉴》："痰者，津液因热而成，热则津液熏蒸而稠浊故名，曰痰。"《医林改错》："受热则煎熬成块。"其三，胸痹心痛缠绵难愈，病久入络，入血，瘀血内生，"瘀血日久，亦能化生痰水"（《血证论·阴阳水火气血论》）。瘀源于血，痰本乎津，津血同源，同为阴邪，痼结不解，必生痰瘀互结之变。因此，风邪在胸痹心痛发病机制中有着独特的地位，可作为肇始之源而诱发，亦可作为中枢环节，参与火、痰、瘀病理因素的产生，这就为风药的应用提供了依据。

2. 胸痹心痛多呈风性　胸痹心痛发病特点属风病。其一，发病时间而言，胸痹心痛发病多在肝气所主之时，《素问·脏气法时论》曰："心病者，日中慧，夜半甚。"此夜半即肝气所主之时，肝为风木之脏，"肝气通心气利，肝气滞心气乏"（《薛氏医案》）、"肝旺则心亦旺"（《石室秘录·五脏生克》），说明与肝风、肝气相关甚密。其二，临证表现而言，胸痹心痛发病部位、表现形式、性质特点均不一，部位或头颈、胸胁，或左手臂、下颌部；"发作有时""卒间乍盛"（《诸病源候论》），多突发性、阵发性，或放射性，性质或压榨感，或紧绷感，颇类似"风性善行而数变"的特点，揭示胸痹心痛与风有着内在密切的联系。

3. 风药在胸痹心痛中的治疗学机制　风药亦称"动药"，有着"升、散、行、透、动"的特点，对治疗胸痹心痛并非单一作用，而是作用于疾病各个环节，多层次、多途径地发挥着协同综合作用。

（1）祛风散火：《素问·至真要大论》："必伏其所主，而先其所因。"风邪作为胸痹心痛的重要致病因素，辨证求因，审因论治，祛除内、外风之法往往能收事半功倍之效。祛外风药，气轻味薄，辛散宣泄，善用桑叶、菊花、防风、细辛、葛根之品；气郁内火自生者，善用柴胡、香附、青皮、郁金、栀子等，芳香辛散，怫郁得除；五志过极甚者，善用龙骨、牡蛎、远志、知母之属潜镇摄纳，五志得平，亢火自散。

（2）宣痹通络：心脉闭阻是胸痹心痛的基本病理，因虫类风药以走窜见长，擅疏通经络壅滞，开启孔窍闭塞，故能通利心络，善止痹痛，尤如"飞者升，走者降，血无凝着，气可宣通"。善用如水蛭、地龙、全蝎、蜈蚣、蝉蜕、僵蚕、乌梢蛇等虫类风药入络，祛风止痉，搜风剔络，以期宣痹，通络，止痛。

（3）豁痰祛瘀：叶天士"久痛入络""久病入络"。痰瘀互结是胸痹心痛重要的病理产物，"病在络，则治在血"（《素问·调经论》），"治病必求于本"，豁痰祛瘀则是其主要治疗原则。黄淑芬在前人"治风先治血，血行风自灭"理论基础上提出"治血先治风，风去血自通"及风药增效理论，借风药辛温通阳，轻扬宣泄，奏活血化瘀之功效，常用川芎（血中气药）、刺蒺藜（"主恶血"）、天麻（"条达血脉"）、桂枝（"温中行血"）；或因风药温燥芳香，借其消除痰湿浊邪，燥湿化痰，选用半夏、薤白、茯苓、全瓜蒌、枳实等。

（4）补肾通阳："阳微阴弦"为胸痹心痛的主要病机，因脾肾阳气衰微，温煦鼓动乏力而致。常选用杜仲、淫羊藿、桂枝、补骨脂、桑寄生、刺五加、淫羊藿、菟丝子、巴戟天等辛温风药，味辛能行，性温能通，温肾助阳，佐之桔梗、薄荷、桂枝、防风引药上行，斡旋上下，以达宣通心阳而通络止痛。

（5）宣畅郁气：所谓"善治血者，不治有形之血，而求之无形之气""气为血之帅"，胸痹心痛病在血分，杨思进教授善利用风药轻扬之性或芳香之气，宣畅气机，气血同治，相辅相成，如防风、连翘、葛根、桔梗、瓜蒌壳、紫苏之属理气宽胸，对于肝郁不舒者用香附、薄荷、郁金、柴胡、海风藤、川楝子、延胡索等调和肝气，对肝气郁结者颇宜。

现代药理研究证实，祛风药能改善心肌营养，提高心血管生理功能，提高心脏贮备功能和应激能力；祛风湿药（威灵仙、羌活等）能扩张冠状动脉，改善心肌血液循环；镇肝息风药（钩藤、天麻等）能直接扩张冠状动脉，减轻血液黏滞，还能改善心肌收缩力等，从而从现代医学角度论证了风药治疗胸痹心痛的可行性。

4. 杨思进教授经验方——蛭龙活血通瘀胶囊治疗胸痹心痛　杨思进教授临证治疗胸痹心痛，每多用风药，且效如桴鼓，并拟定纯中药制剂"蛭龙活血通瘀胶囊"（国家专利号：200810147774.1），方由黄芪、水蛭、地龙、大血藤、桂枝等组成，充分利用风药，以达风药增效的效果。方中黄芪益气御风，"治大风癞疾"（《本草纲目》），《医学衷中参西录》亦言："黄芪不但补气，实兼能治大风也。"水蛭、地龙为虫类风药，善入血分，搜剔经络、筋骨之顽痰瘀血，《神农本草经百种录》云："水蛭最喜食人之血，而性又迟缓善入，迟缓则生血不伤，善入则坚积易破，借其力以攻积久之滞。"是故"凡破血药，多伤气分，惟水蛭味咸专入血分，与气分丝毫无损"。大血藤又名红藤，味苦涩微甘，性温善行，具有清热解毒、活血祛风、通经作用，少佐桂枝，味薄气轻，温通静脉，同时作为引经药，"为诸药先聘通使"，能"宣导百药"，合而起到治风活血、温阳通络的综合效果。大量的临床观察及药理研究表明，本方具有增加冠状动脉血流量、改善心肌缺血缺氧状态、抗血小板聚集、保护血管内皮细胞功能、抑制动脉粥样斑块形成及内膜增生、改善微循环、加强心肌收缩力等多靶点作用。因此，进一步研究风药治疗胸痹心痛的作用机理，总结规律，为深入探讨中医药治疗胸痹心痛或其他疑难杂症的价值提供研究可能性。

（六）基于"络病 - 玄府"探讨糖尿病心肌病冠脉微循环病变

董丽、杨思进等

1. 冠状动脉微循环与"络病 - 玄府"的相关性　心肌微循环是指由心肌微动脉、毛细血管及心肌微静脉构成的微循环系统，管腔细小，通透性高，穿行于组织、细胞之间，相互交织成网，迂回曲折，也是组织与血液之间物质代谢、能量交换的最主要场所。

冠状动脉微循环应属中医学络脉理论范畴。张伯礼院士认为，微循环障碍的病理实质是"久病入络"。络脉的概念首见于《灵枢·脉度》，曰："经脉为里，支而横者为络，络之别者为孙。""络脉"是经脉别出的分支，逐层细分，纵横交错，《医门法律·络脉论》曰："十二经生十二络，十二络生一百八十系络，系络生一百八十缠络，缠络生三万四千孙络，自内而生出者，愈多则愈细小……亦以络脉缠绊之也。"《灵枢·小针解》"节支交，三百六十五会者，脉络之渗灌诸节者也"，明确指出络脉是输注人体气血并濡养官窍的细小通道，纵横交错，外至肌腠，内达脏腑，纵横交贯，遍布全身，将人体内外、脏腑、肢节联系成一个整体。

玄府理论源于《内经》，建立于金代刘河间《素问玄机原病式》，王明杰教授认为玄府由孙络进一步分化，是分布广泛、结构极其细微、肉眼所不能看见的组织结构，是人体结构层次中最为细小的单位，营卫的流行，气血的灌注，津液的布散，神机的运转都有赖于玄府的通利。

"玄府为络脉之门户"，玄府是"络脉"通路上的孔穴，是精神、营卫、气血、津液出入流行之纹理，是气血津液出入的枢纽，可代络脉行使其功能，协调机体的整体平衡和维持内环境的稳定。正如金代刘完素《素问玄机原病式》曰："玄府者，谓玄微府也，然玄府者，无物不有，人之脏腑、皮毛、肌肉、筋膜、爪牙，至于世之万物，尽皆有之，乃气出入升降之道路门户也。"常成成等提出"孙络 - 微血管"概念，作为维持脉络末端营卫交会生化的基本功能单位；周水平等认为"络病"包括微动脉、毛细血管、微静脉等微小血管物质基础及其功能调节机构，即"微血管病变"与中医"络病"有相对应的生理基础，两者具有一定相关性；郑国庆等认为玄府可能由细小的孙络进一步分化而形成的一种细络系统，调节着络脉中气机的升降出入以及气血津液的流通。因此，玄府的开合正常，气血精微传输得以周流不息，一旦络脉绌急或不荣或阻滞，玄府闭塞，将"气失宣通，津液不布，血行瘀阻，神无所用"。

在《素问·经络论》中将络脉系统分为阴络与阳络："经有常色而络无常变也……阴络之色应其经，阳络之色变无常。""阴络即脏腑隶下之路"（《临证指南医案》），行走于心肌组织、细胞深部，纵横交错，细小纤微，如环无端，流注不已。心络因走行于心肌组织深部，也是普通"药所不及"之处，现代医学常束手无策，而中医通过虫类风药、活血通络方药等达到意想不到的疗效。

2. 玄府闭塞是冠状动脉微循环障碍"久病入络"的根本病机　玄府为络脉之门户，是津液出入之通路，可代络脉行使其功能。《灵枢·本藏》指出"经脉者，所以行血气而营阴阳，濡筋骨，利关节者也"，而络脉功能的行使倚赖玄府开合有节，其中，玄府侧重气液流通，运转神机，而络脉侧重在血，精血周营不休。心络分气络和血络，气络弥散输布经气，血络双向渗灌血液，总司运行精、气、血、津液的输送及相互渗透，吴以岭从时间、空间和功能角度，首次提出"三维立体网格系统"及"络脉-血管疾病系统"假说，对络脉系统进行了高度概括，与冠状动脉微循环具有高度相关性。

疾病的发展是渐变的过程。清代名医叶天士在《临证医案指南》谓"初病在经，久病入络，以经主气，络主血"，反映疾病初期，邪气在心之气络，气机失调，久病病邪由浅入深传变，则以实质虚损、血络不通为主。《灵枢·寿夭刚柔》"久痹不去身者，视其血络"，是"久病入络"思想的萌芽。经脉隐伏循行人体深部，且阴络作为附于脏腑囊下之络，因其位置深藏的特异性，决定其久病"入阴络"。

《医原》曰："络脉由外而里，其气缓，缓则行迟，迟则有血无脉，其色紫。"糖尿病心肌病的发生，性质多为本虚标实，本虚为心络气虚为主，兼阳虚、阴虚，心之气络亏虚，"血为气之母"，则心之血络乏源，络脉亏虚，血行不利；或"气可行血"，气虚推动无力，则气血津液输布障碍，血滞为痰，津凝为痰，痰瘀阻络，或经气阻滞，心血络运行障碍，引起脉络瘀阻，心络失养，令心失其用，小疾积大，大病沉疴，缠绵不愈，随着病情迁延，因虚致瘀，因瘀愈虚，夹杂痰湿、热毒、气滞等病邪，最终形成"虚、毒、瘀、滞、痰"等病理特性。"久发频发之恙，必伤及络，络乃聚血之所，久病则病必瘀闭"，浊毒、痰饮、瘀血贯穿其中，既是病理因素，又是致病因素，相互影响，具有"久、瘀、顽、杂"的特点。

现代研究表明，冠状动脉微血管痉挛、内皮炎症及血管内斑块形成是微血管病变的主要原因，主要表现为微血管和微血流水平上的结构和功能障碍，在微循环仪检查中会有不同程度的微血管数目减少、管径变形及血流减慢或停滞状态等细微改变，这与络病之血络瘀阻的中医病机和临床辨证具有高度的一致性。

二、临床观察类

（一）蛭龙活血胶囊治疗不稳定型心绞痛的疗效及对血管内皮功能和血小板功能的影响

江玉、江云东等

目的： 探讨蛭龙活血胶囊治疗不稳定型心绞痛（UA）的疗效及对血管内皮功能和血小板功能的作用机制。

方法： 将 80 例 UA 患者随机按数字法分为观察组和对照组各 40 例。两组均给予常规治疗，对照组采用复方丹参片，$1.2g \cdot d^{-1}$，3 次 /d，口服。观察组采用蛭龙活血胶囊，$1.2g \cdot d^{-1}$，3 次 /d，口服。疗程均为 8 周。观察心绞痛发作情况、记录硝酸甘油用量；记录气虚血瘀证证候积分；检测肱动脉血流介导的血管扩张变化率（FMD）；检测血浆内皮素（ET）、一氧化氮（NO）、血管性血友病因子（vWF）及血小板 α- 膜颗粒蛋白（GMP-140）水平。

结果： 观察组疾病疗效总有效率为 92.5%，优于对照组的 72.5%（$P<0.05$）；观察组心电图疗效总有效率 90.0%，优于对照组的 75.5%（$P<0.05$）；治疗后观察组心绞痛发作次数、硝酸甘油用量均少于对照组（$P<0.01$）；治疗后观察组 FMD 及 NO 高于对照组（$P<0.01$），观察组 ET 和 vWF 水平低于对照组（$P<0.01$）；治疗后观察组 GMP-140 水平低于对照组（$P<0.01$）；治疗后气虚血瘀证积分低于对照组（$P<0.01$）。

结论： 蛭龙活血胶囊改善了 UA 患者临床症状，减少了硝酸甘油用量，减少了心绞痛发作次数，提高了临床疗效，其作用机制可能与改善血管内皮和血小板功能，从而改善血管舒张功能、微循环状态、增加心肌供氧有关。

（二）蛭龙活血通瘀胶囊干预阿司匹林抵抗的临床试验及机制探讨

罗钢、杨思进等

目的： 观察蛭龙活血通瘀胶囊对阿司匹林抵抗患者的干预效果及并探讨可能的机制。

方法： 将 60 例阿司匹林抵抗患者随机分为加大阿司匹林用量组 30 例，蛭龙活血通瘀胶囊组 30 例。加大阿司匹林用量组：拜阿司匹林 300mg/d；蛭龙活血通瘀胶囊组：1.6g，每日 3 次。各组均连续用药 4 周。观察对比血小板平均聚集率、血栓素 B_2、6- 酮 - 前列腺素 $F_1\alpha$。

结果： 治疗组有效率显著高于对照组；治疗组治疗 1 个月后以 AA 和 ADP 诱导的血小板聚集率及其下降值均显著低于对照组。与治疗前比较，阿司匹林加量组和蛭龙活血通瘀胶囊治疗组 TXB_2 均升高明显（$P<0.01$）。蛭龙活血通瘀胶囊治疗组与阿司匹林加量组相比升高（$P<0.05$）；与治疗前比较，阿司匹林加量组降低明显（$P<0.01$）。与治疗前比较，阿司匹林加量组和蛭龙活血通瘀胶囊治疗组 $TXB_2/6\text{-}K\text{-}PGF_1\alpha$ 均降低（$P<0.01$，0.05）。治疗组药物不良反应发生率显著低于对照组。

结论：蛭龙活血通瘀胶囊治疗阿司匹林抵抗有较好的疗效及安全性，其机制可能与其可降低 TXB_2 同时升高 6-K-$PGF_1\alpha$，降低 TXB_2/6-K-$PGF_1\alpha$ 的作用有关，从而有效改善 AR。

（三）蛭龙活血通瘀胶囊对心肌梗死后心衰临床疗效的观察

胡珊珊、杨思进等

目的：观察蛭龙活血通瘀胶囊对心肌梗死后心衰的临床疗效。

方法：选取收治的心肌梗死后心衰患者 82 例，据双盲分组法分为实验观察组 45 例和对照组 37 例，两组均给予中西医结合治疗，观察组在此基础上使用蛭龙活血通瘀胶囊治疗，对比分析两组心功能指标、治疗总有效率及卫生经济学指标。

结果：两组治疗前后心功能指标、临床症状评分对比均具统计学意义（$P<0.05$），且治疗后观察组左心收射血分数、左室内径、BNP 等心功能指标及卫生经济学指标均优于对照组，差异均有统计学意义（$P<0.05$）；观察组总有效率明显高于对照组。

结论：心肌梗死后心衰使用蛭龙活血通瘀胶囊治疗效果显著，具有较好的临床应用价值。

（四）阿托伐他汀钙联合蛭龙活血通瘀胶囊对老年冠心病患者的降脂疗效

左英、杨思进等

目的：评价阿托伐他汀联合蛭龙活血通瘀胶囊对老年人稳定型心绞痛的治疗效果。

方法：采用随机、双盲、安慰剂平行对照方法，对 50 例 65 岁以上的稳定型心绞痛患者分为两组，每组 25 例，给予阿托伐他汀 20mg，1 次 / 晚，口服治疗后，试验组加用蛭龙活血通瘀胶囊 1.6g，3 次 /d，口服治疗，对照组服安慰剂，治疗 2 个月，记录两组治疗前后患者心绞痛发作频率、持续时间、疼痛程度，伴随症状（胸闷、心悸）情况，心电图变化，hs-CRP、血脂指标的变化。

结果：治疗后试验组心绞痛发作的频率及次数明显减少，试验组治疗后 hs-CRP、三酰甘油（TG）、总胆固醇（TC）较治疗前明显下降（$P<0.05$ 或 $P<0.01$）；试验组 hs-CRP 及 TG 与对照组治疗后比较有统计学意义（$P<0.05$）。

结论：在阿托伐他汀应用的基础上加用蛭龙活血通瘀胶囊不仅可使二者各自的调脂优势协同配合，而且可能增加二者的非调脂优势。

（五）蛭龙活血通瘀胶囊对不稳定型心绞痛患者同型半胱氨酸及炎症介质的影响

左英、杨思进等

目的：探讨蛭龙活血通瘀胶囊对不稳定型心绞痛（UA）患者中医证候及血清同型半胱氨酸（Hcy）、超敏 C 反应蛋白（hs-CRP）的影响。

方法：70 例 UA（中医辨证为心血瘀阻型）患者随机分为治疗组与对照组各 35 例，

两组患者均按照冠心病二级预防用药，治疗组加用蛭龙活血通瘀胶囊，疗程 3 个月，观察治疗前后中医证候积分及血清 Hcy、hs-CRP 水平变化。

结果：两组患者中医证候积分均有所改善，治疗组改善更加明显；两组患者 hs-CRP 水平均较治疗前明显下降，治疗组下降更加明显；治疗组 Hcy 水平较治疗前显著下降，而对照组治疗前后无明显变化。

结论：蛭龙活血通瘀胶囊能明显改善心血瘀阻型 UA 患者临床症状，可能与其能降低血清炎症介质水平，防止斑块破裂有关。

（六）蛭龙活血通瘀胶囊治疗糖尿病心肌病心功能不全的临床观察

董丽、杨思进等

目的：观察蛭龙活血通瘀胶囊对糖尿病心肌病心功能不全患者的临床疗效。

方法：将 60 例糖尿病心肌病心功能不全患者分为对照组和治疗组，各 30 例，两组均采取西医常规降糖、心衰规范化等治疗，治疗组在此基础上加用蛭龙活血通瘀胶囊治疗。治疗周期为 3 个月。观察两组患者治疗后空腹血糖（Fasting Blood Glucose，FBG）、餐后 2h 血糖、糖化血红蛋白 A1c（HbA1c）、TC、TG、LDL-C、HDL-C、NT-proBNP、左室射血分数（LVEF）、E 峰 /A 峰比值（E/A）、NYHA 心功能分级、中医证候疗效及卫生经济学指标。

结果：与对照组比较，治疗组治疗后 FBG、2hPG、HbA1c、TC、TG、LDL-C、NT-proBNP 均降低，HDL-C 升高，LVEF、E/A 值升高，心功能明显改善（$P<0.05$），治疗组中医证候疗效明显改善，缩短住院时间，节约医疗成本（$P<0.05$）。

结论：蛭龙活血通瘀胶囊对糖尿病心肌病心功能不全具有协同控制血糖、血脂等作用，能有效改善心脏功能，改善中医证候疗效，降低不良事件的发生及经济费用等，值得临床推广与应用。

（七）蛭龙活血通瘀胶囊对 COPD 并肺心病心力衰竭心功能、
hs-CRP、BNP 的影响

李小林、杨思进等

目的：观察蛭龙活血通瘀胶囊对慢性阻塞性肺疾病（COPD）并肺心病心力衰竭心功能、hs-CRP 及 BNP 的影响。

方法：将 60 例 COPD 并肺心病心力衰竭患者随机分为治疗组和对照组，所有患者予以常规抗心衰治疗，治疗组加服蛭龙活血通瘀胶囊，疗程 4 周。治疗前后观察心功能，ELISA 法和散射比浊法测定血浆 N- 末端脑钠肽前体（NT-proBNP）、高敏 C 反应蛋白（hs-CRP）水平。

结果：治疗组总有效率为 90%，明显高于对照组总有效率 73%，心功能明显好转，血浆 NT-proBNP、hs-CRP 水平均明显下降（$P<0.05$）。

结论：蛭龙活血通瘀胶囊治疗肺心病心力衰竭效果确切，其主要作用机制为降低血浆 NT-proBNP、hs-CRP 水平。

（八）益气祛风通络法对冠心病 PCI 术后患者血管炎性反应和内皮功能的影响

李洋、杨思进等

目的： 观察益气祛风通络法（蛭龙活血通瘀胶囊）对冠状动脉粥样硬化性心脏病（简称冠心病）经皮冠状动脉介入治疗（PCI）术后患者血管炎性反应、内皮功能的影响及对主要心血管不良事件的防治情况。

方法： 将 60 例冠心病气虚血瘀型患者随机分为试验组和对照组，每组各 30 例。2 组患者 PCI 术后均给予常规治疗，试验组在常规治疗的基础上加用蛭龙活血通瘀胶囊治疗，疗程为 6 个月。观察 2 组患者 PCI 术前、术后 24 小时、术后 6 个月血清基质金属蛋白酶 9（MMP-9）、内皮素（ET）、一氧化氮（NO）、可溶性 CD40 配体（sCD40L）、超敏 C 反应蛋白（hs-CRP）水平的变化情况，并记录 2 组患者主要心血管不良事件发生情况。

结果： ①术后 24 小时，2 组患者 ET、hs-CRP 水平升高，MMP-9、NO、sCD40L 水平下降，与术前比较，差异均有统计学意义（$P<0.05$）；组间比较，试验组的 NO 水平低于对照组，差异有统计学意义（$P<0.05$），而 2 组患者的 MMP-9、ET、sCD40L、hs-CRP 水平比较，差异均无统计学意义（$P>0.05$）。术后 6 个月，2 组患者 MMP-9、ET、sCD40L、hs-CRP 水平均下降，NO 水平均升高，与术前及术后 24 小时比较，差异均有统计学意义（$P<0.05$），且试验组的 MMP-9、ET、sCD40L、hs-CRP 水平低于对照组，NO 水平高于对照组，差异均有统计学意义（$P<0.05$ 或 $P<0.01$）。②试验组的主要心血管不良事件发生率为 13.3%，低于对照组的 36.6%，差异有统计学意义（$P<0.05$）。

结论： 蛭龙活血通瘀胶囊能减低 PCI 术后血管炎性反应，改善血管内皮功能，减少主要心血管不良事件的发生。

（九）蛭龙活血通瘀胶囊对急性心肌梗死 PCI 术后患者炎症因子的影响

李小林、杨思进

目的： 探讨蛭龙活血通瘀胶囊对急性心肌梗死 PCI 术后患者肿瘤坏死因子 -α（TNF-α）、白细胞介素 -6（IL-6）和超敏 C 反应蛋白（hs-CRP）的影响。

方法： 选取我院 90 例接受 PCI 治疗的急性心肌梗死病人作为研究对象，随机分为观察组和对照组，各 45 例，对照组在此基础上给予常规治疗，观察组在对照组基础上给予蛭龙活血通瘀胶囊 1.6g，每日三次，治疗。比较两组治疗前、后心功能及炎症因子 TNF-α、IL-6、hs-CRP 的变化。

结果： 治疗后两组 LVEDD、LVESD 低于治疗前（$P<0.05$），且观察组低于对照组（$P<0.05$），两组 LVEF 高于治疗前（$P<0.05$），且观察组高于对照组（$P<0.05$）；治疗后两组 TNF-α、IL-6、hs-CRP 水平低于治疗前（$P<0.05$），且观察组低于对照组（$P<0.05$）。

结论： 蛭龙活血通瘀胶囊可以降低急性心肌梗死 PCI 术后患者血清炎症因子水平，抑制炎症反应，减少心肌细胞损伤，改善心功能，安全可靠，疗效确切。

（十）蛭龙活血通瘀胶囊对老年高血压患者踝肱指数及高敏 C 反应蛋白、同型半胱氨酸的影响

白雪、杨思进等

目的： 观察蛭龙活血通瘀胶囊对老年高血压患者踝肱指数（ABI）及高敏 C 反应蛋白（hs-CRP）、同型半胱氨酸（Hcy）的影响。

方法： 将 202 例高血压患者随机分为试验组 104 例、对照组 98 例。两组均给予常规抗高血压治疗，试验组给予蛭龙活血通瘀胶囊 1.2g，口服，每日 3 次。连续用药 12 周。检测两组患者血压、ABI、hs-CRP、Hcy 的变化及观察有无不良反应。

结果： 两组患者 ABI 均较治疗前有所改善（$P<0.01$），与对照组治疗后比较，试验组 ABI 改善更为明显（$P<0.05$）；两组 hs-CRP、Hcy 均较治疗前有所下降（$P<0.01$），试验组与对照组治疗后比较，差异有统计学意义（$P<0.05$）。两组患者治疗后血压均较治疗前降低（$P<0.05$），治疗后两组血压比较差异无统计学意义（$P>0.05$）；两组患者均无明显不良反应。

结论： 蛭龙活血通瘀胶囊能降低老年高血压患者 hs-CRP、Hcy 水平，改善其动脉硬化程度。

（十一）心安颗粒对病毒性心肌炎患者免疫功能影响的观察

杨思进等

目的： 观察心安颗粒对病毒性心肌炎（VMC）患者免疫功能的影响。

方法： 将 90 例 VMC 患者随机分为治疗组（口服心安颗粒）和对照组（口服黄芪精口服液），观察心安颗粒对免疫球蛋白、补体 C3 以及 T 淋巴细胞亚群的影响。

结果： 与对照组比较，治疗组治疗后 IgA、补体 C3 改善程度明显优于对照组（$P<0.05\sim0.01$）；治疗组 CD3、CD4、CD8、CD4/CD8 值明显增高（$P<0.05\sim0.01$）而对照组仅 CD3、CD4 增高（$P<0.05$），余无明显差异（$P>0.05$）。

结论： 心安颗粒具有免疫调节作用，对病毒性心肌炎有积极的影响。

（十二）心安颗粒对病毒性心肌炎患者心率变异性的影响

杨思进等

目的： 观察心安颗粒对病毒性心肌炎患者心率变异性（HRV）的影响。

方法： 将 60 例成人病毒性心肌炎患者随机分为治疗组和对照组，并设 30 例健康组，治疗组服用心安颗粒每日 3 次，每次 2 包；对照组服用黄芪精口服液每日 3 次，每次 10ml，7 天为一疗程，连续 2 个疗程。健康组不给予任何药物，各组均应用 24 小时长

程动态心电图监测分析 HRV 各时域指标（SDNN、YMSSD、PNNSO、SDANN、SDNN index、NRVI）。

结果：①病毒性心肌炎患者 HRV 与健康组比较有显著性差异（$P<0.01$）；②治疗后治疗组 HRV 各时域指标改善显著优于对照组（$P<0.05$）。

结论：心安颗粒对病毒性心肌炎 HRV 有显著改善作用。

（十三）心安颗粒对病毒性心肌炎心肌酶指标影响的观察

杨思进等

目的：探讨病毒性心肌炎病人心肌酶的变化及心安颗粒对心肌酶的影响。

方法：随机将 90 例 VMC 病人分为心安颗粒组（治疗组）和黄芪精口服液组（对照组），观察治疗前后心肌酶的变化。

结果：与对照组比较，治疗前两组心肌酶无统计学意义（$P>0.05$），治疗后治疗组 GOT、LDH、CK、CK-MB 明显降低（$P<0.01$），而对照组仅 LDH、CK、CK-MB 明显降低（$P<0.01$），且 CK、CK-MB 参数的降低程度不及治疗组。

结论：心安颗粒在降低 VMC 病人心肌酶（尤其是 CK 及 CK-MB）方面具有一定优势。

（十四）赤红补肺胶囊对缺血性心肌病左心室功能的影响

廖瑶、杨思进等

目的：观察赤红补肺胶囊对心肌缺血左心室功能不全的影响。

方法：选择缺血性心肌病心功能不全患者 60 例，均分为对照组 30 例常规治疗，观察组 30 例在常规治疗基础上加服赤红补肺胶囊，治疗 6 周后对比观察疗效。

结果：观察组有效率 83%，对照组有效率 53%，观察组明显优于对照组，观察组 EF 值明显升高，观察组 TEI 指数较对照组及治疗前降低。

结论：服用赤红补肺胶囊能改善缺血性心肌病左心室功能。

（十五）赤红补肺胶囊辅助治疗对慢性肺源性心脏病患者肺动脉高压及肺功能的影响

俞静、杨思进等

目的：探讨赤红补肺胶囊用于慢性肺源性心脏病（肺心病）肺动脉高压及肺功能疗效。

方法：将 80 例慢性肺心病缓解期患者随机分为对照组 40 例和治疗组 40 例，对照组和治疗组均接受常规治疗，治疗组在此基础上加用赤红补肺胶囊，连续 6 周。治疗组及对照组分别于治疗前及治疗后 6 个月检测下列指标：肺功能、肺动脉压（PAP）及血浆高敏 -C 反应蛋白（hs-CRP）、IL-8 水平。

结果：治疗组和对照组治疗前肺功能指标及 PAP、hs-CRP、IL-8 无统计学差异（$P>0.05$），治疗后治疗组和对照组 FEV1，FEV1/FVC 等肺功能指标明显升高（$P<0.05$），

PAP、hs-CRP、IL-8 均较同组治疗前和对照组明显降低（$P<0.05$）；但治疗组治疗前后 FEV1、FEV1/FVC、PAP、hs-CRP 和 IL-8 的差值明显高于对照组治疗前后差值（$P<0.05$）；治疗组口服赤红补肺胶囊期间 3 例出现 AST 升高 2 倍，2 例出现肌酸激酶升高 3 倍，停药后均恢复正常。

结论：赤红补肺胶囊可辅助西医常规治疗方案改善慢性肺心脏病患者的肺功能、降低 PAP，机制可能与抑制肺血管炎性反应有关。

第三节　发表论文一览

［1］郑利珠，张诗意，廖慧玲. 蛭龙活血通瘀胶囊及其拆方对 AS 大鼠 ET-1、NO 的影响［J］. 湖南中医杂志，2020，36（12）：139-141，146.

［2］刘孟楠，杨思进，罗钢，等. 蛭龙活血通瘀胶囊通过 NLRP3 炎症小体抗动脉粥样硬化的机制研究［J］. 中药药理与临床，2020，36（2）：184-190.

［3］刘孟楠，任维，张伟，等. 蛭龙活血通瘀胶囊抑制 NLRP3 炎症小体活化抗 U937 巨噬细胞焦亡的机制研究［J］. 中药药理与临床，2020，36（6）：156-161.

［4］刘孟楠，任维，罗钢，等. 蛭龙活血通瘀胶囊对 U937 巨噬细胞焦亡的影响［J］. 时珍国医国药，2020，31（10）：2371-2374.

［5］刘孟楠，韩梅，杨思进，等. 蛭龙活血通瘀胶囊对高脂血症颈动脉粥样硬化家兔 NLRP3 及 TGF-β 的影响［J］. 西南医科大学学报，2020，43（4）：329-334.

［6］李洋，刘炳，白雪等. 益气祛风通络法对冠心病 PCI 术后患者血管炎性反应和内皮功能的影响［J］. 广州中医药大学学报，2020，37（2）：200-206.

［7］韩梅，胡钟竟，杨思进，等. 蛭龙活血通瘀胶囊对颈动脉粥样硬化模型兔炎症因子表达的影响［J］. 内蒙古中医药，2020，39（9）：145-148.

［8］韩梅. 基于 TGF-β/Smads 通路研究蛭龙活血通瘀胶囊对颈动脉粥样硬化的改善作用［D］. 泸州：西南医科大学，2020.

［9］董丽，杨思进，白雪，等. 刍议"消渴病心病"认识糖尿病心肌病［J］. 天津中医药大学学报，2020，39（1）：117-120.

［10］董丽，江云东，潘洪，等. 基于"络病－玄府"探讨糖尿病心肌病冠脉微循环病变［J］. 中国中医基础医学杂志，2020，26（5）：633-634，668.

［11］董丽，江云东，潘洪，等. 蛭龙活血通瘀胶囊对颈动脉狭窄患者血脂及炎症反应的影响［J］. 中药药理与临床，2020，36（1）：206-210.

［12］刘孟楠，杨思进，刘平，等. 蛭龙活血通瘀胶囊联合阿托伐他汀钙对家兔颈动脉粥样硬化斑块的组织学影响［J］. 西南医科大学学报，2019，42（6）：518-522.

［13］刘孟楠. 蛭龙活血通瘀胶囊防治动脉粥样硬化性疾病作用机制的研究进展［J］. 西南医科大学学报，2019，42（4）：388-390.

［14］李长江，白雪，江云东，等. 冠状动脉粥样硬化性心脏病患者经皮冠状动脉介入术后证候要素变化研究［J］. 河南中医，2019，39（3）：359-363.

［15］李洋，白雪，杨思进. 中医药防治冠心病介入术后再狭窄的研究进展［J］. 中西医结合心血管病电子杂志，2019，7（4）：77-79.

［16］李小林，杨思进，白雪，等. 蛭龙活血通瘀胶囊对急性心肌梗死 PCI 术后患者炎症因子的影响［J］. 世界最新医学信息文摘，2019，19（82）：199-200.

［17］景梦婷，张诗意，廖慧玲. 蛭龙活血通瘀胶囊中拆方组分对 AS 大鼠 NF-κB 通路的影响［J］. 世界最新医学信息文摘，2019，19（20）：4-5.

［18］胡珊珊，董丽，白雪，等. 蛭龙活血通瘀胶囊对心肌梗死后心衰临床疗效的观察［J］. 世界最新医学信息文摘，2019，19（24）：118-119.

［19］和中浚. 首部系统总结发展玄府学说的创新之作——《玄府学说》评述［J］. 中国中医基础医学杂志，2019，25（3）：421-422.

［20］董丽，潘洪，江云东，等. 蛭龙活血通瘀胶囊对 db/db 小鼠心肌组织中脂联素、ICAM-1、VCAM-1 的影响［J］. 中药药理与临床，2019，35（6）：139-144.

［21］董丽，江云东，陈乔，等. 蛭龙活血通瘀胶囊治疗糖尿病心肌病心功能不全的临床观察［J］. 西南医科大学学报，2019，42（3）：271-274.

［22］李长江，徐奎，李小林，等. 蛭龙活血通瘀胶囊对心肌梗死模型大鼠外周血 CD34$^+$、CD133$^+$ 的影响［J］. 四川中医，2018，36（5）：45-49.

［23］江云东，何清位，白雪，等. 蛭龙活血通瘀胶囊对压力超负荷心力衰竭大鼠心室重构的影响研究［J］. 成都医学院学报，2018，13（6）：662-666.

［24］董丽，徐厚平，罗钢，等. 从"脉胀"认识高血压病［J］. 中医杂志，2018，59（15）：1288-1290.

［25］张雨燕. 蛭龙活血通瘀胶囊对冠状动脉粥样斑块的干预性研究［D］. 泸州：西南医科大学，2017.

［26］张诗意. 正交设计蛭龙活血通瘀胶囊拆方组分对动脉粥样硬化大鼠 NF-κB 通路及炎性因子影响［D］. 泸州：西南医科大学，2017.

［27］徐奎. 蛭龙活血通瘀胶囊对心肌梗死大鼠骨髓内皮祖细胞动员的影响［D］. 泸州：西南医科大学，2017.

［28］陶莉莉，杨思进，白雪，等. 心安颗粒对病毒性心肌炎小鼠 IL-6、TNF-α 及病毒复制的影响［J］. 中国实验方剂学杂志，2017，23（18）：135-140.

［29］陶莉莉. 心安颗粒对病毒性心肌炎小鼠 IL-6、TNF-α 及病毒复制的影响［D］. 泸州：西南医科大学，2017.

［30］彭娟. 蛭龙活血通瘀胶囊对冠心病患者 PCI 术后心脏保护作用研究［D］. 泸州：西南医科大学，2017.

［31］江玉，闫颖，王倩，等. 玄府学说的发生学研究［J］. 中医杂志，2017，58（8）：710-712，715.

［32］黄新春，王明杰. 王明杰教授运用中医玄府理论治疗心绞痛的经验［J］. 西南医科大学学报，2017，40（5）：490-492.

［33］高源，王饶琼，白雪. 心安颗粒对病毒性心肌炎小鼠心肌核因子-κB 信号通路及细胞凋亡的影响［J］. 中国临床药理学杂志，2017，33（22）：2257-2261.

［34］高源. 心安颗粒对病毒性心肌炎小鼠心肌 NF-κB 信号通路及细胞凋亡的影响［D］. 泸州：西南医科大学，2017.

［35］白雪，王欢，杨思进，等. 蛭龙活血通瘀胶囊对颈动脉狭窄患者血清同型半胱氨酸、纤维蛋白原的影响［J］. 吉林中医药，2017，37（12）：1207-1210.

［36］白雪，王欢，杨思进，等. 蛭龙活血通瘀胶囊对颈动脉狭窄患者粥样硬化斑块的影响［J］. 云南中医中药杂志，2017，38（2）：31-34.

［37］谢永花. 蛭龙活血通瘀胶囊改善大鼠心肌梗死后心室重构机制的实验研究［D］. 泸州：西南医科大学，2016.

［38］王蔚，白雪，杨思进，等. 蛭龙活血通瘀胶囊新旧工艺活血化瘀作用的比较研究［J］. 时珍国医国药，2016，27（2）：367-369.

［39］帅眉江. 蛭龙活血通瘀胶囊拆方对肾血管性高血压大鼠血管内皮细胞分泌功能的干预研究［D］.

泸州：西南医科大学，2016.

［40］马倩. 蛭龙活血通瘀胶囊拆方组分对高血压血管重构的影响［D］. 泸州：西南医科大学，2016.

［41］李馨. 冠脉病变与冠心病中医证型的相关性及蛭龙活血通瘀胶囊对气虚痰瘀型冠心病患者血管内皮功能的影响［D］. 泸州：西南医科大学，2016.

［42］董丽，冯启峰，白雪，等. 基于"络病-玄府"探讨冠状动脉介入术后无复流现象［J］. 中医杂志，2016，57（23）：2008-2010，2016.

［43］杨思进，白雪，廖瑶，等. 蛭龙活血通瘀胶囊对心肌梗死大鼠血管新生的作用研究［C］. 中国中西医结合学会微循环专业委员会. 第十五届中国中西医结合学会微循环专业委员会暨第二届中国微循环学会痰瘀专业委员会学术会议资料汇编，2015：1.

［44］刘平，李晓斌，李静，等. 杨思进教授治疗心悸的经验总结［J］. 世界最新医学信息文摘，2015，15（65）：100-101.

［45］李静，陈方姗，左英，等. 杨思进教授学术思想及经验总结［J］. 中西医结合心血管病电子杂志，2015，3（7）：195-196.

［46］董丽，李波，张德绸，等. 以阿司匹林为例试论西药中药化研究的可行性［J］. 中医杂志，2015，56（2）：112-114.

［47］俞静，杨思进，白雪，等. 赤红补肺胶囊辅助治疗对慢性肺源性心脏病患者肺动脉高压及肺功能的影响［J］. 中医临床研究，2014，6（35）：16-18.

［48］杨思进，邹腊梅，白雪等. 蛭龙活血通瘀胶囊对心肌梗死大鼠血管新生的作用研究［J］. 泸州医学院学报，2013，36（5）：423-426.

［49］杨思进，王承刚，白雪，等. 益气祛风通络法对高血压颈动脉粥样硬化家兔NF-κB与ICAM-1表达的作用研究［J］. 泸州医学院学报，2014，37（1）：47-51.

［50］杨思进，白雪，廖瑶，等. 蛭龙活血通瘀胶囊对心肌梗死大鼠血管新生的作用研究［C］//国家心血管病中心，《中国循环杂志》社. 中国心脏大会2014论文汇编，2014：242.

［51］杨思进，白雪，黄帅金，等. 心安颗粒对局灶性脑缺血大鼠心肌细胞动作电位的影响研究［C］//中华中医药学会老年病分会. 第十二次中医药防治老年病学术研讨会暨老年病防治科研进展学习班会议论文集. 北京：中华中医药学会，2014：106-110.

［52］潘洪，罗钢，陈辉，等. 赤红补肺胶囊联合法舒地尔治疗肺源性心脏病伴心力衰竭疗效观察［J］. 现代医药卫生，2014，30（7）：1074-1075.

［53］廖瑶，杨思进，白雪，等. 赤红补肺胶囊对缺血性心肌病左心室功能的影响［J］. 内蒙古中医药，2014，33（14）：7-8.

［54］廖瑶. 蛭龙活血通瘀胶囊对心肌梗死模型大鼠心肌重塑的影响［D］. 泸州：泸州医学院，2014.

［55］李小林，杨思进，白雪，等. 蛭龙活血通瘀胶囊对COPD并肺心病心力衰竭心功能、HS-CRP、BNP的影响［J］. 泸州医学院学报，2014，37（1）：56-57.

［56］李小林，杨思进，白雪. 蛭龙活血通瘀胶囊对心肌梗死大鼠内皮祖细胞动员［J］. 泸州医学院学报，2014，37（4）：401-403.

［57］黄帅金. 心安颗粒对局灶性脑缺血大鼠心肌细胞动作电位的影响研究［D］. 泸州：泸州医学院，2014.

［58］董丽，李波，白雪，等. 杨思进教授运用风药治疗胸痹心痛经验［J］. 辽宁中医药大学学报，2014，16（2）：192-193.

［59］董丽，李波，白雪，等. 基于玄府理论，探讨清心通玄法在病毒性心肌炎的运用［J］. 泸州医学院学报，2014，37（4）：396-397.

［60］白雪，杨思进，王承刚，等. 益气祛风通络法治疗高血压颈动脉粥样硬化的临床疗效观察［J］. 泸州医学院学报，2014，37（1）：52-55.

［61］白雪，杨思进，江云东，等. 蛭龙活血通瘀胶囊对老年高血压患者踝臂指数及高敏C反应蛋白、

同型半胱氨酸的影响［J］. 辽宁中医杂志, 2014, 41 (1): 97-99.

［62］邹腊梅. 蛭龙活血通瘀胶囊对心肌梗死模型大鼠内皮功能及血管新生的影响［D］. 泸州: 泸州医学院, 2013.

［63］吴英, 杨思进, 白雪, 等. 蛭龙活血通瘀胶囊抗大鼠动脉粥样硬化和降血脂作用［J］. 中国医药指南, 2013, 11 (10): 401-402.

［64］江玉, 王明杰, 潘洪, 等. 蛭龙活血胶囊治疗不稳定型心绞痛的疗效及对血管内皮功能和血小板功能的影响［J］. 中国实验方剂学杂志, 2013, 19 (24): 305-309.

［65］左英, 白雪, 杨思进, 等. 阿托伐他汀钙联合蛭龙活血通瘀胶囊对老年冠心病患者的降脂疗效［C］// 中华中医药学会. 第十次中医药防治老年病学术交流会论文集, 2012: 156-157.

［66］左英, 白雪, 杨思进, 等. 蛭龙活血通瘀胶囊对不稳定型心绞痛患者同型半胱氨酸及炎症介质的影响［J］. 泸州医学院学报, 2012, 35 (1): 53-55.

［67］王承刚. 益气祛风通络法干预高血压颈动脉粥样硬化炎性反应的实验及临床研究［D］. 泸州: 泸州医学院, 2012.

［68］罗钢, 陈辉, 白雪, 等. 蛭龙活血通瘀胶囊干预阿司匹林抵抗的临床试验及机制探讨［J］. 泸州医学院学报, 2012, 35 (1): 50-52.

［69］罗再琼, 黄文强, 杨九一, 等. "玄府": 藏象理论的微观结构［J］. 中医杂志, 2011, 52 (16): 1354-1356.

［70］廖慧玲, 尹思源, 席新龙, 等. 蛭龙活血通瘀胶囊对肾性高血压大鼠IL-6、TNF-α及CRP的干预作用［J］. 河南中医, 2011, 31 (11): 1239-1241.

［71］廖慧玲, 尹思源, 席新龙, 等. 蛭龙活血通瘀胶囊对肾性高血压大鼠心肌损伤的保护机制［J］. 泸州医学院学报, 2011, 34 (5): 578-582.

［72］赵剑, 杨思进, 蒲清荣, 等. 蛭龙活血通瘀胶囊提取工艺研究［J］. 中国药业, 2010, 19 (23): 42-43.

［73］尹思源, 郭建敏, 席新龙, 等. 蛭龙活血通瘀胶囊对大鼠肾性高血压IL-6、CRP的影响［J］. 陕西中医, 2010, 31 (9): 1255-1257.

［74］潘洪, 罗钢, 陈冲, 等. 杨思进教授辨治心衰血瘀证经验［J］. 四川中医, 2010, 28 (11): 12-14.

［75］刘奇, 白雪, 杨思进, 等. 心安颗粒预处理对大鼠心肌缺血再灌注心律失常和心肌Ca^{2+}的影响［J］. 中西医结合心脑血管病杂志, 2010, 8 (3): 304-305.

［76］江云东, 杨思进, 白雪. 肺心胶囊对慢性肺源性心脏病合并慢性心衰患者心功能的影响研究［J］. 内蒙古中医药, 2010, 29 (17): 1-2.

［77］白雪, 杨思进, 罗萌, 等. 蛭龙活血通瘀胶囊对大鼠的长期毒性实验［J］. 辽宁中医药大学学报, 2010, 12 (5): 34-37.

［78］白雪, 宋志宙, 杨思进, 等. 心安颗粒对急性心肌缺血大鼠心电图影响的研究［J］. 时珍国医国药, 2010, 21 (10): 2707-2709.

［79］张天娥, 罗再琼, 张勤修, 等. 玄府与水通道蛋白的比较［J］. 辽宁中医杂志, 2009, 36 (7): 1110-1111.

［80］张开莲, 凌立新, 杨思进. hPLC-ELSD法测定心安颗粒中黄芪甲苷的含量［J］. 中国药房, 2009, 20 (24): 1884-1885.

［81］罗萌, 杨思进, 宋志宙, 等. 蛭龙活血通瘀胶囊对小鼠的急性毒性实验［J］. 时珍国医国药, 2009, 20 (7): 1639-1640.

［82］罗钢, 白雪, 杨思进. 杨思进教授中西医结合治疗肺心病经验［J］. 辽宁中医药大学学报, 2009, 11 (6): 100-102.

［83］刘奇, 白雪, 杨思进, 等. 心安颗粒预处理对大鼠心肌缺血再灌注心律失常和心肌Ca^{2+}的影响［C］// 中华中医药学会心病分会第十一届学术年会论文汇编. 杭州: 中华中医药学会心病分会,

2009：5.

［84］陈玉兰，赵剑，蒲清荣，等. 蛭龙活血通瘀胶囊的质量标准研究［J］. 现代生物医学进展，2009，9（21）：4113-4115.

［85］白雪，宋志宙，杨思进，等. 心安颗粒对急性心肌缺血大鼠心电图影响的研究［C］// 中华中医药学会心病分会第十一届学术年会论文汇编. 杭州：中华中医药学会心病分会，2009：6.

［86］杨思进，白雪，刘奇，等. 心安颗粒预处理对大鼠心肌缺血再灌注心律失常和心肌 Ca^{2+} 的影响［C］// 第十次全国中医心病学术年会暨吉林省中医药学会心病第二次学术会议论文集. 长春：中华中医药学会心病分会，2008：222-226.

［87］刘大勇，刘奇，杨思进，等. 心安颗粒预处理对大鼠心肌缺血再灌注心律失常和心肌 MDA、SOD 的影响［J］. 川北医学院学报，2008（5）：455-457.

［88］陈美娟，肖顺汉，杨思进，等. 心安颗粒对病毒性心肌炎小鼠心肌酶及病毒滴度的影响［J］. 中国医院药学杂志，2007（1）：1-2.

［89］白雪，杨思进. 杨思进教授对病毒性心肌炎的辨证用药经验［J］. 四川中医，2007（9）：3-5.

［90］杨思进，陈美娟，杨海涛，等. 心安颗粒对缺血家兔心室肌细胞电生理效应的影响［J］. 中国中西医结合杂志，2006（S1）：1-3.

［91］杨思进，白雪，晏新，等. 心安颗粒预处理对缺血家兔心室肌细胞电生理效应的影响研究［J］. 西部医学，2006（4）：387-389.

［92］黄新武，肖顺汉，李华，等. 晕康胶囊的活血化瘀作用［J］. 泸州医学院学报，2006（4）：309-312.

［93］陈美娟，章卓，肖顺汉，等. 心安颗粒对正常小鼠 T 细胞亚群的作用［J］. 中国中医药科技，2006（1）：25.

［94］陈美娟，杨思进，肖顺汉，等. 心安颗粒对病毒性心肌炎小鼠的防治作用［J］. 中国中医药信息杂志，2006（11）：37-38.

［95］陈美娟，杨思进，秦大莲，等. 心安颗粒体外抗病毒作用［J］. 中草药，2006（1）：103-104.

［96］陈美娟，肖顺汉，李亮，等. 心安颗粒抗实验性心肌损伤氧自由基作用的研究［J］. 时珍国医国药，2006（8）：1396-1397.

［97］张开莲，黄志芳，易进海，等. 心安颗粒中苦参碱含量测定方法的研究［J］. 药物分析杂志，2005，25（5）：516-518.

［98］杨思进，肖顺汉，陈美娟，等. 心安颗粒对 EAD 家兔心室肌细胞电生理效应影响的研究［J］. 四川生理科学杂志，2005（3）：138-139.

［99］李作孝，肖顺汉，杨思进，等. 晕康胶囊的药效学研究［J］. 中药新药与临床药理，2005（5）：333-336.

［100］李国春，黄新武，肖顺汉，等. 晕康胶囊对大鼠血液流变学及血栓形成的影响［J］. 中医研究，2005（7）：9-11.

［101］黄新武，肖顺汉，李作孝，等. 晕康胶囊抗晕动作用实验研究［J］. 四川生理科学杂志，2005（3）：138.

［102］陈秀，李作孝，佟琳，等. 晕康胶囊对大鼠实验性血栓形成的影响［J］. 成都中医药大学学报，2005（2）：49-50.

［103］陈美娟，杨思进，熊玉霞，等. 心安颗粒对正常小鼠血清抗体的作用［J］. 中国中医药信息杂志，2005（12）：21-22.

［104］陈美娟，肖顺汉，李亮，等. 心安颗粒抗实验性损伤心肌一氧化氮的作用［J］. 中国中医药信息杂志，2005（6）：30-31.

［105］陈美娟，李华，李亮，等. 心安颗粒抗实验性心肌缺血的实验研究［J］. 中国中医药信息杂志，2005（3）：42-43.

［106］白雪，王明杰. 从玄府论治心系疾病的经验浅析［J］. 首都医药，2005（23）：41-42.

［107］杨思进，尹思源，白雪，等. 心安颗粒对病毒性心肌炎患者心率变异性的影响［J］. 泸州医学院学报，2004（1）：1-3.

［108］唐灿，孙琴，杨思进，等. 薄层扫描法测定心安颗粒中苦参碱的含量［J］. 中成药，2004（11）：100-101.

［109］陈美娟，秦大莲，李万平，等. 心安颗粒抗实验性心律失常的观察［J］. 中国医院药学杂志，2004（11）：10-11.

［110］尹思源，杨思进，白雪. 心安颗粒治疗病毒性心肌炎及对实验小鼠免疫功能影响的观察［J］. 中西医结合心脑血管病杂志，2003（2）：81-83.

［111］杨思进，尹思源，白雪，等. 心安颗粒对病毒性心肌炎心肌酶指标影响的观察［J］. 中西医结合心脑血管病杂志，2003（5）：258-259.

［112］尹思源，杨思进，肖顺汉. 肺心胶囊对动物实验性肺心病的研究［J］. 中医研究，2002（2）：20-22.

［113］杨思进，尹思源，晏新，等. 心安颗粒对病毒性心肌炎患者免疫功能影响的观察［J］. 泸州医学院学报，2002（5）：393-395.

［114］杨思进，尹思源，晏新. 心安颗粒治疗病毒性心肌炎的临床疗效观察［J］. 泸州医学院学报，2001（5）：395-397.

［115］黄新武，秦大莲，张红，等. 心安颗粒毒理学实验研究［J］. 泸州医学院学报，2001（3）：204-207.

［116］尹思源，杨思进，张世波，等. 肺心胶囊治疗慢性肺心病的临床研究［J］. 中国中医药科技，2000（5）：281-282.

［117］杨思进，尹思源，罗传斌，等. 肺心胶囊对慢性肺心病胸部X线某些指标影响的观察［J］. 泸州医学院学报，2000（1）：14-15.

［118］杨思进，尹思源，刘殿忠，等. 心安颗粒对病毒性心肌炎患者免疫球蛋白及T淋巴细胞亚群的影响［J］. 中医研究，2000（2）：16-17.

［119］杨思进，尹思源，贾文祥，等. 心安颗粒体外抗柯萨奇病毒的药效学试验研究［J］. 泸州医学院学报，2000（6）：443-445.

［120］罗再琼，黄淑芬，王明杰. 论风药在冠心病心绞痛治疗中的地位与作用［J］. 中国中医急症，2000（1）：24-25.

［121］凌体淑，肖顺汉，秦大莲，等. 心安颗粒的免疫作用研究［J］. 四川生理科学杂志，2000（3）：19-22.

［122］郑国庆. 风药治血与冠心病心绞痛证治［J］. 中医药学报，1999（4）：14-16.

［123］张开莲，尹思源，杨思进. 肺心胶囊的薄层鉴别［J］. 泸州医学院学报，1999（2）：162-164.

［124］杨思进，尹思源，晏新，等. 肺心胶囊对慢性肺源性心脏病心电图相关指标的影响［J］. 泸州医学院学报，1999（6）：497-498.

［125］杨思进，尹思源，彭启灿，等. 肺心胶囊治疗肺心病30例临床疗效观察［J］. 泸州医学院学报，1997（1）：26-29.

［126］杨思进，尹思源，彭继红，等. 肺心胶囊对慢性肺心病血流动力学相关指标影响的观察［J］. 泸州医学院学报，1997（4）：267-269.

［127］尹思源，杨思进，陈世国，等. 肺心胶囊对30例肺心病患者β2-MG水平的影响［J］. 辽宁中医杂志，1996（3）：114.

［128］杨思进，张世波，晏新，等. 肺心胶囊对肺心病血清免疫球蛋白及补体C3水平的影响［J］. 国医论坛，1996（5）：39-40.

第二章

脑 系

脑居人体最高位，为髓海，内蕴由精气所化生的清灵之气。具有主持思维、感情、智慧，控制行为，统帅全身的综合作用，是人体生命活动的根本。中医脑病涵盖了现代医学神经、精神系统的多种疾病。如历来被称为"四大顽症"之首的中风，以及呆病、痿证、痫证、癫狂、失眠、郁证、头痛、眩晕、健忘等均属中医脑病的范畴。脑病多以风冠名，如脑风、首风、头风、中风、风痱等，足见脑病的发生与风的关系至为密切，其治疗也多采用风药与他药配伍。

川南玄府学派团队成员在脑病领域共发表论文近百篇（包括学位论文），以玄府理论为指导，首倡"脑病从风论治"，指出"风邪"是脑病的重要致病和诱发因素，发病特点属风病，脑系疾病的发病机制为"脑玄府"不通，开通玄府为脑系疾病治疗大法，风药的独特性能，在防治脑病中占有十分重要的作用，研制的蛭龙活血通瘀胶囊、颅痛颗粒、祛风通窍系列方剂等医院制剂疗效显著，成果丰硕。

第一节　相关研究概述

一、理论探讨

玄府是中医藏象理论中的微观结构，无处不在，无物不有，而脑作为"元神之府"，人神之所居，人身之大主，通过玄府气液流通、血气渗透，构成了丰富的人体"神机化"。近十余年来，"川南玄府学派"团队成员围绕脑疾病的防治，进一步开展了全方位的临床与实验研究工作，取得了一系列富有开创性的成果，在国内具有一定的影响。

本学派着眼于"脑玄府"，在国内率先提出血脑屏障有可能是脑之玄府玄奥精深内涵的一种表现，两者有着诸多共性特质。进而将脑玄府与血脑屏障等微观结构的研究相切合，形成"脑玄府-血脑屏障、信号通路、突触结构"的思维模式，确立了"络病-玄府""脑之玄府-血脑屏障""玄府-微观结构"等中西医结合切入点，开发出的中医制剂显示有突出疗效，证实具有调节血脑屏障通透性、调节脑内相关蛋白表达、清除自由基与保护海马神经元等作用。

二、临床经验总结

中医脑病包括现代医学的多种疾病，如缺血性脑血管疾病、出血性脑血管疾病、眩晕、头痛、血管性痴呆等，"川南玄府学派"团队的老师在 20 年间就脑病的基础与临床做了充分的研究、观察，为"风药"制剂的开服、运用奠定了基础。

脑血管病属于中医"中风"范畴，21 世纪初，团队人员着力于从"风药开玄府"论治脑血管疾病，2010 年白雪教授发表的《风药复方制剂"麻葛全蝎汤"对急性脑梗死患者组织型纤溶酶原激活物（t-PA）以及组织型纤溶酶原激活物抑制物（PAI）活性的影响及临床评价》一文提到以"祛风活血法"组方的中药复方制剂"麻葛全蝎汤"治疗急性脑梗死疗效确切，能升高血浆 t-PA、降低 PAI 水平，调节血浆纤溶系统功能，有效改善神经功能缺损评分，且疗效优于单独西药治疗。2010 年张明伟教授发表的《追风逐瘀醒脑汤对颅内血肿吸收的临床观察》显示风药通过抑制脂质过氧化反应，改善脑血管反应性，扩张脑血管，促进侧支循环，增加脑血供，有利于新陈代谢，促进血肿的消散吸收，减轻缺血脑组织毛细血管的通透性和脑组织的病理改变，促进脑损伤的恢复，对外伤性颅脑损伤疗效显著。2011 年潘洪教授发表的《运用"玄府"理论指导马钱子制剂治疗急性脑梗死的临床观察》一文显示风药马钱子制剂能改善急性脑梗死患者血液流变学指标，改善血流变学，明显抑制血小板、红细胞聚集，改善脑循环，因而能提高临床疗效，值得临床推广应用。2013 年江云东教授发表《祛风化瘀通络方早期干预急性缺血性脑卒中》显示风药组方能改善患者中医临床症状及神经功能缺损症状，治疗后 CIS 患者血清 vWF，TXB2，Hcy，MPV 和 MPAR 均下降，6-Keto-PGF1α 上升，其作用机制可能与有效抑制患者血小板的激活，抗血小板活化的作用，改善血管缩舒功能，从而抑制血栓形成，起到抗凝作用相关。

王明杰教授认为血管性痴呆基本病机在于脑中玄府郁闭，神机失用，临床治疗应以风药、虫药开通玄府，畅达神机为基本出发点，在此基础上根据疾病所处的不同时期、不同证型选方用药。

眩晕的病位在脑络玄府，基本病机为精气亏虚，玄府郁闭，痰瘀内生，络阻风动，主要治法为益气升阳、涤痰化瘀、开玄通络，临证组方时王明杰教授认为风药、虫药具有独特的开通玄府功效，在椎 - 基底动脉供血不足性眩晕的治疗中发挥着重要作用，已成为本病临床取效的关键所在。2016 年闫颖等发表《王明杰从玄府论治椎 - 基底动脉供血不足性眩晕的经验》，总结了王老经验方天虫定眩饮治疗本病的临床效果。

2013 年彭宁静、罗再琼等在《中医杂志》发表《王明杰运用玄府理论治疗抑郁症经验》，从"玄府理论"的新视角认识抑郁症的病因病机，为抑郁症的治疗提供新的思路。2014 年江花、潘洪等在《中医杂志》发表《王明杰教授治疗重症肌无力的经验》，认为本病病机关键在于病变局部或全身玄府郁闭，神机不遂，以致神机不用而出现肌肉痿弱无力，故治疗不单要补，更重在通，临床注重运用风药如麻黄、马钱子等透达玄府神机，配合补中益气药物协同增效。

头痛是临床常见症状之一，而血管性头痛的治疗古人多以祛风通络为法，今人则多从内伤立论，只有表证明显者，才使用祛风方药。王明杰教授认为风邪（包括外风与内风）阻络贯穿本病始终，临证主张从风论治，常以祛风药、虫类药并用，收效甚捷。

帕金森病属于中医颤证的范畴，病在筋脉，病位在脑，属本虚标实，气血亏虚、肝肾不足为本，血瘀生风、风气内动为标。杨思进教授在辨证基础上从风论治对改善症状、延缓病程、增强西药疗效、减少西药用量、减轻西药不良反应等方面具有重要的作用。

三、研发院内制剂与协定方

（一）蛭龙活血通瘀胶囊

主要用于脑梗死、脑出血等脑血管疾病。团队前期建立了蛭龙活血通瘀胶囊的质量标准（陈玉兰，2009）；优选了蛭龙活血通瘀胶囊提取工艺（赵剑，2010）；急性毒性和长期毒性实验表明该药具有良好的安全性（罗萌，2009；白雪，2010）；并更新了蛭龙活血胶囊的制备工艺，新工艺制备方法可用于蛭龙活血通瘀胶囊的制剂制备（王蔚，2016）。动物实验证实：

1. **脑梗死** 蛭龙活血通瘀胶囊可显著改善急性脑梗死大鼠的神经功能，其作用机制与以下因素有关：①上调 bcl-2，抑制 Caspase-3，抑制缺血再灌注导致的神经元凋亡（罗钢，2008）；②降低 IL-1 含量，升高 IL-10 含量，减轻炎症反应对大脑的缺血损伤；③通过提高 NOS 活性，使血管内皮舒张因子 NO 的含量增加，减少血栓形成，改善微循环（叶丽莎，2010）；④提高 VEGF 含量，促进脑组织 TGF-β1、Ang-1、Tie-2 蛋白表达，从而促进脑梗死后缺血区微血管新生，减少神经细胞凋亡，减轻脑缺血后血脑屏障的渗漏，降低脑水肿（吴英，2013）；⑤在脑缺血再灌注损伤早期在自噬诱导剂的基础上进一步上调自噬相关蛋白 Beclin-1、LC3-Ⅱ 的表达，在晚期在自噬抑制剂的基础上则进一步抑制其表达，对脑缺血在灌注损伤中的自噬具有双向调节作用（刘志友，2012；肖红琴，2016）。

2. **脑出血** 蛭龙活血通瘀胶囊可显著促进脑出血大鼠血肿面积缩小，改善神经行为学，其机制主要与以下因素有关：①抑制 PAR-1 活化，促进 HIF-1α 表达，抑制细胞凋亡，减轻脑水肿，从而实现损伤组织的修复（杨云芳，2011）；②降低脑出血大鼠脑含水量及脑系数，改善其血脑屏障的通透性，使脑组织 EB 含量有所减轻，保护血脑屏障的组织结构；③降低脑出血大鼠脑组织 AQP-4、MMP-9 蛋白及基因的表达，升高 TIMP-1 蛋白及基因的表达，改善血肿周围脑组织水肿及神经功能缺损症状，促进 Bcl-2 表达，抑制 Bax 表达，减少细胞凋亡（王蔚，2016）；④降低血清 TNF-α、IL-1 及 IL-6 浓度水平，抑制炎症反应对神经元的损伤（王蔚，2020）。

3．**其他** 蛭龙活血通瘀胶囊可明显改善血管性痴呆大鼠的学习记忆能力，其机制与以下因素有关：①抑制前炎症因子 TNF-α 和 IL-1β 的产生，直接对抗这些炎性因子对 VD 大鼠海马神经元的损伤；②抑制由 TNF-α 和 IL-1β 继发的炎性因子 NF-λB、NO 和 iNOS 所致海马神经元的损伤；③抑制 TNF-α、IL-1β、NF-κB、NO 和 iNOS 相互促进作用形成的炎症级联反应对海马神经元的损伤；④通过增强 SOD、GSH-PX 活性，减少 MDA 形成，进而抑制氧化应激对海马神经元的损伤及其诱导的神经元凋亡（陈晓琴，2010）；⑤通过提高 Bcl-2 的表达，减少 Bax 和 Caspase-3 表达，减轻 Bax 的促凋亡作用，增强 Bcl-2 抗凋亡作用，抑制 Caspase-3 触发的凋亡级联反应，进而抑制 VD 大鼠海马神经元的凋亡（李卫萍，2011）。

同时，动物实验观察到，蛭龙活血通瘀胶囊可改善气虚血瘀型老年痴呆大鼠的学习记忆能力（罗钢，2019）；可通过减少 TNF-α 及 IL-1b 表达，抑制氯化锂 - 毛果芸香碱诱发的癫痫发作（吴英，2018）；并观察到蛭龙活血通瘀胶囊能够改善帕金森病模型大鼠的行为学表现，其机制可能与减少凋亡相关蛋白 Bax、Caspase-3 在中脑黑质区域的表达，抑制神经元凋亡相关（王蔚，2020）。

（二）颅痛颗粒

主要用于偏头痛等疾病。团队前期优选了颅痛颗粒的制备工艺（蒲清荣，2002；唐灿，2005），并首创风湿夹瘀的偏头痛动物模型（陈冲，2011），动物实验研究证实：

颅痛颗粒可显著改善偏头痛模型动物的临床症状，其作用机制可能与以下因素有关：①颅痛颗粒能明显降低血瘀家兔模型的全血黏度、血浆黏度、血沉、血细胞比容、红细胞电泳时间、卡松屈服应力等血液流变学指标（杨思进，2002）；②可通过提高 t-PA 活性及 NO 含量、降低 PAI-1 活性及 EF 含量从而改善血管内皮受损时发生的凝血 - 纤溶功能及血管舒缩功能紊乱（杨思进，2004）；③降低大鼠血清 CGRP，升高脑组织 5-HT 含量，抑制三叉神经核尾部 c-fos、c-jun 基因的表达（陈冲，2011）；④降低偏头痛模型大鼠脑干 IL-1β、TNF-α、COX-2 等炎症相关蛋白水平，下调 NF-κB p65、P-IκBα 的表达，抑制 NF-κB 信号通路的激活（蒲玉婷，2018）。

（三）祛风通窍系列经验方

主要用于脑出血、血管性痴呆等疾病。开创性地在治疗血管性痴呆中重视风药运用，意在通窍，即开郁达神；升散流动，载药上行；畅气活血，振奋气化；动静结合，补而不滞，体现"治血先治风"之意。动物实验研究证实：

1．**血管性痴呆** 祛风通窍方剂可显著改善血管性痴呆模型大鼠的学习、记忆能力，其机制可能与以下作用相关：①抑制海马神经元 c-fos 表达，减轻海马 CA1 区神经元细胞凋亡（王饶琼，2017；李双阳，2020）；②增强 SOD 活性，减少 MDA 生成，调节 OFR 代谢紊乱（唐红梅，2014）；③增强 COXⅡ 的 mRNA 表达，增加 COX 活性，减轻 VD 大鼠线粒体氧化损伤产生，保护 VD 大鼠神经元 MIT 结构（白雪，2014）；④上调 LC3、Beclin-1 蛋白表达增加，提高 VD 大鼠神经元自噬水平，保护神经元功能（钱海霞，2013）；⑤降低全血黏度、低切、血浆黏度，抑制血小板凝集、抗血栓形成及减轻微循环障碍，改善 VD 大鼠血液流变学（钱海霞，2013）；⑥改善海马区神经元突触结构的缺血缺氧状态，恢复突触的正常结构及提高突触传递效能，并抑制胆碱酯酶活性，减少乙酰胆碱降解；⑦上调 VD 大鼠 ChAT 的表达，维持胆碱能系统的功能稳态；⑧促进修复后的突触囊泡对 NE、DA、5-HT 的释放，提高其在大脑皮层内的含量，保障神经递质系统信息传递的完整性（彭艳，2015）；⑨减轻 Tau 蛋白过度磷酸化，降低 Aβ 蛋白表达，减少神经元损害；⑩减轻炎症反应：抑制炎性细胞因子 IL-6、IL-1β、TNF-α 的浓度，抑制 VD 大鼠缺血区的炎性反应，减轻神经元损伤；⑪增加 VEGF 蛋白表达，促进缺血区血管的新生，建立侧支循环，修复缺血损伤的神经（王饶琼，2017）；⑫增加 cAMP、PKA 表达及 CREB 的磷酸化水平，并介导下游 BDNF 表达，通过调控 cAMP-PKA-CREB 信号通路发挥神经保护作用，同时提高突触后 GluN1、GluN2B 以及 GluA2 受体蛋白表达，促进脑缺血后突触的正常结构恢复，提高传递效能（李双阳，2019）；⑬上调 VD 大鼠海马 Mfsd2a、occludin 蛋白表达，降低慢性脑缺血大鼠血脑屏障通透性，改善血脑屏障结构破坏；⑭上调大鼠海马 Ang-1、Ang-2、Tie2 表达，促进海马区血管新生。

2．脑出血　加减祛风通窍方能减轻脑出血后大鼠神经功能缺损以及脑水肿，改善出血侧 BBB 结构的损伤，主要机制可能是改善微循环，增强 SOD 活力，减少 MDA 含量，减轻 MMP-9 的表达，从而减轻血脑屏障的破坏，降低出血侧血脑屏障通透性，而使脑水肿减轻。

（四）晕康胶囊

主要用于椎 - 基底动供血不足型眩晕。动物实验研究表面，其作用机制主要与以下因素有关：①降低血栓湿重（陈秀，2005）、全血黏度、血浆黏度、血细胞比容，能明显扩张软脑膜微血管、增加交织网点数目（李国春，2005），能明显升高血浆 SOD 活性、降低血浆 MDA 含量（陈秀，2005）；②抑制体内血栓形成，改善小鼠软脑膜微循环的作用（黄新武，2006）；③减轻脑缺血自由基氧化损伤，降低 NO 的水平减轻脑缺血再灌注损伤（李作孝，2005）。

第二节 代表论文选录

一、学术经验类

（一）王明杰教授从风论治脑病的学术思想与临床经验

江玉、王明杰等

根据《内经》"风为百病之长"的著名论断，结合数十年来对刘河间玄府学说及开通玄府治法的深入研究与实践探索，王老提出"百病治风为先，顽症从风论治"的学术主张，认为风药、虫类药等治风之品走窜开通，可内可外，能上能下，具有振奋人体气化，开郁畅气，辛温通阳，搜剔经络玄府窍道之功，在调节人体脏腑经络、气血津液方面具有重要的意义。临证善于灵活运用风药、虫药开通玄府治疗多种疑难病症，见解独到，经验丰富，疗效显著。笔者有幸随师学习，从中获益颇多。现就老师从风论治脑病的独特见解及临床经验加以归纳总结。

1. **脑病治风的理论依据**　脑病的中医治疗，目前临床常用补肾填精、益气养血、活血通络、化痰开窍等法，王老却更重视治风之法，对多种脑病，均主张从风论治，注重各种风药（包括祛风药与息风药）的灵活运用，收效甚捷。王老指出，脑病治风不仅有良好效果，而且有充分依据。根据老师讲解，下面试作一阐述。

（1）脑居高位，最易受风：《素问·太阴阳明论》曰："伤于风者，上先受之。"风为阳邪，其性开泄，侵袭阳位。脑为清窍，位于人之头部，至高无上，风邪侵袭，首当其冲，故易受其害。《素问·风论》云："风气循风府而上，则为脑风。"此外，风邪上犯清空，横窜脑络，还可引起多种疾病，如头风、偏风、首风等，莫不与风邪有关。根据刘河间玄府学说，"玄府者，无物不有，人之脏腑、皮毛、肌肉、筋膜、骨骼、爪牙，至于世之万物尽皆有之，乃气出入升降之道路门户也"。王老认为，脑中玄府，气血津液通畅，神机运转，是维持正常生理功能的必要条件；一旦风邪侵袭，闭塞玄府，神机不遂，则可导致种种脑病的发生。

（2）脑为清窍，病多兼风：脑病与风的密切关系，还表现在内生风邪上。脑病常出现昏厥、眩晕、麻木及痉挛、角弓反张、四肢抽搐、口眼歪斜、两目上吊等躯体的异常运动症状，均属于风的范畴，即内风。过去多强调肝阳化风，指由肝阳过亢而引起的眩晕、震颤，甚至"卒中"等动风证候，其基本病机在于肝阳上亢日久，耗损阴液，水不涵木。近年来一些学者提出"瘀血生风"的概念，指血液运行不畅，或局部血液凝聚，或体内离经之血等形成瘀血，阻塞经络，导致筋脉失养，挛急刚劲，引发以动摇、眩晕、抽搐、震颤等病变。脑病过程中，往往既有外风，又有内风，或外风引动内风，或内风兼感外风，内外合邪，相因为患，难以截然分开，从而导致病情的复杂多变及治疗上的困难。

（3）治风之品，治脑良药：由于风邪在多种脑病中均是关键的病理因素，王老在临床实践中特别重视各种治风之品在脑病中的运用。王老临床常用的主要是祛风药和息风药两类，它们在多种脑病的治疗中都具有他药不可代替的重要作用。一般认为外风宜祛，内风宜息，二者泾渭分明，各有所主。王老认为不能截然划分，在治疗中常需祛风息风并用。王老指出，祛风药并不局限于治外风，不论外风、内风，皆其所宜。其发散宣透作用，不仅能开发肌表汗孔以解散表邪，对于全身脏腑经络、玄府窍道，亦能透达贯穿。正如《神农本草经百种录》论麻黄所说："轻扬上达，无气无味，乃气味中之最轻者，故能透出皮肤毛孔之外，又能深入积痰凝血之中，凡药力所不能到处，此能无微不至。"风药性升散，顺应肝木之曲直，最能启发肝胆的春升之性，具有舒畅一身气机的作用，尤其善于畅通由下而上、由里达表的气机，引提人体生发之气，资助清阳之气升腾，能引药入脑，所谓"高巅之上，唯风可到"。而虫类药具有很强的治风作用，常称为搜风。叶天士云："风邪留于经络，须以虫蚁搜剔。"其临证"每取虫蚁迅速飞走诸灵，俾飞者升，走者降，血无凝着，气可宣通"。王老认为，祛风药长于升散走表，虫类药长于剔透于里。二者配合，协同增效，在脑病治疗中发挥引药入脑、治风宁脑、活血营脑、通窍醒脑等多种作用，尤其对开通脑玄府，畅达神机，恢复正常功能具有重要作用。

2. 脑病治风的临床经验　王明杰教授临床习用风药、虫药配伍组方，从风论治头痛、眩晕、中风等脑病收效甚捷。下面介绍王老在脑病临床常用的一个经验方——七味追风散。组成：羌活12g，白芷12g，川芎12g，天麻12g，全蝎6g，僵蚕12g，地龙12g。功能：疏风散邪，活血通络，利窍醒脑。主治：头痛、眩晕、中风、面瘫、痴呆、颤证、癫痫等多种脑病。用法：上药共为细末，或制水丸，每服9克，温开水送服，一日3次。亦可作为汤剂煎服，唯全蝎宜研末冲服。一般可先服几付汤剂，然后制丸剂缓调。

该方是在《太平惠民和剂局方》追风散（川乌、防风、川芎、白僵蚕、荆芥、石膏、炙甘草、白附子、羌活、全蝎、白芷、天南星、天麻、地龙、乳香、草乌、没药、雄黄）基础上筛选精简而成。原方主治偏正头痛、头晕目眩、百节酸疼、脑昏目痛、项背拘急、皮肤瘙痒等症。王老认为该方体现前人风药虫药并用、内风外风同治之法，可用于多种脑病的治疗，但方中药味较多，遂删繁就简，保留四味风药、三味虫类药作为基本方。方中全蝎、地龙、僵蚕属于血肉有情走窜之品，具有通经达络、剔透病邪的独特性能；羌活、白芷、川芎、天麻均为风药，与虫类药并用，开通玄府力量进一步增强。七味药物均宜制作丸散剂，适合慢性脑病患者较长时间服用，所谓"缓图为宜，勿事速达"。七味追风散作为基础方，具体使用时可根据患者证情灵活加减。如：气虚加黄芪、人参、白术，血虚加当归、生地黄、鸡血藤，肝肾亏虚加何首乌、枸杞子、女贞子，脾肾阳虚加附子、干姜、肉桂；痰湿加半夏、南星、石菖蒲等。同时，对于不同的病症，王老还有不同的加减法（详后）。需要注意的是，本方略偏辛燥，长期运用勿忘护阴，应注意配伍养阴润燥之品。下面分别予以介绍。

（1）血管性头痛：头痛是临床常见症状之一，而血管性头痛是笔者在随师门诊时最多见的一种类型，其痛剧不解者又称为"头风"。其治疗古人多以祛风通络为法，今人则多从内伤立论，只有表证明显者，才使用祛风方药。王老认为风邪（包括外风与内风）贯穿本病始终，临证主张从风论治，常以祛风药、虫类药并用，收效甚捷。

基本方：七味追风散加白芍、玄胡。

辨证加减：寒痛加细辛、桂枝、吴茱萸，热痛加牡丹皮、石膏、黄芩，疼痛剧烈者加蜈蚣1条或制马钱子1克（冲服）。

【病案举例】

男，58岁，干部。2009年12月9日初诊。头痛偏左反复8年余，屡用中、西药物，针灸等治疗，痛剧时曾住院2次，未能根治。近来偏头痛加剧，痛连及左目眶，筋肉跳动，坐卧不安，少气乏力。察舌质红，苔薄白，脉弦细，作脑CT排除占位病变。诊为血管性头痛。辨证属血虚风侵，瘀血阻络，治以祛风通络，养血活血。药用：川芎30g，葛根30g，白芍30g，当归12g，生地黄20g，玄胡12g，羌活12g，白芷12g，地龙12g，僵蚕12g，全蝎5g（研末冲服），甘草6g。每日一剂，水煎500ml，分3次服。3剂后疼痛明显缓解，上方去地龙，加蜈蚣，制作丸剂，每服9g，一日3次。服用1月后病愈，随访一年未复发。

（2）脑动脉硬化性眩晕：老师将脑动脉硬化眩晕的病因概括为虚、痰、瘀、风四个方面，即气血亏虚，或肝肾不足，痰瘀阻滞，风动于上。四种因素往往兼夹为患，治疗时应分清主次，有所侧重，但治风之品，贯穿始终。

基本方：七味追风散加葛根、黄芪、白芍、石菖蒲。

辨证加减：肢体麻木较明显加桑枝、鸡血藤、当归、桃仁、红花；口干口苦加生地黄、栀子、黄芩；失眠多梦加酸枣仁、夜交藤、牡蛎。

【病案举例】

男，66岁，2010年10月11日初诊。主诉：头晕反复发作3年，时发时止，近半年来，头晕发作频繁。半月前感冒愈后头晕加重。现症见：面色萎黄，头晕神疲，有时胀痛，伴有腰酸腿软，脘闷纳差，大便不畅，多梦健忘。舌质淡红，苔白腻，脉沉弦。血压135/85mmHg。头颅CT：脑白质脱髓鞘。TCD：大脑后动脉供血不足，脑动脉硬化症。辨证为气虚血瘀，清阳不升。治以益气活血，祛风通络。药用：黄芪30g，当归12g，葛根30g，白芍30g，川芎15g，羌活12g，防风12g，僵蚕12g，地龙12g，石菖蒲12g，白术12g，天麻15g，甘草6g。每日1剂，水煎500ml，分3次服。3剂后头晕减轻，继用上方加减，7剂后病情基本控制，改用丸剂巩固调理。

（3）脑梗死：脑梗死属于中风范畴，王老认为宋代以前从外风论治的经验值得继承发扬，风药、虫药并用对于急性期、恢复期及后遗症期均有良好效果，但中后期应注意配合益气养血、滋养肝肾之品。

基本方：七味追风散加葛根、防风、水蛭。

【病案举例】

女，58岁，2011年4月10日初诊。患者今日晨起后出现左侧肢体麻木无力，神疲，头昏，言语模糊不清，饮食尚可，伸舌偏左，舌质暗红，边有瘀斑，苔白厚腻，脉弦滑。查血压145/90mmHg。头颅CT：右侧基底节区腔梗。中医诊断为中风，辨证为风痰阻络，治以祛风通络。处方：七味追风散加味。药用：羌活12g，川芎12g，葛根30g，鸡血藤30g，天麻15g，当归12g，防风12g，地龙12g，僵蚕12g，全蝎5g（研末冲服），水蛭3g（研末冲服），甘草6g。6剂，水煎服，日1剂。1周后复诊，肢体麻木无力、言语不利明显好转，上方去羌活，加黄芪30g，土鳖虫10g，6剂，制水丸。服用1月后肢体功能逐渐恢复。半年后因他病来诊，称生活完全自理，已能从事家务劳动。

（4）面神经炎：中医称口僻，历代医家将其归入风门中，由于风邪乘虚入中经络，气血闭阻所致。王老治疗本病，初期以风药祛风为主，中后期以虫药搜风为主，适当配合化痰活血之品，收效显著。

基本方：七味追风散加葛根、防风、白附子，重症加蜈蚣。

【病案举例】

女，38岁，2010年8月22日初诊。患者1周前因整夜使用电风扇纳凉，次日晨起面部僵硬，口眼歪斜，前来就诊。现右眼闭合不全，前额皱纹消失，鼻唇沟平坦，面部歪向左侧，微恶风，二便如常，舌质淡红，苔薄白，脉浮缓。处以七味追风散加减。药用：防风12g，葛根30g，白芍30g，川芎12g，僵蚕12g，全蝎5g（研末冲服），羌活12g，麻黄12g，甘草6g。水煎服，每日1剂。5剂后，诸症明显减轻。加用当归12g，鸡血藤30g，继服5剂，症状基本消失。

（5）血管性痴呆：血管性痴呆是指发生在脑血管病基础上的以记忆、认知、语言、视空间能力和人格等精神方面的缺损为主要表现的获得性智能障碍综合征。王老认为，本病基本病机在于脑中玄府郁闭，神机失用，临床治疗应以风药、虫药开通玄府，畅达神机为基本出发点，在此基础上根据疾病所处的不同时期、不同证型选方用药。

基本方：七味追风散加麻黄、葛根、石菖蒲。

【病案举例】

男，66岁，2011年12月12日初诊。有脑动脉硬化病史5年，多发性腔隙性脑梗死2年，近半年逐渐出现沉默少言、反应迟钝，记忆力明显减退，多寐、头昏、气短、乏力、畏风、腰膝酸软，舌苔薄白腻，脉沉细。脑CT检查显示：脑萎缩。确诊"老年血管性痴呆"，西药治疗数月，血压控制正常，痴呆症状改善不明显，辨证属肾气亏虚，脑窍郁阻，神机不遂。治宜温肾益气，祛风通窍。七味追风散加减：羌活12g，白芷12g，石菖蒲12g，川芎12g，细辛9g，麻黄9g，葛根30g，附片15g（先煎），全蝎5g（研末冲服），僵蚕 12g，肉桂 9g。每日 1 剂水煎服。7 剂后，精神好转，心悸、气短、头晕目眩大减。以此方去附片，制水丸，调服 3 月余，精神转佳，记忆力有所好转，头昏气短诸症消失，睡眠正常。

（6）帕金森病：本病属于中医颤证的范畴，病在筋脉，病位在脑，属本虚标实，气血亏虚、肝肾不足为本，血瘀生风、风气内动为标。在辨证基础上从风论治对改善症状、延缓病程、增强西药疗效、减少西药用量、减轻西药不良反应等方面具有重要的作用。

基本方：七味追风散加蜈蚣、白芍、鸡血藤。

【病案举例】

男，68 岁。2012 年 3 月 7 日初诊。左手颤抖半年，未予治疗，日渐加重，不能自控，经西医诊断为帕金森病，患者不愿服西药而来就诊。面色苍白，神情呆滞，少气懒言，食欲不振，舌淡苔白腻，脉沉细。证属气血两虚，风气内动。治宜益气养血，祛风定振，七味追风散加减。药用：黄芪 30g，红参 9g，白术 12g，葛根 30g，白芍 30g，当归 12g，鸡血藤 30g，防风 12g，地龙 12g，僵蚕 12g，全蝎 5g（研末冲服），蜈蚣 1 条（研末冲服），甘草 6g。每日 1 剂，水煎 500ml，分 3 次服。二诊：5 剂后手颤抖减轻，饮食略有增加，仍感乏力。上方 5 剂制水丸。服 1 月后病情继续好转，守方再进。前后共服用 20 剂，手颤抖控制，精神、饮食均有改善。

（二）脑玄府理论体系的构建、传承与创新

王凌雪、白雪等

自 20 世纪 70 年代起，王明杰教授受导师著名中医眼科学家陈达夫从玄府论治疑难眼病学术思想的启迪，于 20 世纪 80 年代初率先对金代医家刘完素的"玄府说"进行了深度挖掘、创新。其《玄府学说》一书，为脑玄府理论提供了构建基础。

杨思进、白雪、江玉等传承王明杰玄府理论学术思想后，结合脑病理论以及临床治疗经验，经过数年的不断摸索，亦将风药治疗目玄府的经验运用至脑病（中风、眩晕、头痛、认知功能障碍等慢性病）的治疗，经过数年的不断摸索，初步构建了"脑玄府理论"的理、法、方、药体系。在理论上，此体系突破传统中医学重视阴阳、五行、藏象等宏观理论认识微观的不足，提出"五脏六腑皆有玄府，脑亦不例外"，认为脑病微观病机是"风邪上扰、脑玄府郁闭、气血不畅、神机失用"，并于宏观辨证候（如血瘀证、气虚证），引入了微观辨病机（"脑玄府 - 血脑屏障"郁闭，"气血不畅 - 瘀血"阻滞，"神机 - 突触"失用），从而丰富了中医脑病的微观认识。在治法上，依据《素问玄机原病式》所载"人之眼、耳、鼻、舌、身、意、神识，能为用者，皆由升降出入之通利也，有所闭塞者，不能为用也"，提出采用宏观辨疾病证候（如血瘀证、气虚证、肾阴虚证）与辨疾病微观病机（脑玄府郁闭、萎闭）的思路论治脑病。并形成了"重用补气，辅以化痰通络，佐以风药""祛风胜湿，清利头目，通络止痛""开通玄府，恢复神机"，"祛风药 + 虫类药 + 补

五脏药"等治法思想。在方剂上，沿用具有开通玄府作用的经方、时方、效方（如桂枝汤、麻黄附子细辛汤、川芎茶调散等）加减，或在"风药开玄"的理论指导下，自拟方以开发中成药新药（如蛭龙活血通瘀胶囊、颅痛颗粒、祛风通窍方等）来治疗脑病。在药物上，使用风药、虫类药、芳香药（如麻黄、水蛭、石菖蒲等）开通玄府，引药入脑，畅达气血津液，并不断总结临床经验。在科学研究上，根据玄府的三大特性以及微观病机，将脑玄府与血脑屏障、突触结构、线粒体等微观结构病变相匹配，探索中医药对细胞、分子、蛋白、通路等微观物质表达的影响，揭示在玄府理论指导下脑病治疗的科学内涵，从而将现代医学技术与中医哲学理论结合起来。

在一个现代科技日渐发达、微观医学深度发展、中西医并重的时期，本学术流派着眼于"脑玄府"，将脑玄府与血脑屏障等微观结构的研究相切合，形成"脑玄府 - 血脑屏障、信号通路、突触结构"的思维模式，确立了"络病 - 玄府""脑之玄府 - 血脑屏障""玄府 - 微观结构"等中西医结合切入点，开发出的中医制剂显示有突出疗效，证实具有调节血脑屏障通透性、调节脑内相关蛋白表达、清除自由基与保护海马神经元等作用。

中医学派的发展不止于学派内的学术传承人，还应有其他学者、医家与中医爱好者的认同与意见，之后方能融合传统中医思维与现代多元化思维，以不拘于古、海纳百川之势共同发扬中医药学。故而，将原本无形可着的中医学结构——玄府，融入中医脑病学形成中医脑病的微观理论，能够把握住中、西医学在微观领域的切合点，继而以现代医学科技进行实证，解释中医药学的部分科学内涵，促成中西医结合下中医脑病学的未来发展。

（三）脑之玄府与血脑屏障的相关性

董丽、杨思进等

脑之玄府与血脑屏障的相关性中医学认为，玄府是机体形态结构和功能的最小单位，而现代医学则强调，血脑屏障作为人体三大屏障之一，发挥着维持中枢神经系统内环境稳态的作用。我们认为，血脑屏障有可能是脑之玄府玄奥精深内涵的一种表现，两者有着诸多共性特质。

1. **形态结构**　玄府广泛存在于机体，外至肌肤腠理，内达脏腑官窍，形态玄冥幽微，是人体结构层次及功能系统中最为细小的单位，非肉眼所能窥见，故归纳其具有分布广泛、形态细微的特点，既"玄"且"微"，至微至小。血脑屏障由毛细血管内皮细胞、内皮细胞间的紧密连接体及基底膜等构成，数以亿计，广泛存在于脑组织中。毛细血管属于微循环，中医认识微循环有细络、阴络之说，微细且深藏，不可肉眼直观，二者认识相吻合。现代医学认为，血脑屏障的内皮细胞间的紧密连接由 Junctional Adhesion Molecules（JAM）和 Zonula Occludin-1（ZO-1）数种蛋白组成，基底膜由Ⅳ型胶原、层黏蛋白和纤维连接蛋白构成，存在 NMDA 受体通道、电压依赖 Ca^{2+} 通道、内质网 Ca^{2+} 通道、线粒体 Na^+/Ca^{2+} 交换系统等离子通道，共同构成结构基础和维持功能的完整性。研究发现，玄府与离子通道、水通道蛋白有着许多共性内涵，而血脑屏障作为脑内各离子通道及水通道蛋白的整合体，是玄府于脑的一种表现，佐证了脑之玄府与血脑屏障形态结构的相似性。因此，血脑屏障属于人体微观结构，也可能是作为脑之玄府的一种客观的形态学基础，但这需要更进一步的研究与论证。

2．**生理特性**　"玄府"亦有"气门""汗门""腠理"之称，是气机升降出入之门户、津液输布流通之道路、神机运转通达之枢纽，此"门户""道路""枢纽"理应具有以通利为用的特点，以开通为顺，以闭合为逆。而血脑屏障作为脑组织与外界（血循环）联系的开合关口，对血液中物质的进或出均有一定的限制和选择，这都是以血脑屏障开合正常、通利为顺为基础的。一旦脑之玄府闭塞或血脑屏障损伤，将出现一系列的病理状态。

3．**生理功能**　玄府的功能有：①气液宣通。玄府作为"气液出行之腠道纹理"，是营卫、气血、津液等精微物质运行的载体与通道，玄府通利，则气液宣通，气血、津液流通不止；玄府闭塞，则气液流行受阻，百病丛生，即所谓"玄府者，所以出津液也"。②运转神机。刘完素认为，玄府不但有物质交换（气液宣通）的特征，而且还应具有信息交流（运转神机）的特性。玄府作为气血宣通之道，而精气营血乃精微物质，孕育着神机承化，故"玄府"乃"神气"通利出入之处也。正所谓"人形精神而营卫血气津液，出入流通""夫血随气运，气血宣行则其中神自清利而应机能为用矣""人之眼、目、耳、鼻、身、意、神识能为用者，皆由升降出入之通利也"。血脑屏障作为脑毛细血管与神经组织之间的物质调节界面，一定程度阻挡血循环中的有害物质进入脑内，同时将脑内有害或代谢产物排出脑外，延缓或调节血循环与脑组织之间的物质交换。其次，以结构的完整为基础，物质交换为前提，保证维持中枢神经系统正常功能（信息的传递与调节等）的发挥，如人之言语、运动、书写、思维功能与血脑屏障结构与功能的正常与否密切相关。因此，脑为"奇恒之腑""元神之府"，人神之所居，人身之大主。通过脑之玄府，在不息的气液流通、血气渗透的过程中，脑之神机借此不断地升降出入，上下纵横，多维传递，构成了丰富的"神机化"。

4．**病理表现**　玄府以通为贵，一旦郁闭与郁塞，气血津液精神升、降、出、入障碍，表现出气失宣通、津液不布、痰阻血瘀、神无所用的四类基本病变。脑内玄府甚丰，一旦玄府郁滞，"气液昧之"，则气不利而滞，津不布成痰，血不行成瘀，痰瘀为津血之变，浊为痰瘀之渐，毒实为浊之甚，浊毒泛淫玄府，碍神害脑，则变生诸症，临证可见神机运转过度、亢奋有余的一派征象，如狂证、惊厥、谵语、昏聩不语、狂躁等；或动作不能、意识模糊或丧失、神志异常等神机运转"不及"的征象。血脑屏障作为物质与信息交换的中枢，对维持中枢神经功能起着至关重要的作用。脑病变发生时，内皮细胞连接体、基底膜等受到破坏，屏障作用削减或丧失，造成气血津液内外沟通障碍，离子通道活动异常，Ca^{2+}超载，CO_2、NO潴留，神经递质发生改变，自由基代谢紊乱，能量代谢障碍，细胞凋亡等，引起一系列的神经系统损害病证。

（四）"风药开玄"理论在脑病治疗中的应用

董丽、杨思进等

1. 玄府闭塞是脑病致病关键　"玄府密闭"是百病之根。脑内玄府颇丰，气液流通旺盛，多维传递，构成了丰富多彩的"神机化"。一旦外邪侵袭，或七情失调，或饮食劳倦所伤，或气血津液失养，导致玄府闭密，气、血、津、液、精、神升降出入障碍而形成各种病变。具体在脑病表现如下。

（1）气机逆乱，玄府郁闭：玄府是气机运行的通道，腔隙虽狭，却贵在通畅。"一有佛郁，诸病生焉，故人身诸病，多生于郁"（朱丹溪《丹溪心法》）。脑内玄府郁滞，气郁于脑，可出现头晕、目胀、目眩，气郁化火，热郁玄府，出现头涨头痛、面红目赤、目胀目昏等。

（2）水淫玄府，浊毒损脑："气液昧之"，津停为水，形成水淫玄府，是谓玄府淤滞证。此淤滞之"淤"，非瘀血之"瘀"，也非气郁之"郁"，乃津停水阻之淤。津液不行，停而为水，生痰、留饮，称"水浊"或"浊邪"，浊蕴为毒，浊毒泛淫玄府，碍神害脑，变生中风诸症，引起头痛、眩晕、嗜睡、昏蒙不识等。

（3）开合失司，玄府瘀滞：渗灌血气是玄府的重要功能。脑之玄府开合障碍，渗灌失常、不足或太过，必然引起脑之病变。渗灌不足者，瘀阻脑络；太过者则血流加速，出现局部充血征象，引起玄府瘀滞，以致神机不用，头痛如锥如刺、眩晕等。

（4）开合不利，神机不用：玄府为神机运转之门户通道。玄府开合不利，即通利过度或不及。若开之过，通有余，则出现亢奋有余无制，精神兴奋，轻者出现失眠、烦躁，重者癫狂、惊厥等；若开合通利不足，则神机运转低下，轻者可引起精神倦怠，重者则出现动作不能、嗜睡等。

2. "风药开玄"为治疗脑病的主要治则　顺应玄府"复其开合，贵于通利"之性，畅达神机运转。"百病治风为先"，认为风药药性升散，升发清阳之气，引药入脑，而虫类药长于剔透于里，搜剔经络玄府窍道，使血无凝着，气可宣通，且祛风、虫类药二者配合，协同增效，在脑病诊治中起到事半功倍的疗效。

（1）开玄理气："百病生于气"，气有佛郁，则生他病。治疗时，照顾兼夹病机一并施治。如清代医家汪昂《医方集解》言："肝郁解则目之玄府通利而明矣。黄连之类，解热郁也，椒目之类，解湿郁也……磁石之类，解头目郁、坠邪气使下降也，蔓菁下气通中，理亦同也。"

（2）解毒开玄：火热之邪是导致玄府闭塞的主要原因之一，刘完素以火热立论提出"热气佛郁，玄府密闭"的病机。现代研究表明，热毒与西医的炎症学说有异曲同工之妙，开通玄府，佐以清热泻火解毒显得尤为重要。

（3）利水开玄：中风病急性期脑水肿发病，始于血肿，次之气肿，由生水肿，继之演化为泛痰、痰浊、酿毒的系列变化，而致病之本在于玄府，玄府气郁、水瘀、毒滞是为病机关键。常富业等认为，水淫玄府，"气液昧之"，津停为水，进而水浊淫阻，致中风患者神机失用。王永炎院士创制了针对脑水肿的"利水灵"，方中石菖蒲为妙用，"辛苦而温，芳香而散，开心孔，利九窍"（《本草从新》），开窍醒神，化湿豁痰；佐以桂枝，一则发汗使玄府瘀滞之水得以开散通利，再则通阳宣散郁结之阳气，以达玄府宣通。

（4）通腑开玄：中风病，腑气不通，胃肠积热，火升阳亢，蒙蔽轻窍；再者，中焦气机受阻，有碍气血之输布流通，痰饮、瘀血有形之邪相结，可致惊厥、烦躁等变证迭出。治疗则"以辛散结"，通腑法所通的不仅胃肠之腑，也包括微观玄府。如三化汤，出自《素问病机气宜保命集·中风论》，小承气汤加羌活而成，是开通玄府治疗中风病之名方。方中小承气汤，其一攻下通便，荡涤肠胃，开通肠胃玄府；其二畅利中焦开通全身及脑之微观"玄府"，加之羌活，引诸药上行至脑，故上下相因，升降兼施，内外结合，开通一身上下表里之玄府，使气血调和，津液畅通，神机通达。

（5）开玄醒脑：脑为"清窍之府"，贵在清灵通利，故醒脑开窍法是宣通气液、水浊的根本。常用的通玄达神药物有麻黄、柴胡、葛根、升麻、马钱子等。其中，麻黄与马钱子尤其重要，堪称诸风药之"良将"。马钱子首载于《本草纲目》，其药性峻猛毒烈，功擅通络开闭，被视为治疗中风、痿躄等脑病疾患之佳品。

（6）通玄补虚：玄府的正常渗灌流通，赖于气血充盛，阴阳平调。因此，酌情施补，对阳虚者，配伍辛温之品，助开通之力；对阴血亏虚者，重在甘补滋润，配伍少量辛温走烈之风药，李东垣认为，"风药，春也，木也，生发之气"，助鼓舞脾胃生发之气。临床常用葛根、荆芥、防风、羌活、白芷等辛散通玄药，或用全蝎、蜈蚣、僵蚕、地龙等虫类通玄药，起到增效助补作用。

（五）从开合枢理论浅析周细胞为"脑玄府血脑屏障"的枢机结构

徐萍、白雪等

1.**"枢机"与开合枢理论、脑玄府理论** 开合枢理论认为开合之间乃"枢"，"枢"在《说文》中释义"枢，户枢也"；在《易·系辞》中注"制动之主""门臼也"，又曰"言行，君子之枢机也"。"枢"也被现今学者称为"枢机""枢经""枢要"，点明了"枢"作为"门户"基本结构的地位与作用。开合枢理论更是被中医学巨著《内经》引入，见于《素问·阴阳离合论》"三阳之离合也，太阳为关，阳明为阖，少阳为枢。三经者，不得相失也"以及《灵枢·根结》"太阴为开，厥阴为阖，少阴为枢"。后世大多讲三阴三阳开合枢，用以阐述阴阳之气升降出入的变化形式，探索人体经脉循行，分析《伤寒论》六经病证及治法方药，探讨疾病的治疗方法，如太阳、太阴为"开"，太阳主气之向外布散，太阴讲气的运化，阳明、厥阴主"合"，阳明重在收纳通降，厥阴主阴血暗藏，少阴、少阳为"枢"，枢转阴阳气血，调畅气机，以达开合有度，循环往复，在疾病发生发展过程中起着枢机作用。现阶段亦有不少关于"枢"的理论探讨与临床运用，如少阳、少阴之枢、厥阴之枢、脾胃之枢，并总结"枢机"主司人体表里内外、气血阴阳，调治枢机可达畅通气机、疏通血脉、调和气血、透邪外出等作用，能维持人体阴平阳秘和谐状态。因此，将"枢机"的内涵引入到中医玄府理论中，能够在一定程度上创新与传承玄府理论。

玄府理论源自《内经》"所谓玄府者，汗空也"，金元刘完素创新玄府并取"道路、门户"之象比类玄府的物质结构，但却未被当时医学界所广泛认同。及至现代，王明杰教授在刘完素玄府理论以及总结眼科玄府临床经验的基础上，阐发玄府特性为：广泛存在的微细结构、贵开忌合的"玄微府""鬼神门"，强调玄府以通为顺、以合为逆，并提出了玄府郁闭为百病之由，开通玄府为治病之纲，风药、虫类药、芳香药开通玄府等诸多学术思想，极力推动眼科玄府理论与经验向中医内科发展。现今玄府理论已被不断继承、发展，并渗透到中医脑病、肾病、骨病、皮肤病等多个学科领域，越来越受到中医学术界的关注。更有不少学者以临床试验论证开通玄府法具有改善脑出血、下肢动脉硬化闭塞症、慢性荨麻疹等作用，并阐述玄府在某些特性上与离子通道、血脑屏障、微循环等相似的观点，以动物实验证实了开通玄府法对这些微观结构具有改善作用。"脑玄府 - 血脑屏障"作为玄府理论的重要分论，是在脑玄府、血脑屏障在结构、功能上相类似的基础上构建的，即在形态结构上，玄府广泛存在脑腑，玄冥幽微，为脑腑气血之道路、门户，而血脑屏障数以亿计，广泛分布于脑组织，为大脑进行物质交换的屏障；在功能上皆以开通为顺，以闭合为逆，脑玄府宣通气液、运转神机，而血脑屏障严格限制进出大脑的物质交换，维持脑内环境的稳态与中枢神经系统功能正常。现代研究亦证实开通玄府法能减轻脑出血后血脑屏障结构的损伤，具有双向调节血脑屏障通透性的作用，或能保护脑缺血再灌注大鼠血脑屏障，说明脑玄府与血脑屏障在某种枢机结构、功能基础上存在相关性，值得深入思考与研究。

2. "脑玄府 - 血脑屏障"的枢机结构　围绕着血脑屏障微观结构研究，现代医学发现周细胞是一类扁平有突的细胞，在中枢神经系统毛细血管中的覆盖率最广，是血脑屏障重要组分之一，其与内皮细胞之间的比例可高达 1∶1。作为血脑屏障的组成部分，周细胞与内皮细胞之间被一层完整的基膜分隔，二者可通过基膜上的孔隙相互接触，可通过缝隙连接、紧密连接以及依从性连接三种连接方式进行信号的相互沟通，以协调双方作用，共同维护脑微环境稳态。同时，周细胞内含有收缩蛋白，可通过自身的收缩与舒张调控脑微血管的血流量，有研究表明脑缺血早期，缺血缺氧刺激周细胞收缩，可导致脑血流减少，加重神经缺损症状。早前还有研究表明周细胞具有促进血管新生维持血管稳定、神经干细胞多向分化等作用。黄伟等认为周细胞作为微循环的重要细胞，能调控微循环通透性，可将其比作阀门，认为其充当玄府开合的司使，是门户之玄府开合的重要甚至关键部分。葛源森也认为周细胞以精微物质的形式存在于脑玄府结构之中，充当玄府开合之司使，在脑玄府与脑微环境中起到纽带的作用。笔者认为相较于"司使"这一官职称谓，以开合枢理论中的"枢机"来定位周细胞，则更能够结合开合枢理论与玄府理论所隐喻着的门户形象，以象思维的方式归纳周细胞在脑玄府中所具有"枢转阴阳，枢调开合，调畅气机、血行"的枢机作用，凸显出周细胞在脑玄府理论实质研究中的重要地位，同时赋予其开合枢理论广阔的思维方式。近年来，周细胞独特的作用越来越受到国内外研究的重视，尤其在中枢神经系统，例如在慢性脑缺血、阿尔茨海默病、糖尿病小鼠局部脑缺血再灌注中，就有研究证实周细胞通过各种机制减轻血脑屏障损伤、清除 Aβ 等作用。以脑缺血为例，血脑屏障结构破坏与功能障碍是脑缺血的基本病理过程，血脑屏障结构破坏，内皮细胞间紧密连接松懈，基底膜完整性改变。其中大脑缺血缺氧会刺激周细胞收缩，致使脑玄府闭塞，致气行不畅，气机阻滞，久则气血亏虚，气滞血瘀，诸病由生。在此过程中，周细胞作为枢转之机，其枢机功能可分析为通过与内皮细胞之间的相互作用，促进或形成紧密连接，可合成Ⅳ型胶原、黏多糖等物质促进基底膜完整，使开合有序，从而维持脑玄府的结构与功能稳定。一旦发生脑卒中则"脑玄府 - 血脑屏障"完整性破坏，通透性改变，可导致周细胞的迁移和流失，枢离开合，开合无度，痰湿、瘀毒、水饮内停，进一步加重病情。因此，立论于开合枢理论，可以周细胞为研究切入点，研究中医药对周细胞发挥调控脑玄府的枢机作用的影响机制，阐明"枢机"具有的协调气的升降出入以化生万物（尤其是周细胞所具有的神经干细胞多向分化）的功能，这将有助于发现中医药防治中枢神经系统疾病的新路径，同时为中医基础理论的发展提供一定的科学依据。

（六）王明杰运用玄府理论治疗抑郁症经验
彭宁静、罗再琼等

《内经》曰"出入废则神机化灭，升降息则气立孤危"，明确指出了升降出入障碍对人体生命活动的严重影响。由于玄府是遍布全身的微观通道，诸多病证"悉由热气怫郁，玄府闭密而致气液血脉、荣卫精神不能升降出入故也，各随郁结微甚，而为病之重轻"（《素问玄机原病式》）。借助于玄府内气液的升降出入和气血的不断渗灌，神机得以息息运转，维持、协调和控制着机体的生命活动。故玄府流通气液、运转神机是保证精神情志正常的重要条件。玄府一旦发生病变，通道作用将不能维持，导致玄府开合通利失常，气血津液升降出入障碍，神机的运转也必将受到影响，构成了抑郁症发病的基本病机。所以各种因素导致玄府郁闭，使气液流通不足，渗灌减弱，神机运转不遂，则表现为机能减弱、兴奋不足的一派征象，见神情倦怠，精神不振，表情呆滞、淡漠，情绪低落，失眠，或食欲减退、腹胀等诸多抑郁症的临床表现。

王老从"形神合一"的整体观出发，基于玄府理论，提出了玄府郁闭、神机失运为抑郁症的基本病机，以开通玄府、畅达气机为治疗基本原则。在药物选用上，使用风药组方，发挥风药调畅气机，开发郁结，引经报使，宣导百药的多种功能，通过开通玄府，实现多靶点、多途径的综合性治疗作用。从"玄府理论"的新视角认识抑郁症的病因病机，运用以祛风药为主的疏风开郁方加减治疗抑郁症取得显著且稳定的疗效，为抑郁症的治疗提供新的思路。

基本方药以开通玄府为基本治则，运用以祛风药为主组成疏风开郁方（麻黄、细辛、羌活、白芷、川芎、防风、葛根、柴胡、石菖蒲、炙甘草），开通机体内外、五脏六腑及脑部的玄府，使郁闭的玄府通利，失运的神机畅达，达到治疗目的。在临床运用时兼有郁热者，加黄连、栀子等；兼有阳虚者，加附子、肉桂等；兼有气虚者，加人参、黄芪等；兼有痰湿者，加半夏、陈皮等，随症加减，收效甚捷。

【病案举例】

患者，女，39岁，2010年11月25日初诊。近半年来神情忧郁，少言寡语，对日常生活丧失兴趣，在外院诊断为抑郁症，曾服西药抗抑郁药及多种中药效果不明显。就诊时患者面色无华，目光呆滞，少言懒动，反应迟钝，自述头晕胸闷，不思饮食，困倦多寐，腰膝酸软，下肢发凉，大便稀溏。舌质淡，苔白腻，脉弦滑无力。辨证属肝郁脾虚，痰湿阻滞，治宜疏肝健脾，化痰除湿。观其所服处方，多系逍遥散、二陈汤之类加减，收效不佳。王老师认为，需加风药辛散通阳，开通玄府，增强疗效。处方：柴胡12g，香附12g，白术15g，法半夏12g，陈皮9g，茯苓20g，石菖蒲12g，麻黄12g，桂枝12g，细辛9g，羌活12g，白芷12g，炙甘草6g，生姜10g。5剂，水煎服。12月1日二诊：服药后上述症状减轻，饮食稍增。自述有时乏力。上方去柴胡、香附，加红参9g，黄芪30g，继服5剂。12月8日三诊：服药后精神明显好转。嘱患者将抗抑郁西药逐渐减量，中药方加减继续服用。2个月后患者电话告知已停用西药，症状基本消除，改用中药制作丸剂调理。

（七）王明杰从玄府论治椎-基底动脉供血不足性眩晕的经验

闫颖、江玉等

椎-基底动脉供血不足是中老年人常见的一种缺血性脑血管疾病，多由于脑动脉粥样硬化、颈椎病等原因引起基底系统供血障碍所致，临床表现主要症状为头晕目眩，可伴有恶心、呕吐、耳鸣及听力减退等。本病属于"眩晕"范畴，一般从"风""痰""瘀""虚"论治。

近年来不少医者主张从痰瘀及络病论治，治疗除了补益精气外，更重视活血、化痰、通络药物的运用。王老认为这是治疗上的一大进步，但仍有所不足，还有必要从玄府理论进一步分析。中老年人精气亏虚，清阳不升，脑部相关脉络之玄府失养而发生萎闭，以致津血渗灌不利，郁滞脉络而形成痰瘀等病理产物堆积，这是导致血管硬化的机制。由于脉道不畅，气血运行受阻，可引起脑络挛急，致卒发风动，出现头晕目眩等症。王老认为，精气亏虚、清阳不升为发病之基础，络阻风动是眩晕发作的直接病机，而玄府闭塞则是病变的关键一环。椎-基底动脉供血不足性眩晕病位在脑，病根在于脑络玄府郁闭，发病机制为精气亏虚，玄府萎闭，痰瘀内生，络阻风动。因此，除了益气升阳、化痰活血外，着力解除脑络玄府的闭塞对于本病治疗具有重要意义，风药、虫类药等开通玄府药物必不可少。临证常用自拟天虫定眩饮作为基本方加减化裁，收效甚捷。

基本方：天虫定眩饮（丸）。

组成：天麻15g，土鳖虫12g，僵蚕10g，地龙10g，白芍18g，防风9g，羌活9g，葛根30g，川芎12g，黄芪30g，当归12g，鸡血藤30g，沙苑子20g，菟丝子20g，白术12g，法半夏12g，炙甘草6g。水煎服，或数剂合并制水丸服用。方中黄芪、炙甘草益气升阳，当归、白芍、鸡血藤养血活血，白术、半夏健脾化痰，沙苑子、菟丝子补肾填精，妙在葛根、天麻、川芎、羌活、防风5味风药与地龙、僵蚕、土鳖虫3味虫药合用，共臻开通玄府、通络息风之功。加减法：气虚甚者，加人参或党参；阳虚者，加附子、肉桂；阴虚内热者，黄芪减量，去羌活，加生地黄、牡丹皮、栀子；兼外寒者，加桂枝、生姜；痰湿重者，加制天南星、石菖蒲；血瘀重者，加水蛭；内风重、眩晕甚者，加全蝎、蜈蚣；颈椎病症状明显者，酌加木瓜、舒筋草等舒筋活络；脑动脉硬化症状明显者，酌加鳖甲、牡蛎等软坚散结。

【病案举例】

患者，女，45岁，2013年5月5日就诊。头晕目眩3月余。3个月前，患者出现眩晕，转动颈部则加剧，颈部僵硬不适，X光片示颈椎病。现精神疲乏，自汗，舌暗苔白微腻，脉弦涩。辨证为气虚血瘀，络阻风动，治以益气活血，通络息风。处方：葛根50g，羌活10g，防风10g，鸡血藤30g，天麻15g，法半夏12g，石菖蒲10g，酒川芎15g，伸筋草20g，舒筋草20g，黄芪25g，地龙10g，土鳖虫10g，僵蚕10g，党参20g，炙甘草6g。3剂，水煎服，每日1剂。

二诊（2013年5月7日）：眩晕减轻，效不更方，原方基础上加红参，加强补气力量。

三诊（2015年5月12日）：诸症缓解，改为丸药调理月余而安。

按语：患者长期伏案工作，缺少锻炼，日久发为颈椎病，导致椎-基底动脉供血不足，脑之玄府失养，气血津液流通受阻，痰瘀互结，络阻风动，引起头晕目眩。治以益气活血，通络息风，化痰除湿。选方天虫定眩饮加减治疗，方中黄芪、党参补气升阳，半夏、石菖蒲化痰除湿，葛根、羌活、防风等风药，鸡血藤等血药，土鳖虫、地龙、僵蚕等虫类药均为治颈椎病的要药，加入伸筋草、舒筋草舒缓颈部筋脉挛急，收效甚捷。二诊症状减轻，效不更方，原方基础上加红参，增加补气力量。症状明显缓解后，改为丸药调理月余而愈。

（八）王明杰治疗重症肌无力经验

江花、王明杰

重症肌无力属于中医"痿证"范畴，目前治疗多按照《灵枢·本神》所言"脾气虚则四肢不用"，并遵从"治痿者独取阳明"之说，从大补脾胃之气着手，然效果亦有不尽如人意之时。王明杰教授认为，本病病机不单纯是脾胃气血亏虚，更关键在于经隧不畅，玄府郁闭，神机不遂，以致神机失用而出现肌肉痿弱无力，故治疗不单要补，更重在通，因而临床注重运用风药透达玄府神机，配合补中益气药物协同增效。

1. 起痿不单在"补"更在"通" 《素问玄机原病式》曰："一名鬼神门者，谓幽冥之门也。一名玄府者，谓玄微府也。"王老师认为，所谓"玄微府"，即言其形态之至微至细，绝非肉眼所能窥见，揭示出在人体五脏六腑、组织器官内普遍存在着"玄府"这一微观结构，此结构亦为气血津液精神流通输布的重要通道，故进而提出"人之眼、耳、鼻、舌、身、意、神识能为用者，皆由升降出入之通利也；有所闭塞者，不能为用也"。诸多病证"悉由热气怫郁，玄府闭密而致气液血脉、荣卫精神不能升降出入故也，各随郁结微甚，而为病之重轻"，表明玄府郁闭是百病之根，即各脏腑经络器官、目舌口鼻耳、筋脉肉皮毛骨等之"玄府"（至微至细的窍道门户）或可为内外诸邪阻滞而"不通"，亦可因玄府自身失于荣养而衰萎塌陷以致"不通"，而使精气血津液运行不畅，神机不遂。又《证治准绳》云："神之在人大矣，在足能行，在手能握，在舌能言，在鼻能嗅，在耳能听，在目能视。"人体任何部位的运动与感觉都取决于神机的运行，神机失运，自然诸官之机能失常。

王老师认为，重症肌无力者无论眼肌局部的无力症状，或者是全身性的肌无力，在疾病之初，其实并无肌肉萎缩之象，而现代医学也认为本病的病理主要是神经递质的传递障碍；从中医角度来认识即为神机失用，故而用补中益气汤加麻黄等风药，既可增强黄芪、党参等药的补气力量，又可开通玄府以透达神机，所以常在大剂量的补中益气基础之上再加适量的风药进行治疗。

2．运用风药"通玄达神"经验

（1）风药之"良将"——麻黄、马钱子：王老师治疗重症肌无力的常用风药有麻黄、柴胡、葛根、升麻、羌活、防风、细辛、白芷、马钱子等。其中麻黄与马钱子尤其重要，堪称诸风药之"良将"。麻黄从药理成分分析，主要成分麻黄碱可使疲劳的骨骼肌紧张度显著而持久地升高，具有类"新斯的明"样作用，可增强重症肌无力患者肋间肌的肌张力，故对重症肌无力有较好的治疗作用。马钱子首载于《本草纲目》，又名番木鳖，性味苦寒，有大毒，入肝脾二经。功能清血热，通经络，止疼痛，散结消肿。其药性峻猛毒烈，功擅通络开闭。《串雅补》云："此药走而不守，有马前之名，能钻筋透骨，活络搜风，治风痹遍身骨节疼痛，类风不仁等证。"近代名医张锡纯盛赞其功效说："马钱子为健胃妙药，其开通经络，透达关节之力，实远胜于他药也。"又谓其"能润动神经，使之灵活"，故被视为治疗中风痿躄等神经系疾患之佳品。现代药理研究证实，马钱子中的主要成分士的宁能选择性地提高脊髓兴奋功能，治疗剂量能使脊髓反射的应激性提高，反射时间缩短，神经冲动容易传导，骨骼肌的紧张度增加，从而使肌无力状态得到改善。可见其开通玄府、透达关节、起痿兴废、苏醒肌肉的作用，是他药不能比拟的，因此，常作为本病治疗的基本用药，但必须严格掌握用法与剂量。王老师认为，马钱子有很强的开通玄府作用，可用于各种顽固性疼痛及视神经、视网膜疾患，尤其是对于重症肌无力和外伤性眼病有独特功效，但其中毒剂量和有效剂量非常接近，故应该严格注意炮制方法及用法用量，防止中毒。一般宜采用小剂量递加法，即首次给较小剂量（通常可给 0.25～0.3g），然后视患者药后反应而逐步增量，通常以服药后精神转佳，而无头晕舌麻、口唇发紧、胸闷憋气、抽搐痉挛等症状出现为最佳剂量。每次用量应控制在 0.5~0.75g 之间，一般不宜超过 0.8g，以免发生毒副反应。病情重者，每日早晚各服 1 次，但每次用量不能超过 0.4g，且两次用药应间隔 12h；病情较轻者，每日只服 1 次，于当晚临睡前服（可减少副作用）。剂型一般宜采用胶囊剂，即将制马钱子去毛，研极细末，然后按每粒 0.25g 或 0.3g 的规格分别装入胶囊备用，以便于根据病情灵活增减用量。疗程一般为 1 个月，可连续服药或采用每周连服 5 天，休息 2 天的服药方法。部分病情较重者，可用药 2~3 个疗程，1 个疗程结束后休息 3~5 天，再继续下 1 个疗程，以免积蓄性中毒。

（2）"通玄达神"的基本方：王老师常用麻黄附子细辛汤与补中益气汤合方化裁，基本药物组成如下。黄芪 60~90g，人参 10g，紫河车 10g，鸡血藤 30g，白术 12g，当归 12g，炮附片（先煎）15~30g，麻黄 12~30g，细辛 10~20g，葛根 30g，炙甘草 6g，马钱子 0.3~0.6g（冲服）。上方中各药都须重用，黄芪重用的方法与既往研究一致。另外炮附片从 12g 开始，逐步增加，最大量可用至 60g；麻黄从 10g 开始，可用至 30g，伴有心脏病心动过速或心律不齐者适当减量；细辛从 10g 开始，可用至 20g；有明显热象者去附子，酌加牡丹皮、黄柏之属。麻黄附子细辛汤是一剂强有力的开通玄府之方，大剂量使用能较快缓解临床症状，故用于重症肌无力等神经免疫疾病的治疗。

（九）基于玄府理论探析脑出血后脑水肿病机与证治

王小强、白雪等

脑出血，属于中医学"中风"范畴。脑出血病不仅造成血管破裂、出血，更严重的是出血后血液无法快速排出体外，而致颅内血肿、血肿周围水肿形成和颅内压升高，严重时形成脑疝而使患者死亡。

由于古代医学缺乏影像学等技术手段，导致观察不到脑水肿的存在，故而在中医古籍文献中缺乏对中风病脑水肿病机的理论认识。因而中医学对水肿的认识，多是对体表水肿体征明显疾病的理论与用药经验，如《金匮要略·水气病脉证并治》，因而尚不知中医药治疗水肿经验是否能适用于脑出血后脑水肿。

以脑水肿作为脑出血治疗的切入点，分析本病的微观玄府病机，从而探讨中医"开玄利水"之法在脑出血中的运用。随着现代影像学、病理、显微等技术的出现，中医望诊也被赋予了"透视"功能，即可利用透视分析病机，发现疾病本质。在"水淫玄府与隐性水肿"理论的基础上，结合脑出血患者影像学表现，从玄府来分析脑出血发病前、中、后的水毒病机。

发病前，患者因内伤积损、情志过极、饮食不节、体态肥盛等，导致虚、瘀、风、火、痰等病理因素产生，而后气虚不能运血，血液瘀滞，继而营血气化不利，血不利则为水，导致水湿郁积，或聚湿成痰凝、瘀血，又反过来阻碍脑内玄府、络脉之气血升降出入。脑内玄府闭塞、受损或萎缩，脉道失养、硬化而不能修复或新生，而后气血无法如常运入髓海，出现眩晕、肢麻、语涩等先兆症状。玄府、脉道积损日渐便表现出颅内动脉狭窄、粥样硬化与斑块形成。发病时内风旋动，气血逆乱，横窜经脉，蒙蔽清窍，直冲犯脑，而致血溢脉外，神明不清。此期脑内血肿及其占位效应、脑细胞凋亡及血脑屏障破坏等因素会导致细胞毒性水肿和血管源性水肿，脑出血数小时后发生脑水肿，数天后到达水肿高峰，康复后脑组织成为软化灶等病理表现，便能在中医学术上称脑内的瘀、水为"水毒"。水毒一方面会直接破坏脑内玄府、脉道及至髓海，水湿痰瘀郁而化热，炼物为水；另一方面，压迫作用会阻碍血肿外围气液循环，玄府气化不利，津液内停而为水。水、瘀与火热郁结在一起，还会破坏玄府、脉道之病机。康复后，髓海（脑出血灶局部脑组织）连同原有经络、玄府坏死，修复后的新生血管等组织仅能运行气血、津液，已不再具备传达神机的功能。

除了辨证论治、三因制宜，结合"瘀热郁结，水淫玄府，气血、津液、神机受阻"的玄府病机，可拟定开玄利水治法，即开通脑内玄府，使水、瘀、热邪能通过开放的玄府窍道快速排出脑外，使脑内瘀血、气滞、水毒等因素得以减少，营卫、气血、津液、神机畅达，患者血管新生能力、神经康复能力得以提高。

（十）杨思进教授治疗风湿夹瘀性偏头痛

胡珊珊、杨思进等

基于古代医家的思想，杨思进教授认为偏头痛的发病多与风邪相关，风邪致病，上先受之，头位于上，故自然界之"虚邪贼风"易侵袭脑络，脑窍失养引起头痛，同时脑络不通引起头痛。另风邪善行而数变，易夹湿邪，湿性重浊黏滞，易阻遏气机，闭阻清阳，使清阳失于上升，不能荣于脑，且为病多缠绵难愈。偏头痛反复发作，久病必瘀，瘀血阻滞脑络，不通则痛。此外，川南地区，气候湿润，多风多湿，偏头痛患者病情多缠绵难愈。故拟定祛风胜湿、清利头目、通络止痛治则，研发出颅痛颗粒。前期研究表明，颅痛颗粒可明显改善大鼠的头痛症状及中医证候，说明颅痛颗粒对偏头痛风湿夹瘀证大鼠模型有治疗作用；此外，脑络通颗粒与针刺联合治疗能明显改善头痛程度，缩短病程，减少发作次数，明显优于单纯用颅痛颗粒治疗。

二、临床试验类

（一）蛭龙活血通瘀胶囊治疗脑血管疾病的研究现状分析

王蔚、杨思进等

廖慧玲等观察蛭龙活血通瘀胶囊治疗 200 例脑梗死患者的临床疗效，得出该药总有效率为 82.5%，具有补气活血、通经活络的功效。马骥等观察该药治疗风痰瘀阻型急性脑梗死的临床疗效，结果治疗后观察组疗效（有效率 93.33%）优于对照组（有效率 76.67%），治疗后两组 CSS、NIHSS、BI、MRS 评分均有不同程度改善，观察组 CSS 及 BI 评分改善较对照组显著，观察组治疗后口舌歪斜、头晕目眩、痰多而黏、舌象等症状均有改善，且优于对照组，表明蛭龙活血通瘀胶囊能有效改善神经功能缺损评分，提高疗效。张德绸等通过临床观察研究发现，该药治疗后患者的 ESS、ADL 评分情况有所改善，患者血清 VEGF、CRP 含量有所降低，表明该药对急性脑梗死具有脑保护作用。罗钢等观察蛭龙活血通瘀胶囊对急性脑梗死患者血脂、血液流变学及血管内皮分泌功能的影响，该药可使患者总胆固醇、甘油三酯和低密度脂蛋白胆固醇明显降低，全血黏度（高切、低切值）、红细胞聚集指数、血沉、血小板聚集率和纤维蛋白原明显下降，ET、TXB2、PAI-1 显著降低，并使 ET/NO 比值显著降低，t-PA/PAI 比值显著增高，表明该药能有效降低血脂，改善血液流变学指标和血管内皮分泌功能失调。白雪等观察蛭龙活血通瘀胶囊联合中医辨证治疗缺血性中风急性期患者的临床疗效，结果显示治疗前后患者 CSS、NIHSS、BI 和 MRS 评分差异均有统计学意义，其中 CSS、MRS 评分明显降低，表明在辨证论治基础上配合使用蛭龙活血通瘀胶囊能明显提高缺血性中风急性期临床疗效，在改善神经功能缺损方面具有积极意义。另一研究观察蛭龙活血通瘀胶囊对短暂性脑缺血患者 TCD、血流变学及血脂的影响，结果表明该药治疗 TIA 疗效较为满意，能有效降低血脂、改善血液流变学指标，使 MCA、VA 和 BA 的 Vm、PI 不同程度改善，证明该药能够改善大脑主要动脉的供血情况。

（二）颅痛颗粒治疗血管性头痛的临床及实验研究

杨思进等

目的： 观察颅痛颗粒对血管性头痛的疗效及其对血液流变学指标的影响。

方法： ①临床研究。同期内用同一纳入标准将确诊为本病的病人随机分为两组进行对照试验，治疗组口服颅痛颗粒 1 袋（10g），每日 3 次；对照组口服正天丸 1 袋（6g），每日 3 次。连续服用 28 天后按同一疗效标准判定，同时采用全自动血流变快测仪（FASCO—9700 型）观测两组血液流变学指标治疗前后的变化，并将结果进行统计学检验。②实验研究。采用全自动血流变快测仪（FASCO—3030 型）观测不同剂量颅痛颗粒对肾上腺素所致血瘀家兔模型的血液流变学指标的影响，同时设置空白对照组、模型组、正天丸对照组进行对比，并将结果进行统计学检验。

结果： 两组临床总有效率分别是颅痛颗粒组 95%，正天丸组 85%。实验研究中，颅痛颗粒组和血瘀模型家兔在全血黏度、血浆黏度、红细胞比容、血沉、红细胞聚集指数、红细胞电泳时间、卡松屈服应力，两组比较有统计学意义。

结论： 颅痛颗粒治疗血管性头痛疗效确切，并能明显改善其血液流变学指标。

（三）蛭龙活血通瘀胶囊治疗帕金森病临床观察

王蔚、杜渊等

目的： 观察蛭龙活血通瘀胶囊治疗帕金森病的临床疗效。

方法： 将 60 例帕金森病患者随机分为 A 组（单纯西药组）、B 组（中医辨证联合西药组）、C 组（辨证加蛭龙活血通瘀胶囊联合西药组），每组 20 例。A 组给予多巴丝肼治疗，B 组给予多巴丝肼联合中医辨证治疗，C 组在此基础上加用蛭龙活血通瘀胶囊综合治疗，总疗程为 3 个月，比较 3 组患者 UPDRS Ⅱ、Ⅲ 量表评分，评估临床疗效，并观察不良反应。

结果：A 组总有效率为 70.0%，B 组为 75.0%，C 组为 85.0%，B、C 组明显优于 A 组，差异有统计学意义（$P<0.05$），C 组疗效优于 B 组（$P<0.05$）；3 组治疗后 UPDRS Ⅱ、Ⅲ 评分均有不同程度降低，C 组较 A、B 组明显降低（$P<0.05$）；治疗期间 3 组均未发生严重不良反应。

结论：蛭龙活血通瘀胶囊能提高帕金森病患者的临床疗效，有效改善患者症状，提高生活质量，无明显不良反应，可在临床推广应用。

（四）运用"玄府"理论指导马钱子制剂治疗急性脑梗死的临床观察

潘洪、白雪等

目的：观察马钱子制剂对急性脑梗死患者临床症状改善、血流变学的影响。

方法：将 60 例急性脑梗死病人，随机分为观察组 30 例，对照组 30 例。观察组采用基础治疗加马钱子制剂 0.2g，每日 3 次，对照组采用基础治疗，2 周为 1 疗程。观察对比临床症状、血液流变学的变化。

结果：治疗后观察组总有效率 93.33%，对照组总有效率 73.33%，两组有统计学意义（$P<0.05$）；观察组全血黏度（高切、低切值）、红细胞聚集指数、血沉、血小板聚集率较治疗前有不同程度下降，且疗效优于对照组（$P<0.05$ 或 $P<0.01$）。

结论：马钱子制剂治疗急性脑梗死疗效较为满意，能改善急性脑梗死患者血液流变学指标，使其临床症状改善。

（五）蛭龙活血通瘀胶囊对急性脑梗死患者血液流变学指标及血管内皮分泌功能的影响

罗钢、白雪等

目的：观察蛭龙活血通瘀胶囊对急性脑梗死患者血脂、血液流变学及血管内皮分泌功能的影响。

方法：将 60 例急性脑梗死患者，随机分为治疗组 30 例，对照组 30 例。治疗组采用基础治疗加蛭龙活血通瘀胶囊口服，对照组采用基础治疗，两组均以 2 周为 1 疗程。观察两组治疗前后血脂、血液流变学指标及血管内皮分泌功能的变化。

结果：治疗组总有效率 93.33%，对照组总有效率 76.67%，两组差异有统计学意义；治疗后观察组总胆固醇、甘油三酯和低密度脂蛋白胆固醇显著降低，且疗效显著优于对照组；观察组全血黏度（高切、低切值）、红细胞聚集指数、血沉、血小板聚集率和纤维蛋白原明显下降，疗效显著优于对照组；两组经治疗后血管内皮细胞分泌功能检测指标

都有不同程度改善，观察组内皮素（ET）血栓烷 B$_2$（TXB$_2$）、纤溶酶原激活剂抑制物 -1
（PAI-1）显著降低，并使 ET/NO 比值显著降低，组织纤维溶酶原激活物（t-PA/PAI）比
值显著增高，而对照组在 ET、6- 酮 - 前列腺素 F1α、t-PA 和 PAI-1 有所改善，但观察组
ET、PAI 改善较对照组更为明显。

结论：蛭龙活血通瘀胶囊治疗急性脑梗死疗效较为满意，能有效降低血脂、改善血液
流变学指标和血管内皮分泌功能失调。

（六）蛭龙活血通瘀胶囊对急性脑梗死患者 NIHSS 评分、血清 hcy 及 hs-CRP 的影响及相关性分析

简晓莉、尹思源等

目的：通过探究蛭龙活血通瘀胶囊对急性脑梗死患者美国国立卫生研究院卒中量表
（NIHSS）评分，血清同型半胱氨酸（Hcy）、超敏 C 反应蛋白（hs-CRP）水平的影响及相
关性分析。

方法：将 196 例急性脑梗死患者随机分为观察组 98 例，对照组 98 例。观察组采用基
础治疗加蛭龙活血通瘀胶囊 4 粒，每日 3 次，对照组采用基础治疗，治疗疗程为 2 个周。
于治疗前和治疗后 14 天，用 NIHSS 进行神经功能缺损评分，采用酶循环法测定 Hcy，散
射比浊法测定 hs-CRP，比较两组患者治疗前后相应指标的变化情况，采用 pearson 分析
NIHSS 评分与血清 Hcy、hs-CRP 的相关性。

结果：观察组和对照组的总有效率分别为 96.94% 和 82.65%，差异有统计学意义
（$P<0.05$）。治疗前后，观察组 NIHSS 评分分别为（7.17±4.25）、（3.24+0.30）分，对照组
的 NIHSS 评分分别为（6.70±0.44）、（3.36±0.31）分，差异均有统计学意义（$P<0.05$）；
治疗后，观察组和对照组 Hcy 分别为（9.79±0.35）、（12.68±1.35）μmol/L；hs-CRP
（5.71±0.42）、（5.56±0.041）mmol/L，差异均有统计学差异（$P<0.05$）。患者 NIHSS 评
分与血清 Hcy、hs-CRP 呈正相关（$r=0.298$，$P<0.001$）。

结论：蛭龙活血通瘀胶囊能够改善急性脑梗死患者 NIHSS 评分及血清 Hcy、
hs-CRP，对急性脑梗死患者治疗有益。

（七）蛭龙活血通瘀胶囊对缺血性脑卒中患者急性期脑水肿及 hs-CRP 的影响

董丽、杨思进等

目的：通过蛭龙活血通瘀胶囊对缺血性脑卒中患者急性期脑水肿及 hs-CRP 含量变化
影响的观察，验证其对缺血性脑卒中急性期的脑保护作用。

方法：72 例缺血性脑卒中患者，随机分为对照组（常规治疗）和治疗组（常规治疗加
蛭龙活血通瘀胶囊）。对治疗前后神经功能缺损（ESs）、日常生活能力（ADL）评分和脑
水肿、hs-CRP 含量动态变化进行分析。

结果：两组经药物治疗后，ESS、ADL 比较有统计学意义（$P<0.05$ 或 $P<0.01$）；患

侧 CEI 扰动系数值与 hs-CRP 均在第 3 天开始升高，第 5 天达到高峰，且呈正相关关系，治疗组明显低于观察组（$P<0.05$ 或 $P<0.01$）。

结论：蛭龙活血通瘀胶囊对缺血性脑卒中急性期有脑保护作用，且 hs-CRP 可能参与脑水肿的发生、发展过程，为临床早期检测提供新的指标。

（八）蛭龙活血通瘀胶囊结合中医辨证治疗缺血性中风急性 30 例临床观察

白雪、杨思进等

目的：观察蛭龙活血通瘀胶囊联合中医辨证治疗缺血性中风急性期患者的临床疗效。

方法：将 45 例缺血性中风急性期患者随机分为治疗组 30 例与对照组 15 例，两组患者均按照中医辨证给予中药免煎颗粒（风火上扰证给予天麻钩藤饮加减；风痰阻络证给予半夏白术天麻汤合桃红四物汤加减；痰热腑实证给予星蒌承气汤加减；阴虚风动证给予镇肝息风汤加减；气虚血瘀证给予补阳还五汤加减），每日 1 剂。治疗组加服蛭龙活血通瘀胶囊，每粒 0.4g，每次 3 粒，每日 3 次。两组均治疗 14 天后观察临床疗效。治疗前后进行两组脑卒中患者临床神经功能缺损程度评分标准（CSS）评分、美国国立卫生研究院脑卒中量表（NIHSS）评分、日常生活活动能力量表 Barthel 指数（BI）评分、实际完成日常生活活动的改良 Rankin 量表（MRS）评分。

结果：治疗组临床疗效总有效率（93.33%）优于对照组（73.34%）（$P<0.05$）。治疗组治疗前后 CSS 评分、NIHSS 评分、BI 评分和 MRS 评分差异均有统计学意义（$P<0.05$ 或 $P<0.01$），治疗组治疗后 CSS、MRS 评分较对照组明显降低，差异有统计学意义（$P<0.01$）。

结论：在辨证论治基础上配合使用蛭龙活血通瘀胶囊能明显提高缺血性中风急性期患者临床疗效，在改善神经功能缺损方面具有积极意义。

（九）蛭龙活血通瘀胶囊联合马来酸依那普利叶酸片对 H 型高血压病患者脑卒中危险因素的影响

杨云芳、杨思进等

目的：探讨蛭龙活血通瘀胶囊联合马来酸依那普利叶酸片对 H 型高血压病患者脑卒中危险因素的影响。

方法：将本院门诊收治的 H 型高血压患者 160 例，随机分为两组，对照组 80 例口服马来酸依那普利叶酸片，治疗组 80 例口服蛭龙活血通瘀胶囊与马来酸依那普利叶酸片，随访时间为半年。比较两组患者治疗前后脑卒中危险因素（同型半胱氨酸、脑血管功能评分、甘油三酯、低密度脂蛋白）的变化情况，统计治疗期间的脑卒中发生率和不良反应情况。

结果：治疗后，两组患者同型半胱氨酸均降低，脑血管功能评分均提高，但治疗组改善更显著，与对照组比较差异有统计学意义（$P<0.05$）；治疗组甘油三酯、低密度脂蛋白水平较治疗前下降显著（$P<0.05$），与对照组比较，差异有统计学意义（$P<0.05$）。

治疗期间，两组均无患者发生脑卒中（$P>0.05$）。

结论：应用蛭龙活血通瘀胶囊联合马来酸依那普利叶酸片治疗 H 型高血压患者可显著降低患者同型半胱氨酸及血脂水平，提高脑血管功能评分，有利于降低 H 型高血压患者脑卒中风险。

（十）开通玄府法治疗高血压脑出血的临床研究

郑沛、张明伟等

目的：观察开通玄府法治疗高血压脑出血的临床预后。

方法：选取 2020 年 10 月至 2021 年 5 月西南医科大学附属中医医院 114 例高血压脑出血病例，随机分为试验组和对照组，每组各 57 例，对照组和试验组分别予以常规治疗和常规加祛风通窍方治疗，疗程均为 21 天。分别评估入院时和第 21 天两组的 NIHSS 评分、血肿量及血清基质金属蛋白酶 9（MMP-9）、白介素 1β（IL-1β）和肿瘤坏死因子 α（TNF-α）的含量。

结果：试验组和对照组分别有 48 例和 50 例患者完成试验。入院时两组 NIHSS 评分、血肿量及血清 MMP-9、IL-1β 和 TNF-α 含量比较，差异无统计学意义（$P>0.05$）；疗程结束时，两组 NIHSS 评分、脑血肿量及血清 IL-1β、TNF-α 和 MMP-9 含量均明显低于同组入院时（$P<0.05$）；与对照组比较，试验组 NIHSS 评分、脑血肿量及血清 IL-1β、TNF-α 和 MMP-9 含量均明显改善（$P<0.01$）。

结论：开通玄府法可以改善高血压脑出血患者的神经功能，促进血肿吸收，有抗炎和抗 MMP-9 活性。

（十一）蛭龙活血通瘀胶囊治疗颈动脉硬化患者的临床疗效观察

董丽、杨思进等

目的：观察蛭龙活血通瘀胶囊对颈动脉粥样硬化患者的临床疗效。

方法：将 50 例颈动脉粥样硬化患者分为对照组和治疗组，各 25 例，对照组给予基础治疗和阿托伐他汀钙片 20mg 睡前服，治疗组在对照组基础上，予以蛭龙活血通瘀胶囊口服（1.2g，每日 3 次）。治疗周期为 90 天。实验结束后观察两组患者的颈部血管内膜厚度（IMT）、斑块数量、斑块面积、斑块性质变化及 IMTmax 变化疗效，同时观测中医证候积分、疗效评价及血脂类指标等。

结果：与治疗前比较，两组治疗后各项指标均明显改善（$P<0.05$）。与对照组比较，治疗组治疗后 IMTmax、颈动脉斑块数量以及斑块面积明显减少（$P<0.05$ 或 $P<0.01$），促进易损斑块向稳定性斑块转化（$P<0.05$），且能有效降低中医证候积分，改善患者头晕、头痛、心悸等不适（$P<0.05$），具有协同降低血脂的作用（$P<0.05$ 或 $P<0.01$），无严重肝肾功损害、凝血功能障碍等不良事件发生（$P<0.05$）。

结论：蛭龙活血通瘀胶囊具有抗动脉粥样硬化和稳定斑块的作用。

（十二）蛭龙活血通瘀胶囊对颈动脉狭窄患者血脂及炎症反应的影响

董丽、杨思进等

目的： 观察蛭龙活血通瘀胶囊对颈动脉狭窄患者的血脂及炎症反应的影响，评价其临床疗效。

方法： 颈动脉狭窄患者 120 例，按狭窄程度不同分为轻度、中度及重度三个亚组，各 40 例，各亚组随机分为对照组和治疗组，各 20 例。对照组给予基础治疗和阿托伐他汀钙片 20mg 睡前服，治疗组在对照组基础上，予以蛭龙活血通瘀胶囊口服（1.2g，每日 3 次）。治疗周期为 90 天。实验结束后观察各组患者 IMT、Grouse 积分、IMT 变化，同时观测中医证候积分、疗效评价及血脂类、炎症反应类指标等。

结果： 颈动脉斑块，与治疗前比较，各组治疗后 IMT、Grouse 积分明显减少，与对照组比较，联用蛭龙活血通瘀胶囊能促进非稳定斑块向稳定斑块转化，以颈动脉轻度狭窄组改善更显著（$P<0.05$ 或 $P<0.01$）；中医证候，治疗组能明显改善不同程度颈动脉狭窄患者临床证候中医证候积分，改善患者头晕、头痛、心悸等不适（$P<0.05$ 或 $P<0.01$）；机制研究，与对照组比较，各组治疗后 TC、TG、LDL-C 含量明显降低，hs-CRP、TNF-α、IL6 的水平显著减少，以颈动脉轻度狭窄组改善最明显（$P<0.05$ 或 $P<0.01$）。

结论： 蛭龙活血通瘀胶囊具有抗动脉粥样硬化和稳定斑块的作用，可能与其降脂、抗炎的作用有关。

（十三）蛭龙活血通瘀胶囊对颈动脉狭窄患者血清同型半胱氨酸、纤维蛋白原的影响

白雪、杨思进等

目的： 观察蛭龙活血通瘀胶囊对颈动脉狭窄患者血清同型半胱氨酸（Hcy）及纤维蛋白原（Fib）的影响。

方法： 纳入 2014 年 6 月—2015 年 6 月在西南医科大学附属中医医院就诊、经颈动脉彩色超声证实为颈动脉狭窄的患者 144 例，轻度狭窄 60 例，中度狭窄 60 例，重度狭窄 24 例，按 1∶1 简单随分为蛭龙活血通瘀胶囊观察组和阿司匹林对照组，2 组均给予生活方式干预、阿托伐他汀钙及基础疾病治疗，观察组给予蛭龙活血通瘀胶囊 1.2g，3 次 /d 口服，对照组给予阿司匹林肠溶片 100mg，1 次 /d 口服。疗程 1 年。观察蛭龙活血通瘀胶囊与阿司匹林对不同程度颈动脉狭窄患者的 Fib 及 Hcy 值的影响。

结果： 治疗后，观察组和对照组 Hcy 值较治疗前均有不同程度降低（$P<0.05$）。其中，在颈动脉轻度及中度狭窄亚组中，观察组 Hcy 值降低较对照组更为明显（$P<0.05$）。治疗后，观察组和对照组 Fib 值较治疗前均有不同程度降低（$P<0.05$）。2 组间比较，差异无统计学意义（$P>0.05$）。

结论： ①蛭龙活血通瘀胶囊能够降低颈动脉狭窄患者血清中 Hcy 和 Fib 值；②在颈动脉轻度、中度狭窄患者中，蛭龙活血通瘀胶囊改善 Hcy 的作用优于阿司匹林。

（十四）蛭龙活血通瘀胶囊对颈动脉狭窄患者粥样硬化斑块的影响

白雪、杨思进等

目的： 观察蛭龙活血通瘀胶囊对颈动脉狭窄患者粥样硬化斑块的影响。

方法： 纳入 2013 年 1—12 月在西南医科大学附属中医医院就诊、经颈动脉彩色超声证实为颈动脉狭窄的患者 142 例，其中轻度狭窄 60 例，中度狭窄 60 例，重度狭窄 22 例，按 1:1 的比例简单随机分为蛭龙活血通瘀胶囊观察组（简称蛭龙组）和阿司匹林对照组（简称对照组），在生活方式干预和基础疾病治疗的基础上，蛭龙组给予蛭龙活血通瘀胶囊 1.2g，口服，每日 3 次，对照组给予阿司匹林肠溶片 100mg，口服，每日 1 次。疗程 1 年。观察蛭龙活血通瘀胶囊与阿司匹林对颈动脉粥样硬化斑块 IMTmax、Grouse 积分及斑块稳定性的影响。

结果： ① IMTmax，治疗后，颈动脉不同狭窄程度的患者 IMTmax 均有明显改善（$P<0.05$）。其中，在颈动脉轻度狭窄患者中，蛭龙组 IMTmax 值较对照组进一步降低，差异有统计学意义（$P<0.05$）。在颈动脉中度、重度狭窄患者中，蛭龙组与对照组疗效无差异（$P>0.05$）。② Grouse 积分，治疗后，颈动脉轻度、中度、重度狭窄患者的 Grouse 积分均有明显改善（$P<0.05$）。在颈动脉轻度狭窄患者中，蛭龙组 Grouse 积分较对照组进一步降低（$P<0.05$）。在颈动脉中度及重度狭窄患者中，蛭龙组与对照组疗效比较，差异无统计学意义（$P>0.05$）。③不稳定斑块所占百分比，治疗后，蛭龙组与对照组颈动脉不稳定斑块均有所减少（$P<0.05$）。在颈动脉轻度狭窄患者中，蛭龙组不稳定斑块所占百分比较对照组减少更为明显（$P<0.05$）；在颈动脉中度及重度狭窄患者中，2 组疗效无差异（$P>0.05$）。

结论： 蛭龙活血通瘀胶囊能够降低颈动脉狭窄患者 IMTmax、Grouse 积分及斑块不稳定性，对颈动脉轻度狭窄患者的作用优于阿司匹林。

三、动物实验类

（一）蛭龙活血通瘀胶囊防治脑部疾病研究进展

张娟、杨思进等

蛭龙活血通瘀胶囊是杨思进教授依据"玄府理论"，结合长期的临床经验加以总结提炼而研发制成的纯中药复方制剂，已运用十五余年，目前，该组方在川滇黔一百五十余家医疗单位推广、应用。全方由黄芪、桂枝、大血藤、地龙、水蛭组成，具有益气祛风、活血化瘀、祛痰通络之效。对近些年蛭龙活血通瘀胶囊防治脑部疾病的相关研究进行综述。

1. 脑缺血

（1）改善血管内皮损伤、促进微血管新生：蛭龙活血通瘀胶囊可促进大脑中动脉阻塞

（MCAO）、大鼠血清血管内皮生长因子（VEGF）的生成，促进大鼠脑组织缺血区促血管生成素 -1（Ang-1）、上皮生长因子样域酪氨酸激酶 -2（Tie-2）表达，表明蛭龙活血通瘀胶囊对脑缺血的治疗作用机制可能是通过促进 VEGF 生成，脑缺血区 Ang-1、Tie-2 蛋白表达，从而促进缺血区形成成熟血管网，修复神经损伤，改善脑缺血，发挥脑保护作用，其促血管生成潜在机制（如图 3-2-1）。

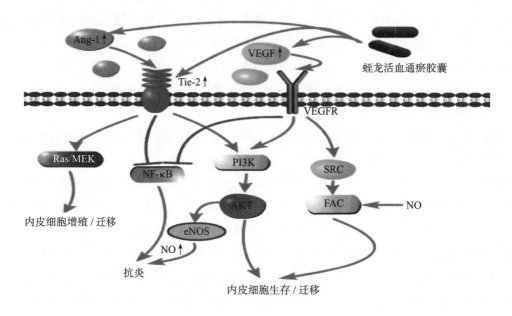

图 3-2-1 蛭龙活血通瘀胶囊促血管生成的机制

在临床研究方面，蛭龙活血通瘀胶囊可改善患者的神经功能、提高日常生活能力、调节患者血清 VEGF 水平。对 196 例急性脑梗死患者进行研究，证明蛭龙活血通瘀胶囊可降低血清 Hcy、CRP 水平进而改善血管内皮损伤，亦可减少患者 NIHSS 评分，其有效率为 96.94%，较常规治疗组有效率增加 14.29%。

（2）降低血脂、改善血液流变学指标：蛭龙活血通瘀胶囊能有效降低血脂，改善血液流变学指标，进而改善患者大脑主要动脉供血情况。在对 60 例急性脑梗死患者加用蛭龙活血通瘀胶囊治疗的研究中，蛭龙活血通瘀胶囊组患者的总胆固醇（TC）、甘油三酯（TG）和低密度脂蛋白（LDL-C）水平降低，全血黏度（高切、低切值）、红细胞聚集指数、血沉、血小板聚集率和纤维蛋白原水平降低，血管内皮素（ET）、血栓烷 B2（TXB2）、纤溶酶原激活剂抑制物 -1（PAI-1）水平降低，且 ET/NO 比值降低，T-PA/PAI 比值升高。在中医证候疗效方面，蛭龙活血通瘀胶囊组有效率为 93.33%，较对照组有效率增加了 16.66%。针对急性脑梗死患者加用蛭龙活血通瘀胶囊后大脑中动脉、椎动脉和基底动脉平均峰体积流量以及血管搏动指数进行研究，发现加用该药后，这些血液流变学指标较对照组均有不同程度的改善。

（3）对血小板参数的影响：对 70 例急性缺血性脑卒中患者的临床资料进行回顾性研究，发现蛭龙活血通瘀胶囊可降低血小板平均体积、血小板体积分布宽度和大血小板比例，且总有效率（94.29%）高于对照组（77.14%），表明蛭龙活血通瘀胶囊对缓解急性脑梗死患者血小板异常导致的病情有良好的作用，其机制可能与促进血小板成熟、调节血小板功能。

2. 脑缺血再灌注损伤

（1）抑制神经细胞凋亡：在蛭龙活血通瘀胶囊对大鼠急性缺血再灌注后神经细胞凋亡及相关基因表达的研究中发现，该药可以减轻造模大鼠的神经症状，其机制可能是通过升高 BCL-2 表达，降低 Caspase-3 表达，促进 GDNF 蛋白表达，进而稳定损伤神经元代谢、减少皮层神经元的变性坏死，并缓解兴奋毒性所致的神经元损伤，起到抑制神经凋亡作用。

（2）炎性损伤保护作用：蛭龙活血通瘀胶囊可以改善大鼠脑缺血再灌注损伤后的行为状态，降低 IL-1 水平，升高 IL-10 和一氧化氮合酶（NOS）水平，进而起到炎性损伤保护作用。对大鼠局灶性脑缺血再灌注损伤有保护作用，发现该药可减轻脑缺血再灌注后神经系统症状，降低血中血清 IL-6、TNF-α、ET 水平，升高 NO 水平，其作用机制可能与抑制炎性反应有关。

3. 脑出血

（1）改善血脑屏障：观察大鼠脑出血后，服用该药物后血脑屏障通透性较模型组均具有不同程度的改善，脑组织中伊文思蓝水平较之也有所下降，电镜超微结构观察发现，血管周围水肿程度较为轻微，血脑屏障的结构相对完整，表明蛭龙活血通瘀胶囊对脑出血大鼠血脑屏障功能具有改善作用。

（2）保护脑神经：在对脑出血大鼠灌胃蛭龙活血通瘀胶囊后抗神经凋亡相关研究中发现，该药可通过抑制 PAR-1 活化，促进 HIF-1α、BCL-2 蛋白表达及抑制 BAX 表达共同发挥抵抗细胞凋亡、保护脑神经的作用。

（3）减轻脑水肿：蛭龙活血通瘀胶囊能减轻脑出血大鼠的脑水肿情况，并改善其神经功能缺损症状。可以改善脑出血大鼠脑水肿程度而起到脑保护作用，其机制可能是通过降低脑内 AQP-4、MMP-9 mRNA 表达以及升高 TIMP-1 mRNA 表达，降低脑出血大鼠脑组织 AQP-4、MMP-9 蛋白表达，升高 TIMP-1 蛋白表达，从而达到减轻脑水肿作用。也可以改善急性脑出血患者卒中相关量表评分，减少颅内血肿体积，其有效率为 93.3%，高于对照组（86.6%）。

4. 其他 蛭龙活血通瘀胶囊对血管性痴呆、阿尔茨海默病、后循环缺血、癫痫等脑部疾病也具有一定防治作用。研究表明，蛭龙活血通瘀胶囊可延缓认知障碍的进展，通过升高 SOD、GSH-PX 活性及降低 MDA 水平来提高大鼠的抗氧化能力，表明其对血管性痴呆大鼠海马神经元氧化应激损伤具有较好的保护作用。通过观察老年痴呆大鼠模型外观形状、能量指标、血液流变指标、Morris 水迷宫实验系统、学习记忆训练等发现，蛭龙活血通瘀胶囊可以改善大鼠的认知学习行为学能力。通过对氯化锂 - 毛果芸香碱致痫大鼠的研究发现，蛭龙活血通瘀胶囊可以改善癫痫大鼠行为学症状，其机制可能与减少海马组织中肿瘤坏死因子 -α（TNF-α）、白细胞介素 1B（IL-1B）水平有关。在后循环缺血性眩晕方面，蛭龙活血通瘀胶囊可以提高临床疗效，改善血液流变学指标、后循环供血情况，其中医临床症状的改善情况优于对照组。对蛭龙活血通瘀胶囊治疗帕金森病进行临床观察，发现蛭龙活血通瘀胶囊联合西药可改善帕金森病综合评分量表评分、日常生活能力测评及运动功能测评，表明蛭龙活血通瘀胶囊能提高帕金森病患者的临床疗效，有效改善患者症状，提高生活质量，有效率为 85.0%，较单纯西药组提高 15.0%。综上所述，蛭龙活血通瘀胶囊防治脑部疾病的分子水平作用机制为：①促进 VEGF 生成，升高脑缺血区 Ang-1、Tie-2 蛋白表达，降低血清 Hcy、CRP 水平，进而改善血管内皮损伤及促进新生血管形成；②降低脑出血大鼠脑组织中 AQP-4、MMP-9 蛋白表达，并升高 TIMP-1 蛋白表达，起到减轻脑水肿作用；③抑制 PAR-1 活化，促进 HIF-1α、BCL-2 蛋白表达，抑制 BAX、Caspase-3 表达，提高 GDNF 蛋白表达保护脑神经、抑制凋亡；④降低血清中 IL-6、TNF-α、ET 水平，升高 IL-1、IL-10、NO 水平达到炎性损伤保护的作用。同时，蛭龙活血通瘀胶囊可改善患者血液流变学、降低血脂、调节血小板参数、减少血脑屏障受损进而防治脑部疾病。

现代药理学研究指出，蛭龙活血通瘀胶囊中的君药黄芪有效成分具有抗神经炎症活性、抑制神经细胞凋亡、抗氧化活性等作用，并可以改善脑循环，抑制血栓形成；水蛭有效成分可降血脂、减少炎性因子释放、抗血栓形成等；地龙活性成分可抗凝、抗氧化，改善血脂及保护内皮；桂枝中的有效成分桂皮醛可抗血小板聚集、抗凝，其挥发油可抗炎、抗氧化；大血藤亦具有抗炎、抗氧化、抗凝等作用。以上 5 味药物合用共奏保护脑血管、防治脑部疾病之效。而中药复方制剂具有多成分、多靶点等因素，其药理作用机制相应地比单味中药或单体更加复杂。

（二）通窍益智颗粒通过 cAMP/PKA-CREB 信号通路影响血管性痴呆大鼠海马神经元凋亡的研究

李双阳、白雪等

血管性痴呆属祖国医学"呆病"范畴，始见于《灵枢·天年》，称之"言善误"，历代医家临证总结认为，痴呆的发病无外乎髓海渐空，元神失养；或邪扰清窍，神机失用，多从补肾益髓、活血化瘀、化痰通络、健脾益气、解毒通络等角度组方用药。"神"是生命活动的高级形式，课题组在总结全国名老中医王明杰教授学术思想指出，痴呆的发病根本在于玄府郁闭、气血不通、神机失用。玄府的分布具有广泛性，五脏六腑皆有玄府，谓之"玄微"，意在微小、幽深。玄府以通为用，是气机运动和气化活动的基本场所。王明杰学术思想继承人白雪教授认为，五脏六腑皆有玄府，脑亦不例外。气血通过玄府运行流通，而"血随气运，气血宣行，则其中神自清利"，产生神机交互，因此脑玄府是"神"通利出入之处；当内外病邪侵入人体，脑玄府郁闭，气血津液运行阻滞，神机转运缺乏结构和物质基础，故表现为呆证。玄府功能衰竭，气血津液滞留，久成实邪，所谓"正虚之处，便是容邪之所"，从另一方面加重病情。脑在颠顶，元神之府，《医方解集》云"巅顶之上，唯风药可到也"，玄府以通为用，课题组据此拟定"祛风通窍方"用于脑病，在治疗VD的研究中已取得诸多成果。本方通过进一步优化组方，重用"祛风药"麻黄、葛根，取其"风"的发散透达、灵动善行之性开通玄府，并臣以补虚药人参、黄芪等药物补虚益智，寓补于攻，佐以少量虫类药消散瘀浊，攻补结合，通窍益智。现代药理研究表明，方中诸药可能具有减轻突触损伤、抑制神经元凋亡、改善血液流变状态等作用，从而发挥神经保护作用。cAMP/PKA通路是细胞内经典的信号转导途径，其关键因子PKA及CREB在中枢神经系统内广泛分布，对神经元的存活、生长，以及LTP的形成具有重要意义，而LTP是长期学习记忆形成的神经生理基础。在丝氨酸133位点被PKA催化亚基磷酸化后，可募集其他转录因子结合cAMP效应元件（CRE）启动子与CREB结合启动基因转录，促进下游如神经肽、即早基因家族蛋白（如c-fos、c-jun等）、脑源性神经营养因子（BDNF）等蛋白合成，调控神经元的分化、凋亡与存活。本研究显示，在VD模型制备后第60天，海马cAMP、PKA、pCREB显著下调，而给予尼莫地平和不同剂量的通窍益智颗粒均可提高cAMP、PKA、pCREB的表达量。

神经元凋亡被认为是慢性脑缺血导致认知功能损害的机制之一。神经元是中枢神经系统（CNS）信息交换介导的结构基础，突触分布丰富，因此对缺血缺氧异常敏感。慢性低灌注诱导的缺氧和缺血在细胞因子级联过程和细胞损伤中至关重要，神经元死亡以凋亡伴随迟发退行性变为表现形式；其中缺血缺氧导致的氧化应激、炎症反应、钙超载等病理因素，均可诱导凋亡的发生。既往已有研究证实，慢性脑缺血导致VD模型动物海马区内大量神经元凋亡，且痴呆程度与凋亡程度呈正相关。c-fos是受CREB信号通路转录调节的靶蛋白之一，参与调控细胞凋亡，在正常情况下CNS含量极低。外源性刺激如缺血、缺氧事件可增加其表达，c-fos在脑缺血后的过高表达可介导细胞凋亡途径，但有研究表明，在一定范围内c-fos可通过影响神经生长因子、超氧化物歧化酶（SOD）等发挥神经保护作用。本实验显示，2-VO法制备VD模型60天后，神经元凋亡率明显升高，同时伴有c-fos病理性高表达，表现出显著的认知功能损害，通窍益智颗粒和尼莫地平均可下调c-fos表达，并减轻神经元凋亡，从而改善认知功能。

综上所述，通窍益智颗粒对改善血管性痴呆模型大鼠认知功能有显著的疗效，进一步验证了开通玄府法治疗血管性痴呆的可行性和有效性，且在实验给药剂量范围内均存在量效依赖关系，其中高剂量组疗效优于尼莫地平，可在此基础上对其具体作用机制进行进一步研究。

（三）蛭龙活血通瘀胶囊对大鼠脑缺血再灌注模型的影响

白雪、杨思进等

目的：观察蛭龙活血通瘀胶囊对大鼠大脑中动脉缺血再灌注模型的影响。

方法：将150只健康雄性大鼠随机分为6组，通过线栓法建立大鼠大脑中动脉（MCA）局灶性脑缺血再灌注模型，对照组按成人用量的10倍给药，每天1次，动物经给药10次，观察蛭龙活血通瘀胶囊对脑缺血大鼠的行为状态、脑组织形态学和胶质细胞源性神经营养因子（GDNF）蛋白表达的作用。

结果：蛭龙活血通瘀胶囊能明显改善大鼠脑缺血后的行为状态，缩小缺血范围，降低缺血程度，使病变的脑组织得到明显的改善，减少缺血区神经元的死亡，有明显的保护作用。

（四）蛭龙活血通瘀胶囊对大鼠脑缺血再灌注炎性细胞因子的影响

白雪、杨思进等

目的：研究蛭龙活血通瘀胶囊对大鼠局灶性脑缺血再灌注损伤的保护作用及其机制。

方法：采用线栓法建立大鼠大脑中动脉脑缺血再灌注模型，分组灌胃，测定大鼠局灶性脑缺血神经系统症状，检测血清白细胞介素6（IL-6）、肿瘤坏死因子-α（TNF-α）、内皮素（ET）、一氧化氮（NO）的含量。

结果：与模型组相比，蛭龙活血通瘀胶囊治疗组神经系统症状减轻，血中血清IL-6、TNF-α、ET含量下降，NO含量上升。

结论：蛭龙活血通瘀胶囊对大鼠局灶性脑缺血再灌注具有保护作用，其作用机制可能与抑制炎性反应有关。

（五）蛭龙活血通瘀胶囊对大鼠急性脑梗死缺血/再灌注后神经细胞凋亡及相关基因表达的影响

罗钢、杨思进等

目的：探讨蛭龙活血通瘀胶囊对大鼠急性脑梗死缺血/再灌注后神经细胞凋亡及相关基因表达的影响。

方法：采用线栓法建立大鼠局灶性脑缺血再灌注损伤模型，将40只雄性SD大鼠随机分为观察组（蛭龙活血通瘀胶囊）10例，对照组（脑心通）10例、模型组10例及假手术组10例，用药第7天，应用TUNEL法和免疫组织化学法检测各组大鼠脑组织凋亡细胞的分布及bcl-2、Caspase-3蛋白的表达。

结果：实验证实了急性脑梗死缺血再灌注损伤凋亡细胞的存在，模型组脑神经细胞凋亡数量显著高于假手术组（$P<0.01$），蛭龙活血通瘀组、脑心通药物干预组与模型组相比细胞凋亡指数显著下降（$P<0.01$），但蛭龙活血通瘀组与步长脑心通药物干预组二者比较无明显差异（$P>0.05$）。模型组脑神经细胞bcl-2和Caspase-3基因蛋白表达均显著高于假手术组（$P<0.01$），与模型组相比，蛭龙活血通瘀组与脑心通组明显上调bcl-2的基因表达（$P<0.01$），明显抑制Caspase-3基因蛋白表达（$P<0.01$），蛭龙活血通瘀组与步长脑心通药物干预组间比较无明显差异（$P>0.05$）。

结论：蛭龙活血通瘀胶囊对急性脑梗死引起的神经细胞凋亡有明显抑制作用。其机制可能与上调 bcl-2，抑制 Caspase-3 有关。

（六）蛭龙活血通瘀胶囊对局灶性脑缺血大鼠脑组织促血管生成素 -1 及 Tie-2 表达的影响

吴英、杨思进等

目的： 观察蛭龙活血通瘀胶囊对局灶性脑组织缺血大鼠脑组织缺血区促血管生成素 -1（Ang-1）、上皮生长因子样域酪氨酸激酶 -2（Tie-2）表达的影响。

方法： 将 120 只健康雄性成年 SD 大鼠随机分为 6 组，即假手术组，模型组，蛭龙活血通瘀胶囊高剂量组、中剂量组、低剂量组，脑心通对照组，各 20 只，另 30 只备用。以 Zealonga 法为标准制作大鼠大脑中动脉阻塞（MCAO）模型，假手术组只行正中切口，但不插入线栓。各用药组均在动物苏醒后灌胃，假手术组和模型组给予等体积生理盐水灌胃，连续 7 天。术后第 7 天，采用 Zealonga 评分标准进行 5 分制神经功能缺损评分；心脏灌注固定，断头取脑，采用免疫组化方法检测大脑皮层缺血区 Ang-1 及 Tie-2 的蛋白表达。

结果： 蛭龙活血通瘀胶囊治疗组大鼠脑组织缺血区 Ang-1 及 Tie-2 表达较模型组明显升高。

结论： 蛭龙活血通瘀胶囊可能通过促进脑组织 Ang-1 及 Tie-2 蛋白表达，从而促进脑梗死后缺血区微血管新生，减少脑缺血后血脑屏障的渗漏，降低脑水肿。

（七）蛭龙活血通瘀胶囊对脑出血大鼠神经细胞凋亡与缺氧诱导因子 -1α 蛋白表达的作用研究

杨云芳、杨思进等

目的： 通过观察大鼠脑出血后神经细胞凋亡与缺氧诱导因子 -1α（HIF-1α）表达的动态变化及蛭龙活血通瘀胶囊的干预作用，探讨蛭龙活血通瘀胶囊可能的脑保护作用。

方法： 将大鼠随机分为假手术组，模型组，蛭龙活血通瘀胶囊低、中、高剂量组。采用自体血注入法制备脑出血大鼠模型。采用 TUNEL 法测定凋亡细胞的表达，免疫组化法测定 HIF-1α 蛋白的表达。

结果： 与模型组比较，蛭龙活血通瘀胶囊低、中、高剂量组的凋亡细胞表达明显下降，而 HIF-1α 蛋白的表达明显升高，差异有统计学意义（$P<0.01$）。与低剂量组比较，中、高剂量组各时间点的凋亡细胞表达均明显下降，而 HIF-1α 蛋白的表达明显升高，差异有统计学意义（$P<0.01$）。

结论： 蛭龙活血通瘀胶囊能明显促进 HIF-1α 表达，抑制细胞凋亡，对脑出血大鼠具有明显的脑保护作用，且存在一定量效关系。

（八）蛭龙活血通瘀胶囊对脑出血大鼠神经细胞凋亡与 Bax、Bcl-2 蛋白表达的作用研究

杨云芳、杨思进等

目的：通过观察大鼠脑出血后神经细胞凋亡与 Bax、Bcl-2 蛋白表达的动态变化及蛭龙活血通瘀胶囊的干预作用，探讨蛭龙活血通瘀胶囊可能的脑保护作用。

方法：将大鼠随机分为假手术组，模型组，蛭龙活血通瘀胶囊低、中、高剂量组。采用自体血注入法制备脑出血大鼠模型。采用 TUNEL 法测定凋亡细胞的表达，免疫组化法测定 Bax、Bcl-2 蛋白的表达。

结果：与模型组比较，蛭龙活血通瘀胶囊低、中、高剂量组的 Bax 蛋白及凋亡细胞表达明显下降，而 Bcl-2 蛋白的表达明显升高，差异有统计学意义（$P<0.01$）。与低剂量组比较，中、高剂量组各时间点的 Bax 蛋白及凋亡细胞表达均明显下降，而 Bcl-2 蛋白的表达明显升高，差异有统计学意义（$P<0.01$）。

结论：蛭龙活血通瘀胶囊能明显促进 Bcl-2 表达，抑制 Bax 表达，减少细胞凋亡，对脑出血大鼠具有明显的脑保护作用，且存在一定量效关系。

（九）水蛭新旧提取法制备蛭龙活血通瘀胶囊对脑缺血保护作用的比较研究

杨思进、白雪等

目的：比较新、旧水蛭提取法制备蛭龙活血通瘀胶囊的脑缺血保护作用。

方法：90 只 SD 大鼠分为 9 组，假手术组、模型组、对照组，大中小 3 个剂量 A 实验组（新胶囊）和 B 实验组（旧胶囊），每日 1 次，连续 5 天灌胃相应药物后，比较神经功能评分、梗死范围、病理改变，比色法检测丙二醛（MDA）、超氧化物歧化酶（SOD）含量。

结果：与模型组相比，新、旧胶囊大剂量组，均可使神经功能评分降低；新、旧胶囊的大剂量组和旧胶囊中剂量组，脑缺血干湿重百分比均减少；新胶囊大剂量组和旧胶囊大、中 2 个剂量组，神经细胞肿胀坏死程度、胞核改变、胶质细胞增生均较模型组轻；新、旧胶囊大剂量组 MDA 含量均明显降低（$P<0.05$）。

结论：新、旧提取水蛭法制备蛭龙活血通瘀胶囊对脑缺血均有保护作用，这可能与降低 MDA 有关。

（十）蛭龙活血通瘀胶囊对脑出血 SD 大鼠 AQP-4、MMP-9、TIMP-1 mRNA 表达影响随机平行对照研究

白雪、杨思进等

目的：观察蛭龙活血通瘀胶囊对脑出血大鼠 AQP-4、MMP-9、TIMP-1 mRNA 表达影响。

方法：使用随机平行对照方法，45 只 SD 大鼠常规饲料喂养 3 天，称重后用随机数字表法分为 5 组，假手术组，模型组，蛭龙活血通瘀低、中、高剂量组（简称"ZL 低、中、高剂量组"），9 只 / 组。按指标检测时间分为 12 小时、48 小时、72 小时三个亚组，3 只 / 组。自体尾部血注入法复制脑出血大鼠模型。灌胃干预：蛭龙活血通瘀胶囊按人体用量（3.6g/d）的 5 倍、10 倍、20 倍定为低、中、高剂量。RT-PCR 法检测 AQP-4、MMP-9、TIMP-1mRNA 表达。

结果：AQP-4mRNA，假手术组有微量表达，12 小时、48 小时及 72 小时表达无明显差异（$P>0.05$）；模型组及 ZL 低、中、高剂量组各时点均明显高于假手术组（$P<0.01$）；模型组呈进行性升高，72 小时最为显著；ZL 各剂量组表达均低于模型组（$P<0.01$）；各时间点低、中剂量组均高于 ZL 高剂量组（$P<0.01$）。MMP-9mRNA，假手术组有少量表达，术后 12 小时、48 小时及 72 小时表达无明显差异（$P>0.05$）；模型组及 ZL 低、中、高剂量组各时点均明显高于假手术组（$P<0.01$）；模型组术后 48 小时上升明显并达到高峰，72 小时略有下降，ZL 各剂量组均低于模型组（$P<0.01$）；ZL 低、中剂量组在各时点均明显高于高剂量组（$P<0.01$）。TIMP-1mRNA，假手术组仅有微量表达，术后 12 小时、48 小时及 72 小时无明显差异（$P>0.05$）；模型组及 ZL 低、中、高剂量组各时点均明显高于假手术组（$P<0.01$）；模型组 48 小时上升明显并达到高峰，72 小时略有下降；ZL 各剂量组各时点均高于模型组（$P<0.01$）；ZL 低、中剂量组各时点均明显高于高剂量组（$P<0.01$）。

结论：蛭龙活血通瘀胶囊可明显降低脑出血大鼠脑组织 AQP-4、MMP-9mRNA，升高 TIMP-1mRNA，呈量效关系，ZL 高剂量组作用最为明显。

（十一）蛭龙活血通瘀胶囊对脑出血大鼠血脑屏障结构和功能的影响

王蔚、杨思进等

目的：观察蛭龙活血通瘀胶囊对大鼠脑出血后血脑屏障通透性及血脑屏障超微结构的影响。

方法：将 120 只大鼠随机分为假手术组，模型组，蛭龙活血通瘀胶囊高、中、低剂量组（简称 ZL 高、中、低剂量组），各组分为 12 小时、48 小时、72 小时三个亚组，采用自体尾部血注入法制备脑出血大鼠模型，采用伊文思蓝法对各组进行血脑屏障通透性检测，电子显微镜下观察血脑屏障超微结构的变化。

结果：与模型组比较，ZL 低、中、高剂量组大鼠脑组织 EB 含量均有明显降低，差异具有统计学意义（$P<0.01$）。ZL 各剂量组之间比较，以高剂量组为对照，低、中剂量组在 12 小时、48 小时及 72 小时具有显著性差异（$P<0.01$）。电镜超微结构观察发现血管周围水肿程度较为轻微，血脑屏障的结构得到明显改善。

结论：蛭龙活血通瘀胶囊能够明显改善脑出血大鼠血脑屏障的通透性，保护血脑屏障的组织结构避免血脑屏障受到破坏，该作用存在一定的量效关系，ZL 高剂量组作用最为明显。

（十二）颅痛颗粒改善大鼠血管内皮细胞功能紊乱的实验研究

杨思进等

目的： 观察颅痛颗粒（LTA）对大鼠血管内皮细胞功能的影响。

方法： 大鼠复制血管内皮细胞功能紊乱动物模型后治疗 5 天，取血测 tPA 活性、PAI1 活性、NO 和 ET 含量，求活性 tPA 百分率。

结果： 模型组较正常对照组大鼠 tPA、活性型 tPA 百分率、NO 均显著降低，PAI1、ET 显著升高；与模型组比较，用药组 tPA、活性型 tPA 百分率、NO 均升高，PAI1、ET 降低。

结论： LTA 可能是通过改善血管内皮细胞功能紊乱而发挥治疗血管性头痛。

（十三）颅痛颗粒对偏头痛模型大鼠的影响

罗钢、杨思进等

目的： 评价颅痛颗粒对偏头痛风湿夹瘀证模型大鼠的效果。

方法： 60 只 SD 大鼠随机分为空白组、模型组、治疗组、对照组，每组各 15 只。除空白组外其余各组建立偏头痛风湿夹瘀证大鼠模型，造模成功后第 2 天治疗组予以颅痛颗粒 2g/（kg·d）灌胃；对照组予以盐酸氟桂利嗪胶囊 1mg/（kg·d）灌胃，空白组、模型组灌胃等体积的蒸馏水，连续灌胃 7 天。于造模第 1、14、21 天观察大鼠体温、进食量、大便含水量、2 小时内的搔头次数，于造模第 14、21 天采用 ImageJ 图像分析软件记录各组大鼠舌象绿色、蓝色、红色的成分数值。

结果： 与空白组同时间点比较，模型组大鼠第 14、21 天时体温、进食量明显降低，大便含水量明显升高，搔头次数增加（$P<0.01$）；与模型组同时间点比较，治疗组第 21 天体温、进食量明显升高，大便含水量降低，搔头次数减少（$P<0.05$ 或 $P<0.01$）。治疗组第 21 天舌象红色、绿色、蓝色成分数值较模型组同时间点显著降低，亦明显低于对照组同时间点（$P<0.05$ 或 $P<0.01$）。

结论： 颅痛颗粒对偏头痛风湿夹瘀证模型大鼠有治疗作用，特别是中医证候特征改善明显。

（十四）颅痛颗粒对偏头痛大鼠 IL-1β、TNF-α、COX-2 表达的影响

蒲玉婷、白雪等

目的： 研究颅痛颗粒对偏头痛模型大鼠脑干炎性细胞因子表达的影响，探讨其治疗偏头痛的可能分子机制。

方法： 60 只雄性大鼠随机分为正常对照组、模型组、舒马普坦（6mg/kg）阳性对照组及颅痛颗粒高、中、低剂量（4g/kg、2g/kg、1g/kg）组，连续灌胃给药 7 天后颈背部皮下注射 10mg/kg 硝酸甘油制备偏头痛模型，观察大鼠行为学及脑干炎性改变，免疫组化

法检测脑干 IL-1β、TNF-α、COX-2 的表达。

结果：与模型组比较，各给药组大鼠挠头次数及脑干血管周围炎性细胞显著减少，IL-1β、TNF-α、COX-2 表达显著降低（$P<0.05$），以颅痛颗粒高剂量作用最佳。

结论：以风药、虫类药开通玄府配伍的颅痛颗粒能改善偏头痛大鼠行为学改变，其作用机制可能与下调 IL-1β、TNF-α、COX-2 在脑组织中的表达有关。

（十五）祛风通窍方可通过改善血管性痴呆大鼠海马区神经元细胞改善记忆力

唐红梅、白雪等

目的：观察"祛风通窍方"对血管性痴呆大鼠海马及额叶皮层神经元细胞变化的影响及作用机制。

方法：用 Morris 水迷宫筛选符合要求 SD 大鼠 60 只，随机分为假手术组，模型组，阳性组，祛风通窍方高、中、低剂量组，每组各 10 只。手术组采用 2-VO 法制备模型，造模 1 月后，阳性组予尼莫地平 6.25mg/（kg·d）灌胃，祛风通窍方高、中、低剂量组分别给予祛风通窍方 26.8g/（kg·d）、13.4g/（kg·d）、6.7g/（kg·d）灌胃，假手术组、模型组给予等体积蒸馏水灌胃，连续 30 天。心脏灌注内固定，取脑组织，观察各组大鼠海马 CA1 区锥体细胞及额叶皮层神经元线粒体的变化。

结果：光镜下海马 CA1 区锥体细胞变化，与假手术组比较，模型组锥体细胞丢失明显，细胞 1~2 层，排列散乱；界限不清，大量细胞变形，核固缩碎裂、呈深蓝色、胞质浓缩；与模型组比较，尼莫地平组及高、中剂量组锥体细胞层次、排列、形态得到了明显改善。电镜观察额叶皮层神经元线粒体变化，与假手术组比较，模型组线粒体明显水肿破裂，线粒体嵴结构不清晰，线粒体部分固缩；与模型组比较，尼莫地平组，祛风通窍方高、中剂量组线粒体受损情况得到了明显改善。

结论："祛风通窍方"可明显改善血管性痴呆大鼠海马 CA1 区锥体细胞形态及额叶皮层神经元线粒体的超微结构。

（十六）祛风通窍方对血管性痴呆大鼠行为学及海马线粒体 SOD、MDA 变化的影响

唐红梅、白雪等

目的：观察祛风通窍方对血管性痴呆大鼠海马线粒体 SOD、MDA 变化的影响及作用机制。

方法：用永久性结扎双侧颈总动脉法制备血管性痴呆大鼠模型，Morris 水迷宫筛选符合要求 SD 大鼠 50 只，随机分为模型组，尼莫地平组，祛风通窍方高、中、低剂量组，每组各 10 只，假手术组 10 只。造模 1 月后，尼莫地平组予尼莫地平 6.25mg/（kg·d）灌胃，祛风通窍方高、中、低剂量组分别给予祛风通窍方 26.8g/（kg·d）、13.4g/（kg·d）、6.7g/（kg·d）灌胃，假手术组、模型组给予等体积蒸馏水灌胃，连续 30 天。Morris 水迷宫检测其行为学后，断头处死大鼠，取海马组织，梯度离心获得线粒体，化学比色法检测

SOD、MDA 变化。

结果：行为学情况，随着训练时间延长，各治疗组大鼠逃避潜伏期（EL）缩短，平台象限停留时间延长，其中以阳性组，祛风通窍方高、中剂量组明显，差异有统计学意义（$P<0.05$）。SOD、MDA 变化，与假手术组比较，模型组、阳性组及高、中、低剂量组 SOD 活性降低，MDA 含量升高，差异有统计学意义（$P<0.05$）；与模型组比较，阳性组及高、中剂量组 SOD 活性升高，MDA 含量降低，差异有统计学意义（$P<0.05$）；与阳性组比较，高、中剂量组 SOD 活性增强，MDA 含量降低，差异有统计学意义（$P<0.05$）；与低剂量组比较，高、中剂量组 SOD 活性升高、MDA 含量降低，差异有统计学意义（$P<0.05$）。

结论：祛风通窍方改善血管性痴呆大鼠的行为学；可增强 SOD 活性、减少 MDA 含量、发挥抗氧化作用，进而改善血管性痴呆大鼠的认知功能。

（十七）加减祛风通窍方对大鼠脑出血后脑水肿的影响研究

王小强、白雪等

目的：研究加减祛风通窍方对大鼠脑出血后脑水肿及血脑屏障通透性的影响，为开通玄府法治疗脑出血提供实验依据。

方法：将 60 只 SD 大鼠随机分为假手术组，模型组，加减祛风通窍方低、中、高剂量组，采用自体尾动脉血注入尾壳核制备大鼠脑出血（ICH）模型，各组分别于术后 6 小时、3 天、7 天采集脑组织标本，采用干湿重法测量脑组织含水量，伊文思蓝（EB）法检测血脑屏障通透性。

结果：①脑含水量，与假手术组比较，模型组、低剂量组、中剂量组在第 6 小时脑含水量无明显改变（$P>0.05$），在第 3 天脑含水量显著增加（$P<0.05$），在第 7 天脑含水量无明显增加（$P>0.05$）；高剂量组在各时点脑含水量与假手术组比较均无明显差异（$P>0.05$）。与模型组比较，低、中、高剂量组在第 3 天脑含水量均显著降低（$P<0.05$），与低剂量组比较，中、高剂量组降低更为显著（$P<0.05$）。与中剂量组比较，高剂量组在第 3 天、第 7 天时脑含水量显著降低（$P<0.05$）；②脑组织伊文思蓝含量，与假手术组比较，模型组、低剂量组、中剂量组在各个时间点脑组织伊文思蓝含量均显著升高（$P<0.05$），高剂量组在第 6 小时、第 3 天伊文思蓝含量显著升高（$P<0.05$）。与模型组比较，各给药组在 3 个时点伊文思蓝含量均显著降低（$P<0.05$）。与低剂量组比较，中、高剂量组在各个时点伊文思蓝含量均显著降低（$P<0.05$）。与中剂量组比较，高剂量组在各个时点上伊文思含量均显著降低（$P<0.05$）。

结论：脑出血大鼠脑水肿在第 3 天最明显，加减祛风通窍方能减轻脑出血后脑水肿，其可能是通过降低脑出血后血脑屏障的通透性，从而抑制脑水肿的进一步加重，并存在一定的量效关系。

（十八）开通玄府法对脑出血后血脑屏障双向调节的作用

王小强、白雪等

目的：研究风药、虫类药组方开通玄府对于脑出血后血脑屏障双向调节的作用机制。

方法：将 60 只 SD 大鼠按随机数字表法分为假手术组、模型组、加减祛风通窍方低、中、高剂量组，采用自体尾动脉血注入尾壳核制备大鼠脑出血模型，于术后 6 小时、3 天、7 天采集标本检测出血侧与未出血侧脑组织伊文思蓝含量评估血脑屏障通透性。

结果：出血侧伊文思蓝含量与模型组比较，低剂量组在第 6 小时、第 3 天降低，与模型组比较中、高剂量组在 3 个时点均降低，未出血侧伊文思蓝含量与模型组比较低、中剂量组在第 3 天升高，在第 7 天降低；与模型组比较高剂量组在第 6 小时、第 3 天升高，在第 7 天降低。

结论：开通玄府法对脑出血后血脑屏障具有双向调节作用，能降低病理性血脑屏障通透性，升高未出血侧血脑屏障通透性，但此双向调节作用的具体机制仍需进一步的研究。

（十九）加味益气聪明汤对血管性痴呆大鼠行为学及海马区乙酰胆碱和胆碱酯酶的影响

白雪、彭艳等

目的：观察加味益气聪明汤对血管性痴呆（VD）大鼠行为学及海马区胆碱能神经递质乙酰胆碱（Ach）、胆碱酯酶（AchE）的影响。

方法：将 60 只实验大鼠随机分为假手术组、模型组、尼莫地平组（对照组）、加味益气聪明汤组（实验组）。采用一次性永久性结扎双侧颈总动脉（2-VO）法制备 VD 模型；尼莫地平组予以 6.25mg/（kg·d），加味益气聪明汤组予以 14.58g/（kg·d），均按所需剂量配制成 2ml/d 的浓度进行给药，模型组、假手术组予以 2ml/d 蒸馏水灌胃，一共持续给药 30 天，1 次/d。选用 Morris 水迷宫实验检测大鼠的行为学变化，用 ELISA 法测定海马区 Ach、AchE 的含量。

结果：与假手术组比较，模型组大鼠逃避潜伏期（EL）明显延长（$P<0.01$），经过有效区及平台的次数显著减少，停留在平台及有效区的时间显著缩短（$P<0.01$），海马区 Ach 含量明显降低，海马区 AchE 含量明显增多（$P<0.01$）。与模型组比较，对照组、实验组 EL 明显缩短（$P<0.05$ 或 $P<0.01$），经过平台及有效区的次数显著增多，平台及有效区停留时间明显延长（$P<0.05$ 或 $P<0.01$）；对照组与实验组比较，经过平台及有效区的时间以及跨越平台及有效区的次数无明显变化，差异无统计学意义（$P>0.05$）。与模型组比较，对照组、实验组海马区 Ach 含量显著增多，而 AchE 含量明显降低，差异有统计学意义（$P<0.01$）。与对照组比较，实验组大鼠海马区 Ach 含量略有降低，AchE 含量略有增高，但差异无统计学意义（$P>0.05$）。

结论： 加味益气聪明汤能改善 VD 大鼠的学习记忆功能，其机制与提高大鼠海马区 Ach 含量，降低 AchE 含量有关。

（二十）加味益气聪明汤对 VD 大鼠行为学变化及海马神经元突触结构的影响

彭艳、白雪等

目的： 观察加味益气聪明汤对血管性痴呆（VD）大鼠行为学变化及海马神经元突触结构的影响。

方法： 将 60 只实验大鼠随机分为假手术组及手术组，手术组包括模型组、尼莫地平组（对照 1 组）、复方苁蓉益智胶囊组（对照 2 组）、加味益气聪明汤组（治疗组）。假手术组只分离出双侧颈总动脉，使之充分暴露，不结扎，手术组采用永久性结扎双侧颈总动脉（2-VO）法制备 VD 模型，对照 1 组给予尼莫地平以 6.25mg/（kg·d）给药，对照 2 组给予复方苁蓉益智胶囊以 0.375g/（kg·d）给药，治疗组给予加味益气聪明汤以 14.58g/（kg·d）给药，模型组、假手术组予以 2ml/d 同体积蒸馏水灌胃，持续 30 天；选用 Morris 水迷宫实验检测大鼠的行为学变化，在电镜下观察各组海马区神经元突触超微结构的变化。

结果： 水迷宫实验结果，与假手术组比较，模型组大鼠逃避潜伏期（EL）明显延长（$P<0.01$），经过有效区及平台的次数显著减少，停留在平台及有效区的时间显著缩短（$P<0.01$）；与模型组比较，对照 1 组、对照 2 组、治疗组 EL 明显缩短（$P<0.05$ 或 $P<0.01$），经过平台及有效区的次数增多显著，平台及有效区停留时间明显延长（$P<0.05$ 或 $P<0.01$）。电镜结果，假手术组大鼠海马区突触密集度高，结构清晰，突触的各组成成分可被清楚辨认，在突触后致密区可见较深的染色，密度高。模型组突触前膜内的线粒体嵴变得模糊，肿胀明显，突触结构模糊欠清，突触数目减少甚多，在突触后致密区可见较浅的染色，密度不高。与假手术组相比，模型组大鼠海马区突触数目减少明显，突触间隙增宽，突触后致密区染色变浅；与模型组相比，对照 1 组、对照 2 组和治疗组大鼠海马区突触显著增多，突触间隙宽度变小，突触后致密区染色变深，突触活性区长度变长；假手术组与对照 1 组、对照 2 组、治疗组之间两两比较，上述突触结构参数之间的变化较小。

结论： 加味益气聪明汤能改善 VD 大鼠海马神经元突触的超微结构，从而改善其学习记忆功能，作用与尼莫地平、复方苁蓉益智胶囊相当。

（二十一）晕康胶囊对大鼠血液流变学及血栓形成的影响

李国春、黄新武等

目的： 观察晕康胶囊对实验动物的血液流变学、体外血栓形成的影响，以了解其活血化瘀作用。

方法： 取大鼠分组，于服用大、中、小剂量晕康胶囊 7 天后，对大鼠进行血液流变学检测及体外血栓的测定。

结果：晕康胶囊有良好的改善血液流变学作用，与对照组对比有显著性差异，能明显降低血浆黏度、全血黏度，降低血沉及血细胞比容；血栓湿重较空白对照组明显降低。

结论：晕康胶囊具有改善血液流变学特性、抑制血栓形成的作用。

（二十二）晕康胶囊的药效学研究

李作孝、杨思进等

目的：探讨晕康胶囊（YKC）的药效学作用。

方法：将大鼠或小鼠分为晕康胶囊大、中、小剂量组，地芬尼多及模型和空白对照组，分别对 YKC 抗晕动作用、血栓形成、血液流变学、软脑膜微循环、自由基的变化进行观察。

结果：晕康胶囊能明显延长晕动潜伏期，能显著降低血栓湿重、全血黏度、血浆黏度、血细胞比容，能明显扩张软脑膜微血管、增加交织网点数目，能明显升高血浆 SOD 活性、降低血浆 MDA 含量。

结论：晕康胶囊具有抗晕动、抑制血栓形成、改善血液流变及微循环、清除氧自由基的作用。

（二十三）晕康胶囊对脑缺血大鼠氧自由基及一氧化氮的影响

黄新武、李国春等

目的：观察晕康胶囊对大鼠脑缺血再灌注氧自由基及一氧化氮（NO）的影响，分析晕康胶囊抗脑缺血损伤的作用机理。

方法：建立脑缺血再灌注模型测定血清及脑组织 SOD 活性、MDA 及 NO 含量的变化。

结果：晕康胶囊各剂量组均可拮抗脑缺血引起的 SOD 活性下降及 MDA 含量的升高，降低 NO 的水平。

结论：晕康胶囊可通过增加氧自由基的清除，降低 NO 的水平，减轻脑缺血再灌注损伤。

（二十四）三化汤治疗缺血性脑卒中的机制探讨

王娟、白雪等

目的：采用网络药理学研究方法，基于网络药理学和玄府理论探讨三化汤治疗缺血性脑卒中（IS）的机制。

方法：将玄府与现代医学的血脑屏障联系起来，分析三化汤通过调气开通玄府法治疗 IS。利用中药相关数据库搜索出三化汤（大黄、厚朴、羌活、枳实）的有效化学成分，这些成分按照口服生物利用度（OB）、类药性（DL）及血脑屏障（BBB）透过性差异分类，并找到对应靶点。将疾病靶点与药物靶点进行交集，筛选得到疾病 - 药物成分共同靶蛋白。应用 STRING 平台构建蛋白 - 蛋白相互作用（PPI）网络模型。采用 Cytoscape 的 Metascape 分析三化汤治疗 IS 相关靶点的基因功能及代谢通路。

结果：根据 OB≥30%、DL≥0.18 及血脑屏障（BBB）≥0.3 或 BBB<0.3 筛选标准，经数据库分析共筛选出三化汤的 42 种主要成分及与 IS 相关的靶点 1230 个，同时筛选出相关信号通路 21 个；分子对接结果提示三化汤各核心成分大部分能够与核心靶点产生稳定结合，其中大黄、羌胡的 β- 谷固醇、枳实的柚皮素核心靶点产生强烈结合活性，提示其可能是三化汤治疗 IS 的核心组分。

结论：发现三化汤可能通过 CASP3、PTGS2、JUN、TNF、IL-6 和 VEGFA 等多核心靶点，改善血脑屏障通透性、抗炎、抗氧化、促进血管生成、抑制细胞凋亡多途径发挥对 IS 治疗作用，KEGG 富集结果显示主要通过与钙离子相关通路、cAMP 信号通路、VEGF 信号通路、胆碱能突触通路、5- 羟色胺通路、IL-17 信号通路、动脉粥样硬化、PI3K-Akt 信号通路、PPAR 信号通路等治疗 IS。

第三节　发表论文一览

[1] 王蔚，杜渊，王洪连，等. 蛭龙活血通瘀胶囊对脑出血大鼠血清炎性因子的影响 [J]. 广西中医药，2020，43（2）：65-68.

[2] 李双阳，王凌雪，蒲玉婷，等. 通窍益智颗粒通过 cAMP/PKA-CREB 信号通路影响血管性痴呆大鼠海马神经元凋亡的研究 [J]. 中药药理与临床，2020，36（2）：190-195.

[3] 王蔚，沈宏萍，杨思进，等. 蛭龙活血通瘀胶囊对 PD 大鼠凋亡相关蛋白的影响 [J]. 中西医结合心血管病电子杂志，2020，8（9）：177，181.

[4] 简晓莉. 蛭龙活血通瘀胶囊对急性缺血性脑卒中（风痰瘀阻型）患者免疫功能影响的研究 [D]. 泸州：西南医科大学，2020.

[5] 高斌，王宝亮. 蛭龙活血通瘀胶囊联合灯盏细辛对脑梗死患者疗效及神经保护作用研究 [J]. 中医药学报，2019，47（6）：86-89.

[6] 徐萍，梁岚，白雪. 加减祛风通窍方对卒中后认知功能障碍的临床疗效观察 [J]. 世界最新医学信息文摘，2019，19（96）：16-17，19.

[7] 董丽，张德纲，江云东，等. "风药开玄"理论在脑病治疗中的应用 [J]. 中华中医药杂志，2019，34（10）：4933-4934.

[8] 徐萍，王小强，白雪，等. 从开合枢理论浅析周细胞为"脑玄府 - 血脑屏障"的枢机结构 [J]. 光明中医，2019，34（18）：2776-2778.

[9] 王蔚，沈宏萍，杨思进，等. 蛭龙活血通瘀胶囊治疗帕金森病临床观察 [J]. 光明中医，2019，34（18）：2803-2805.

[10] 王饶琼，李双阳，白雪. 玄府与现代医学实质研究进展 [J]. 世界最新医学信息文摘，2019，19（71）：144-145.

[11] 胡珊珊，董丽，白雪，等. 杨思进教授治疗风湿夹瘀性偏头痛 [J]. 世界最新医学信息文摘，2019，19（60）：364，368.

［12］罗钢，陈辉，杨思进．蛭龙活血通瘀胶囊对气虚血瘀型老年痴呆模型大鼠的干预研究［J］．世界最新医学信息文摘，2019，19（57）：44-46.

［13］杨云芳，黄江，杨思进，等．蛭龙活血通瘀胶囊联合马来酸依那普利叶酸片对H型高血压病患者脑卒中危险因素的影响［J］．西南医科大学学报，2019，42（4）：345-347.

［14］简晓莉，张德绸，苏容，等．蛭龙活血通瘀胶囊对急性脑梗死患者NIHSS评分、血清Hcy及hs-CRP的影响及相关性分析［J］．世界最新医学信息文摘，2019，19（46）：42-44.

［15］王小强，杨思进，白雪，等．基于玄府理论整合中药复方加中药单体的配伍思想［J］．中医杂志，2019，60（9）：804-807.

［16］李双阳，王凌雪，白雪．蛭龙活血通瘀胶囊对急性缺血性脑卒中患者血小板参数的影响［J］．中国中医药现代远程教育，2019，17（7）：68-71.

［17］胥青梅，王小强，白雪．玄府理论对中医认识微观病机的影响［J］．中医临床研究，2019，11（8）：11-16.

［18］蒲玉婷，王小强，杨思进，等．颅痛颗粒对偏头痛模型大鼠行为学及NF-κB信号转导通路的影响［J］．广州中医药大学学报，2019，36（4）：569-573.

［19］李双阳．基于cAMP/PKA-CREB信号通路研究通窍益智颗粒对血管性痴呆大鼠海马神经元突触可塑性的影响［D］．泸州：西南医科大学，2019.

［20］蒲玉婷，王小强，杨思进，等．颅痛颗粒对偏头痛大鼠IL-1β、TNF-α、COX-2表达的影响［J］．中药材，2018，41（12）：2934-2937.

［21］彭艳，白雪，李陶，等．加味益气聪明汤对血管性痴呆大鼠行为学及皮层区单胺类神经递质的影响［J］．河南中医，2018，38（12）：1829-1832.

［22］王小强，白雪．开通玄府法对脑出血后血脑屏障双向调节的作用［J］．中国中医基础医学杂志，2018，24（11）：1530-1533.

［23］吴英，郑直，刘丽，等．蛭龙活血通瘀胶囊对氯化锂－匹罗卡品致痫大鼠海马组织炎性因子表达的影响［J］．中国药业，2018，27（18）：11-13.

［24］王小强，白雪，唐红梅，等．开通玄府法的研究与应用进展［J］．中华中医药杂志，2018，33（9）：4020-4023.

［25］王小强．开通玄府法对实验性大鼠脑出血后脑水肿及血脑屏障影响的研究［D］．泸州：西南医科大学，2018.

［26］蒲玉婷．颅痛颗粒对偏头痛模型大鼠NF-κB信号转导通路的影响［D］．泸州：西南医科大学，2018.

［27］沈路．祛风活血法对颅脑损伤患者血清中IL-6、IL-8和TNF-α含量的影响［D］．泸州：西南医科大学，2018.

［28］王小强，白雪．加减祛风通窍方对大鼠脑出血后脑水肿的影响研究［J］．亚太传统医药，2018，14（2）：13-16.

［29］王小强，白雪，唐红梅．基于玄府理论的中西医结合诊疗思维模式的构建［J］．中医杂志，2018，59（3）：191-194.

［30］王蔚，杜渊，白雪，等．蛭龙活血通瘀胶囊对脑出血大鼠脑组织AQP-4、MMP-9表达的影响［J］．中医药学报，2017，45（5）：72-75.

［31］王蔚，杜渊，白雪，等．蛭龙活血通瘀胶囊对脑出血大鼠神经功能及脑水肿改善作用随机平行对照研究［J］．实用中医内科杂志，2017，31（9）：62-65.

［32］白雪，王蔚，杜渊，等．蛭龙活血通瘀胶囊对脑出血SD大鼠AQP-4、MMP-9、TIMP-1mRNA表达影响随机平行对照研究［J］．实用中医内科杂志，2017，31（8）：40-44.

［33］彭艳，白雪，杨思进，等．加味益气聪明汤对VD大鼠行为学变化及海马神经元突触结构的影响

[J]. 陕西中医药大学学报, 2017, 40 (4): 105-109, 113.

[34] 王蔚, 杜渊, 白雪, 等. 中医分阶段综合治疗脑出血急性期30例临床观察 [J]. 湖南中医杂志, 2017, 33 (6): 7-9.

[35] 王蔚, 杜渊, 白雪, 等. 蛭龙活血通瘀胶囊对脑出血大鼠血脑屏障结构和功能的影响 [J]. 四川中医, 2017, 35 (5): 66-69.

[36] 王饶琼. 祛风通窍方对血管性痴呆模型大鼠作用机制的研究 [D]. 泸州: 西南医科大学, 2017.

[37] 王蔚, 杜渊, 白雪, 等. 蛭龙活血通瘀胶囊对脑出血大鼠脑组织 AQP-4、MMP-9 及 TIMP-1 蛋白表达的影响 [J]. 广西中医药, 2016, 39 (6): 67-70.

[38] 王蔚, 杜渊, 白雪, 等. 蛭龙活血通瘀胶囊对脑出血后脑水肿的影响 [J]. 光明中医, 2016, 31 (22): 3271-3274.

[39] 闫颖, 王倩, 江玉, 等. 王明杰从玄府论治椎 - 基底动脉供血不足性眩晕的经验 [J]. 中华中医药杂志, 2016, 31 (8): 3135-3137.

[40] 白雪, 彭艳, 唐红梅, 等. 加味益气聪明汤对血管性痴呆大鼠行为学及海马区乙酰胆碱和胆碱酯酶的影响 [J]. 四川中医, 2016, 34 (5): 59-62.

[41] 肖洪琴. 蛭龙活血通瘀胶囊预处理对局灶性脑缺血再灌注损伤大鼠自噬的双向调节作用研究 [D]. 泸州: 西南医科大学, 2016.

[42] 李凌华. 蛭龙活血通瘀胶囊治疗后循环缺血性眩晕的临床疗效观察 [D]. 泸州: 西南医科大学, 2016.

[43] 王蔚. 脑出血急性期中医分阶段治疗方案及蛭龙活血通瘀胶囊的干预作用机制研究 [D]. 成都: 成都中医药大学, 2016.

[44] 王蔚, 杜渊, 白雪, 等. 蛭龙活血通瘀胶囊治疗脑血管疾病的研究现状分析 [J]. 泸州医学院学报, 2016, 39 (1): 91-93.

[45] 王蔚, 白雪, 杨思进, 等. 蛭龙活血通瘀胶囊新旧工艺活血化瘀作用的比较研究 [J]. 时珍国医国药, 2016, 27 (2): 367-369.

[46] 唐红梅, 白雪, 段超, 等. 祛风通窍方可通过改善血管性痴呆大鼠海马区神经元细胞改善记忆力 [J]. 辽宁中医杂志, 2015, 42 (6): 1367-1369, 1393-1394.

[47] 杨思进, 白雪, 蒲清荣, 等. 水蛭新旧提取法制备蛭龙活血通瘀胶囊对脑缺血保护作用的比较研究 [J]. 中国临床药理学杂志, 2015, 31 (17): 1769-1772.

[48] 俞静. 缺血性脑卒中患者危险因素筛查及蛭龙活血通瘀胶囊对高危患者预后的影响 [D]. 泸州: 四川医科大学, 2015.

[49] 董丽, 李波, 白雪, 等. 蛭龙活血通瘀胶囊对缺血性脑卒中患者急性期脑水肿及 hs-CRP 的影响 [J]. 泸州医学院学报, 2015, 38 (2): 180-182.

[50] 江玉, 潘洪, 闫颖, 等. 王明杰教授从风论治脑病的学术思想与临床经验 [J]. 时珍国医国药, 2015, 26 (3): 710-712.

[51] 杨云芳, 黄江, 杨思进, 等. 蛭龙活血通瘀胶囊对脑出血大鼠 HIF-1α 与 Bcl-2 蛋白表达的影响 [J]. 河南中医, 2015, 35 (1): 53-55.

[52] 吴英, 郑直, 杨思进, 等. 蛭龙活血通瘀胶囊对局灶性脑缺血大鼠血管内皮生长因子的影响 [J]. 中国药业, 2014, 23 (19): 32-34.

[53] 罗钢, 白雪, 陈辉, 等. 颅痛颗粒对偏头痛模型大鼠的影响 [J]. 中医杂志, 2014, 55 (17): 1502-1505.

[54] 马德宇, 周仲芳, 李启泉, 等. 加减血府逐瘀汤治疗老年性慢性硬膜下血肿的临床研究 [J]. 中药材, 2014, 37 (8): 1499-1501.

[55] 吴英, 郑直, 白雪, 等. 蛭龙活血通瘀胶囊对局灶性脑缺血大鼠脑组织促血管生成素 -1 及 Tie-2

表达的影响［J］．中国药业，2014，23（11）：31-33.

［56］唐红梅，白雪，张德稠，等．祛风通窍方对血管性痴呆大鼠行为学及海马线粒体 SODMDA 变化的影响［J］．四川中医，2014，32（5）：54-57.

［57］白雪，唐红梅，叶丽莎，等．"祛风通窍方"对血管性痴呆大鼠海马线粒体 COX 活性及 COX Ⅱ mRNA 表达的影响［J］．江苏中医药，2014，46（5）：75-77.

［58］江花，潘洪，王明杰．王明杰治疗重症肌无力经验［J］．中医杂志，2014，55（6）：464-466.

［59］杨云芳，白雪，杨思进，等．蛭龙活血通瘀胶囊对脑出血大鼠神经细胞凋亡与 HIF-1α、PAR-1 蛋白表达的作用研究［J］．四川中医，2013，31（12）：55-58.

［60］董丽，李波，白雪，等．脑之玄府与血脑屏障的相关性［J］．中医杂志，2013，54（22）：1969-1971.

［61］杨云芳，黄江，白雪，等．蛭龙活血通瘀胶囊对脑出血大鼠神经细胞凋亡与 BaxBcl-2 蛋白表达的作用研究［J］．四川中医，2013，31（11）：44-47.

［62］彭宁静，罗再琼，江玉，等．王明杰运用玄府理论治疗抑郁症经验［J］．中医杂志，2013，54（21）：1872-1873.

［63］白雪，钱海霞，唐红梅，等．祛风通窍方对血管性痴呆大鼠血液流变学及神经元细胞的影响［J］．泸州医学院学报，2013，36（5）：436-440.

［64］钱海霞．祛风通窍方对血管性痴呆大鼠自噬、凋亡及血液流变学的影响研究［D］．泸州：泸州医学院，2013.

［65］吴英．蛭龙活血通瘀胶囊对局灶性脑缺血大鼠微血管保护的实验研究［D］．泸州：泸州医学院，2013.

［66］白雪，赵立志，罗钢，等．杨思进教授辨治帕金森病经验［J］．世界中医药，2013，8（1）：63-64.

［67］张德绸，葛建华，白雪，等．蛭龙活血通瘀胶囊对急性脑梗死血清 VEGF、CRP 含量变化的影响［J］．泸州医学院学报，2012，35（4）：402-404.

［68］杨云芳，白雪，赵立志，等．蛭龙活血通瘀胶囊对脑出血大鼠神经功能评分与脑水肿的影响［J］．河南中医，2012，32（6）：700-703.

［69］杨云芳，白雪，江云东，等．蛭龙活血通瘀胶囊对脑出血大鼠神经细胞凋亡与缺氧诱导因子 -1α 蛋白表达的作用研究［J］．时珍国医国药，2012，23（4）：964-965.

［70］刘志友．蛭龙活血通瘀胶囊预干预对短暂性局灶性脑缺血再灌注损伤大鼠自噬的影响研究［D］．泸州：泸州医学院，2012.

［71］唐红梅．祛风通窍方对血管性痴呆大鼠线粒体氧化损伤的保护作用研究［D］．泸州：泸州医学院，2012.

［72］杨云芳，白雪，潘洪，等．蛭龙活血通瘀胶囊对脑出血大鼠神经细胞保护作用的研究［J］．泸州医学院学报，2012，35（1）：47-49.

［73］陈冲，白雪，杨思进．颅痛颗粒联合针刺治疗偏头痛风湿夹瘀型的临床观察［J］．泸州医学院学报，2011，34（5）：590-593.

［74］潘洪，叶丽莎，罗钢，等．运用"玄府"理论指导马钱子制剂治疗急性脑梗死的临床观察［J］．吉林中医药，2011，31（6）：531-533.

［75］陈冲．颅痛颗粒治疗偏头痛大鼠的实验研究及联合针刺治疗的临床观察［D］．泸州：泸州医学院，2011.

［76］李卫萍，尹思源，陈晓琴，等．蛭龙活血通瘀胶囊对血管性痴呆大鼠氧化应激损伤的保护［J］．泸州医学院学报，2011，34（2）：130-133.

［77］李卫萍．蛭龙活血通瘀胶囊对血管性痴呆大鼠的保护［D］．泸州：泸州医学院，2011.

［78］杨云芳．蛭龙活血通瘀胶囊对脑出血大鼠神经细胞保护作用的研究［D］．泸州：泸州医学院，2011.

［79］张明伟, 邓青山, 范秀云, 等. 追风逐瘀醒脑汤对颅内血肿吸收的临床观察［J］. 现代医药卫生, 2010, 26（22）: 3464-3465.

［80］罗钢, 白雪, 杨思进. 蛭龙活血通瘀胶囊对大鼠急性脑梗死缺血/再灌注后神经细胞凋亡及相关基因表达的影响［J］. 时珍国医国药, 2010, 21（10）: 2691-2692.

［81］张明伟, 彭俊, 范秀云, 等. 运用风药配伍治疗颅脑损伤后综合征［J］. 临床和实验医学杂志, 2010, 9（14）: 1051-1052.

［82］张明伟, 邓青山, 范秀云, 等. 追风逐瘀醒脑汤对慢性硬膜下血肿治疗的临床观察［J］. 内蒙古中医药, 2010, 29（11）: 37-38.

［83］叶丽莎. 蛭龙活血通瘀胶囊对脑缺血大鼠炎性损伤及血栓形成的影响作用研究［D］. 泸州: 泸州医学院, 2010.

［84］陈晓琴. 蛭龙活血通瘀胶囊对血管性痴呆大鼠的干预［D］. 泸州: 泸州医学院, 2010.

［85］罗钢, 白雪, 杨思进. 蛭龙活血通瘀胶囊对急性脑梗死患者血液流变学指标及血管内皮分泌功能的影响［J］. 中国中医急症, 2010, 19（4）: 545-547.

［86］白雪, 左英, 罗钢, 等. 蛭龙活血通瘀胶囊对大鼠脑缺血再灌注模型的影响［J］. 西部医学, 2010, 22（3）: 403-405.

［87］马骥, 罗钢, 杨思进, 等. 蛭龙活血通瘀胶囊治疗风痰瘀阻型急性脑梗死的临床研究［J］. 西部医学, 2009, 21（11）: 1901-1903.

［88］白雪, 左英, 罗钢, 等. 蛭龙活血通瘀胶囊对大鼠脑缺血再灌注炎性细胞因子的影响［J］. 西部医学, 2009, 21（11）: 1847-1849.

［89］白雪, 杨思进, 潘洪, 等. 蛭龙活血通瘀胶囊对短暂性脑缺血患者血流动力学的影响［J］. 辽宁中医杂志, 2009, 36（8）: 1313-1315.

［90］蒋清林, 李作孝. 晕康胶囊治疗椎-基底动脉供血不足性眩晕临床研究［J］. 现代中医药, 2009, 29（2）: 15-17.

［91］张娟, 汤润, 任维, 等. 蛭龙活血通瘀胶囊防治脑部疾病研究进展［J］. 中成药, 2022, 44（8）: 2569-2573.

［92］罗钢. 蛭龙活血通瘀胶囊治疗急性脑梗死的临床及实验研究［D］. 泸州: 泸州医学院, 2008.

［93］刘克林. 王明杰教授开通玄府学术思想与用药经验［J］. 四川中医, 2007（11）: 6-8.

［94］黄新武, 肖顺汉, 李华, 等. 晕康胶囊的活血化瘀作用［J］. 泸州医学院报, 2006（4）: 309-312.

［95］黄新武, 李国春, 肖顺汉, 等. 晕康胶囊对脑缺血大鼠氧自由基及一氧化氮的影响［J］. 时珍国医国药, 2006（5）: 732-733.

［96］白雪. 王明杰教授治疗中风的临床经验［J］. 中国中医急症, 2005（11）: 1083.

［97］李作孝, 肖顺汉, 杨思进, 等. 晕康胶囊的药效学研究［J］. 中药新药与临床药理, 2005（5）: 333-336.

［98］黄新武, 肖顺汉, 李作孝, 等. 晕康胶囊抗晕动作用实验研究［J］. 四川生理科学杂志, 2005（3）: 138.

［99］白雪. 王明杰教授运用风药配伍增效的经验［J］. 四川中医, 2005（7）: 8-9.

［100］李国春, 黄新武, 肖顺汉, 等. 晕康胶囊对大鼠血液流变学及血栓形成的影响［J］. 中医研究, 2005（7）: 9-11.

［101］陈秀, 李作孝, 佟琳, 等. 晕康胶囊对大鼠实验性血栓形成的影响［J］. 成都中医药大学学报, 2005（2）: 49-50.

［102］陈秀, 李作孝, 陈忠伦, 等. 晕康胶囊对大鼠脑缺血氧化损伤的保护作用［J］. 实用中医药杂志, 2005（6）: 328-329.

［103］唐灿, 蒲清荣, 杨思进, 等. 颅痛安颗粒制备工艺优选［J］. 中国药业, 2005（1）: 49-50.

［104］杨思进，肖顺汉，赵李平，等. 颅痛安颗粒对大鼠血管内皮细胞功能的影响（英文）［J］. 中国临床康复，2004（34）：7874-7875.

［105］杨思进，肖顺汉，赵李平，等. 颅痛安颗粒改善大鼠血管内皮细胞功能紊乱的实验研究［J］. 中药药理与临床，2004（3）：40-42.

［106］杨思进，尹思源，晏新，等，刘蔚. 颅痛安颗粒治疗血管性头痛的临床及实验研究［J］. 中西医结合心脑血管病杂志，2003（4）：191-193.

［107］杨思进，刘蔚，尹思源，等. 颅痛安颗粒对家兔血液流变学指标影响的研究［J］. 泸州医学院学报，2002（1）：25-27.

［108］蒲清荣，唐灿，赵剑，等. 颅痛安颗粒制备工艺初步研究［J］. 泸州医学院学报，2002（1）：78-79.

［109］闫颖，王倩，江玉，等. 王明杰从玄府论治椎 - 基底动脉供血不足性眩晕的经验［J］. 中华中医药杂志，2016，31（8）：3135-3137.

［110］王小强，唐慧，李双阳，等. 基于玄府理论探析脑出血后脑水肿病机与证治［J］. 中医药学报，2021，49（8）：8-11.

［111］王凌雪，王小强，李双阳，等，白雪. 脑玄府理论体系的构建、传承与创新［J］. 中华中医药杂志，2021，36（1）：162-164.

［112］郑沛，张明伟. 开通玄府法治疗高血压脑出血的临床研究［J］. 中国现代医生，2022，60（14）：146-149.

［113］王娟，王廷华，白雪. 三化汤治疗缺血性脑卒中的机制探讨［J］. 中医药临床杂志，2022，34（10）：1871-1882.

第三章

肾　系

肾病团队成员在该领域共发表论文 30 余篇（其中学位论文 6 篇）。在国内率先提出络病是蛋白尿的重要致病因素。其后团队又提出了"玄府为络脉之门户"，阐释了络脉与玄府的深刻内在关系。在此基础上总结出肾病治法以通络开玄法为基础，通因通用，运用辛香药透络开玄、虫类药搜剔开玄的特性，提出舒络固肾之法在防治肾性蛋白尿中具有十分重要的作用，研制的院内制剂肾舒胶囊疗效显著，取得患者一致好评。

在上述研究基础上，十余年来，团队成员围绕肾系疾病的防治，进一步开展了全方位的临床与实验研究工作，对肾病综合征、糖尿病肾病的诊治方案取得了一系列富有开创性的成果，在国内具有一定的影响。

第一节　相关研究概述

一、理论探讨

1997 年，黄淑芬教授发表《肾舒胶囊治疗肾性蛋白尿 69 例临床观察》，指出尿蛋白阳性患者应治以活血化瘀通络，临床观察中采用单服肾舒胶囊或配合西药治疗后可明显改善症状、降低激素依赖及减少西药副作用。21 世纪初，黄淑芬教授在《蛋白尿从络病论中探讨》一文中指出，肾性蛋白尿病位在肾络，疏通肾络辛香药、虫类药十分必要，如荆芥、防风、薄荷、紫苏叶、蜈蚣、水蛭等，疗效可靠。其后团队成员围绕肾舒胶囊进行一系列药物机制探索，从现代药理角度验证了肾舒胶囊治疗肾性蛋白尿的临床效果。陆鹏、张茂平等于 2010 年发表《论玄府为络脉之门户》一文，明确提出玄府为络脉之门户，并将二者病理概括为实则络脉阻滞，玄府闭塞，虚则络脉空虚，玄府不养，同时指出其对应治法为通络开玄法和充络开玄法。

随着对"玄府学说""络病学说"理论认识的不断加深，团队近年对肾病治疗，提出了一些创新见解。糖尿病肾病是现代医学疾病名称，属中医学"肾劳""肾消"等范畴。团队从"络瘀"认识糖尿病肾病，在 2018 年发表的《张茂平教授"辛温开玄通络"理论学术思想及临床经验整理与研究》中明确指出"下焦阳虚，中下焦水停，津不上承，上焦干枯，玄闭络阻"为其病机，认为采用辛温药"开玄通络"为其基本治则，并且强调

"通"字贯穿临床治疗的始终，开阔了临床采用中医药治疗糖尿病肾病的思路。沈宏春等对汗法开通玄府治疗慢性肾脏疾病的理论依据与临床应用要点进行了探讨，并开展了一系列相应的实验研究。

二、临床经验总结

蛋白尿在中医学中尚无固定病名，近 20 年来团队一直致力于蛋白尿的研究。2004 年发表的《蛋白尿从络病论探讨》一文提出，基本病机为元气内虚，血行瘀滞，湿邪、热毒及风邪等郁结肾络，以致封藏失司，精微外泄，其要害在于络郁，治疗则应在益气养阴基础上，选用清热利湿、活血化瘀、祛风通络之品，着重舒解肾络郁结之邪以复其封藏固摄功能。随着对络脉的深入研究理解，在 2010 年发表的《论玄府为络脉之门户》中指出玄府是络脉将精微传向皮肤腠理的门户，玄府开合正常，精微物质得以周流不息，机体的各种生理功能得以正常行使。反之，络脉阻滞则玄府闭塞，络脉空虚，则玄府不养，由此提出"开玄、通络"为根本大法指导临床治疗，并在四川省中医药管理局立项研发医院内制剂肾舒胶囊，在临床中治疗轻中度蛋白尿取得显著疗效。

难治性肾病综合征属于中医"水肿"范畴，在 2007 年发表的《舒络固肾法治疗难治性肾病综合征疗效观察》中指出其病位在肾络，关键在于络郁，采用舒络固肾法，治疗难治性肾病综合征取得较好疗效。在 2010 年发表《黄淑芬治疗难治性肾病综合征经验心得》中进一步进行总结，明确指出元气亏虚，肾络瘀阻为其根本病机，舒络固肾为其基本治疗原则，运用风药、虫类药开通肾络取得良好临床效果。

三、研发院内制剂

在"玄府学说""络病学说"创新认识基础上，黄淑芬教授研制的肾舒胶囊作为西南医科大学附属中医医院院内制剂运用 20 余年，临床诊治肾病综合征、慢性肾炎、糖尿病肾病等以尿蛋白升高、慢性肾功能不全为主要表现的疾病，取得显著疗效。临床试验证实：

1. **肾病综合征**　肾舒胶囊可显著改善肾病综合征患者肾功、降低尿蛋白（黄淑芬等，1997；2003）。

2. **慢性肾炎**　肾舒胶囊通过升高降钙素基因相关肽（CGRP）降低血内皮素（ET-1），降低肾小球系膜基质面积，对系膜增生性肾小球肾炎（MsPGN）有明显保护作用（孙世珺，黄淑芬等，2008）

3. **糖尿病肾病**　改善糖尿病肾病患者中医临床症状及蛋白尿，可能与其干预 JAK/STAT/SOCS、AKT/NF-κB、mTOR、Beclin-1 等信号通路，调节肠道菌群，降低超敏 C 反应蛋白，改善微炎症状态，改善脂质代谢紊乱，修复患者肾功能损伤有关（段莉，2018；赵长英，孙楠等，2019；张瑞瑞，2020；唐小玲，2020；赵长英，杨洁珂等，2020）。

四、相关动物实验

肾舒胶囊主要用于慢性肾小球肾炎、肾病综合征、慢性肾衰竭等疾病。团队前期建立了肾舒胶囊的制备提取工艺（唐灿，陈珂等，2000），该工艺制得的肾舒胶囊，每粒 0.44g，成人每次口服 5 粒（目前改进工艺后每次口服 4 粒），每日 3 次，即可取得良好的疗效。相关动物实验证实：

1. **慢性肾衰竭**　肾舒胶囊能有效降低大鼠 24h 尿蛋白，改善肾功能，其作用机制可能与以下因素有关：①抑制系膜细胞增殖及细胞外基质积聚（黄淑芬，2004）；②抑制MC 增殖及分泌 TGF-β1 等生长因子，减少细胞外基质积聚（乔晞，黄淑芬等，2004）；③抑制 MC 增殖及其分泌 TNF-α 等炎症介质和 FN 等细胞外基质（ECM），防治肾小球硬化（乔晞，黄淑芬等，2002）。

2. **肾小球肾炎**　肾舒胶囊对系膜增生性肾小球肾炎具有明显的改善作用，其机制可能与以下因素有关：①调节免疫，减少系膜区免疫复合物的沉积；②减少和修复肾小球结构的损伤，降低尿蛋白的排出；③抗凝改善肾炎的高黏血症，调节血浆 ET 和 CGRP 的变化（孙世珺，王明杰等，2008）；④减少系膜基质的合成（黄淑芬，2003）。

3. **糖尿病肾病**　肾舒胶囊能保护糖尿病肾病模型大鼠肾脏的机制可归纳为：①肾舒胶囊能降低糖尿病肾病模型大鼠肾组织自噬通路 p-mTOR、Beclin-1 蛋白表达水平和Beclin-1 mRNA 表达水平（赵长英，孙楠等，2019）；②肾舒胶囊能降低糖尿病肾病大鼠尿微量白蛋白/肌酐比值（ACR）及 24 小时尿蛋白定量，其机制可能与下调 JAK/STAT/SOCS 信号通路中 P-JAK2、P-STAT3 表达及上调 SOCS-1、SOCS-3 的表达有关（唐小玲，2020）；③肾舒胶囊可能通过改善肠道内环境，使有益菌维持优势数量发挥调节肠道菌群的作用（张瑞瑞，2020）；④肾舒胶囊可能通过下调炎症因子 IL-6、TGF-β1、MCP-1 水平保护糖尿病肾病大鼠肾功能（张瑞瑞，2020）；⑤肾舒胶囊的药理机制可能为抑制 AKT/NF-κB 信号通路，改善纤维化水平以减轻糖尿病大鼠肾脏损害（赵长英，杨洁珂等，2020）。

第二节　代表论文选录

一、学术经验类

（一）蛋白尿从络病论治探讨

王明杰、黄淑芬等

1. **蛋白尿与肾络病变**　蛋白尿在中医学中尚无恰当病名。从中医理论认识，蛋白质属于"精"或"精微物质"范畴，来源于水谷，由后天之本脾胃化生，经心肺作用输布经络，营运周身，是维持人体生命活动的基本物质。其盛者贮存于肾，赖肾的封藏作用而固密于体内。尿中蛋白的出现意味着精微物质的漏泄，首先应责之于肾。《素问·逆调论》谓："肾者水脏，主津液。"人体水液运行至下焦，在肾的气化蒸腾作用下，清者经三焦上升于肺，复由肺的宣发输布全身；浊者下注膀胱成为尿液排出体外。尿液为废水，不应混有精微。蛋白尿是肾气蒸化水液、分清泌浊功能紊乱的结果。其原因既往多从肾虚不固认识，治疗则以补肾固摄精气为主收到初步效果。

近二十年来，各地在肾病医疗实践中逐步认识到，蛋白尿不仅是虚而不固的问题，往往还存在某些邪气留滞的因素。诸如湿热内蕴、风邪外袭及瘀血阻滞等，同蛋白尿的产生及反复发作、持续难消均密切相关。因而治疗需在扶正基础上酌情配合清热、利湿、祛风及活血化瘀等祛邪之法，控制蛋白尿的效果有进一步改善，但仍不尽如人意，对某些难治性肾病及顽固性蛋白尿收效欠佳，有关蛋白尿病机的认识有待深化。

通过多年的临床实践与理论研讨，我们认为蛋白尿一症尚需运用祖国医学的"络病学说"予以阐释和指导。清代医学大师叶天士指出"经主气，络主血""初为气结在经，久则血伤入络"。现代学者进一步提出：无论新病、久病，均可导致络中气血受伤而成络病。络病是以络脉阻滞为特点的一类病证，其病往往反复发作或缠绵难愈。从蛋白尿的发病与病变特点来看，与之颇相符合。笔者认为，蛋白尿应属络病，病位当在肾络。

在经络系统中，络脉是经脉的分支。其形状细小，愈分愈细，呈网状扩散，纵横交错，内络脏腑，外联肢节，遍布全身，渗灌血气，互渗津血，具有易郁易滞特性。肾络，即网络于肾中的络脉。肾络保持充盈、通畅，气血津液渗灌、出入有序，是肾主封藏、主水液代谢等生理功能正常发挥的必要条件。一旦某种原因造成肾络郁滞、气血津液输布不畅、濡养失调，便可影响肾的各项功能。若导致其蒸化水液、分清泌浊功能紊乱，某些精微物质不能正常上升，混杂于废水中随尿液排出，即形成蛋白尿。其病机要害在于络郁，正如《医学正传》所说："郁者，结聚而不得发越也，当升者不得升，当降者不得降，当变化者不得变化，此为传化失常。"

至于肾络郁滞的成因，根据我们多年对肾性蛋白尿患者的临床观察，大体不外正气内虚与邪毒损伤两个方面。其中邪气以湿热毒邪最为多见，不论外感所致，还是脏腑内生，一旦累及肾络，阻碍络道，即可引起肾络郁滞而为病；正虚主要是元气不足，推动无力，肾络中气血不足，失其充养，络脉空虚，气机郁滞，血行迟滞，津液渗灌转输失调，则产生蛋白尿。而蛋白尿的出现又会进一步加重肾中精气的亏损，以致肾络郁滞更甚。愈泄愈虚，愈虚愈郁，愈郁愈泄，如此恶性循环，终至正气衰竭，浊毒壅滞，阴阳升降逆乱而成癃闭、关格、肾劳之变乃至危及生命。

西医学认为肾性蛋白尿形成的主要环节在于肾小球滤过膜损伤以致蛋白质通透性增加，而肾小球实由肾中毛细血管网组成。中西对照，肾络郁滞致病同肾小球滤过屏障损伤当有相关性。因此设想，通过调整肾络郁滞状态来改善肾小球滤过功能，可作为中医药治疗肾性蛋白尿的切入点。

2. 从络病论治蛋白尿的研究 从络病学说认识，蛋白尿的治疗应以通络法为基础，通因通用。笔者认为，肾性蛋白尿的基本病机可概括为元气内虚，毒损肾络，清浊相混，封藏失司。治疗关键在于舒解肾络之郁，一要疏通络脉，二要解除毒邪，三要扶正补虚，合为舒络固肾之法，常用以下几类药物组方。

辛香透络：本症邪结络中隐曲之处，须用味辛气香善于疏散透达之品以引药入络，所谓"病在络脉，例用辛香""非辛香何以入络"。叶氏治疗心痛、胃痛、胁痛常用香附、小茴香、薤白、葱白之类。笔者经验，治疗蛋白尿以辛味芳香风药为佳，常用荆芥、防风、薄荷、紫苏叶等。如紫苏叶，《本草纲目》谓："苏，从酥，音酥，舒畅也，苏性舒畅，行气活血，故谓之苏。"用于蛋白尿治疗，能疏散风邪，舒解抑郁，调畅气机，以利于肾络的开通，尤能借其辛香引领诸药入络以发挥作用。

虫蚁搜剔：本症邪结肾络中隐曲之处，非一般草木之品所能竟全功。叶氏经验"须藉虫蚁血中搜逐，以攻通邪结""每取虫蚁迅速飞走诸灵，俾飞者升，走者降，血无凝着，气可宣通"。常用药有蜈蚣、全蝎、地龙、水蛭等。如蜈蚣，为虫类通络要药，又能以毒攻毒。叶天士称其"灵动迅速，追拔沉混气血之邪"，善于搜逐血络中之瘀滞凝痰。实践证明此类药物对改善肾脏病理变化、控制蛋白尿具有卓效，尤其病程日久、持续难消之顽固性蛋白尿，往往非用不可。

清利解毒：湿热浊毒蕴结是导致肾络郁滞的主要病因。浊毒不去，肾络难舒，故清利解毒不可或缺。常用药有三类：清热解毒药，如土茯苓、苦参、白花蛇舌草等；清热利湿药，如石韦、白茅根、车前草等；淡渗利湿药，如薏苡仁、茯苓、赤小豆等。临证可根据湿与热的偏重酌情选用，以增强消除尿蛋白的效果。

扶正固本：元气亏虚，是邪毒入侵的内在基础，也是精微漏泄的必然结果，培补元气既是本症扶正固本的重点，又是推动血行、疏通络脉的需要。药如人参、黄芪、菌灵芝等。其中黄芪作为大补元气的主药，临床广泛用于多种肾病的治疗，其改善肾病大鼠蛋白质代谢紊乱状态、保护肾功能、降低尿蛋白作用已为药理实验所证实。临证可根据患者阴血、阳气亏损的不同，分别配伍养阴、温阳之品加强其针对性。

笔者按上述立法思路，针对川南地区肾性蛋白尿患者最常见的气阴两虚、湿热内蕴证型，经多年实践探索，研制成专用于肾性蛋白尿治疗的纯中药制剂肾舒胶囊。该方由黄芪、生地黄、石韦、苦参、紫苏叶、蜈蚣、水蛭等药组成，具益气养阴、清热利湿、舒络固肾作用，体现扶正、去毒、通络治法的有机结合。自1996年4月以来，我们运用肾舒胶囊为主，酌情配合辨证中药汤方治疗肾性蛋白尿患者收到良好效果。对轻中度蛋白尿单用即能奏效。重度蛋白尿与激素配合具协同增效作用，且有助于减轻激素副作用，防止反跳与复发。药理实验结果表明，肾舒胶囊对多柔比星肾病大鼠能明显降低尿蛋白，改善低蛋白血症及肾组织病变，并具抗脂质过氧化、修复或减少阴离子屏障损伤作用；对系膜增生性肾小球肾炎家兔肾功能有明显保护作用，能有效降低24小时尿蛋白排泄量。其机制可能为：①调节免疫，减少系膜区免疫复合物的沉积；②减少和修复肾小球结构的损伤；③改善高黏血症，调节血浆内皮素与降钙素基因相关肽的变化；④减少系膜基质合成等。通过系膜细胞体外培养技术还观察到，肾舒胶囊含药血清能抑制系膜细胞增殖及其分泌肿瘤坏死因子-α和纤连蛋白，因而能有效地防止肾小球硬化病变的发生发展，提示该制剂尚有一定的防治慢性肾功能衰竭作用。

（二）肾性水肿巧用风药

赵庆、张茂平

风药，味多辛，气轻味薄，有升散发越之性，散邪、燥湿、升阳、透窜。临床中肾性水肿大都因风寒外侵入里，玄府郁闭，津液运行不畅，从而水湿停聚。肾炎迁延不愈，肾精不固，久病入络，久病必瘀，肾络涩滞，经气不利，脾肾虚衰，浊毒瘀阻。临证时配合风药治疗，旨在开通玄府，宣通气液，祛除瘀滞，常取得健脾益肾、温补命门、活血化瘀、利水排毒的作用。尤其是治疗难治性肾性水肿时，加用风药治疗往往能收到意想不到的效果，可以发挥中医药的优势，克服西药的毒副作用，提高临床疗效。

1. **辛香行散，开府通络** 肾乃先天之本，水火之脏，藏真阴而寓真阳，肾阳足，气血行，肾阴足，血灌注。而气血津液运行的道路是络脉，络脉即经脉的分支，其形状细小，呈网状扩散，纵横交错，具有易郁易滞特性。肾络，即网络于肾中的络脉。络脉上的微细结构，其门户是玄府。刘完素《素问玄机原病式》曰："玄府者，无物不有，人之脏腑、皮毛、肌肉、筋膜、骨髓、爪牙，至于世之万物，尽皆有之，乃气出入升降之道路门户也。"玄府通，络脉畅，肾主藏精、主水之功能才正常。玄府闭塞，肾络不通，百病之长的风易兼痰（湿）、瘀、毒，致肾失开合。多见肾脏气化失司，水湿泛溢，外发浮肿，精微不固，致血尿、蛋白尿等。风热外感发为风水者，多因风为阳邪，其性轻扬，风水相搏，推波助澜，故水肿起于面目，迅及全身；有脉浮身重，汗出恶风，一身恶肿，或目窠上微肿，如蚕新卧起状，较之急性肾炎颇多吻合。风伏肾络为肾性水肿的一大病机。治宜疏风清热，佐以利水消肿，临床常用仲景用治风水之方，如麻黄连翘赤小豆汤、防己黄芪汤、越婢汤等，多有效验。取麻黄、防风、羌活等祛风药配合淡利之品散风宣肺，益气通阳助卫气，司腠理开合，使水湿之邪从表发越而出，则风水自退。正如徐灵胎论麻黄所言："轻扬上达，无气无味，乃气味中之最轻者，故能透出皮肤毛孔之外，又能深入积痰凝血之中，凡药力所不能到处，此能无微不至。"

2. **温阳顺气，通经活血** 久病入络，久病必瘀，穷必归肾，肾络瘀阻。清代叶天士指出"经主气，络主血""初为气结在经，久则血伤入络""水能病血"。因此，瘀血在肾病中较为常见。《神农本草经》中就已经认识到了风药活血的作用，但是未受到足够重视。风药升散行窜，走而不守，除能振奋人体气机，间接促进血液运行外，还能直接作用于血分，疏通血络，消瘀逐滞。现代研究也证实，多数的风药具有扩张血管、改善微循环、减轻血液黏滞的作用。代表药物如川芎、蝉蜕等。在方中配伍风药可"疏其气血，令其条达",温阳化气,通络行经而活血。维护或恢复人体气血津液宣通的正常状态,对于提高临床治疗效果大有裨益。

3. 引经报使,孤立水势 金元医家张元素《洁古珍珠囊》所列引经药,风药占其大半,几乎涵盖了手足三阴三阳。李东垣提出将风药应用于治疗慢性肾炎的理论依据是"肾肝之病同一治,以俱在下焦,非风药引经不可"。他悟透祛风药的这些特性而创"升阳除湿"和"升阳散火"之法,每集大队风药于处方之中,乃是灵活运用祛风药的典范。其《脾胃论》中风药升麻、柴胡、羌活、独活、防风等用得较多。在治少阴肾经之病证时多加用羌活、独活等风药以助其效。《内经》提出"风能胜湿",因风药多燥,燥能胜湿,治疗肾性水肿在分利湿热的基础上配用风药,借用风药辛香轻扬,走窜发散,祛风胜湿,引领诸药入络,开通肾络,常用方麻黄连翘赤小豆汤合五味消毒饮等疗效显著。

4. 升发肾气,通运为补 肾气虚衰,失其化气行水之职,水湿下聚,发为水肿,其病机由虚而起。治疗不能一味利水,宜根据病机,温肾助阳,化气行水,以恢复自身的自调能力,达到消肿的目的。常用济生肾气丸合真武汤加减祛风药物。祛风药性味多辛温,辛能发散,温能宣通,通阳泄湿,药如羌活、防风、川乌、细辛、独活等。现代中药药理研究发现,祛风药对免疫功能紊乱具有很好的调节作用,还有抑制抗体或清除抗原等免疫调控作用。如防风,研究表明其可增加免疫器官的重量,诱导 B、T 细胞增殖,并可在一定范围内提高 NK、LAK 细胞的杀伤活性,具有增强免疫功能的作用。可见在辨证的基础上加入风药,如桂枝、麻黄、细辛、柴胡、升麻、防风、羌活、生姜等,有助清阳之气生发升腾,颇有画龙点睛之妙。正如《脾胃论·脾胃盛衰论》中所说:"言其汗者,非正发汗也,为助阳也。"诸药之中以防风、柴胡、升麻用之最多。长期大量的临床实践证明,风药的功用远不限于治风或解表,或治疗肾性水肿等病,它们在调节人体脏腑经络、畅达气血津液等方面有着重要的意义,应用范围相当广泛,尤其在多种配伍中的独特增效作用,值得进一步总结研究。

(三)黄淑芬教授运用黄芪治疗肾病的经验介绍

黄旭、江玉等

黄芪,首载于《神农本草经》,味甘,性微温,归脾、肺经。具有补气升阳、固表止汗、利水消肿、托毒排脓、行滞通痹等功效,被称为"补药之长"。历代名方如黄芪建中汤、当归六黄汤、防己黄芪汤、补阳还五汤、十全大补汤等皆有黄芪入药。现代药理实验及临床研究表明,黄芪含有多种有效化学成分,包括黄芪多糖、黄芪皂苷及黄芪黄酮类成分等,在增加免疫功能、抗肿瘤、抗病毒、利尿、延缓衰老等方面具有重要地位。

1. 黄芪可称另类风药 黄淑芬教授认为,黄芪虽被称为"补药之长",却与治风关系密切,可称作补药中的风药,或者说是风药中的另类,具有以下特点。

(1)黄芪治风:《神农本草经》中记载:"黄芪……主痈疽久败疮,排脓止痛;大风癞疾。"此后《名医别录》谓："主妇人子脏风邪气，逐五脏间恶血。"明代本草名著《本草汇言》更称黄芪为"驱风运毒之药"。近代名家张锡纯为善用黄芪的大师，称其能"升补胸中大气以通于卫气，自能逐风外出""以其与发表药同用，能祛外风；与养阴清热药同用，更能息内风也"。并创制了诸多以黄芪为主药的名方，广泛运用于临床各科，屡起沉疴痼疾。其中用于治风者不少。黄老继承张氏用药经验，常重用黄芪与风药、虫药、血药配伍组方治疗多种风症。

（2）黄芪走表：黄芪具有与风药类似的作用于体表部位的性能。《长沙药解》称其"善达皮腠，专通肌表"。一般多以玉屏风散为例，认为黄芪固表止汗，与风药解表发汗作用相反，这是不够全面的。黄芪长于走表充养卫气，对于卫气虚表不固而汗出者可起到止汗作用，卫气虚邪留恋不去者则有助汗之功。无汗能发，有汗能止，具有双向调节作用。正如《本草正》所说："因其味轻，故专于气分而达表，所以能补元阳，充腠理，治劳伤，长肌肉，气虚而难汗者可发，表疏而多汗者可止。"黄老常以黄芪桂枝五物汤加减治疗虚人外感，收效甚著。

（3）黄芪性升：由于黄芪补气之功突出，张元素《医学启源》进行药物分类时将黄芪列入"湿化成"一类，而未归于"风生升"中。黄芪生发、升举之力胜过许多风药。古今名方补中益气汤、升阳益胃汤、升陷汤等均为黄芪与风药搭配，而黄芪在方中是主药，升、柴等风药均是依附于黄芪而发挥升提作用。前人云"高巅之上，唯风药可到"，风药在头面五官病症的治疗中诚为首选，临床运用时往往离不开黄芪配合。黄老治脑供血不足眩晕常用黄芪桂枝五物汤与葛根汤等配合使用，经多年临床运用观察到，加用黄芪与疗效呈正相关，黄芪的升阳作用在方中具有十分重要的意义。

（4）黄芪善通：黄芪与人参同为补气要药，其补益力量逊于人参，但应用范围却广于人参，原因是黄芪既能补，又能通。《长沙药解》称其"陷者发之，郁者运之，阻者通之"。黄芪不同于一般的补益药，除了补气之外，还有着与风药相类似的鼓舞气机，激发气化作用，具通利水道、通畅血脉之功，是一味通补兼备的药物，补中有通，通中有补，与风药、虫药配伍最为相宜。古今名方如黄芪桂枝五物汤、黄芪建中汤、防己黄芪汤、益气聪明汤、补阳还五汤等均为代表。黄芪在上述方中的作用，不仅取其补，而且取其通。王清任补阳还五汤中黄芪用至四两，亦不用人参相助，应是这个道理。

基于上述，黄老认为黄芪可以看作是一味具有补益作用的特殊风药，数十年来常以黄芪灵活配伍用于肾病及多种内科病症的治疗，收效甚捷。

2．黄芪为主药的肾病经验方 黄淑芬教授认为，慢性肾病病程冗长，病机错综复杂，往往虚实互见，寒热错杂，既有正气的耗损，又有邪实的蕴阻，本虚标实是其特点。本虚以脾肾气虚为根本，在此基础上进一步出现血虚、阴虚、阳虚，而脾肾气虚贯穿于病程始终。标实为湿热、浊毒、瘀血，既是因虚致实的病理产物，又是加重肾衰发展的病理因素。黄芪补而不滞，甘而不壅，能补能通，可升可降，久服无碍，为治疗多种肾病的要药。在此介绍两首黄老以黄芪为主药的肾病经验方。

（1）肾舒胶囊

组成：黄芪、生地黄、石韦、芡实、益母草、苦参、土茯苓、水蛭、蜈蚣、紫苏叶。

功效：益气活血，清热除湿，舒络固肾。

主治：慢性肾炎、隐匿性肾炎、肾病综合征及糖尿病肾狼疮性肾炎等原发或继发性肾小球疾病所致蛋白尿的治疗或辅助治疗。

本方为黄老研制的西南医科大学附属中医医院院内制剂。黄老认为肾性蛋白尿的基本病机为元气内虚，毒损肾络玄府，清浊相混，封藏失司。治疗关键在于舒解肾络玄府之郁，一要开玄通络，二要解除毒邪，三要扶正补虚，合为舒络固肾之法，方中风药紫苏叶辛散开玄，舒解抑郁，调畅气机，以利于肾络的开通，虫药水蛭、蜈蚣搜剔开玄，善于搜逐血络中之瘀滞凝痰，对改善肾脏病理变化、控制蛋白尿具有卓效。由于湿热浊毒蕴结是导致肾络郁滞的主要病因。浊毒不去，肾络难舒，故配合土茯苓、苦参、石韦清利解毒；元气亏虚，是邪毒入侵的内在基础，也是精微漏泄的必然结果，培补元气既是本症扶正固本的重点，又是推动血行、疏通络脉的需要，故以黄芪大补元气，生地黄滋阴养血，共成通补兼施之方。经临床运用二十余年，对于多种蛋白尿的治疗效果确切。

（2）肾衰基础方

组成：黄芪、党参、当归、茯苓、白术、山药、芡实、牛膝、大黄等（根据不同的临床表现，随证加减）。

功效：益气健脾和胃，清热降逆泻浊。

主治：慢性肾衰。

慢性肾衰病机多变，病理因素复杂。黄老认为，本病既有正气的耗损，又有邪实的蕴阻，本虚标实是其特点。本虚为气、血、阴、阳俱虚，其中以脾肾气虚为根本；标实为湿热、浊毒、瘀血，既是因虚致实的病理产物，又是加重肾衰发展的病理因素。提出补虚泻浊、开玄通络作为慢性肾衰的基本治法，黄芪为方中主药，配党参、茯苓、白术、山药、芡实健脾渗湿，以养后天之本；配当归益气补血、行气活血；配牛膝，用黄芪补气升提由下而上，牛膝引气机而下，疏利三焦水道；配大黄通腑泻浊，达到"以补为通，以通为补之效"，从而使气顺而浊毒消。根据不同的临床表现，随证加减，用于慢性肾衰早中期（血肌酐 176.8～600μmol/L），收效甚佳，体现了中医药治疗慢性肾衰的优势。

（四）黄淑芬教授从络病 - 玄府辨治慢性肾衰经验

江玉

1. **肾络瘀滞、玄府闭塞是慢性肾衰的病机关键** 慢性肾衰竭属于中医学"水肿""癃闭""关格""虚劳"等病的范畴，多因水肿、淋证、癃闭迁延不愈，反复发作，因病致虚，复加六淫外感，或劳倦太过等损伤正气而成。

黄淑芬教授认为，慢性肾衰病程冗长，病机错综复杂，往往虚实互见，寒热错杂，既有正气的耗损，又有邪实的蕴阻，本虚标实是其特点。本虚为气、血、阴、阳俱虚，其中以脾肾气虚为根本，在此基础上进一步出现血虚、阴虚、阳虚，而脾肾气虚贯穿于病程始终。标实为湿热、浊毒、瘀血，既是因虚致实的病理产物，又是加重肾衰发展的病理因素。从络病-玄府学说分析，要害在于肾络阻滞，玄府闭塞。肾络、玄府均为肾脏的微观结构。肾络即网络于肾中的络脉，玄府是络脉上的门户。黄老指出，玄府闭塞是多种疾病共同的发病环节，也是恶性病理循环的中介，堪称百病之根。肾络玄府保持充盈、通畅，气血津液渗灌，出入有序，是肾主封藏、主水液代谢等生理功能正常发挥的必要条件。一旦某种原因造成肾络郁滞、气血津液输布不畅，濡养失调，便可影响肾的各项功能。本病早期多为脾肾气虚，不能化气行水，水邪内聚，不循常道，或泛滥肌肤，发为水肿；或水湿潴留，则小便不利。水肿不消，久则湿浊凝聚成毒。湿毒浊气上犯，可见恶心呕吐，口中臭秽，胸闷心悸等；湿浊上犯清空，迷蒙脑窍，则头晕昏蒙；湿浊毒邪浸淫肌肤，则全身瘙痒，肌肤麻木不仁。久病入络，湿浊毒瘀盘踞体内，胶结不解，阻滞肾络，闭塞玄府，终致变症丛生，功能衰败，治疗棘手，预后险恶。

2. 补虚泻浊、开玄通络是慢性肾衰的治疗大法　基于上述认识，黄淑芬教授提出补虚泻浊、开玄通络作为慢性肾衰的基本治法，在多年反复实践探索基础上拟定肾衰基本方（黄芪、党参、当归、茯苓、白术、山药、生地黄、山茱萸、地龙、土鳖虫、川牛膝、泽泻、生大黄），补虚泻浊并重，作为本病早中期（血肌酐 176.8 ~ 600μmol/L）的主方，根据不同的临床表现，随证加减，收效甚佳。

方中黄芪味甘，性微温，归脾、肺经，补气升阳，益卫固表，利水消肿，温分肉、实腠理，为补气要药，党参味甘性平，归脾、肺经，甘温补中健脾，益气生血。二药共为君药。辅以白术、茯苓健脾，当归、生地黄养血，山药、山茱萸补肾，共为臣药，同补脾肾气血。川牛膝、地龙、土鳖虫、泽泻、生大黄化瘀泻浊为佐使。其中地龙、土鳖虫两味虫药尤善通络开玄，大黄更能攻下开玄，通腑泻浊。《神农本草经》称其"主下瘀血，血闭寒热。破癥积聚，留饮宿食，荡涤肠胃，推陈致新，通利水谷，调中化食，安和五脏"。老师指出，大黄在肾衰治疗中具有十分重要的作用，临证需根据患者体质情况灵活决定用量大小，一般在 6 ~ 12g 左右，患者服用后每日大便 2 ~ 3 次，微泻而不至大泻为度。

加减法：脾肾阳虚，畏寒肢冷、倦怠乏力，气短懒言，食少纳呆，腰酸膝软，大便不实，夜尿清长，舌淡有齿痕，脉细弱者，加淫羊藿、巴戟天、菟丝子，阳虚甚者加附子；肝肾阴虚，腰酸膝软，口干咽燥，五心烦热者，基础方加女贞子、麦冬、玄参；湿浊甚，恶心呕吐，脘腹胀满，口中黏腻，舌苔厚腻者，加砂仁、藿香、法半夏；湿热甚，舌苔黄腻者，加黄芩、黄连；兼夹水气证，症见水肿、胸腔积液、腹水者，去山药加薏苡仁、赤小豆。凡尿蛋白异常者，均同时服用医院中药制剂肾舒胶囊口服。

肾舒胶囊是黄老自行研制的西南医科大学附属中医医院院内制剂，由黄芪、生地黄、石韦、苦参、紫苏叶、蜈蚣、水蛭等中药组成，具益气养阴、清热利湿、舒络固肾作用，体现扶正固本、辛香透络、搜剔开玄、清利解毒之法。黄老近 20 年来应用本方灵活配合中西药物治疗多种肾性蛋白尿及慢性肾功衰，收到良好效果。

（五）腰痛治络，风药显殊功

赵庆、王明杰等

腰痛是以腰部疼痛为主要症状的一类病证。其病因《治法纲》曰："腰者肾之外候，一身所恃，赖转移者也。盖诸经皆贯于肾而络于腰脊，肾气一虚，腰必痛矣。有肾虚而腰痛者，有淤血而痛者，有挫闪而痛者，有痰而痛者，有湿热而痛者，有风寒而痛者，有气滞而痛者。"叶天士曰："痛为脉络中气血不和。"《灵枢·脉度》"经脉为里，支而横着为络"，经脉隐伏循行人体深部，从经脉分出支脉横行的是络脉。笔者认为腰痛无论新病、久病，外感内伤、寒热虚实，均因致络中气血受伤而成络病，总不离乎络。所谓"病在络脉，例用辛香"，风药是一类具有类似风作用的特性药物，现代多指临床用于祛风或治疗风病的药物，该类药物具有"升、散、透、窜、痛、燥、动"的特性，尤能借其辛香引领诸药入络，应用于腰痛治疗，效如桴鼓。

1. 通补兼施，不离风药　络病，是以络脉郁滞为特点的一类病症，其病多沉重或缠绵难愈，所谓"初为气结在经，久则血伤入络"，腰痛病情缠绵反复难愈和络病吻合。腰为肾之府，肾与膀胱为表里。在经属太阳，在脏属少阴，又为冲、任、督、带之要会。柯柏斋曰："腰痛之证，多因肾虚所致。盖肾虚则精血之真气不足，寒湿之气乘虚而入，久则结滞不通，真气与之相攻，故痛。"张景岳也云："腰痛之虚证，十居八九。"故腰痛，首先应责之于肾，病位当在肾络。主要病机为元气内虚，血行瘀滞，湿邪、热毒及风邪等郁结肾络，不通则痛，强调病腰痛者，多由真阴不足，治唯补肾为先。从治络入手，随邪之所见者以施治。龙之章在《蠢子医》中言："治病风药断不可少。"东垣所谓"肝肾之病同一治，为俱在下焦，非风药行经不可也""非辛香何以入络"。因风药，味多辛，气轻味薄，有升散发越之性，散邪、燥湿、升阳、透窜。肾精不足，气血亏虚腰痛，治疗上培元补肾是本症扶正固本的重点，在补真元、养血气的同时，遵《素问·至真要大论》"疏其血气，令其调达，而致和平"之旨。在补肾药中配伍小剂量风药鼓舞气化以收阳生阴长之功。且风药可除补肾药滋腻碍胃之弊，补而不滞，相得益彰，吻合"络以辛为泄"的治疗大法。药理研究发现，祛风药对免疫功能紊乱也具有很好的调节作用，还有抑制抗体或清除抗原等免疫调控作用。如防风，研究表明其可增加免疫器官的重量，诱导 B、T 细胞增殖，并可在一定范围内提高 NK、LAK 细胞的杀伤活性，具有增强免疫功能的作用。

2. 通络为本，出疏邪滞　腰痛的产生及反复发作、持续难消不仅是虚的问题，往往还存在诸如风邪外袭、湿热内蕴及瘀血阻滞、寒凝气阻等邪气留滞的因素。针对邪气内阻，经络壅滞的病机。祛邪活络为治疗关键。

（1）辛行邪可散，温化寒可消：《素问·举痛论》曰："经脉流行不止，环周不休，寒气入经而稽迟，泣而不行，客于脉外则血少，客于脉中则气不通，故卒然而痛。"指出寒入络脉，收引凝敛而致络脉瘀阻。风药味辛，享性轻灵，上行下达，彻内彻外，走而不守，变动不居。不仅祛除表邪，亦能祛除里邪，走散无定，善开通气机，借其"轻而扬之"之性开宣络道，如防风、羌活、葛根、柴胡、荆芥、防风、薄荷、紫苏叶祛风散寒，调畅气机，开通肾络，尤为精当。

（2）风行痰自灭，燥来湿自化：《灵枢·血络论》曰："新饮而液渗于络。"肾气虚衰，失其化气行水之职，水湿内聚，阻滞气机，发为腰痛，根据病机，温肾助阳，化气散湿，达到消痛的目的。《内经》提出"风能胜湿"，因风药多燥，燥能胜湿，通阳泄湿药如羌活、防风、川乌、细辛、独活等，可见在辨证的基础上，加入风药如桂枝、麻黄、细辛、柴胡、升麻、防风、羌活、生姜等有助清阳之气生发升腾，颇有画龙点睛之妙。正如《脾胃论·脾胃盛衰论》中所说："言其汗者，非正发汗也，为助阳也。"诸药之中以防风、柴胡、升麻 3 味用之最多，是取其轻浮之性，引阳气上升，宣通经输，燥化血络中之湿气凝痰。

（3）治血先治风，风去血亦通：久病入络，久病必瘀，穷必归肾，肾络瘀阻。清代叶天士指出"经主气，络主血"，因此瘀血在腰痛中较为常见。《神农本草经》中就已经认识到了风药活血的作用，历代医书记载举不胜举，如有麻黄"破癥坚积聚"（《神农本草经》），藁本"通血"（《药性论》），荆芥"下瘀血"（《神农本草经》），细辛主"血不行"（《名医别录》），白芷"破宿血"（《日华子本草》），羌活"通畅血脉"（《本草汇言》），桂枝"温中行血"（《本草再新》）等记载。风药升散行窜，走而不守，除能振奋人体气机，间接促进血液运行外，还能直接作用于血分，疏通血络，消瘀逐滞。现代研究也证实，多数的风药具有扩张血管，改善微循环，减轻血液黏滞的作用。代表药物如最早被列为风药的川芎，后称作"血中气药"，现已公认为活血化瘀要药。维护或恢复人体气血津液宣通的正常状态，对于提高临床治疗效果大有裨益。

（4）虫蚁善搜剔，风息络亦通："久病入络""久痛入络"，对于久病腰痛，顽固性腰痛，邪结肾络中隐曲之处，病邪深伏，久治不愈，非一般草木之品及峻攻可效，张仲景首创虫蚁搜剔通络法，叶氏经验"须藉虫蚁血中搜逐，以攻通邪绪""每取虫蚁迅速飞走诸灵，俾飞者升，走者降，血无凝着，气可宣通"。常用药有蜈蚣、全蝎、地龙、水蛭、穿山甲等，取其"灵动迅速，追拔沉混气血之邪"的效果。长期的医疗实践证明，以辨证为前提，腰痛善用风药，注重与他药相伍，应用通补兼施、辛香散邪、辛温化湿及虫蚁息风等多种治法，调节人体脏腑经络，畅达气血津液而通络定痛，克服西医止痛药物的一些毒副作用，发挥我国传统医药的优势，对提高临床疗效有着重要的意义。

（六）辛润开玄，温阳通络法治疗糖尿病肾病

赵庆、张茂平

张茂平教授指出糖尿病肾病以脾肾亏虚为本，湿瘀为标，消渴日久，穷必归肾，针对糖尿病肾病下焦阳虚、中下焦水停、津不上承、上焦干枯、玄府闭塞，络脉阻滞的病机，治疗应"使道路散而不结""气血利而不涩"，提出"辛温开玄通络，松透病根，解除毒邪，巧用风药"的观点，运用辛味药和温药开玄散结，调畅气机，宣通气液，振奋人体气

化功能，清除因寒湿瘀阻所致血行障碍，从而改善脏腑组织器官失去濡润之"燥"证，常能使活血化瘀效果明显增强，使补益药物活泼畅荣，无壅腻之弊。

1. **辛升肾气，通运为补，补肾为重**　肾为内寓真阴真阳的水火之脏，肾阴性本静，为一身阴液之根本，其流通布散靠肾阳蒸化。如果肾阳衰微，鼓动无力，肾阴失滋养，临床易出现燥象。这种燥是因肾阳衰微，气不布精所致，养阴药不能奏效。需辛温助阳之品鼓动阳气，化气行水，推动阴精的敷布，方能有效。张师常用药如辛温通络之桂枝、细辛等，辛香走窜专擅鼓动络气运行之麻黄等，辛润通络之当归尾、桃仁等，益气之人参。偏于血虚成瘀者，多用当归养血和血。《景岳全书·本草正》言："其气轻而辛，故又能行血。"

2. **辛宣化气，通络行津，温阳为要**　由于真阳不足，命门火衰，气化失司，津液失于蒸腾上达而燥渴者。《金匮要略》提出"男子消渴……肾气丸主之"，开后世用温热药治消渴之先河。历代对此存在一些争论。消渴病患者若素体阳气偏衰，或过用寒凉清泻，在病变发展过程中出现阴损及阳，甚至阳衰为主者并非罕见，症见精神疲惫，面浮足肿，形寒肢冷，口渴尿频，夜间尤甚，大便稀溏，舌淡苔白腻或白滑，脉沉细无力等，属阴损及阳、阴阳两虚者，可司《金匮要略》中肾气丸意，在滋阴补肾药中加入少许热药，阴阳双补，使阴得阳生，阳得阴助，阴阳协调而病情控制。阴盛阳虚、真阳衰微者，则须以温阳补火为主，大胆使用热药，否则失误，势必难以救治。

3. **辛散活血，通经润燥，化瘀为贵**　张师认为消渴病及其并发症的发生多与"瘀血"相关。非传统理论认为的"阴虚燥热""津耗血枯"独为之。有报道亦显示，大血管和微血管的病变可见于糖耐量异常阶段。辛味药物能改善或清除因营血瘀阻导致的血行障碍、脏腑组织器官失润之"燥"证。张师根据瘀血形成的病因，抓住病机关键，灵活运用活血化瘀法。张师指出化瘀犹如疏通沟渠的淤塞，澄清水流。根据津亏营血虚血瘀的基本病机，提出虽有瘀血，不宜强祛瘀，如河水干涸，可见坑洼之泥土，强去泥土，反而使坑中仅存的津液耗散，宜先下雨，水盈淤泥自流行。在活血之前应先予建中补液，方如小建中汤、当归建中汤类。

4. **巧用风药尤妙**　风药的法象药理名称是"如风之药"，为味薄质轻、药性升散，具有风木属性的一类药物，具"治风之用"，有"如风之性"。风药在方中除了发挥自身的多重功用外，还能对其他药物起相当的促进作用，具有 $1+1>2$ 的放大效应，能起到增效作用。李东垣认为"肾肝之病同一治，以俱在下焦，非风药引经不可""独活，苦、甘、平、微温，足少阴肾经行经药也"。如治少阴肾经之病证多加用羌活、独活等风药，以助其效。张师认为风为百病之长，易兼痰（湿）、瘀、毒，导致肾的开合失常。病理上多见肾不固精，出现血尿、蛋白尿；肾气化失司，水湿泛溢，而见浮肿等。风药祛散风邪，使各种兼夹入侵之邪通过风药的发散从表而解。以风药作先锋，百药随风行，有"擒贼先擒王"之意。桂林古本《伤寒杂病论》中亦有记载"风为百病之长……中于项，则下太阳，甚则入肾"。《太极图说》曰："动而生阳。"《临证指南医案·风》云："风能流动鼓荡。"风药之

"动"性最能鼓动阳气，振奋气化，促进体内气血津液流动畅通。糖尿病肾病患者小便多伴有明显泡沫样改变，与"风性鼓荡"特点有着极为密切的相关性。张师认为肾病多虚，或虚实并见，风伏肾络、瘀阻肾络为肾病的常见病机，常以辛香流气、舒畅络脉、益肾祛风、活血化瘀等为治则治法。风药具有"升、散、透、窜、痛、燥、动"的特性，《蠢子医》云"加上风药便腾达，十二经中皆能透""况且风药大使用，一窍通时百窍通"。在补益肝肾的基础上配伍风药，旨在温通经络，开通玄府，宣气化水，祛瘀润燥，取得健脾益肾、温补命门、活血化瘀、利水排毒的作用。现代研究也表明，辛味药能发表、散结、行气、活血、开窍、布津润燥。风药多属辛燥之品，用量不宜过大，药味不宜多，以免过燥伤阴，反悖经旨。

（七）张茂平教授从络脉、玄府论糖尿病肾病

赵庆、张茂平

1. 张茂平教授辛温开玄通络学术思想

（1）玄为络门：肾脏组织结构学物质基础，升降出入的微观结构单位。玄府作为无物不有的至微至小的基本结构，各种原因一旦影响到其正常通利之功，玄府闭塞，气、血、津、液、精、神的升降出入就会发生障碍。张师认为"玄府"的本质可能与西医学中的如细胞膜上的各种离子通道、糖通道等有相关性。

（2）玄出入废

1）肾失封藏，精微下泄；肾络闭阻，水瘀为患：消渴病延日久，五脏所伤，穷必及肾。肾虚不足，阴损及阳，无力蒸化水液，水湿滞留，湿浊内蕴，瘀血滞留。病变的部位虽与五脏均有关，但主要在肺、脾（胃）、肾三脏，尤以肾为重。《素问·上古天真论》："肾者主水，受五脏六腑之精而藏之。"《素问·六节藏象论》："肾者，主蛰，封藏之本，精之处也。"糖尿病肾病的临床诊断标志是出现蛋白尿。蛋白尿来源于水谷，属于中医"精"范畴。多因湿热毒邪等邪气阻碍络道，使肾络郁滞，气血津液输布不畅；或消渴久而及肾，肾失封藏，精关不固，精微下泄，肾络空虚，濡养失调。影响肾蒸化水液、封藏、分清泌浊的紊乱，精微不固而外泄。而大量蛋白从尿中排泄，又会进一步耗损正气，加重肾中精气的亏损，形成肾络郁滞更甚的恶性循环。蛋白尿这种反复发作或缠绵难愈的发病与病变特点与络病特点颇相符合，故应属络病，病位当在肾络。

西医学观点是肾性蛋白尿因肾小球滤过膜损伤，蛋白质通透性增加。肾小球膜的分子通透性是控制滤过分子大小的主要部分。肾小球滤过膜从内到外由三层膜组成，内皮细胞层在电子显微镜下是无数孔径大小不等的窗孔，中层基底膜显示可能代表滤过膜孔的网状结构的网眼，滤过膜的外层是一些在足突之间有裂隙的上皮细胞。其结构上的微观性、功能上的通透性，与玄府结构功能高度类似。五脏之一的肾也必然存在玄府，中西对照，肾络郁滞致病同肾小球滤过屏障损伤当有相关性。发展至肾小球硬化的过程与痰瘀互结肾络病理改变相吻合。张师及其团队针对川南地区肾性蛋白尿患者最常见的阴阳两虚、湿浊血

瘀证型，经多年实践探索，将扶正、去毒、通络固肾治法有机结合，调整肾络郁滞，改善肾小球滤过功能，研制成的具益气养阴、清热利湿、舒络固肾作用的肾舒胶囊，能有效减少尿蛋白，有一定的防治慢性肾功能衰竭作用。

《医略十三篇》云："玄府者，所以出津液也。"肾阳虚弱，温放失职，不能蒸腾，气液不循常道，泛滥肌肤，则出现水肿尿浊。这常是糖尿病肾病加重的重要标志。

《灵枢·血络论》曰："新饮而液渗于络。"《素问·举痛论》曰："经脉流行不止，环周不休，寒气入经而稽迟，泣而不行，客于脉外则血少，客于脉中则气不通，故卒然而痛。"指出寒入络脉，收引凝敛而致络脉瘀阻。《素问·痹论》曰："其不痛不仁者，病久入深，营卫之行涩，经络时疏，故不通。"病程日久，经气之伤渐入血络，经气失和。脾肾气虚，推动无力，津不利则停而为水，血不利则留而为瘀，瘀阻肾络。痰瘀并阻脉道，湿热、瘀血、热毒留积。

络病即是微循环不通畅，如同沟渠堵塞，秧苗失水而萎，当肾微循环发生障碍时，可见肾虚腰痛、肾失封藏的血尿、蛋白尿等症状。

糖尿病患者长期处于高糖高渗，血液浓、凝、黏聚。所谓"血行津布则燥热可解，瘀化气畅则阴液自生"。现代药理研究发现，活血化瘀药物能改善糖尿病患者毛细血管基底膜增厚等病变，又能增加血流量，改善微循环，预防各种并发症，尤其是血管病变的发生。

2）更伤肾元，肾萎不用：肾元即肾原，主指肾中本源的能量，先天肾气。"肾萎"即肾组织枯萎、萎缩或功能衰退。《素问·评热病论》："邪之所凑，其气必虚。"张师认为正气亏虚是肾生萎之因，糖尿病肾病病程中愈泄愈虚，愈虚愈郁，愈郁愈泄，如此恶性循环，肾气失司，气血俱伤，玄府不通。水瘀等浊毒壅滞，诸证迭起，阴阳升降逆乱，终至正气衰竭之"关格""肾衰"。《伤寒论·平脉法》："关则不得小便，格则吐逆。"

糖尿病肾病虚的病机基于玄府不荣，可见肾阴、肾阳、气血亏虚。病理表现为肾硬化、粘连、纤维化。玄府升降出入失常，玄府不通，水饮停积，表现为肾三高：高灌注、高压力、高滤过。而肾小管对水的重吸收与近球小管基侧膜上的 Na^+ 泵活动有关，针对玄府启闭与 Na^+ 泵调控机制的相关性，可以展开更加深入的研究。治疗上重在调理玄府升降出入，用补气、温阳等法，巧妙应用风药消除水肿。瘀表现为高脂血症，高凝状态，宜活血化瘀之法消除减轻瘀血。

（3）久病入络：肾络受损，病久多瘀，"最虚之处，便是容邪之处"。正气大亏，脏腑内伤虚损，各种生理功能失调。正气日残，不足以抗邪外出，包括外邪六淫和内生的病邪（如痰饮瘀血等）必然入深。因虚致瘀致痰，痰瘀交结，络脉阻滞。正如《素问·举痛论》所言："脉泣则血虚。"《成方便读》亦曰："经络中一有湿痰死血，即不仁且不用。"

秦伯未在《清代名医医案精华》云："久病必瘀闭。"无论新病、久病，致络中气血受伤瘀阻而成络病。张师认为，络病的病机病因主要是"虚、滞、毒、更虚"。虚实错综复杂，从而导致久病入络的难治性和缠绵性。治疗中始终要贯穿一个"通"字，疏通络脉，攻补兼施。无论何种证型张师常喜选用复方灵仙止痛胶囊（威灵仙、白芍、全蝎、蚊蚁、黄芪、冰片等）辛润宣通，补气活血，通络止痛。复方中黄芪、威灵仙合用具有补气通络之功效。全虫、蜈蚣等虫类药功能搜剔攻逐，追拔沉混气血之邪，用于"久病入络"之瘀血最宜。白芍柔肝缓急，解痉止痛。冰片引领诸药直达病所。邪居日久，正气必虚，治疗应不忘扶正，"久病入络，宿邪缓攻"。针对久病，玄府失养日久，可见玄府闭塞或萎废不用之虚实夹杂证。通络旨在充养空虚之络脉，滋养玄府。少佐养血通玄之品，使络脉充盈，玄府通畅，则诸症自除。

（4）辛温开玄通络：松透病根，解除毒邪，巧用风药

1）辛升肾气，通运为补，补肾为重：肾为内寓真阴真阳的水火之脏，肾阴性本静，为一身阴液之根本，其流通布散靠肾阳蒸化。如果肾阳衰微，鼓动无力，肾阴失滋养，临床出现燥象。这种燥是因肾阳衰微，气不布精所致，养阴药不能奏效。须辛温助阳之品鼓动阳气，化气行水，推动阴精的敷布，方能有效。张师常用药如辛温通络之桂枝、细辛等，辛香走窜专擅鼓动络气运行之麻黄等，辛润通络之当归尾、桃仁等，益气之人参。偏于血虚成瘀者，多用当归养血和血。《景岳全书·本草正》言："其气轻而辛，故又能行血。"

2）辛宣化气，通络行津，温阳为要：由于真阳不足，命门火衰，气化失司，津液失于蒸腾上达而燥渴者。《金匮要略》提出："男子消渴……肾气丸主之。"开后世用温热药治消渴之先河。历代对此存在一些争论。消渴病患者若素体阳气偏衰，或过用寒凉清泻，在病变发展过程中出现阴损及阳，甚至阳衰为主者并非罕见，证见精神疲怠，面浮足肿，形寒肢冷，口渴尿频，夜间尤甚，大便稀溏，舌淡苔白腻或白滑，脉沉细无力等。属阴损及阳、阴阳两虚者，可司《金匮要略》肾气丸意，在滋阴补肾药中加入少许热药阴阳双补。使阴得阳生，阳得阴助，阴阳协调而病情控制。若阴盛阳虚、真阳衰微者，则须以温阳补火为主，大胆使用热药，否则失误，势必难以救治。

3）辛散活血，通经润燥，化瘀为贵：张师认为消渴病及其并发症的发生多与其"瘀血"相关。非传统理论认为的"阴虚燥热""津耗血枯"独为之。亦有报道显示，大血管和微血管的病变可见于糖耐量异常阶段。辛味药物能改善或清除因营血瘀阻导致的血行障碍、脏腑组织器官失润之"燥"证。

张师根据瘀血形成的病因，抓住病机关键，灵活运用活血化瘀法。张师指出化瘀犹如疏通沟渠的淤塞，澄清水流。根据津亏营血虚血瘀的基本病机，提出虽有瘀血，不宜强祛瘀，如河水干润，可见坑洼之泥土，强去泥土，反而把坑中仅存津液耗散，宜先下雨，水盈游泥自流行。在活血之前应先建中补液，方如小建中汤、当归建中汤类。

4）巧用风药尤妙：风药的法象药理名称是"如风之药"，为味薄质轻、药性升散，具有风木属性的一类药物。风药有祛风、疏风等作用，具"治风之用"。又多具辛味，其性升浮发散，犹如春气之升发，风性之清扬，有"如风之性"。《五十二病方》记载有白芷、防风、柴胡、川芎、桂、姜、葱等风药 11 种。《神农本草经》中增加了苍耳子、藁本、麻

黄、葛根等。张元素在《医学启源》以"风升生"归类，收载有细辛、麻黄、荆芥、防风、羌活、升麻、柴胡、川芎、薄荷等 20 味药物。此后医家言风药，多宗张氏之说。清代徐大椿《神农本草经百种录》曰："凡药之质轻而气盛者，皆属风药。"风药在方中除了发挥自身的多重功用外，还能对其他药物起相当促进作用，使全方整体效应明显提高。其效果不仅是诸药功效的叠加，而且具有 1+1>2 的放大效应，起到增效作用，正如《蠢子医》所言"治病风药断不可少""治病需要兼风药，不兼风药不合作"。

李东垣认为"肾肝之病同一治，以俱在下焦，非风药引经不可""独活，苦、甘、平、微温，足少阴肾经行经药也"。如治少阴肾经之病证多加用羌活、独活等风药以助其效。张师认为风为百病之长，易兼痰（湿）、瘀、毒，导致肾的开合失常。病理上多见肾不固精，出现血尿、蛋白尿；肾气化失司，水湿泛溢，而见浮肿等。风药祛散风邪，使各种兼夹入侵之邪，通过风药的发散从表而解。风药作先锋，百药随风行，有"擒贼先擒王"之意。桂林古本《伤寒杂病论》中亦有载，"风为百病之长……中于项，则下太阳，甚则入肾"。《太极图说》曰："动而生阳。"《临证指南医案》云："风能流动鼓荡。"风药之"动"性，最能鼓动阳气，振奋气化，促进体内气血津液流动畅通。DN 患者小便多伴有明显泡沫样改变，与"风性鼓荡"特点有着极为密切的相关性。张师认为肾病多虚，或虚实并见，其病理机制以风伏肾络、瘀阻肾络为肾病的常见病机，常以辛香流气，舒畅络脉，益肾祛风，活血化瘀等为治则治法。风药具有"升、散、透、窜、痛、燥、动"的特性，《蠢子医》云："加上风药便腾达，十二经中皆能透"；"况且风药大使用，一窍通时百窍通"。在补益肝肾的基础上配伍风药，旨在温通经络，开通玄府，宣气化水，祛瘀润燥，取得健脾益肾、温补命门、活血化瘀、利水排毒的作用。现代研究也表明，辛味药能发表、散结、行气、活血、开窍、布津润燥。由于风药多属辛燥之品，用量不宜过大，药味不宜多，免过燥伤阴，反悖经旨。

2．从玄府、络脉治疗糖尿病肾病　张师针对糖尿病肾病久病阴损及阳的特点，常用药如人参、黄芪、附子、肉桂、桂枝等以扶正固本。糖尿病肾病蛋白尿反复发作、持续难消的特点与络病络脉郁滞，经久难愈的特点颇相符合，提出玄府闭塞、肾络瘀阻、封藏失司的病机，"通络重在开玄，开玄不离温与辛"。善用味辛风药和温药如黄芪、桂枝、干姜、僵蚕、水蛭等。予以补益脾肾、活血通脉、温阳固肾，使气旺血行，瘀祛络通。

（八）汗法开通玄府治疗慢性肾脏疾病理论辨析

程偲婧、沈宏春

1．汗法开通玄府的理论探析

（1）汗法：开通玄府源于《内经》汗法的理论首见于《内经》，汗法是指一种能够开启汗孔，气液被排出体外的方法。"所谓玄府者，汗空也"，《素问·水热穴论》中这句话是最早出现的对玄府的形容，而"开鬼门"首次见于《素问·汤液醪醴论》，古往今来，医家们对于鬼门有着各自不同的认识，而鬼通"魄"，肺藏魄、主皮毛，故多数医家认为鬼门当为玄府，开鬼门的意思即为开玄府，发汗。"其有邪者，渍形以为汗……其在皮者，汗而发之"，《素问·阴阳应象大论》中的这段记载表明汗孔能将人体体内产生的邪气排出体外，腠理开则汗孔开；腠理闭且汗孔闭。

（2）汗法开通玄府：详于伤寒，倡于刘河间汗法理论发展于张仲景《伤寒杂病论》，汗法是该书中非常重要的治疗大法，全书中有关汗法的条文多达140多条，其中汗法的方剂多达余首，占有举足轻重的地位。另创立了对后世产生重大影响的辛温解表代表方剂麻黄汤、桂枝汤等；助阳解表法的代表方麻黄附子细辛汤等；和解解表法的代表方：柴胡桂枝汤、柴胡桂枝干姜汤等，形成了较为完善的汗法理论。刘河间在《素问玄机原病式》中所提出，玄府不单为汗孔，另一方面亦为人体四布的一种微细结构。"气门""鬼神门""玄府""腠理"四者之间有异曲同工之妙，故刘河间将四者并名于汗孔之中。"玄府者，无物不有，人之脏腑、皮毛、肌肉、筋膜、骨髓、爪牙……乃气出入升降之道路门户也"。刘河间扩大了玄府的定义，指出玄府闭塞是众多疾病的病机，形成了较为完整的开通玄府，宣通气液治疗疾病的理论体系，为后世运用开玄府治疗疾病提供了基础。

（3）近现代医家运用汗法开通玄府治疗内科杂症：在近现代社会中，对于汗法的运用更为百家争鸣。万友生总结前人经验后，在汗法药物的运用上总结了两点：其一为发汗，其采用辛温发汗的方法，采用相关的药物或者借助外在热力如热粥、热水促汗液排出体外，邪从汗解，营卫调和；其二为得汗，调气机，畅三焦，让营卫和、腠理舒、玄府开合有度，汗出有门。前者的使用范围较窄，主要为风寒初期，邪客于肌表，而后者运用范围广，可治疗多种疾病，其病机主要为邪阻气机，三焦不畅，而治疗上主要是通过宣通三焦，疏调气机，从而取得未发汗而汗出邪去的目的。周超凡明确指出某些疾患虽无表证，同样能够运用汗法治疗，如类风湿性关节炎、水肿兼有表证、妇科带下病等。现当代名老中医李可先生对于汗法的运用有其独到的心得体会。在治疗一些危急重症疾病中，在其他治法基础上配合使用汗法，取得了明显的治疗效果。如李老在以四逆汤为基本方临证基础上，凡有适用汗法者即加大麻黄、桂枝的使用剂量来治疗各类型心衰危证取得了显著疗效。通过发汗开通玄府为一个治疗疾病的重要机制，陈氏言："开通玄府，能够使广泛分布于全身机体各处的玄微府得到充分的流通，营血、津液流通顺畅，气机升降出入有序，从而达到开启毛窍、流通气血、调和营卫、通畅经络、畅行六腑等治疗效应。"使用汗法，开通玄府，广泛分布于人体各个层面的"玄微府"得以最大化的开放，充分发挥疏通气血津液、调营卫、宣肺气、畅气机、利关节、通六腑等一系列治疗作用。

2. 汗法开通玄府治疗慢性肾脏病原理 中医的癃闭、腰痛、水肿、关格等病在临床表现、病理特征上与西医的慢性肾脏病大同小异。传统中医认为，肾病多见本虚标实，其中以肾精亏虚为其之根本，痰、湿、瘀等为标。故在治疗上可选用化痰软坚、清热利湿、利水消肿、活血化瘀等方法。另一方面，本虚标实为本病最大特点，在治疗上，扶助正气要被贯穿于治疗的各个进程中。慢性肾脏疾病病位在肺、脾、肾，若三脏功能失调将会导致慢性肾脏疾病的进一步的发生发展。肺在三脏中处于上位，主要功能为通调水道，而脾主运化，主要任务则为转输津液，运化水湿，肾主气化，行水藏精。"凡水肿等证，乃肺脾肾相干之病……其本在肾，其标在肺，其制在脾，令肺虚则气不化精而化水，脾虚土不制水而反克，肾虚则水无主而妄行"。三脏功能一旦出现失调，机体水液代谢就会失去原本的平衡，逐渐出现水湿内停，日久而成湿热，湿热蕴久，痰浊内生，水湿、痰浊日久，气血运行不畅，形成瘀血。有研究证明：汗法具有活血通络、调和营卫的作用。正如张志聪所言："上窍通则下窍开，外窍通则内窍开。"

3. 慢性肾脏病运用汗法的临床应用要点

（1）发汗的程度："腠理发泄，汗出溱溱是谓津"，在《灵枢·决气》中这句话充分表明在体内为津液，发于体表则为汗液。汗液的有无、多少是体内阴阳平衡的重要方法。

1）发"微汗"而病除：仲景发汗标准是"取微汗"，如麻黄汤、麻黄加术汤、桂枝葛根汤等方药，在其方后都明确注明"覆取微似汗"；枳实栀子汤方后云"令微似汗"，大青龙汤后注"取微似汗"。发汗多为"微汗"，使病邪随微汗而解。治疗风湿病宜发微汗的原因，仲景先师在《金匮要略·痉湿暍病脉证治》篇中专门论述，"盖发其汗，汗大出者，但风气去，湿气在，是故不愈也。若治风湿者，发其汗，但微微似欲出汗者，风湿俱去也"。因此就算在峻汗猛剂麻黄汤，大青龙汤方后亦注明"覆取微似汗"，而非大汗。若过汗而汗多者，则"以温粉粉之"以收涩，使其不致过汗伤阳。

2）助药汗出而病除：发汗祛邪，有时虽理法方药符合，却不能达到汗出病除。可能为正气不足，或所用药物发汗力不足，或病重药轻等，均难达到汗出而愈，故仲景先师采用多种助汗手段，从而达到汗出病解。例如在桂枝汤中，采取了"啜热稀粥""温覆"等手段来达到助汗而出的目的。《素问·阴阳别论》曰："阳加于阴谓之汗。"汗为津液，由水谷精微化生而成，热稀粥有益胃生津，补充汗源，助药力的功效。另粥之热力能温助阳气，使阳气旺而达药汗出，亦能使余邪不留及防邪复入。"而精义尤在啜稀热粥助药为……热粥继药之后，则余邪勿复留，复方之妙用又如此"，柯琴此话很好地印证了这点。不管是桂枝汤的"啜热粥"的助汗手段，还是麻黄汤、麻黄加术汤、桂枝加厚朴杏子汤、桂枝葛根汤等的"覆取""温服"等助汗手段，目的均为增强药力，使药到汗出病除。

（2）开玄府发汗治疗慢性肾脏病的举例：李俊彪等认为麻杏八正散宣肺利水，清热泄浊；麻杏五苓散宣肺利水，温阳健脾泄浊；八正散联合银翘散加味清热宣肺利水，泄浊泻火降逆，可有效治疗肾衰竭。曾庆英等运用麻杏石甘汤加味为基本方治疗肾病综合征，半年的完全缓解达36%，基本缓解40%，部分缓解22%，1年和2年的缓解率增加。李宏新等使用麻黄、透骨茶、西桃、大枣、红糖等代茶饮发汗治疗慢性肾脏病，结果发现此疗法可使患者水肿明显消退，并且尿蛋白、尿素氮均有所下降，肾功能得到了一定程度的改善。谢薇西在麻黄加术汤基础上根据不同证型加减治疗慢性肾衰竭，若以气虚为主，治疗上加用黄芪；以血虚为主则加当归、黄芪，另服药后注意卧床覆衣被保暖取汗，疗程2周，治疗前后查肾功能，治疗后统计有效率达65%。

（3）汗后的调护：甘草麻黄汤方后则注"慎风寒"，麻黄杏仁薏苡甘草汤方后注"避风"，防邪气复入等，这些都是仲景先师所提到的发汗后注意调护。此外还应注意饮食将息之法，这与患者服药后的康复程度有着密切的关系。众所周知，生冷之物容易损伤胃阳，影响脾胃功能的正常运行，影响疾病的康复。因此桂枝汤方后亦记载："禁生冷、黏滑、肉面、五辛、酒酪、臭恶等物。"另一方面，汗后易导致津液外泄，所以应注意适量饮水，如《伤寒论》第 71 条曰："太阳病，发汗后，大汗出……欲得饮水者，少少与饮之令胃气和则愈。"

4. **结语** 汗法首见于《内经》，发展、壮大于《伤寒杂病论》，本文在此仅粗略地探讨了使用开玄府，发汗治疗慢性肾脏疾病的理论，在临床上仍存在许多尚未解决的问题，如汗法方药的选择及剂量、发汗量以及发汗速度的控制等，存在一定的空白。

（九）张茂平教授分阶段治疗糖尿病肾病经验

赵庆

糖尿病肾病属中医学"水肿""下消""肾劳""肾消""关格"等病范畴。《圣济总录》进一步阐述病机，曰"消渴病久，肾气受伤……出现水肿"。《杂病源流犀烛》说："有消渴后身肿者。"上述记载与糖尿病肾病的临床表现相类似。

叶天士在《临证指南医案》一书中就提到"肾络"，肾络，即网络于肾中的络脉。张师认为糖尿病肾病属中医典型的"久病入络"，是因糖尿病久延不愈所致。久病多虚，穷必归肾。病邪久伏羁于体内深隐的肾络，与消渴日久，正气不足，病久由气及血有关。正如《灵枢·口问》所云："凡邪之所在，皆为不足。"

先天禀赋不足，五脏虚弱，尤其是肾脏素虚，是本病发病的始动因素。诚如《幼科发挥》云："有因父母禀受所生者，胎弱是也，胎弱者，禀受于气之不足也。"《灵枢·五变》指出："五脏皆柔弱者，善病消瘅。"《灵枢·论疾诊尺》曰："其脉小者，少气。"

张景岳《景岳全书》曰："凡人之气血犹如源泉也，盛则流畅，少则壅滞，故气血不虚不滞。虚则无有不滞者。"《景岳全书·积聚》所说"壮人无积，虚人则有之""凡脾肾不足及虚弱失调之人，多有积聚之病。盖脾虚则中焦不运，肾虚则下焦不化，正气不行则邪滞得以居之"。李中梓《医宗必读》阐发癥积之病机，亦云"积之成也，正气不足而后邪气踞之"。

此外饮食、七情、劳倦等诸多因素可导致消渴。病变主要涉及肺、胃（脾）、肾三脏，尤以肾脏为主，出现"久病必虚"之病理机转。在酿成糖尿病肾病的漫长病程中，燥热伤津，津亏不能载气，气阴两虚，气虚又致血行无力。《灵枢·天年》中就指出"血气虚，脉不通"。阴虚则不能充盈于脉，血液干涸，脉络失养，阴虚热盛煎熬血液，致血行迟缓，血脉瘀阻。此外，脾虚痰盛，痰瘀互结，也导致络脉瘀阻，血行不畅等临床表现。病变后期阴损及阳，"阳气虚则气不能行"，推动振奋力减，无以温运血脉，阴阳俱虚。长期高糖，瘀水互结，玄府开合失司，堵塞玄府这个微细结构通道，肾络闭阻不通，气血运行不畅，五官九窍、脏腑失荣，升降出入失常，更伤肾元。"出入废则神机化灭，升降息则气立孤危"，最终导致肾痿。从而形成一个气阴两虚→阴损及阳→阴阳两虚→玄闭→络阻→肾痿的由轻转重，由浅入深，"五脏之伤，穷必及肾"的慢性演变过程，即糖尿病→糖尿病肾病→肾衰竭的发展过程。

张师认为玄府失养自闭不通，邪气留着为患，提出了"开玄通络不离温与辛"的创新治法。玄府闭气血阻滞，加重失养，因虚而郁，因郁更虚。因此，玄府闭塞是多种疾病共同的发病环节，也是恶性病理循环的中介，堪称百病之源。糖尿病肾病临床症见血瘀、水肿，皆属阴邪，当以温药治之。临床出现的燥象亦由肾阳衰微，气不布精所致，须辛温助阳之品鼓动阳气，化气行水，推动阴精的敷布。

张师针对糖尿病肾病久病阴损及阳的特点，常用药如人参、黄芪、附子、肉桂、桂枝等以扶正固本。糖尿病肾病蛋白尿反复发作、持续难消的特点与络病络脉郁滞，经久难愈的特点颇相符合，提出玄府闭塞，肾络瘀阻，封藏失司的病机，"通络重在开玄，开玄不离温与辛"。善用味辛风药和温药如黄芪、桂枝、干姜、僵蚕、水蛭等，予以补益脾肾、活血通脉、温阳固肾，使气旺血行，瘀祛络通。并根据糖尿病肾病的病程，分阶段论治如下。

1. **早期** 张师特别指出该期一般缺乏肾脏损害的特异性症状。肾脏络气瘀滞、虚滞是络脉病变由功能性向器质性病变发展的早期阶段。本虚主要责之于脾肾两脏，治疗以补虚泻浊并重。补虚主要是补益脾肾之气，此期肾脏病理改变细微，为中医活血养血通脉，保护肾血管，延缓或逆转糖尿病肾病最佳时期。依据"络以通为用"，侧重"荣养络脉，开通玄府，通络活血"为基本治疗原则。张师选用院内纯中药制剂蛭龙活血通瘀胶囊治疗早期糖尿病微血管病变期，针对瘀血这一基本病机，蛭龙活血通瘀胶囊组方中，宗"气行则血行""气行则瘀除"的思想，使用补气力宏效专的黄芪畅通血流，现代研究也表明黄芪能扩血管，改善肾脏微循环，改善血液流变学，保护肾脏功能。加水蛭搜剔经络；大血藤通络、活血。"血得温则行，得寒则凝"，遵"病痰饮者，当以温药和之"之意，少佐味薄气轻之桂枝，温通经脉，调畅三焦气机，振奋阳气。《神农本草经》云菌桂（桂枝）"为诸药先聘通使"，与他药共用，起着益气、祛风、通络、宣导百药之功。

2. **中期** 出现糖尿病肾病典型症状，大量肾血管病变，肾脏受损，显现脾肾亏虚，气虚血瘀，甚至封藏机制受损，精微物质下泄，出现大量蛋白漏出。根据临床糖尿病肾病微血管病变因消渴"热""燥"伤阴，如《内经》"二阳结谓之消"，《河间六书·消渴》"诸涩枯涸、干劲皴揭，皆属于燥"，故为阴液枯竭，络脉失养，玄府闭塞，气滞血瘀的特点，治疗以补虚开玄通络泻浊并重。基于肾性蛋白尿元气内虚，毒损肾络，清浊相混，封藏失司的病机特点，张师认为治疗关键在于舒解肾络之郁，一要疏通络脉，二要解除毒邪，三要扶正补虚，合为舒络固肾之法。此期张师使用其科室团队研制的纯中药院内制剂肾舒胶囊。该方原为蛋白尿而设，由黄芪、生地黄、防风、益母草、水蛭、石韦等药组成，用于脾肾气阴亏虚、湿热瘀阻肾络之肾性蛋白尿，具益气养阴、清热利湿、舒络固肾作用。这些药物的主要成分阿魏酸钠（SF）是一种新的非肽类的内皮素受体拮抗剂，实验显示它能够减少肾损伤大鼠的尿蛋白。在前期研究中，还发现肾舒胶囊能够降低肾病患者的 UAER 和 BUN，明显减少 24 小时尿蛋白量其含药血清可明显抑制 AngⅡ诱导的大鼠 MC 增值及 TGF-β1、Col-ⅣmRNA 表达，其作用效果与贝那普利相当，可减少细胞外基质聚集，MC 增值及 ECM 集聚在肾小球硬化的发生中起重要作用，这为肾舒胶囊的延缓肾功能损害，推迟终末期肾病的到来提供了依据。方中石韦、土茯苓具有清热解毒之功，水蛭、蜈蚣活血祛风通络，更有防风一味既能疏散风邪，舒解抑郁，调畅气机，以利于肾络的开通，尤能借其辛香引领诸药入络以发挥作用。在辨证基础上加用此药，更能增强风邪、水湿、瘀血等标实邪气的消散。

3. 后期　病变日久，五脏虚衰，肾阳衰微，肾用失司，气血阴阳亏虚，水饮浊毒内蕴，久渐而瘀滞，血脉涩滞。"血不利则为水"，又可加重湿浊毒邪。久则终致湿、瘀、毒互结，盘踞体内，发为关格。此期虚损明显，浊毒深积体内，张师其科室团队研制的院内制剂中药肾纤康颗粒治疗改善症状为主，方由人参、黄芪、生大黄、淫羊藿、当归、水蛭、莪术、僵蚕等药物组成。莪术能抑制 TGF-β1 的表达而抗肾纤维化，水蛭素抗凝血，僵蚕的提取液有抗凝作用。

张师等实验研究也证明肾纤康能防止肾间质纤维化，特别是方中具性温味辛之性的淫羊藿补气益肾，当归活血化瘀，僵蚕豁痰消癥通络，能提高患者自身调节能力，积极诱导机体进入一个新的平衡状态，提高生活质量。

总之，张师在各阶段辨证治疗中注重配伍辛与温开玄之药，荣络通络这一治则贯穿治疗始终。除药物治疗外，张师提倡生活调摄如节制饮食、调畅情志、起居规律等非常重要，正如《儒门事亲·三消之说当从火断》曰："不减滋味，不戒奢欲，不节息怒，病已而复作。能从此三者，消渴亦不足忧矣。"

二、临床经验类

（一）肾舒胶囊治疗肾性蛋白尿 69 例临床观察

黄淑芬、张琼等

目的： 观察自制肾舒胶囊（纯中药制剂）治疗肾性蛋白尿 69 例的临床疗效。

方法： 选取泸州医学院附属中医医院肾病专科病员 69 例，随机分为联合西药组和联合中药组（n=45），西药组常规给药（n=24），中药组加用泸医附属中医医院制剂室生产的科研制剂"肾舒胶囊"，每粒含生药量 2.5g，净重 0.5g。口服，每次 4 粒，每日 3 次。1 个月为一个疗程，观察 2 个疗程，评估患者临床疗效。

结果： 患者总体临床缓解 59.4%，显效 29%，有效 7.3%，总有效率 95.7%，无不良反应，其中联合中药组的临床缓解 60.2%，显效 26.7%，有效 6.7%，总有效率 93.6%；联合西药组的临床缓解 54.2%，显效 33.3%，有效 8.3%，总有效率 95.8%。

结论：对顽固性蛋白尿患者，肾舒胶囊与激素配合有协同增效及巩固疗效的作用，并有助于撤减激素。

中医对蛋白尿的认识，多从脾肾亏虚，精气下泄立论。治疗注重补益脾肾，固涩精气之法，疗效不尽如人意。据我们多年观察，川南地区该病患者多伴有口苦口腻，脘痞食少，舌苔白腻或黄腻等湿浊、湿热表现。运用上述治法往往收效不佳，而加用或改用清利湿热之品，常能提高疗效。同时患者病情迁延，病程冗长，蛋白尿反复不愈，顽固难消，单用补益固涩乏效，当考虑"久病入络"，虚中夹滞，临床不少患者，尤其是久服激素者，亦常出现面色潮红或黝黑，舌质紫暗等血瘀表现。同时据血液流变学、血流动力学等检测报道。此类患者多有血液黏稠度升高及微循环障碍，因此治疗当考虑活血化瘀通络。

肾舒胶囊正是在上述治疗思想指导下，通过我科近几年来临床观察，反复筛选药物制成。方中含黄芪、生地黄、苦参、石韦、益母草、蜈蚣等药物。方中黄芪益气健脾、生地黄滋阴补肾，二药气阴双补，扶正固本，增强机体免疫功能；苦参清热燥湿解毒，石韦清热利湿通淋，二药据实验研究报道，均有一定消除尿蛋白作用，并认为可能与免疫调节有关；益母草活血化瘀，具有抑制血小板聚集，改善微循环、抗凝、抑制抗原 - 抗体免疫复合物所致的病理损害作用；蜈蚣为虫类通络要药，叶天士称其"灵动迅速，追拔沉混气血之邪"，善于搜逐血络中之黏滞凝痰，对改善肾脏病理变化、消除尿蛋白具有卓效。以上诸药合用，体现益气养阴、清热利湿、活血通络等法的联合应用，颇能适应肾性蛋白尿脾肾气阴亏虚，湿热阻滞肾络的基本病机，具有调节机体免疫、促进肾功能恢复、阻断蛋白泄漏之作用，不失为治疗各种肾性蛋白尿较为理想的基本方。

（二）肾舒胶囊配合激素治疗重度肾性蛋白尿疗效观察

黄淑芬、张琼等

目的：观察肾舒胶囊配合激素等西药治疗重度肾性蛋白尿的效果。

方法：32 例重度肾性蛋白尿患者在常规激素治疗基础上加服肾舒胶囊，同期与单用常规激素治疗的 30 例进行对比观察 3 个月。

结果：肾舒组总有效率 90.6%，1 年复发率 9.1%，不良反应发生率 26.6%；对照组总有效率 73.3%，1 年复发率 40.0%，不良反应发生率 56.7%。两组比较，差异有显著性（$P<0.05$）。

结论：肾舒胶囊与激素等配合治疗重度肾性蛋白尿具有增强疗效、减少复发及减轻激素不良反应的作用。

（三）舒络固肾法治疗难治性肾病综合征疗效观察

张琼、张茂平等

目的：观察舒络固肾法治疗难治性肾病综合征临床疗效。

方法：将 58 例患者随机分为对照组 26 例，治疗组 32 例，两组均予常规西药治疗，治疗组在此基础上加用舒络固肾的肾舒胶囊，观察治疗前后两组尿蛋白、血浆白蛋白、血脂、尿 FDP 及症状变化。

结果：两组治疗后实验室指标较治疗前均有改善（$P<0.05$ 或 $P<0.01$），治疗组与对照组相比改善更明显（$P<0.05$ 或 $P<0.01$），治疗组复发率较对照组降低，有显著性差异。

结论：常规西药治疗基础上采用舒络固肾法能明显提高疗效，减少激素副作用，降低肾病综合征复发率。

（四）舒络固肾法治疗早中期糖尿病肾病的临床证据

段莉

目的：运用舒络固肾法治疗早中期糖尿病肾病气阴虚血瘀证，观察治疗前后临床症状、体征、ACR、24 小时尿蛋白定量、肾功、肝功、超敏 C 反应蛋白等指标的变化，探讨舒络固肾法对早中期糖尿病肾病气阴虚血瘀证的疗效，比较该法与西医基础治疗的疗效差异，评价其有效性，为临床应用提供可靠的理论依据。

方法：选取西南医科大学附属中医医院肾病科自 2016 年 1 月 1 日到 2017 年 12 月 31 日早中期糖尿病肾病气阴虚血瘀证患者，纳入符合标准的 64 例。按信封法将所有患者随机分为试验组和对照组，试验组 32 例（2 例未按时用药），对照组 32 例（2 例未按时复查），两组患者均给予基础治疗（糖尿病饮食，健康宣教，适当运动，控制血糖、血压、血脂等）。试验组额外加用以舒络固肾为组方原则的芪石肾舒胶囊 1.6g，每日 3 次，及麝香扶肾散外敷双侧肾俞穴，每日 1 次，每次 20 分钟，总疗程 8 周，每 4 周回访一次。观察两组患者治疗 4 周后、8 周后临床表现症状、体征、ACR、24 小时尿蛋白定量、肝功、肾功、超敏 C 反应蛋白等指标的差异，评定中医证候评分，并记录研究过程中的不良反应。本试验运用统计软件 SPSS20.0 用于统计描述与推断，检验水准 $\alpha=0.05$，当 $P<0.05$ 时，考虑差异具有统计学意义。

结果：①治疗 8 周后，试验组中医证候积分总有效率 80%，对照组总有效率 66.7%，试验组优于对照组（$P<0.05$）；中医各单项症状（疲乏无力、五心烦热、肢体麻木、少气懒言、口渴喜饮、自汗易感）组间比较，差异有统计学意义（$P<0.05$），试验组优于对照组。②临床综合疗效方面，试验组总有效率 83.3%，对照组总有效率 70.0%，试验组优于对照组（$P<0.05$）。③与对照组相比，试验组 ACR、24 小时尿蛋白定量及超敏 C 反应蛋白均下降明显，差异有统计学意义（$P<0.05$）；各组治疗前后比较上述指标也下降（$P<0.05$）。④治疗结束后，试验组胆固醇、低密度脂蛋白较对照组下降，差异有统计学意义（$P<0.05$）；试验组胆固醇、低密度脂蛋白较治疗前也下降（$P<0.05$），而对照组仅胆固醇较治疗前降低（$P<0.05$），低密度脂蛋白无变化（$P>0.05$）。⑤治疗后，两组肾功能（血肌酐及尿素氮）组间比较，差异无统计学意义（$P>0.05$），但血肌酐及尿素氮与治疗前比较似有下降趋势；试验组 eGFR 较对照组升高，差异有统计学意义（$P<0.05$）。

⑥治疗后两组肝功、空腹血糖、餐后 2 小时血糖及糖化血红蛋白组内及组间比较，差异无统计学差异（$P>0.05$）；所有患者血常规、心电图未见明显变化。

结论：①舒络固肾法治疗早中期糖尿病肾病气阴虚血瘀证，可以有效改善患者临床症状，尤其对疲乏无力、五心烦热、肢体麻木、少气懒言、口渴喜饮、自汗易感疗效显著。②舒络固肾法可以减少早中期糖尿病肾病气阴虚血瘀证 ACR 及 24 小时尿蛋白定量，改善 eGFR，修复患者肾功能的损伤。③舒络固肾法可以降低早中期糖尿病肾病气阴虚血瘀证超敏 C 反应蛋白，改善微炎症状态；降低胆固醇、低密度脂蛋白，改善脂代谢紊乱。④舒络固肾法治疗早中期糖尿病肾病气阴虚血瘀证，未发现不良反应，可以推广临床应用。

三、动物实验类

（一）肾舒胶囊对多柔比星肾病大鼠氧自由基及肾小球阴电荷的影响

赵英霖、黄淑芬等

目的：探讨肾舒胶囊对多柔比星肾病（AN）大鼠氧自由基及肾小球阴电荷的影响。

方法：将雄性 wistar 大鼠 36 只随机分至正常对照组（N 组）、非治疗组（A 组）、肾舒胶囊治疗组（S 组）。采用单次尾静脉注射多柔比星建立 AN 模型，研究肾舒胶囊对 AN 大鼠 24 小时尿蛋白排泄率、血清总蛋白（TP）、白蛋白（ALB）、总胆固醇（TC）、甘油三酯（TG）、血清及肾组织超氧化物歧化酶（SOD）、丙二醛（MDA）等的影响，并观察肾组织病理改变及胶状铁染色情况。

结果：与 A 组比，S 组大鼠 24 小时尿蛋白排泄率第 7 天明显降低（$P<0.05$，$P<0.01$），4 周末血清 TP、ALB 升高（$P<0.01$），TC、TG 低（$P<0.01$），血清及肾组织 SOD 活力升高（$P<0.01$），MDA 降低（$P<0.01$）。胶状铁染色及肾组织损伤较 A 组明显改善。

结论：肾舒胶囊具有抗脂质过氧化，改善或修复肾小球阴离子屏障损伤作用，从而对 AN 肾病大鼠具有保护作用。

（二）肾舒胶囊对人系膜细胞增殖及分泌肿瘤坏死因子 -α 和纤连蛋白的影响

乔晞、黄淑芬等

目的：研究肾舒胶囊对人系膜细胞（HMC）增殖及分泌肿瘤坏死因子 -α（TNF-α）和纤连蛋白（FN）的影响。

方法：采用血清药理学方法，将肾舒胶囊含药血清加入培养的 HMC 中，MTT 法测定 HMC 增殖情况，ELISA 法测定 HMC 分泌 TNF-α 及 FN 情况。

结果：肾舒胶囊含药血清可明显抑制 HMC 增殖及其分泌 TNF-α 和 FN，且其抑制作用呈一定的浓度依赖性和时间依赖性。

结论：肾舒胶囊可能通过抑制 MC 增殖及其分泌 TNF-α 等炎症介质和 FN 等细胞外

基质（ECM）防治肾小球硬化。

（三）肾舒胶囊对家兔系膜增生性肾小球肾炎系膜基质的影响

菅宏蕴、黄淑芬等

目的： 探讨肾舒胶囊对家兔系膜增生性肾小球肾炎（MsPGN）肾小球系膜基质的影响。

方法： 建立家兔系膜增殖性肾小球肾炎模型，将 48 只家兔随机分为正常对照组（N 组）、病理对照组（M 组）、肾舒胶囊 1 组（S1 组）、肾舒胶囊 2 组（S2 组）、卡托普利组（C 组）、肾舒胶囊＋卡托普利组（SC 组），分别观察其 24 小时尿蛋白排泄量、血浆内皮素（ET）、降钙素基因相关肽（CGRP）及肾小球系膜基质的变化。

结果： SC 组、S1 组、S2 组、C 组的 24 小时尿蛋白定量血浆 ET 和系膜基质面积定量均较 M 组降低（$P<0.05$），CGRP 则升高（$P<0.05$），其中 SC 组各指标变化最为显著。

结论： 肾舒胶囊和卡托普利都能降低尿蛋白，调整 ET 和 CGRP 的病理性改变，减轻肾小球的病理变化，两药具有协同作用。

（四）肾舒胶囊对 5/6 肾切除大鼠残余肾脏的保护作用及机制

乔晞、黄淑芬等

目的： 探讨肾舒胶囊对 5/6 肾切除大鼠残余肾脏的保护作用及机制。

方法： 制作大鼠 5/6 肾切除模型，1 周后随机分为模型组、肾舒胶囊治疗组、贝那普利治疗组，同时作假手术对照。肾舒胶囊治疗组及贝那普利治疗组分别给予肾舒胶囊及贝那普利灌胃。术后 12 周检测大鼠体重、血压、24 小时尿蛋白定量、肾功能，观察肾脏组织病理学改变，检测肾组织中血小板源性生长因子（PDGF）、转化生长因子 β1（TGF-β1）、Ⅳ型胶原（Ⅳ-Col）mRNA 表达。

结果： 肾舒胶囊能显著降低 5/6 肾切除大鼠 24 小时尿蛋白量，改善肾功能，抑制 PDGF、TGF-β1、Ⅳ-Col mRNA 表达的上调，肾脏组织病理显示它能明显抑制残余肾脏的代偿性肥大，减轻肾小球硬化及肾间质纤维化，其效果和贝那普利相当。

结论： 肾舒胶囊能延缓 5/6 肾切除大鼠残余肾脏的病变进展。其作用机制与抑制系膜细胞增殖及细胞外基质积聚有关。

（五）肾舒胶囊对系膜细胞增殖及转化生长因子 -β1 和Ⅳ型胶原表达的影响

乔晞、黄淑芬等

目的： 研究肾舒胶囊对血管紧张素Ⅱ（AngⅡ）刺激的大鼠系膜细胞（MC）增殖及转化生长因子 -β1（TGF-β1）、Ⅳ型胶原（Ⅳ-Col）mRNA 表达的影响。

方法： 采用血清药理学方法，制备肾舒胶囊含药血清，用贝那普利作为阳性对照药；将肾舒胶囊含药血清加入 AngⅡ刺激的大鼠 MC 中，MTT 法测定 MC 增殖情况，半定量

RTPCR 检测 TGF-β1、Ⅳ-Col 的 mRNA 表达。

结果：肾舒胶囊含药血清可明显抑制 AngⅡ诱导的大鼠 MC 增殖及 TGF-β1、Ⅳ-Col mRNA 表达，其作用效果与贝那普利相当。

结论：肾舒胶囊可能通过抑制 MC 增殖及分泌 TGFβ1 等生长因子，减少细胞外基质积聚，防治肾小球硬化。

（六）肾舒胶囊对多柔比星肾病大鼠系膜的影响

孙世珺、黄淑芬等

目的：探讨肾舒胶囊对多柔比星肾病（AN）大鼠系膜细胞增殖、系膜基质增多的影响及其机制。

方法：将雄性 wistar 大鼠 36 只随机分至正常对照组（N 组）、非治疗组（M 组）、肾舒胶囊治疗组（S 组），采用单次尾静脉注射多柔比星建立 AN 模型，研究肾舒胶囊对 AN 大鼠 24 小时尿蛋白排泄率、血清总蛋白（TP）、白蛋白（ALB）、总胆固醇（TC）、甘油三酯（TG）、血浆内皮素（ET）、降钙素基因相关肽（CGRP）等的影响。自动图像分析仪测定各组肾小球的定量指数、系膜基质指数；用免疫组化法观察肾组织增殖性细胞核抗原的表达。

结果：与 M 组比，S 组大鼠 24 小时尿蛋白排泄率第 7 天始明显降低（$P<0.05$，$P<0.01$），4 周末血清 TP、ALB 升高（$P<0.05$），TC、TG 降低（$P<0.05$），降钙素基因相关肽（CGRP）升高（$P<0.01$），血浆内皮素（ET）降低（$P<0.01$），24 小时尿蛋白排泄率明显下降（$P<0.05$），系膜面积显著减少（$P<0.05$），PCNA 阳性细胞数减少（$P<0.05$）。

结论：肾舒胶囊具有调整 ET 和 CGRP 的病理性改变，改善或修复病理性改变，减少系膜基质的增多及系膜细胞的增殖，从而对 AN 肾病大鼠具有保护作用。

（七）肾舒胶囊对家兔系膜增生性肾小球肾炎 ET-1 和 CGRP 的影响

孙世珺、黄淑芬等

目的：通过观察家兔系膜增生性肾炎（MsPGN）血内皮素（ET-1）和降钙素基因相关肽（CGRP）水平的变化，探讨肾舒胶囊治疗 MsPGN 的作用机制。

方法：应用生物化学、放射免疫和自动图像分析的方法。检测 24 小时尿蛋白的排泄量，血浆 ET-1 及 CGRP 及肾组织系膜基质面积的变化。

结果：MsPGN 家兔 24 小时尿蛋白排泄量升高，ET-1 升高，CGRP 降低，系膜基质面积增大与肾舒胶囊治疗组相比具有显著性差异（$P<0.05$）。

结论：MsPGN 家兔 ET-1 升高 CGRP 降低，系膜基质面积增宽。肾舒胶囊通过升高 CGRP 降低 ET-1，降低肾小球系膜基质面积对 MsPGN 有明显保护作用。

（八）汗法调节肠道微生态治疗慢性肾脏病的研究

程偲婧

目的： 观察不同剂量麻黄汤对大鼠慢性肾脏病（CKD）的治疗作用及机制。

方法： 采用随机数字表法，将 80 只大鼠分为正常组、模型组、阿托品组、毛果芸香碱组、缬沙坦组、麻黄汤高剂量组、麻黄汤中剂量组、麻黄汤低剂量组。正常大鼠予以生理盐水一次性尾静脉注射，其余大鼠一次性尾静脉注射多柔比星（4mg/kg），然后正常组再予以生理盐水灌胃，其余大鼠腺嘌呤［200mg/（kg·d）］连续灌胃，建立慢性肾脏疾病大鼠模型。建模成功后，正常和模型大鼠予以同等剂量生理盐水灌胃。建模成功后，毛果芸香碱组予以毛果芸香碱 5mg/（kg·d）灌胃，阿托品组予以阿托品 0.1mg/（kg·d）腹腔注射，缬沙坦组予以缬沙坦 13mg/（kg·d）灌胃，麻黄汤高剂量组予以麻黄汤 1.2g/（kg·d）灌胃，麻黄汤中剂量组予以麻黄汤 0.6g/（kg·d）灌胃，麻黄汤低剂量组予以麻黄汤 0.3g/（kg·d）灌胃。药物干预 4 周后收集血、尿、脚掌皮肤、肾脏、肠道等组织标本，用于检测肾功能情况，病理染色观察肾脏、肠道、汗腺的形态变化以及酶联免疫吸附实验检测血清中白介素 -6（IL-6）和肿瘤坏死因子 -α（TNF-α）含量，蛋白质印迹（WB）检测肾脏组织转化生长因子（TGF-β）和核因子 -κB（NF-κB）表达。

结果： ①汗腺的改变：正常组汗腺未见明显改变，模型组亦未见明显改变，与模型组比较，使用了麻黄汤高、中、低剂量及毛果芸香碱大鼠汗腺明显扩张，阿托品组大鼠汗腺明显收缩，缬沙坦未见明显改变。②肾脏结构与功能的变化：与正常组大鼠比较，模型组 24 小时尿蛋白定量、血肌酐、尿素氮均明显升高（P<0.05）。加用药物后，麻黄汤高、中、低剂量组各项指标均降低，具有统计学意义（P<0.05）。而毛果芸香碱、阿托品组各项指标改变不明显，缬沙坦组大鼠 24 小时尿蛋白明显降低（P<0.05），血肌酐、尿素氮未见明显改变。Masson 染色及 HE 染色均提示：与正常组比较，模型组肾小球明显硬化、固缩，小管扩张明显，炎症细胞大量浸润，大面积胶原纤维染色明显。模型组肾脏组织病理评分及肾间质纤维化面积与正常比较均明显升高（P<0.05）。与模型组比较，麻黄汤高、中、低剂量组病理评分和纤维化面积均有改善（P<0.05）。毛果芸香碱、阿托品、缬沙坦组病理改变及纤维化面积与模型组比较无明显差异。Western-blot 检测 TGF-β 及 NF-κB 均提示：正常组几乎不表达，模型组与正常组比较，表达明显增多（P<0.05）。与模型组比较，麻黄汤高、中、低剂量组 TGF-β 及 NF-κB 表达均下降，具有统计学意义（P<0.05）。毛果芸香碱、阿托品、缬沙坦组与模型组比较改变不明显。③肠黏膜屏障结构：与正常组比较，模型组肠道绒毛倒伏，刷状缘不连续，上皮糜烂脱落，肠黏膜固有层大量炎性细胞浸润，出现固有层水肿。模型组肠黏膜病理评分与正常比较明显升高。麻黄汤高、中、低剂量组肠黏膜病理评分与模型比较均有不同程度的降低（P<0.05）。毛果芸香碱、阿托品、缬沙坦组肠黏膜病理评分未见明显改变。④系统炎症与肠道局部免疫：模型组血清 IL-6、TNF-α 与正常组比较均明显升高

（$P < 0.05$）。与模型组比较，麻黄汤高、中、低剂量组的 IL-6、TNF-α 均有明显降低（$P < 0.05$），毛果芸香碱、阿托品、缬沙坦组与模型组比较未见明显改变。免疫组化结果显示，模型组大鼠肠黏膜与正常组比较，CD4+T 淋巴细胞表达明显减低，而 CD8+T 淋巴细胞表达则增加明显（$P < 0.05$）。麻黄汤高、中、低剂量组与模型组相比，CD4+T 淋巴细胞表达增加，而 CD8+T 淋巴细胞表达则明显减少（$P < 0.05$）。毛果芸香碱、阿托品、缬沙坦组的 CD4+T 淋巴细胞及 CD8+T 淋巴细胞表达与模型组比较无差异。

结论： ①麻黄汤能够改善 CKD 大鼠的肾脏结构和功能。②麻黄汤能够改善 CKD 大鼠的肠黏膜屏障结构和功能。③ CKD 大鼠肾脏结构与功能的改善与改善大鼠肠道免疫，减轻系统炎症有关。

（九）麻黄汤调节 TGF-β1/Smads 信号通路延缓慢性肾脏疾病的进程

赵莎、沈宏春

目的： 研究麻黄汤对 5/6 肾切除大鼠肾损伤的改善作用及机制。

方法： SD 大鼠 100 只，随机分为正常组、假手术组、模型组（5/6）、低剂量治疗组、中剂量治疗组和高剂量治疗组、贝那普利治疗组。正常组、假手术组、模型组大鼠双蒸水灌服，低、中和高剂量治疗组大鼠分别给予不同剂量麻黄汤灌服，贝那普利治疗组予以贝那普利水溶液灌服。分别于造模后第 10 周、第 13 周、第 16 周收集大鼠小便、血液，检测 24 小时尿蛋白定量、血肌酐、血尿素氮水平。第 16 周处死所有大鼠收集肾脏标本，HE 和 Masson 染色观察各组大鼠的肾脏改变，免疫组化法检测各组大鼠肾脏 FN、α-SMA 的表达，Western blot 检测各组大鼠肾组织中 α-SMA、TGF-β1、p-Smad3、Smad7 蛋白表达情况。

结果： ①肾脏功能，假手术组大鼠的血肌酐、尿素氮、24 小时尿蛋白定量水平随着时间进展无明显改变，模型组大鼠的血肌酐、尿素氮、24 小时尿蛋白定量的大小在各时间点均比假手术组有明显升高（$P < 0.05$）。造模后 10 周，各药物干预组与模型组比较，血肌酐、尿素氮、24 小时尿蛋白定量有下降。其中，与模型组比较，高剂量组、贝那普利组 24 小时尿蛋白定量有下降且有显著统计学差异（$P < 0.01$）；与低剂量组比较，高剂量组、贝那普利组 24 小时尿蛋白定量有下降且有统计学差异（$P < 0.01$）；与中剂量组比较，高剂量组、贝那普利组 24 小时尿蛋白定量有下降且有统计学差异（$P < 0.05$）。造模后第 13 周，与模型组比较，各药物干预组血清尿素氮水平下降，差异无统计学意义；与低剂量组比较，中剂量、高剂量、贝那普利组血清尿素氮有下降且有统计学差异（$P < 0.05$）。与模型组比较，各药物干预组血肌酐水平有下降，其中中剂量、高剂量、贝那普利组血肌酐与模型组比较有统计学差异（$P < 0.05$）。与模型组比较，各药物干预组 24 小时尿蛋白定量水平下降；与模型组比较，高剂量、贝那普利治疗组 24 小时尿蛋白定量水平下降，有统计学差异（$P < 0.05$）；与低剂量组比较，高剂量、贝那普利治疗组 24 小时尿蛋白定量水平下降，有统计学差异（$P < 0.05$）。造模后第 16 周，各药物干

预组与模型组比较，血肌酐有下降，其中高剂量组、贝那普利组与模型组比较，差异有统计学意义（$P<0.05$）。各药物干预组与模型组比较，血清尿素氮有下降；其中以高剂量组下降明显，差异有统计学意义（$P<0.05$）。各药物干预组与模型组比较，24 小时尿蛋白定量有下降；与模型组比较，中剂量、高剂量、贝那普利组有下降，有统计学差异（$P<0.05$），与低剂量组比较，高剂量、贝那普利组 24 小时尿蛋白定量有下降，有统计学差异（$P<0.05$），与中剂量组比较，高剂量组 24 小时尿蛋白定量有下降，有统计学差异（$P<0.05$）。②肾脏病理结构，HE 和 Masson 染色显示，假手术组大鼠肾小球结构完整，肾小管排列整齐，无炎症细胞浸润，少量蓝染胶原纤维，模型组大鼠大部分肾小球结构固缩、硬化，肾小球与肾小囊粘连，炎症细胞浸润明显，肾小管排列紊乱，肾小管明显扩张、萎缩，部分肾小管管内有管型存在，肾间质大面积蓝染纤维；中剂量、高剂量、贝那普利治疗组大鼠肾小球、肾小管、肾间质病理改变较模型组轻，其中高剂量治疗组大鼠肾小球硬化、肾小管扩张、肾小管管型、间质蓝染纤维更少。③肾纤维化指标，免疫组化结果显示，假手术组大鼠肾组织见少量散在棕色颗粒，FN、α-SMA 极少量表达，模型组大鼠残肾组织 FN、α-SMA 阳性表达面积明显多于假手术组；与模型组比较，中剂量、高剂量、贝那普利治疗组大鼠残肾组织 FN、α-SMA 阳性表达面积均有不同程度的降低；与中剂量治疗组、贝那普利治疗组比较，高剂量麻黄汤治疗组大鼠肾组织 FN、α-SMA 阳性表达面积更小；Western blot 结果提示，正常组及假手术组肾组织中 α-SMA、TGF-β1、p-Smad3 少量表达，Smad7 有表达；与假手术组大鼠比较，模型组大鼠残肾组织 α-SMA 升高、TGF-β1 升高、p-Smad3 升高，Smad7 降低（$P<0.01$）；与模型组大鼠比较，高剂量治疗组大鼠残肾组织中的 α-SMA 下降（$P<0.01$）、TGF-β1 下降（$P<0.05$）、p-Smad3 降低（$P<0.01$）、Smad7 增高（$P<0.01$），中剂量治疗组大鼠残肾组织的 α-SMA 下降（$P<0.01$）、TGF-β1 有所下降、p-Smad3 降低（$P<0.05$）、Smad7 增高（$P<0.01$），高剂量治疗组大鼠残肾组织的 Smad7 蛋白表达水平与中剂量治疗组大鼠比较有差异（$P<0.01$）。

结论：麻黄汤可显著改善 5/6 肾切除大鼠的肾脏结构和功能、纤维化程度，延缓 5/6 肾切除大鼠肾损伤进展，并呈时间剂量依赖，其机制可能是麻黄汤抑制 TGF-β1/Smads 信号通路中 TGF-β1 和 Smad3 的磷酸化，提高 Smad7 的表达，从而抗肾纤维化。

（十）基于 SIRT1 通路研究黄芪甲苷、蚓激酶对氧化应激状态下 NRK-52E 细胞的保护作用

黄新春、樊均明

目的：研究黄芪甲苷、蚓激酶在 NRK-52E 细胞氧化应激状态下对 SIRT1 通路相关因子的调节作用以及对细胞的抗氧化保护。

方法：选择大鼠肾小管上皮细胞（NRK-52E），进行复苏与传代试培养后，采用随机分组法将细胞分为正常组（Norm）、模型组（H_2O_2）、白藜芦醇组（Res）、黄芪甲苷组（AS-IV）及蚓激酶组（Lumb）。每组细胞进行分皿接种培养，当铺板率达到 75%～85% 时，分别予以不

同的药物预处理 24 小时，其中：Res 组加入 25μmol/L 的白藜芦醇培养液，AS-IV 组加入 25mmol/L 的黄芪甲苷培养液，Lumb 组加入 150U/ml 的蚓激酶培养液，Norm 组和 H_2O_2 组不作处理；24h 后，除 Norm 组外，各组均加入 300μmol/L H_2O_2 的细胞培养液处理 30 分钟，30 分钟后终止刺激，PBS 换液，观察各组细胞在镜下普通白光的形态表现；收集细胞，用 Western blot 检测 SIRT1 通路中 SIRT1、Nrf2、SOD2、FOXO3α、PGC-1α 的蛋白表达量；收集细胞，将细胞裂解后用 MDA 试剂盒及酶标仪检测各组细胞 MDA 反应 OD 值；使用 CCK8 试剂与酶标仪检测各组细胞生长活力反应 OD 值；使用带荧光的多功能酶标仪检测各组细胞 ROS 探针 OD 值；使用流式细胞检测仪测试各组 ROS 荧光探针表达量；使用荧光倒置显微镜观察各组细胞内 ROS 探针的荧光强度。实验数据由统计分析软件 SPSS22 进行统计分析，以 $P<0.05$ 为差异有统计学意义。

结果：①细胞形态变化，与 Norm 组相比，H_2O_2 组细胞出现背光通透性增高、坏死细胞增多以及细胞连接破坏的表现，Res、AS-IV、Lumb 三组与 H_2O_2 组相比均有改善。② CCK8，用 H_2O_2 与药物分别刺激 24h（药物组未加 H_2O_2），H_2O_2 组的细胞活力较 Norm 组明显下降（$P<0.05$），且随 H_2O_2 浓度增加而降低；Res、AS-IV、Lumb 三组的细胞活力在低剂量时与 Norm 组没有差别，在高剂量时，Res 与 AS-IV 两组细胞活力较 Norm 组增加（$P<0.05$），而 Lumb 组较 Norm 组细胞活力降低（$P<0.05$）。③ H_2O_2 刺激 30min（药物组已加 H_2O_2），在刺激结束后 1h 内，各组细胞的 OD 值反应活力没有明显改变；在刺激结束后 1.5h 后，与 Norm 组相比，H_2O_2 组的细胞活力下降（$P<0.05$）。④ ROS 荧光探针 OD 值，与 H_2O_2 组相比，各组的荧光 OD 值均较低（$P<0.05$）；与 Norm 组相比，Lumb 组的荧光 OD 值较高（$P<0.05$）。⑤ MDA，与 H_2O_2 组相比，各组 MDA 值均较低（$P<0.01$）；与 Norm 组相比，Res 组和 Lumb 组 MDA 值较高（$P<0.05$）。⑥ Western blot，与 H_2O_2 组相比，Norm 组、Res 组、AS-IV 组和 Lumb 组 SOD2 表达均升高（$P<0.01$），与 Norm 组相比，Res 组、AS-IV 组、Lumb 组 SOD2 表达均降低（$P<0.01$）；与 H_2O_2 组比，Res 组、AS-IV 组 n-NRF2 表达升高（$P<0.05$），Norm 组、Lumb 组 n-NRF2 表达降低（$P<0.01$），与 Norm 组相比，Res 组、AS-IV 组 n-NRF2 表达升高（$P<0.05$）；与 H_2O_2 组相比，Norm 组、Res 组、AS-IV 组、Lumb 组 PGC-1α 表达均升高（$P<0.01$），与 Norm 组相比，Res 组、AS-IV 组 PGC-1α 表达升高（$P<0.01$），Lumb 组表达降低（$P<0.05$）；与 H_2O_2 组相比，Norm 组、Res 组、AS-IV 组、Lumb 组 SIRT1 表达均升高（$P<0.01$），与 Norm 组相比，Res 组、AS-IV 组 SIRT1 表达升高（$P<0.01$）；与 H_2O_2 组比，Norm 组、Res 组、AS-IV 组、Lumb 组 FOXO3α 表达均升高（$P<0.01$），与 Norm 组相比，Res 组、AS-IV 组、Lumb 组 FOXO3α 表达升高（$P<0.01$）。⑦流式检测 ROS 探针，与 H_2O_2 组相比，Res 组、AS-IV 组、Lumb 组的荧光细胞阳性率均降低（$P<0.05$）；与 Norm 组相比，H_2O_2 组、Res 组、AS-IV 组、Lumb 组的荧光细胞阳性率均升高（$P<0.01$）。⑧荧光倒置相差显微镜，Norm 组 1（无荧光探针）无法看到细胞或荧光背景，Norm 组 2（有荧光探针）能看到背景的绿色杂质，H_2O_2 组荧光强度最强，Lumb 组次之，Res 组与 AS-IV 组较弱。

结论：黄芪甲苷、蚓激酶都提升了 NRK-52E 细胞抗氧化能力，减轻了 H_2O_2 对细胞的氧化损害。其中黄芪甲苷对 SIRT1 通路相关抗氧化因子具有上调作用，其作用机制与白藜芦醇相似；蚓激酶不能上调 SIRT1，但能保护 SIRT1 在氧化应激状态下不被抑制，同时直接或间接激活 FOXO3α-SOD2 通路产生抗氧化作用。

（十一）肾舒胶囊对糖尿病肾病大鼠肾脏 mTOR、beclin-1 自噬通路的表达及意义

赵长英、孙楠

目的：研究肾舒胶囊对 STZ 诱导的糖尿病肾病（DN）大鼠肾损伤的改善作用及机制。

方法：将 50 只雄性 SD 大鼠随机分为空白对照组、模型组、肾舒胶囊低剂量组、肾舒胶囊高剂量组、厄贝沙坦组，每组 10 只。除空白对照组外，余组予以高脂高糖饲料喂养 2 个月后，连续 5 天腹腔注射链脲佐菌素（35mg/kg）诱导建立 DN 模型。空白对照组、模型组大鼠予以生理盐水灌胃，肾舒胶囊低、高剂量组大鼠予以肾舒胶囊溶液灌胃，厄贝沙坦组大鼠予以厄贝沙坦溶液灌胃。1 周后，检测各组小鼠血清肌酐（Scr）、尿素氮（BUN）指标，采用 HE 和 PAS 染色检测肾脏病理组织改变，以 Western blot 检测 p-mTOR、beclin-1 蛋白含量，以 Realtime-PCR 检测 beclin-1 mRNA 表达水平。

结果：①肾功能指标，与空白对照组比较，模型组大鼠 Scr、BUN 明显升高，差异有统计学意义（$P<0.01$）；与模型组比较，肾舒胶囊低、高剂量组和厄贝沙坦组大鼠 Scr、BUN 水平降低，差异有统计学意义（$P<0.05$）；与厄贝沙坦组比较，肾舒胶囊低剂量组与高剂量组 Scr、BUN 有所下降，但差异无统计学意义；与肾舒胶囊低剂量组比较，肾舒胶囊高剂量组大鼠 Scr、BUN 降低，差异无统计学意义。②肾脏形态学，HE 和 PAS 染色结果显示，空白对照组大鼠肾小球、肾小管和肾间质形态结构无异常改变；模型组大鼠肾组织可见炎性细胞浸润，肾小球系膜细胞增生，基底膜增厚，肾小管上皮细胞空泡变性，管腔扩张。肾舒胶囊低、高剂量组及厄贝沙坦组大鼠可见肾小球、肾小管、肾间质病理损伤程度减轻，其中肾舒胶囊高剂量组大鼠肾脏损害明显改善。③自噬通路因子，与空白对照组比较，模型组 p-mTOR、beclin-1 蛋白表达水平和 beclin-1 mRNA 表达水平均显著增高（$P<0.05$ 或 $P<0.01$）；与模型组比较，肾舒胶囊低、高剂量组及厄贝沙坦组大鼠肾组织 p-mTOR、beclin-1 蛋白表达水平和 beclin-1 mRNA 表达水平均有不同程度下降（$P<0.05$ 或 $P<0.01$）。

结论：肾舒胶囊能明显改善糖尿病大鼠早期肾脏损害，其机制可能与抑制肾组织 mTOR、beclin-1 的表达水平有关。

（十二）肾舒胶囊通过 AKT/NF-κB 信号通路改善大鼠糖尿病肾病纤维化作用研究

赵长英、杨洁珂

目的：探讨肾舒胶囊对 2 型糖尿病肾病大鼠的治疗作用以及对 AKT/NF-κB 信号通路

的影响。

方法：将雄性 SD 大鼠随机分为 4 组（n=10），即正常组、模型组、肾舒胶囊低剂量组、肾舒胶囊高剂量组，对照组予以正常饲料喂养，造模组予以高糖高脂饲料（在普通饲料的基础上加入 10% 的白砂糖和 20% 的猪油）喂养 2 个月后，予以腹腔注射链脲佐菌素（streptozotocin，STZ），35mg/kg，并诱导糖尿病肾病模型，造模成功后，治疗组分别予以肾舒胶囊［0.018g/（kg·d），0.3g/（kg·d）］灌胃。连续给药一周后检测大鼠体质量、血清肌酐、血清尿素氮、24 小时尿蛋白等指标；HE 染色观察肾脏病理变化，PAS 染色观察肾脏组织中的糖原和黏液变化；采用 Western blot 检测各组大鼠肾脏组织 AKT、p-AKT、NF-κB p65、p-NF-κB（p65）、α-SMA 的表达水平。

结果：与模型组相比，肾舒胶囊可显著改善糖尿病肾病大鼠肾功能、24 小时尿蛋白定量和肾脏病理，下调肾脏组织中 p-AKT、p-NF-κB（p65）、α-SMA 的表达。

结论：肾舒胶囊可改善糖尿病大鼠肾脏损害，其机制可能与抑制 AKT/NF-κB 信号通路改善纤维化水平有关。

（十三）芪石肾舒胶囊对糖尿病肾病大鼠肠道菌群的干预作用及与炎症因子相关性研究

张瑞瑞

目的：通过观察中药复方芪石肾舒胶囊对糖尿病肾病（diabetic nephropathy，DN）模型大鼠肠道菌群的干预作用及与炎症因子 IL-6、MCP-1、TGF-β1 的相关性，初步探讨芪石肾舒胶囊治疗糖尿病肾病的作用及机制。

方法：将 50 只 SPF 级雄性 SD 大鼠按随机数字表分为空白对照组、模型组、芪石肾舒胶囊高剂量组（肾高组）、芪石肾舒胶囊低剂量组（肾低组）、缬沙坦胶囊组，每组 10只。除对照组外，其余各组给予高脂高糖饲料喂养 4 周后，采用空腹腹腔注射链脲佐菌素（STZ），构建糖尿病肾病大鼠模型。造模成功后，对照组、模型组予以生理盐水［0.01ml/（kg·d）］，肾高组予以芪石肾舒胶囊高剂量［2.4g/（kg·d）］，肾低组予以芪石肾舒胶囊低剂量［1.2g/（kg·d）］，缬沙坦组予以缬沙坦［0.034g/（kg·d）］，每日 1 次灌胃，共8 周。观察大鼠一般情况，于治疗前，治疗后 2 周、4 周、8 周称体重、测血糖，治疗前及治疗后 2 周测尿微量白蛋白 / 尿肌酐（ACR），治疗前、治疗后 4 周、8 周检测 24 小时尿蛋白定量。治疗 8 周结束后收集大鼠粪便样本，利用 16sDNA 微生物测序对群落结构分布进行比较，处死老鼠后留取肾脏，利用 HE 染色观察肾脏组织学改变，采集血液标本检测肾功能，运用酶联免疫吸附双抗体夹心法（ELISA）检测血清 IL-6、MCP-1、TGF-β1的表达水平。由于病程进展中模型组死亡 4 只，故统计数据样本量为每组 6 个，共计 30样本量。

结果：①大鼠的体重情况，治疗前，与对照组相比其余各组大鼠体重明显增加（$P<0.05$），组间比较差异无统计学意义（$P>0.05$）。治疗后，与对照组相比模型组、缬沙坦组在各时间点体重明显减轻（*P*<0.05），肾低组、肾高组在治疗4周及8周时体重减轻（*P*<0.05）；与模型组相比，肾低组、缬沙坦组治疗4周及8周时体重明显增加（*P*<0.05），肾高组治疗第2周开始体重明显增加（*P*<0.05）；治疗组组间比较，与肾低组相比，肾高组体重明显增加（*P*<0.05），与缬沙坦组相比，肾高组体重明显增加（*P*<0.05），肾低组与缬沙坦组组间差异不具有统计学意义（*P*>0.05）。②大鼠血糖水平情况，与对照组相比，各造模组各时间点血糖水平明显升高（*P*<0.05）；肾高组、肾低组、缬沙坦组血糖水平治疗前后无变化（*P*>0.05）。③大鼠24小时尿蛋白定量变化，治疗前与对照组相比，其余各组24小时尿蛋白定量差异不具有统计学意义（*P*>0.05）；治疗第4周、第8周与对照组相比，其余各组24小时尿蛋白定量水平均显著升高（*P*<0.05），相比模型组，治疗第4周、第8周各治疗组24小时尿蛋白定量水平显著降低（*P*<0.05），与缬沙坦组相比，肾低组、肾高组24小时尿蛋白定量水平有所升高（*P*<0.05），肾低组、肾高组组间比较差异不具有统计学意义（*P*>0.05）。④大鼠ACR变化，与治疗前相比，治疗2周后各造模组ACR均明显增加（*P*<0.05）。治疗前各组ACR水平无明显差异（*P*>0.05）。⑤大鼠肾功能变化，治疗8周，与对照组相比，其余各组大鼠血肌酐、尿素氮水平显著上升（*P*<0.05）；相比模型组，各治疗组血肌酐、尿素氮水平显著降低（*P*<0.05）；治疗组组间比较，缬沙坦组血肌酐、尿素氮下降最明显，肾高组次之，肾低组效果最差（*P*<0.05）。⑥肾脏组织HE染色，对照组大鼠肾小球、肾小管和肾间质形态结构无异常改变，模型组大鼠肾组织可见炎性细胞浸润，肾小球系膜细胞增生，基底膜增厚，肾小管上皮细胞空泡变性，管腔扩张，中药组及缬沙坦组基底膜增厚及管腔扩张程度明显减轻。肾损伤程度：模型组>缬沙坦组>肾高组>肾低组。⑦大鼠肠道菌群情况，AlPha多样性（alPha diversity）反映的是单个样品内部的物种多样性，通过群落丰度指数与群落多样性指数来衡量，群落丰度指数包括Chao1，此指数值越大说明群落的丰富度越高；群落多样性指数包括Shannon与SimPson，此指数值越大，说明样品的物种多样性越高。与对照组相比，其余各组Chao1指数下降，但只有模型组差异具有统计学意义（*P*<0.05），各组Shannon、SimPson指数下降，但差异均不具有统计学意义（*P*>0.05）；与模型组相比，各药物治疗组Chao1指数有所上升，但只有缬沙坦组差异具有统计学意义（*P*<0.05）。治疗组组间比较Chao1、Shannon、SimPson指数无明显差异（*P*>0.05）。门水平相对丰度占优势的有厚壁菌门（Firmicutes）、拟杆菌门（Bacteroidetes）、变形菌门（*Proteobacteria*）、放线菌门（Actinobacteria）。与对照组相比，模型组拟杆菌门丰度上调、螺旋菌门丰度下调较显著（*P*<0.05），其他如厚壁菌门、变形菌门、放线菌门丰度下调无统计学意义（*P*>0.05），但均存在下调的趋势。肾高组厚壁菌门、拟杆菌门丰度上调，变形菌门、放线菌门丰度下调无统计学意义（*P*>0.05），但均存在变化的趋势，肾低组、缬沙坦组厚壁菌门丰度下调，拟杆菌门、变形菌门、放线菌门上调幅度无统计学意义（*P*>0.05），但均存在变化的趋势。与模型组相比，肾高组拟杆菌门丰度下调，肾低组变形杆菌门丰富度上调、缬沙坦组放线菌门丰度上调较显著（$P<0.05$），余如厚壁菌门、放线菌门、变形菌门、螺旋菌门丰度上调、拟杆菌门丰度下调的幅度无统计学意义（$P>0.05$），但均存在下调的趋势。属水平相对丰度占优势的有乳酸杆菌（Lactobacillus）、普雷沃菌（Prevotella）、毛毯菌（Blautia）、拟普雷沃菌（Alloprevotella）。与对照组相比，模型组乳酸杆菌丰度下调、普雷沃菌丰度上调较显著（$P<0.05$），肾高组、缬沙坦组乳酸杆菌丰度下调较显著（$P<0.05$），肾低组乳酸杆菌丰度有上调的趋势，但差异无统计学意义（$P>0.05$）。与模型组相比，缬沙坦组乳酸杆菌丰度下调较显著（$P<0.05$），肾高组、肾低组乳酸杆菌丰度有上调的趋势，但差异无统计学意义（$P>0.05$）。各治疗组普雷沃菌丰度下调的幅度无统计学意义（$P>0.05$），但均具有下调趋势。⑧大鼠炎症因子变化，与对照组相比，其余各组 IL-6、TGF-β1、MCP-1 水平均升高（$P<0.05$）；与模型组相比，肾低组、肾高组、缬沙坦组 IL-6、TGF-β1、MCP-1 表达水平显著下降（$P<0.05$）；治疗组间两两比较，与缬沙坦组相比，肾高组、肾低组 IL-6、TGF-β1、MCP-1 表达水平较肾低组下降（$P<0.05$），肾高组、缬沙坦 IL-6、TGF-β1、MCP-1 差异不具有统计学意义（$P>0.05$）。⑨肠道菌群与炎症因子相关性分析，菌群丰度数据不满足正态分布，故使用 Spearman correlation coefficient 统计方法，r 接近 1 或 −1 证明相关程度越高。若物种丰度越高，炎症因子表达水平越低，表明两者存在负相关。其中 TGF-β1 与 Chao1 指数呈负相关（$P<0.05$），IL-6、MCP-1 与 Chao1 指数有一定负相关的趋势。门、属水平可见炎症因子 IL-6、MCP1、TGF-β 与厚壁杆菌、变形杆菌、螺旋菌门、乳酸菌属等有负相关的趋势，与放线菌门、拟杆菌门、毛毯菌等一定正相关的趋势。

结论：①芪石肾舒胶囊能有效减少 DN 大鼠 24 小时尿蛋白定量，降低血肌酐、尿素氮，延缓肾功能损害进程。② DN 大鼠较正常大鼠物种丰富度显著下降，芪石肾舒胶囊可能通过改善肠道内环境，使有益菌维持优势数量发挥调节肠道菌群的作用。③芪石肾舒胶囊可能通过下调炎症因子 IL-6、TGF-β1、MCP-1 水平保护肾功能。④肠道菌群物种丰富度与炎症因子 IL-6、TGF-β1、MCP-1 相关性分析少部分有统计学意义，大部分有负相关的趋势。

（十四）基于 JAK/STAT/SOCS 信号通路研究芪石肾舒胶囊对糖尿病肾病大鼠的作用及机制

唐小玲

目的： 通过观察芪石肾舒胶囊对糖尿病肾病大鼠 JAK/STAT/SOCS 信号通路的影响，探讨芪石肾舒胶囊对糖尿病肾病大鼠的作用及机制。

方法： 清洁级 SD 雄性大鼠 50 只按随机数字表分为对照组、模型组、芪石肾舒胶囊低剂量组（肾低组）及芪石肾舒胶囊高剂量组（肾高组）、缬沙坦组，每组 10 只。除对照组外，其余各组大鼠予以高脂高糖饲料喂养＋腹腔注射链脲佐菌素（STZ，5mg/kg）诱导建立糖尿病肾病大鼠模型。对照组、模型组予以生理盐水灌胃，其余各组分别予以芪石肾舒胶囊低剂量 [1.2g/（kg·d）]、芪石肾舒胶囊高剂量 [2.4g/（kg·d）]、缬沙坦

胶囊 ［0.034g/（kg·d）］，每日 1 次灌胃治疗，共 8 周。观察大鼠一般情况，每 2 周禁食不禁水，12 小时后称重并测空腹血糖，并用代谢笼收集尿液检测尿微量白蛋白/尿肌酐（ACR），每 4 周检测 24 小时尿蛋白定量，末次给药后处死大鼠留取血液标本检测肾功，留取肾脏在光镜下观察肾脏形态学改变（HE 染色及 Masson 染色）；免疫组化染色检测 P-JAK2、P-STAT3、SOCS1 及 SOCS3 的表达；荧光定量 PCR 法检测肾组织 JAK2、STAT3、SOCS-1、SOCS-3 的 mRNA 表达；Western blot 法检测肾组织 P-JAK2、P-STAT3、SOCS-1、SOCS-3 的蛋白含量。

结果：①血糖、体重变化，与对照组相比，模型组及各治疗组大鼠血糖均明显升高（$P<0.01$），而体重差异无统计学意义（$P>0.05$）；与模型组相比，各治疗组血糖变化无统计学意义，而体重明显升高（$P<0.01$），差异有统计学意义；与缬沙坦组相比，肾低组及肾高组血糖差异均无统计学意义（$P>0.05$），肾低组体重增加，但无统计学意义（$P>0.05$），而肾高组体重增加，差异有统计学意义（$P<0.05$）；与肾高组相比，肾低组血糖变化无统计学意义（$P>0.05$），而体重明显降低（$P<0.05$）。② ACR 及 24 小时尿蛋白定量，与对照组相比，模型组及各治疗组治疗前 ACR 及 24 小时尿蛋白定量差异均无统计学意义（$P>0.05$），治疗后均明显增加（$P<0.01$）；与模型组相比，各治疗组 ACR 及 24 小时尿蛋白定量均明显降低，差异有统计学意义（$P<0.05$）；与缬沙坦组相比，肾低组 ACR 及 24 小时尿蛋白定量升高，但差异均无统计学意义（$P>0.05$），肾高组 ACR 及 24 小时尿蛋白定量减少（$P<0.05$）；与肾高组相比，肾低组 ACR 及 24 小时尿蛋白定量升高，但差异无统计学意义（$P>0.05$）。③尿素氮（BUN）及血肌酐（CREA）指标，与对照组相比，模型组、肾低组及肾高组 BUN 及 CREA 均升高，差异有统计学意义（$P<0.05$），缬沙坦组也升高，但差异无统计学意义（$P>0.05$）；与模型组相比，肾低组 BUN 升高（$P<0.01$），而 CREA 降低，差异无统计学意义（$P>0.05$），肾高组及缬沙坦组 BUN 及 CREA 均明显降低，但 BUN 差异无统计学意义（$P>0.05$），而 CREA 差异有统计学意义（$P<0.01$）；与缬沙坦组相比，肾低组 BUN 及 CREA 均明显升高（$P<0.01$），肾高组 BUN 及 CREA 均升高，但无统计学意义（$P>0.05$）；与肾高组相比，肾低组 BUN 及 CREA 均偏高，但无统计学意义（$P>0.05$）。④肾脏病理改变，HE 及 Masson 染色示对照组大鼠肾小球未见明显的萎缩或肿大，无毛细血管基底膜增厚及炎性渗出。模型组肾间质内见不同程度的炎性细胞浸润，以淋巴细胞和中性粒细胞为主，肾间质见少量纤维结缔组织增生及增生的成纤维细胞聚集。肾低组肾间质内炎性细胞浸润偏多，以淋巴细胞为主，并可见较多肾小管上皮细胞严重肿胀变形，呈气球样变；肾高组肾间质内炎性细胞浸润及肾小管上皮细胞轻微气球样变较肾低组病变轻微，缬沙坦组病变与肾高组相当。⑤免疫组织化学染色，对照组大鼠肾小球系膜区、肾小管间质区细胞 p-JAK2、p-STAT3 及 SOCS1、SOCS3 均有少量表达。与对照组相比，模型组及各治疗组 P-JAK2、P-STAT3 表达相对增多，而 SOCS1 及 SOCS3 表达相对减少，但差异无统计学意义（$P>0.05$），肾低组 p-JAK2 变化差异无统计学意义

（$P>0.05$），而 p-STAT3 表达增多；与模型组相比，各治疗组 p-JAK2、p-STAT3 的表达相对减少，而 SOCS1 表达相对增加，SOCS3 的表达差异无统计学意义（$P>0.05$）；与缬沙坦组相比，肾低组 P-JAK2、P-STAT3 及 SOCS1、SOCS3 表达差异无统计学意义（$P>0.05$），肾高组 P-JAK2 及 P-STAT3 的表达效果相当，差异无统计学意义（$P>0.05$），而 SOCS1 及 SOCS3 表达相对增加，但差异无统计学意义（$P>0.05$）；与肾高组相比，肾低组 P-JAK2、P-STAT3 表达相对增加，而 SOCS1、SOCS3 的表达相对减少，但差异无统计学意义（$P>0.05$）。⑥荧光定量 PCR 检测肾组织 JAK2、STAT3 及 SOCS-1、SOCS-3 的 mRNA 表达，与对照组相比，其余各组 JAK2、STAT3 的 mRNA 表达量均增加，SOCS1 及 SOCS3 的 mRNA 表达减少，差异有统计学意义（$P<0.01$）；与模型组相比，各治疗组 JAK2 及 STAT3 的 mRNA 表达降低，但差异无统计学意义（$P>0.05$），SOCS1 及 SOCS3 的 mRNA 表达明显增加，差异具有统计学意义（$P<0.01$）；各治疗组相比，肾低组 JAK2、STAT3 的 mRNA 表达最多，而 SOCS1、SOCS3 的 mRNA 表达最少，肾高组 JAK2、STAT3 的 mRNA 表达相对最少，SOCS1、SOCS3 的 mRNA 表达相对最多，缬沙坦组相关蛋白的表达居于二者之间，但差异均无统计学意义（$P>0.05$）。⑦ Western blot 检测肾组织 P-JAK2 及 P-STAT3 及 SOCS-1、SOCS-3 的含量，与对照组相比，其余各组 P-JAK2 及 P-STAT3 表达明显增加，而 SOCS1 及 SOCS3 的表达明显减少（$P<0.01$）；与模型组相比，各治疗组 P-JAK2 及 P-STAT3 的表达明显降低（$P<0.01$），而 SOCS1 及 SOCS3 的表达明显增加（$P<0.01$）；与缬沙坦组相比，肾低组 P-JAK2、P-STAT3 表达增加，SOCS1、SOCS3 表达量降低（$P<0.05$），肾高组 P-JAK2、P-STAT3 的表达降低，而 SOCS1 及 SOCS3 的表达增加，差异具有统计学意义（$P<0.05$）；与肾高组相比，肾低组 P-JAK2、P-STAT3 的表达增加，而 SOCS1、SOCS3 表达降低，差异有统计学意义（$P<0.01$）。

结论：①芪石肾舒胶囊能降低糖尿病肾病大鼠尿微量白蛋白 / 尿肌酐比值及 24 小时尿蛋白定量。②JAK/STAT/SOCS 信号通路的激活参与了糖尿病肾病大鼠肾脏损害发生发展过程。③芪石肾舒胶囊对糖尿病肾病大鼠肾脏保护作用可能与下调 JAK/STAT/SOCS 信号通路中 P-JAK2、P-STAT3 表达及上调 SOCS-1、SOCS-3 的表达有关。

第三节 发表论文一览

［1］黄淑芬，张琼，张茂萍，等. 肾舒胶囊治疗肾性蛋白尿 69 例临床观察［J］. 泸州医学院学报，1997（4）：264-266.

［2］唐灿，陈珂，蒲清荣，等. 肾舒胶囊制备工艺筛选［J］. 中国药房，2000（4）：9-11.

［3］赵英霖，黄淑芬，张茂萍，等. 肾舒胶囊对多柔比星肾病大鼠氧自由基及肾小球阴电荷的影响［J］. 泸州医学院学报，2000（6）：446-449.

［4］菅宏蕴，黄淑芬. 肾舒胶囊对家兔系膜增殖性肾炎系膜基质的影响（摘要）［J］. 泸州医学院学报，2001（5）：437.

［5］乔晞，黄淑芬，陈明，等. 肾舒胶囊对人系膜细胞增殖及分泌肿瘤坏死因子-α和纤连蛋白的影响［J］. 泸州医学院学报，2002（4）：294-297.

［6］菅宏蕴，黄淑芬，王明杰，等. 肾舒胶囊对家兔系膜增殖性肾炎系膜基质的影响［J］. 泸州医学院学报，2003（1）：4-7.

［7］黄淑芬，张琼，张茂萍，等. 肾舒胶囊配合激素治疗重度肾性蛋白尿疗效观察［J］. 中国中医药信息杂志，2003（6）：16-17.

［8］黄淑芬，张茂萍，张军，等. 肾舒胶囊与卡托普利治疗轻中度肾性蛋白尿疗效观察［J］. 中国中西医结合肾病杂志，2003（8）：466-468.

［9］乔晞，黄淑芬，王明杰，等. 肾舒胶囊对5/6肾切除大鼠残余肾脏的保护作用及机制［J］. 山西医科大学学报，2004（5）：461-464.

［10］乔晞，黄淑芬，王明杰，等. 肾舒胶囊对系膜细胞增殖及转化生长因子-β1和Ⅳ型胶原表达的影响［J］. 山西医科大学学报，2004（6）：538-540.

［11］王明杰，黄淑芬，张琼. 蛋白尿从络病论治探讨［J］. 四川中医，2004（11）：10-11.

［12］张琼. 黄淑芬从络病论治肾性蛋白尿［J］. 中医杂志，2005（10）：745-746.

［13］王明杰，黄淑芬. 风药增效论［J］. 新中医，2006（1）：1-4.

［14］张琼，张茂平，黄淑芬. 舒络固肾法治疗难治性肾病综合征疗效观察［J］. 辽宁中医杂志，2007（12）：1723-1724.

［15］孙世珺，菅宏蕴，黄淑芬，等. 肾舒胶囊对多柔比星肾病大鼠系膜的影响［J］. 中国现代医药杂志，2008（7）：31-34.

［16］孙世珺，菅宏蕴，黄淑芬，等. 肾舒胶囊对家兔系膜增殖性肾炎ET-1和CGRP的影响［J］. 中国医疗前沿，2008（13）：10-11.

［17］张琼，黄淑芬. 黄淑芬治疗难治性肾病综合征经验［J］. 辽宁中医杂志，2010，37（4）：607-608.

［18］赵庆，张茂平. 肾性水肿巧用风药［J］. 新中医，2012，44（12）：156-157.

［19］赵庆，王明杰，张茂平. 腰痛治络，风药显殊功［J］. 中医临床研究，2013，5（10）：64-65.

［20］赵庆，张茂平，王明杰，等. 辛润开玄，温阳通络法治疗糖尿病肾病［J］. 中医临床研究，2017，9（2）：70-71.

［21］赵庆，张茂平，王明杰，等. 张茂平教授从络脉、玄府论糖尿病肾病［J］. 中医临床研究，2017，9（4）：50-51.

［22］程愿婧，沈宏春. 汗法开通玄府治疗慢性肾脏疾病理论辨析［J］. 西南医科大学学报，2017，40（3）：312-314.

［23］程愿婧. 汗法调节肠道微生态治疗慢性肾脏病的研究［D］. 泸州：西南医科大学，2017.

［24］赵庆. 张茂平教授分阶段治疗糖尿病肾病经验［J］. 中医临床研究，2018，10（17）：44-46.

［25］段莉. 舒络固肾法治疗早中期糖尿病肾病的临床证据［D］. 泸州：西南医科大学，2018.

［26］赵莎. 麻黄汤调节TGF-β1/Smads信号通路延缓慢性肾脏疾病的进程［D］. 泸州：西南医科大学，2018.

［27］黄新春. 基于SIRT1通路研究黄芪甲苷、蚓激酶对氧化应激状态下NRK-52E细胞的保护作用［D］. 泸州：西南医科大学，2018.

［28］王小强，白雪，唐红梅，等. 开通玄府法的研究与应用进展［J］. 中华中医药杂志，2018，33（9）：4020-4023.

［29］王艾琳，王俊峰. 焦络理论探源［J］. 中国中医药现代远程教育，2019，17（18）：34-36.

［30］赵长英，孙楠，杨洁珂，等. 肾舒胶囊对糖尿病肾病大鼠肾脏mTOR、beclin-1自噬通路的表达及

意义［J］. 广西中医药, 2019, 42（6）: 55-58.

［31］赵长英, 杨洁珂, 孙楠, 等. 肾舒胶囊通过 AKT/NF-κB 信号通路改善大鼠糖尿病肾病纤维化作用研究［J］. 实用中医内科杂志, 2020, 34（10）: 70-74, 111.

［32］张瑞瑞. 芪石肾舒胶囊对糖尿病肾病大鼠肠道菌群的干预作用及与炎症因子相关性研究［D］. 泸州: 西南医科大学, 2020.

［33］唐小玲. 基于 JAK/STAT/SOCS 信号通路研究芪石肾舒胶囊对糖尿病肾病大鼠的作用及机制［D］. 泸州: 西南医科大学, 2020.

第四章

肝　系

　　肝玄府，是肝脏组织内外环境物质信息交流的"气液循环"微观通道，其开合正常是肝主疏泄、肝主藏血等生理功能实施的条件。"凡病之起，无不因于木气之郁"，肝病病机以玄府"郁、瘀、虚"为主。从"肝玄府"理论的新角度开展研究，为进一步认识肝的生理病理、指导临床治疗提供理论依据。

　　2012年，黄文强等发表的《肝玄府学说理论初探》中指出，肝窦内皮细胞（SEC）窗孔结构是窦周间隙内外进行物质交换的微观通道，也是维持肝细胞微环境稳定的重要结构，SEC窗孔构成的肝筛结构与玄府在结构层次上的微观性、物质交换与信息交流的通道性等特征均具有共同内涵，表明"肝玄府"的客观存在。病理上，若SEC窗孔数量的逐渐减少、直径变小或缺失，导致肝细胞与肝窦血液交换的微观通道受阻，影响物质交换，引起肝脏脂肪性炎性损伤等。结合肝玄府理论，当湿热毒邪入侵，壅滞于肝，导致肝失于疏泄，玄府郁闭，导致气失宣通、津液不布、痰阻血瘀、神无所用，成为慢性肝病、脂肪肝、肝纤维化等病变的基本病机。

第一节　相关研究概述

一、理论探讨

　　肝具有体阴而用阳的特点，在以往的基础研究中，一些观点认为肝窦内皮细胞（SEC）窗孔构成的肝筛结构可能与疏泄密切相关，并把这一结构视作肝疏泄的超微结构基础。黄文强等《在肝玄府学说理论初探》中指出，基于SEC窗孔在结构层次上微观，功能上作为窦周间隙内外物质交换的通道，认为这与玄府具有共同特征内涵，提出了肝筛窗孔可作为肝玄府的现代医学实质的理念。现代应用实践研究中，SEC相关的病变或异常改变，如肝炎、肝纤维化可从玄府病变的角度，利用多种治法进行论治，比如李波2014年发表论文《基于肝玄府理论探讨风药在肝病中的应用》指出有理气通玄调肝、泄热通玄清肝、活血通玄疏肝、胜湿通玄和肝、息风通玄镇肝、补虚通玄柔肝等法。当然，根据中医藏象理论特点，认识肝玄府也不仅在于脏器本身一隅，而应延展到肝气的功能状态，如肝开窍于目，肝兼施女子行经、男子排精，协调脾胃升降……所以肝玄府病变也会产生目病、生殖功能障碍、脾胃不和等疾病，这均能考虑从开玄解郁等角度入手，如开玄通肝窍之法、舒展肝木法。

二、临床经验总结

基于肝玄府理论的认识和研究，2013 年，彭宁静、黄文强等人发表的《风药在肝胆疾病中的应用和分析》中指出，运用风药开通肝之玄府治疗各种肝病，可增强疗效。病毒性肝炎多属于中医"湿阻""黄疸""胁痛"的范畴，治疗上多用清热利湿、解毒凉血、芳香化浊、调理气血等法。若加风药如防风、羌活、柴胡、葛根等疗效显著。脂肪性肝病属于中医"积聚"等范畴，运用风药升阳、宣散、通行、透达、渗利、解郁、开动的特性，在治疗脂肪肝中起到升阳醒脾、和胃降逆、调达肝木、消积透脂、活血散结的作用。肝硬化多属于中医"积聚""癥瘕""臌胀"等范畴，多与湿、毒、痰、瘀、虚有关，在辨证基础上加用风药有增效之功。胆道疾病包括胆石症、胆道感染、胆道肿瘤等，临床配伍含有风药的大柴胡汤、防风通圣汤、柴胡桂枝汤等治疗，疗效显著。

三、相关动物实验

黄文强等认为肝络阻塞、血瘀气滞、肝郁不通是肝纤维化病机，宜采用活血化瘀、行气通滞的治法，并进行了基础实验。方法：用 50% CCl_4 橄榄油溶液制造大鼠肝纤维化模型，造模成功后，将大鼠随机分为 A 组（风药：防风、羌活、白芷）、B 组（下瘀血汤：大黄、桃仁、土鳖虫）、C 组（秋水仙碱）、D 组（生理盐水）、E 组（正常组）。观察各组药物治疗后变化情况和各组肝组织的病理学变化。结果：与模型组比较，下瘀血汤组和风药组大鼠血清Ⅲ型前胶原 HPC-Ⅲ、透明角质酸 HA、Ⅳ型胶原、纤维结合蛋白 FN 的含量较模型组明显降低，光镜下可见风药组和下瘀血汤组灶性正常肝细胞索，未见肝假小叶形成。认为防风、羌活、白芷风药对大鼠肝纤维化有较好的抑制作用，风药在抗纤维化的过程中起到类似"活血化瘀"的功效，为中医药抗肝纤维化提供新的用药思路（黄文强，2013）。

刘然等基于风药开玄府作用，风药增效理论，通过风药生姜配伍下瘀血汤对肝纤维化的抑制，研究风药生姜增强活血化瘀的作用机制。方法：用 50% CCl_4 橄榄油溶液皮下注射建立大鼠肝纤维化模型，8 周造模成功后，将大鼠随机分为正常对照组（A 组）、模型对照组（B 组）、下瘀血汤组（C 组）、生姜低剂量配伍下瘀血汤组（D 组）、生姜中剂量配伍下瘀血汤组（E 组）。继续造模的同时并用药物干预至 12 周，观察各组药物治疗后的一般情况和血清肝纤维指标变化及肝组织学变化。结果：与模型组比较，下瘀血汤组和风药组大鼠血清Ⅲ型前胶原（HPC-Ⅲ）、Ⅵ型胶原（Ⅵ-Col）、层粘连蛋白（LN）含量明显降低（$P < 0.05$），且生姜配伍下瘀血汤组上述指标较单纯下瘀血汤组明显降低

（$P<0.05$）。结论：风药生姜配伍下瘀血汤可增加活血化瘀药的作用，为中医药抗肝纤维化提供新的用药配伍思路（刘然，2014）

第二节 代表论文选录

一、学术经验类

（一）肝玄府学说理论初探

黄文强、罗再琼等

玄府是中医藏象理论的基本内容之一，近年来逐渐应用于心脑血管、消化、耳鼻、皮肤等领域并引起人们的关注。本文将玄府理论运用于肝，结合现代医学对肝窦内皮细胞（sinusoidal endothelial cell，SEC）结构与功能的研究，提出"肝玄府"及其与 SEC 窗孔结构可能相关的观点，以期为进一步开展肝的生理病理研究和相关疾病的治疗提供依据。

1. **SEC 结构与功能** SEC 是肝窦壁的主要组成部分，其独特的窗孔结构和生理学特性，在肝脏的生理功能中起着十分重要的作用。研究表明，肝脏中的肝窦是一种有孔的毛细血管，正常肝窦壁由一层 SEC 组成，SEC 约占肝非实质细胞总数的 40%，且胞膜不连续排列，其间有许多小孔称为窗孔，直径为 150～176nm，占内皮细胞表面的 6%～8%，这些细微的窗孔构成了肝窦内皮的肝筛结构。由于肝筛窗孔间没有隔膜，内皮下也无基底膜，为肝细胞与肝窦血液中的物质进行自由交换提供了微观通道，成为维持肝细胞微环境稳定的重要结构。SEC 窗孔为动态结构，其大小和数量可随肝生理病理状况的变化而改变。研究发现，通过肝筛结构在血流和窦周间隙起选择性或半通透性屏障作用，使循环中除血细胞以外的成分均可自由进入窦周间隙，进行物质交换，血循环中的营养成分"流入"肝细胞中，维持肝脏营养的微环境；使直径较小的乳糜微粒降解物通过肝筛结构从肝血窦进入窦周间隙，而直径大于 200～250nm 的乳糜微粒则限制其通过，选择性摄取脂质，从而发挥着调控肝脏微循环与脂质代谢等特殊作用。一旦各种毒性物质影响肝脏，可使 SEC 窗孔直径变小、数目减少，出现肝窦基底膜合成的 IV 型胶原、层黏蛋白、纤维结合蛋白等基底膜成分并沉积于窦周间隙，肝细胞与肝窦血液交换的微观通道受阻，干扰了物质从肝窦向肝细胞的运输及肝脏的血液循环，肝脏微循环缺血缺氧，脂质代谢发生紊乱，形成 SEC 的失窗孔和内皮下连续性基底膜——肝窦毛细血管化改变，最终导致脂肪肝、肝纤维化和肝硬化等疾病的发生。可见，SEC 窗孔结构是窦周间隙内外进行物质交换的微观通道，也是维持肝细胞微环境稳定的重要结构，在肝脏微循环调节、清除外源性或内源性异物、脂质代谢中均起着十分重要的作用。

2．"肝玄府"理论及其与 SEC 肝筛结构的相关性　基于上述，玄府是遍布全身五官九窍、脏腑内外的一种微观孔窍或微小通道，肝为五脏之一，也必然存在玄府，特别是 SEC 窗孔构成的肝筛结构与玄府在结构层次上的微观性、物质交换与信息交流的通道性等特征均具有共同内涵，表明"肝玄府"的客观存在。正如孙学刚等认为，SEC 窗孔构成的肝筛结构可能与疏泄密切相关，这些窗孔可能是肝主疏泄调节气机及精微的超微结构，为我们提出"肝玄府"与肝筛结构相关的假说提供了形态学依据。在肝的疏泄作用下，无形可见的气及其精微物质、血液、津液等经 SEC 窗孔结构——"肝玄府"，进出肝细胞，通过"肝玄府"开合通利，维持着气血津液在肝内的循环交通，从而维持着肝细胞及其 SEC 窗孔结构正常的形态以及生理功能，保证了肝细胞微环境的稳定。病理上，当湿热毒邪入侵，壅滞于肝，导致肝失疏泄，"肝玄府"郁闭，表现为 SEC 窗孔数的逐渐减少、直径变小或缺失，SEC 向血管型内皮转化，导致肝窦毛细血管化，肝细胞与肝窦血液交换的微观通道受阻，使气血津液沟通内外之通道闭锁，影响了营养物质的交换，导致肝窦微循环障碍，引起肝脏脂肪性炎性损伤，形成气失宣通、津液不布、痰阻血瘀、神无所用的病理环节，成为慢性肝病、脂肪肝、肝纤维化等病变的基本病机。因此，我们认为慢性肝炎是肝失疏泄，SEC 功能障碍，气机不利，久则血行不畅成瘀，瘀滞停留，使肝络阻塞，玄府郁闭，肝体失养所致。脂肪肝的形成则为肝失疏泄，脾失健运，湿热内蕴，痰浊郁结，瘀血阻滞，最终痰瘀互结，肝脏玄府郁闭的机转过程。而湿热毒邪蕴结于肝，流连不去，致肝失条达之性，肝郁气滞，由气滞而致血瘀，经络阻塞，"肝玄府"郁闭，SEC 窗孔数逐渐减少或消失（失窗孔化），内皮下基膜逐渐形成，最终发展为肝窦毛细血管化，血不养肝，形成肝纤维化与肝硬化。

3．小结　玄府广泛存在于机体内外表里，同样也存在于构成肝脏的组织特别是 SEC，"肝玄府"与 SEC 窗孔构成的肝筛结构在形态上的相似性、功能上的联系性，为"肝玄府"及其与肝筛结构相关的假说提供了形态学依据。因此，"肝玄府"是肝脏组织内外环境物质信息交流的"气液循环"微观通道，其正常的开合是肝主疏泄、主藏血等生理功能实施的结构基础。从"肝玄府"理论的新角度开展研究，将为进一步认识肝的生理病理、指导临床治疗提供理论依据。

（二）风药在肝胆疾病中的应用和分析

彭宁静、罗再琼等

风药一般是指具有解表、除湿、息风等作用的中药，因其有良好的宣散风邪、疏通经络、祛风除湿、息风搜风等功效，长期以来主要用治诸风病证。近年来随着对风药认识的不断深入，扩大了其临床运用。其中，风药在肝胆疾病中的应用越来越广泛，现对其进行整理、分析，以期更好地指导临床。

1．风药的临床应用

（1）病毒性肝炎：病毒性肝炎多属于中医"湿阻""黄疸""胁痛"等范畴。在治疗上多用清利湿热、解毒凉血、芳香化浊、调理气血等法。郑国庆等治疗病毒性肝炎常加用风药取得较好疗效，如治疗慢性肝炎日久，肝阴亏虚者加用风药升麻，肝阳气虚者加用细辛、桂枝，血清蛋白比例接近或倒置者加用蜂房。对慢性乙型肝炎、急性肝炎迁延不愈，转氨酶升高者则用风药升麻、葛根解毒活血，疏肝行气，可防止转氨酶下降后反弹。吴福宁等认为甲肝初期若为湿热客表，湿重热轻者，可选用桂枝、紫苏叶、防风、羌活等辛温透表风药；湿轻热重者，选用薄荷、柴胡、葛根、升麻、淡豆豉、浮萍等辛凉透表风药，疗效较佳。步玉如老中医在运用滑氏补肝散（药物：炒枣仁 10g，熟地黄 12g，白术 10g，当归 10g，山药 10g，川芎 3g，木瓜 3g，独活 3g，五味子 2g）治疗慢性活动性肝炎胁痛时发现，去掉方中辛温发散的独活后，疗效不佳，加上后则效果大显。在大量的养血补肝药物中配伍独活可唤起生发条达之性，唐容川曾解释为"加独活者，假风药以张其气也。欲其气之鼓荡者，则用独活"（《血证论》）。

（2）脂肪性肝病：脂肪性肝病多属于中医"积聚"范畴，常与气滞、血瘀、痰结有关。乔成安认为非酒精性脂肪肝多由饮食不节、过逸少劳引发，脾失健运为其基本病机。研究表明，逍遥散加减治疗非酒精性脂肪肝能明显改善患者肝功能，降低血脂。南万青等采用防风通圣散加减治疗重症脂肪肝 1 例，辨证为外感风邪，内有积滞痰浊瘀积肠胃肝络，三诊后肝脂肪样变消失。何国强等分析脂肪肝的病理特点与痰瘀气滞有关，病位在肝、脾、肾，认为祛风药具有升阳、宣散、通行、透达、渗利、解郁、开动的特性，在治疗脂肪肝中有升阳醒脾、和胃降逆、调达肝木、消积透脂、升阳活血、化瘀散结、调肝滋肾的作用。现代药理研究证实，多数风药具有降血脂、改善微循环、改善神经体液调节、改善血液流变学、抗血小板凝聚、抑制血栓形成、降低血液黏度的作用，表明风药在治疗脂肪肝中有特殊的作用。

（3）其他肝病：肝硬化多属于中医"积聚癥瘕""臌胀""胁痛"范畴，多与湿、毒、痰、瘀、虚等有关，在辨证论治的基础上加用风药有增效作用。郑国庆等治疗胆汁性肝硬化，每于方中加风药威灵仙、葛根以升清降浊，解毒消炎，利胆退黄，配合抗肝纤维化治疗，取得一定疗效。对于重症黄疸，重用此药对也有助于黄疸消退。刘华生等采用柴胡桂枝汤干预治疗 CCl₄ 复合法造模的肝纤维化大鼠，实验结果显示柴胡桂枝汤可能通过下调肝纤维组织 TGF-β1 表达并抑制其活性，减轻胶原积聚，最终阻断肝纤维化的进程。陶志广认为肝癌病机为肝郁脾虚、肝火内盛，小柴胡汤具有和解少阳、疏肝利胆、健脾和胃等作用，可用于肝癌的预防和治疗，并对肝癌常见的黄疸、血证、腹水等有较好的疗效。何任教授与曹福凯等用桂枝茯苓丸加减治疗肝囊肿，可缩小肝脏，消除小囊肿，取得较好的治疗效果，且未见毒副反应。临床实践与实验研究皆提示了风药对防治肝硬化、肝肿瘤有一定的作用，拓展了中医药防治肝硬化、肝肿瘤的新思路。

（4）胆道疾病：胆道疾病包括胆石症、胆道感染、胆道肿瘤等，临床常运用含有风药配伍的大柴胡汤、防风通圣散、柴胡桂枝汤等进行治疗，疗效较佳。如胆石症，冯东等认为大柴胡汤反映了清、疏、通、降四法，为清热利胆的代表方。且实验研究大柴胡汤有显著利胆排石作用，能明显减低胆石的形成率，减小胆石形成的体积，降低血清中性脂肪的含量。刘凤民运用大柴胡汤加减治疗胆道感染 100 例，结果：治愈 30 例，显效 56 例，有效 9 例，无效 5 例，有效率达 95%。曹翠英则采用防风通圣散治疗慢性胆囊炎急性发作疼痛。疼痛时急服防风通圣丸 15g，以后 10g/ 次，2 次 /d，一般腹泻后疼痛缓解，同时因胆囊炎症所致的乍寒乍热、胸闷呃逆亦随之消除。对胆道肿瘤，何任教授运用柴胡桂枝汤加减，朱国先运用大柴胡汤加减治疗，均取得了较好的疗效。此外，郑国庆等治疗急慢性胆囊炎、胆结石时，在辨证论治的基础上常加入柴胡、威灵仙、苦参等风药配伍运用，可增加疗效，体现了风药的独特治疗作用。

2. 风药临床应用分析　目前，风药已较广泛地运用于肝胆疾病的治疗中，并取得了较好的疗效，分析其机理可能有以下几个方面。

（1）风气通于肝，风与肝同气相求：肝为风木之脏，与风气相应，应春气之生发，主升主动，贮藏有形之血，疏泄无形之气，故"风气通于肝"，风气和调则能舒畅肝气，调和气血，身强而无病；风气为淫则直伤肝脏，且"诸风掉眩，皆属于肝"，所以内、外风皆可致肝胆疏泄功能失调，气血失和，以致气郁、痰凝、血瘀，百病因此变化而生。风药善畅气活血调肝，对肝胆病的治疗，具有得天独厚的优势。

（2）风药味辛性轻，善升散窜透：风药味辛性轻，上行下达，彻内彻外，走而不守，具有生长、升发、条达、舒畅等特性，通过辛散透邪、化湿、活血等可解除肝胆致闭致郁的病理因素。同时，肝性主升、主动、主散，风药有燥、升、发、散的特点，同类相召，可入肝经，调畅气机，升发阳气，又助肝胆之用，解肝郁、调气机、散郁火等，恢复肝胆的正常生理功能。

因此，风药在治疗肝胆病证中有较好的临床效果，有必要进行更深入的探讨和研究，以便更好地指导临床。

（三）基于肝玄府理论探讨风药在肝病中的应用

李波、魏嵋

1. 肝玄府理论的现代医学认识　玄府"无物不有""尽皆有之"。现代研究发现，玄府应属于经络系统中最细小的孙络的进一步分化，与微循环理论与离子通道、细胞间隙等有一定关联性。常富业认为，肝体借其细小的肝"玄府"结构，调节血液与津液的互化、双向流动，或精血的藏与溢，或渗灌组织，以濡肝体，体现"体阴"之性；通过至微至小的肝"玄府"，肝气深入其内，再分层次地运行着，升降出入自如，肝气舒畅，以充肝以"用阳"。孙学刚认为，肝窦内皮细胞窗口构成的肝筛结构可能是肝主疏泄调节气机及精微的超微结构，提出"肝玄府"与肝筛结构相关假说。罗再琼亦认为，肝窦内皮细胞窗口构成的肝筛结构是窦周间隙内外进行物质交换的微观通道，与肝内玄府在结构层次上的微观性物质交换与信息交流的通道性等方面具有共同内涵，提出肝玄府及其与窗孔结构可能相关的假说，为肝玄府理论研究提供形态学的依据。

2. 风药开通玄府，在肝病中的应用一隅　玄府以"通"为贵，以"闭"为逆。王明杰教授指出"玄府郁闭为百病之根"，提出"开通玄府为治病之纲"，用于指导肝病的中医临床辨证。风药，是一类味薄气轻，药性升浮，具有发散祛风之效的药物，广泛用于内伤杂病，肝病亦不例外。故笔者以肝玄府理论为切入点，探讨风药在肝病临证中的应用，指导临床用药。

（1）理气通玄调肝法：肝为风木之脏，风气通于肝，若风淫内舍于肝，玄府密闭，肝气失宣而郁结，可见忧郁寡欢、脘腹胀满、胸胁隐痛，单用疏泄肝木之药多辛燥之品，如青皮、川楝子，燥则伤阴，久用或过用难免有耗气伤阴之弊，而风药味薄气轻，辛散升浮，同气相求，可入肝经，开通玄府，疏达肝气，彰显肝木之升发之象，较之行气疏肝之品，一者风药性多轻灵，宣泄玄府之郁闭，以唤肝木升发之性，畅达肝气，如肝气不舒之主方柴胡疏肝散、逍遥散中的柴胡、薄荷，木旺脾虚证之痛泄要方中的防风；二者风药"辛乃散"，且味少量轻，以防燥甚伤阴；三者风能泻木，以抑肝气之横逆，防"木愈郁而痛愈甚也"（《证治汇补》），此乃彼之所不及。

（2）泄热通玄清肝法：气郁乃六郁之始。玄府密闭，肝气不舒，久郁可致化热、化火。刘完素以火热立论，"热甚则腠理闭塞而郁结也"，认为热郁玄府是导致疾病的基本病机。火郁之热不仅清其热，还要从症结着手而发其郁，以风药轻清发散之性以泄热通玄，火郁自除，如泻青丸的防风、羌活，龙胆泻肝汤的栀子、柴胡。此外，肝开窍于目，目为肝之外候，刘完素首创运用玄府理论解释目病，认为目病以热邪为主，由热炎于目，壅遏玄府，玄府郁闭，气液不通所致，治以辛凉风药，凉则泻热，味辛则清轻走窜，玄府通利，目病乃愈。如桑菊饮之菊花"纳摄下降，能平肝火，息内风，抑木气之横逆"。

（3）活血通玄疏肝法：肝玄府启闭得利，则气血宣通，外感六淫、内伤七情或他病延及，导致玄府密闭，气血壅滞，一般的活血化瘀药单治其标。黄淑芬在前人"治风先治血，血行风自灭"理论基础上提出"治血先治风，风去血自通"，创新性地用风药治疗血证。风药多辛温而性轻扬，辛温善通阳，轻扬之品开泄玄府，升者自升，降者自降，气行则血活，如荆芥"下瘀血"（《神农本草经》），藁本"通血"（《药性论》），白芷"破宿血"（《日华子本草》）等。如肝病之癥瘕积聚，用桃核承气汤之辛温风药桂枝之品，"温中行血"（《本草再新》），"辛以散之"，破血逐瘀，玄府通利，积聚向愈。

（4）胜湿通玄和肝法：黄疸由于染易湿热戾气，治法各异，概之以通府之法，约而治之。通玄府泻邪毒，乃开门逐寇之举，为治黄疸一大要作。李东垣认为，对于内外湿邪，"用淡渗之剂以除之，病虽即已，是降之又降，是复益其阴而重竭其阳"，并提出"必用升阳风药即差"，《证治汇补》所言"凡泻皆兼湿，初宜分理中焦，次则分利下焦，继以风药燥湿，久则升举元气"，创升阳除湿大法，即所谓"地上淖泽，风之即干""风能胜湿"之理。风药多性燥，燥能胜湿，且气味芳香，善于宣散肺气、升发脾阳，肺为水上之源，肺闭轻启，腠理开泄，肺亦与大小肠相表里。水湿趋下，此即"开鬼门，洁净府，去宛陈荤""提壶揭盖";水湿为病,湿胜则阳微,借风药生发清阳,浊阴自化,三焦气化如常,故"风能胜湿也"(《脾胃论》)。因此,通过开通玄府,以达"风胜湿干"之效,同时,风药降气平肝,有助胆汁泄降,可收利胆之功。

(5)息风通玄镇肝法:玄府密闭,郁而生风,"诸风掉眩,皆属于肝",导致肝脏脏腑功能失调。玄府"气液宣通",与"神机出入"密切相关。肝气亢盛,忤逆气机,致玄府密闭,神机不遂,可见头昏目眩,甚则"登高而歌,弃衣而走",因此,桑菊饮治疗肝阳上亢证之二胡均为风药,但"柴胡主升,前胡主降",一升一降,降中寓升,平肝降逆;中风之"真中"或"类中",贝壳类风药质重性味厚,重镇潜阳,虫类风药行走攻窜见长,剔络搜风,所谓"飞者升,走者降""血无凝着,气可宣通",共奏开启孔窍,通利玄府,神机复用之功效。

(6)补虚通玄柔肝法:肝体阴而用阳,以气为用,以血为体,主升主动主散。"人因风气而生长",一味滋补肝阴、肝血之品,每有甘润滋腻之碍,少取风药之辛燥升散,"吹嘘流动"之品,滋而不呆,补而不腻,且风药升提,同类相召,引药入肝,直达病所,又能顺应肝性,振奋气机,相得益彰,促病向愈。临证治疗,在补肝阴、肝血之主方再加一二味风药之品,如延胡索、川芎之属,"以辛补之",引而导之,皆是明证,唐容川评价滑氏补肝散之用独活,注曰"加独活者,假风药以张其气也;欲其气之鼓荡者,则用独活正此意也"。

3.**结论** 人以气血为本,因风气而生长,风气皆统于肝。肝为风木之脏,将军之官,疏泄无形之气,贮藏有形之血,"气血调和,则万病不生",若肝之为病,气血失和,变证丛生,或延及他脏,诸病皆起,故有"风木者,五脏之贼,百病之长"(黄元御《四圣心源》),"肝为万病之贼"(魏之琇《续名医类案》)之语。肝玄府以肝窦内皮细胞窗口构成的肝筛结构为现代形态学基础,为风药治疗肝病的深入研究提供客观依据。风药又名"动药",辛味升散,性动善行,一者,"辛以散之",开通玄府;二者,"辛亦补之",顺应肝性,三者,发挥"1+1>2"的风药增效作用,故畅气活血,气血得调,病自瘳矣,在诸多肝病治疗中屡建奇功。肝病病因繁多,病情复杂,临证时应审时度势,明辨兼夹,风药四气五味、升降沉浮之异,审其用,度其量,辨证用之。"凡病之起,无不因于木气之郁",肝病亦以玄府"郁、淤、瘀、虚"四大病机之郁闭为始,"一有怫郁",则"诸病生焉"。肝郁时与疏肝解气药配合,风药则疏而达之;久郁化热、化火,与清热、泻火药配合,则宣而发之;气病及血致"瘀",与理血药配合,则推而动之;津液失温化,凝结成"淤",与祛湿药配合,则燥而化之;肝病笃重者,气滞、痰凝、血瘀相互为患,胶着不解,导致肝络阻塞,神无所用,与开窍醒神药配合,风药或重镇潜阳,或唤肝之性;再者,肝病日久,困顿不振者,与补益药配合,则升而运之。值得注意的是,运用风药治疗肝病,重在辨证,凡阴血耗伤、阳气衰耗者,宜慎之;且风药应分寒热之别而用,久用或多用易耗气伤津,只有辨证准确,药物配伍得当,如此举一反三,效如桴鼓。

二、动物实验类

（一）风药活血作用及其抗大鼠肝纤维化的实验探索

黄文强、罗再琼等

目的： 通过风药对肝纤维化的抑制，揭示风药活血化瘀的作用。

方法： 用 50% CCl_4 橄榄油溶液皮下注射 8 周制造大鼠肝纤维化模型，造模成功后，将大鼠随机分为 A（防风、羌活、白芷）组、B（下瘀血汤）组、C（秋水仙碱）组、D（生理盐水）组、E 组（正常组）。观察各组药物治疗后变化情况和各组肝组织的病理学变化。

结果： 与模型组比较，下瘀血汤组和风药组大鼠血清 hPC-Ⅲ、HA、Ⅵ-Col、FN 含量较模型组明显降低，光镜下可见风药组和下瘀血汤组灶性正常肝细胞索，未见肝假小叶形成。

结论： 风药对大鼠肝纤维化有较好的抑制作用，为中医药抗肝纤维化提供新的用药思路。

（二）风药生姜增效下瘀血汤对肝纤维化大鼠 HPC-Ⅲ、Ⅵ-Col、LN 的影响

刘然、罗再琼等

目的： 通过风药生姜配伍下瘀血汤对肝纤维化的抑制，揭示风药生姜增强活血化瘀的作用机制。

方法： 用 50% CCl_4 橄榄油溶液皮下注射建立大鼠肝纤维化模型，8 周造模成功后，将大鼠随机分为正常对照组（A 组）、模型对照组（B 组）、下瘀血汤组（C 组）、生姜低剂量配伍下瘀血汤组（D 组）、生姜中剂量配伍下瘀血汤组（E 组）。继续造模的同时并用药物干预至 12 周，观察各组药物治疗后的一般情况和血清肝纤维指标变化及肝组织学变化。

结果： 与模型组比较，下瘀血汤组和风药组大鼠血清Ⅲ型前胶原（HPC-Ⅲ）、Ⅵ型胶原（Ⅵ-Col）、层粘连蛋白（LN）含量明显降低（$P<0.05$ 或 $P<0.01$），且生姜配伍下瘀血汤组上述指标较单纯下瘀血汤组明显降低（$P<0.05$）。

结论： 风药生姜配伍下瘀血汤可增加活血化瘀药的作用，为中医药抗肝纤维化提供新的用药配伍思路。

第三节　发表论文一览

[1] 黄文强，彭宁静，何利黎，等. 肝玄府学说理论初探 [J]. 中医杂志，2012，53（11）：901-902，908.
[2] 彭宁静，黄文强，何利黎，等. 风药在肝胆疾病中的应用和分析 [J]. 西部中医药，2013，26（1）：

74-76.

[3] 李波，董丽，王晓栋，等. 基于肝玄府理论探讨风药在肝病中的应用 [J]. 中国中医急症，2014，23（1）：65-66.

[4] 黄文强，彭宁静，吕德，等. 风药活血作用及其抗大鼠肝纤维化的实验探索 [J]. 辽宁中医杂志，2013，40（3）：584-585，605.

[5] 刘然，罗再琼，何利黎，等. 风药生姜增效下瘀血汤对肝纤维化大鼠HPC-Ⅲ、Ⅵ-Col、LN 的影响 [J]. 世界科学技术：中医药现代化，2014，16（3）：587-590.

[6] 姜冬冬，卢秉久. 安络化纤丸对小鼠肝纤维化治疗作用的实验研究 [J]. 临床合理用药杂志，2013，6（18）：27-29.

[7] 何利黎. 风药防风、羌活增效活血化瘀干预肝纤维化大鼠的实验研究 [D]. 成都：成都中医药大学，2014.

第五章
眼　　系

团队成员在眼科领域共发表论文多篇。王明杰教授继承发扬眼科泰斗陈达夫先生遗学，提出玄府闭塞是内外眼病的重要病机，开通玄府为眼系疾病治疗大法，风药、虫药在其中有十分重要的作用，并带领团队围绕眼病的防治取得了一系列富有创新性的成果。

眼为人体视觉器官，为肝之窍，其能明视万物，辨别颜色，有赖于气血之充养。目中玄府即是存在于眼中的众多微细孔窍，与头目上的经络系统共同构成了真气、真血、真水、真精的运行通道及神光的传导通络。作为人体气血津液精神上注于目的枢纽，目中玄府在视觉活动中具有十分重要的意义。如经络畅达，玄府通利，则气血灌注，神光发越而目明；如经络涩滞，玄府闭密，则精气郁遏，神机不遂而目昏。因此，目中玄府可称为精明之枢。如《中国医学百科全书·中医眼科学》对眼科玄府的定义："精、气、血等升运出入之通道门户，若玄府郁滞，则目失滋养而减明，若玄府闭塞，则目无滋养而三光绝。"

眼病的病机，一般认为主要在于脏腑经络失调与气血津液失调。王明杰教授认为，还应包括玄府的失调。玄府开通，则营卫流行、气血畅达，神光发越，目视正常；玄府闭塞，则升降出入障碍，精血津液不能顺利上注于目，神光无以发越，目病由生。如目赤肿胀、碜涩疼痛，羞明、眵多流泪、胬肉攀睛、胞睑下垂等外障眼病的基本病机，与视瞻昏渺、云雾移睛、视正反斜、五风内障、青盲、暴盲等内障眼病一样，都存在玄府郁闭的问题。从病机看既有刘完素所描述"热气怫郁"之邪郁玄府，也有气血亏损玄府萎闭；也有外伤直接毁损玄府。

20世纪80年代，王明杰教授在《眼科开通玄府明目八法》中就指出，临床可使用发散宣郁明目法、清热开郁明目法、疏肝解郁明目法、活血化瘀明目法、利水通窍明目法、化痰利窍明目法、补虚开窍明目法和嚏鼻透窍明目法治疗眼病。20世纪90年代，黄淑芬教授又在《试论治血先治风》一文中指出，风药多轻清上扬，善走头面部，所谓"巅顶之上，唯风药可及"，其升发之功，既能引营卫气血畅行于头面经脉，又能引其他药物上行头面发挥治疗作用。2007年，罗再琼、杨青发表的《试论治风活血法》中提出，眼科疾病的关键是玄府郁闭导致气血津液运行不畅，神光不达，用风药可开通玄府、活血通络，促进眼部血行，常选羌活、防风、葛根、桂枝、蝉蜕、僵蚕、钩藤、升麻、蔓荆子、全蝎、蜈蚣等药。

第一节　相关研究概述

一、理论探讨

基于玄府郁闭在各种目病病机中具有重要地位，开通闭塞之玄府，畅达阻滞之气血精津液，自然成为眼科临床治疗的一个重要目标和原则。对于内障目病的发病机理，陈达夫服膺于刘河间"玄府闭塞"之说，主张"医治内障，不得尽从补字着手"。从实践中总结出多种开通玄府以明目的方法，如清热息风通窍以开之、温经散寒通窍以开之、行气活血通窍以开之。对于真元不足、目中玄府衰竭自闭之青盲，在补肝肾基础上，仍辅以通窍之品助目中玄府通畅。而王明杰教授在此基础上进一步提出了"开通玄府为治目之纲"的学术见解，认为不仅内障眼病必须开通玄府以明目增视，而且外障眼病亦需开通玄府以消肿散结、退赤除翳。团队在王明杰教授指导下，通过多年临床实践，探索出了开通玄府以发越郁火、布津润燥、行血利水、达神起痿、通光明目等丰富多彩的治疗方法，并总结出开通玄府的系列药物。其中尤其注重风药、虫药在眼病治疗中的作用，形成了"外障祛风为先，内障通光为要"的学术特色。

风药具有"升、散、透、窜、通、燥、动"的特点，以其辛散、走窜、宣通之性，能开通眼之玄府，解散各种郁结瘀滞而使气机调畅，津液布达，血脉流通，神机运行。合理运用风药，能增效活血化瘀、清热泻火、利水消肿、健脾益气与补肾益气。对于某些血瘀型眼病，祛风药开泄宣通，善于畅达阳气，活跃血行，发散祛邪，疏通血络，因而能从多方面增强活血化瘀之功；对于火热型眼病，仅凭寒凉清泻效果不佳，治疗尚需注重开郁通阳，适当配伍风药在所必须，以达到辛散开泄，发越郁火之功；对于水湿型眼底病，如眼底水肿，风药具有通达阳气之功，且风能胜湿，与利水药相伍均可发挥"气行则水行"的增效作用；对于中气下陷型眼肌无力，配合风药，虽发散之力看似耗气，但与健脾益气之品配合，其流通之性，却可以增强补益之功；对于肾精不足型眼科内障病，若单用补肾药，常阴柔滋腻，容易碍胃，伍以风药可行其滞，使滋腻之品无呆补之弊，意在升达五脏精气上注于目以为精明之用，且尚有开通道路的作用。

虫药是王老临床常用的另一类开通药。本类药物作为动物药，具有灵动之性，王老总结其特性为"能走善窜，通达疏逐，功专搜剔、通络"，其走窜钻透之性，能搜剔脉络内有形无形之邪，开启目中玄府郁闭，具有畅达精气，发越神光之功。与风药相比，开郁启闭之力更强，借其钻透搜剔开玄之力，治疗眼科疑难病症收效甚佳。王老经过多年临床经验积累，认为全蝎为通窍明目要药，可用治眼科疾病如视神经萎缩、近视眼等，单味药即可见效。此外，蝉蜕、僵蚕、地龙、水蛭、蜈蚣等亦均有程度不等的搜剔开通作用，常用于睑板腺囊肿、视疲劳、干眼症、青光眼、视神经病变、黄斑病变等多种内外障眼病的治疗。

二、临床经验总结

全蝎作为常用风药、虫药，以止痛见长，祛风开玄效果尤佳。1991 年，王明杰教授发表的《全蝎疗目疾小议》提到，青光眼眼压升高时，常有目珠胀痛难忍，中医称为"五风内障"，多属肝胆风火夹痰上攻头目，目中玄府闭塞，气滞血瘀，神水阻滞，治疗除清热泻火、凉肝息风外，须注重开通玄府，常在各型处方中加入全蝎 3～5g 研末吞服，对降眼压、缓解头目胀痛甚效。胞轮振跳，俗称眼皮跳，甚则同侧面部口鼻肌肉抽搐掣动，不论阴虚、血虚所致，均可酌加全蝎 2～3g 于六味、四物、归脾等方中，收效甚捷。

风药因其善行气血，疏通经络而具活血化瘀之效，可用于治疗眼科血瘀病证。王明杰在《眼科良药——麻黄》一文中指出麻黄辛而不烈，温而不燥，以轻扬透达、宣通开泄见长，具有"彻内彻外，无所不到"之特点，从而能通九窍，调血脉，利水道，开玄府。麻黄具有的强有力的开通玄府作用，对于目中玄府闭塞所致暴盲、青盲均有发越神光、明目增视之效。2000 年，罗再琼发表的《风药在眼科血瘀病证的应用及思考》通过对视网膜动脉阻塞、视网膜静脉阻塞、眼外伤、病毒性角膜炎、青光眼、缺血性视神经病变、视网膜色素变性、老年黄斑变性及其他眼病的文献资料收集整理，总结认为风药辛散透邪、温通走窜、善动不居，在眼科血瘀证的治疗中起到开启玄府、活血化瘀之效。长期以来，对于开通玄府之法，眼科多用于治疗内障眼病。2014 年江玉、江花、王倩等发表的《王明杰开通玄府治疗外眼病的经验》指出，外障多从火热论治，往往效果不佳，若在清泻基础上开通玄府，则郁结多能随之而解，常用方如八味大发散、柴葛解肌汤、防风通圣汤等。

干眼症属中医"燥证""白涩证"范畴。从玄府理论来看，干眼的成因在于津液的不布，只有使闭塞的目中玄府恢复通畅，让气血津液得以正常输布，症状才能缓解，因此治疗应滋阴生津、开通玄府与祛风通络。

视疲劳相当于中医学"肝劳"，其病机除了肝肾不足、脾气虚弱、心血亏虚外，还应重视目中玄府闭塞以致津液输布障碍的因素，因此治疗以宣通玄府，辅以补益肝肾、健脾益气、养血安神之法，常选自拟方祛风舒目汤（麻黄、葛根、柴胡、蔓荆子、菊花、僵蚕、蝉蜕、黄芪、当归、川芎、白芍、鸡血藤、甘草）等。

麻痹性斜视属中医学"风牵偏视""目偏视"等范畴。王明杰教授分析由于风邪入中，闭塞目中玄府，神机不遂，则目珠转动障碍；神光受阻，则视一为二，常选自拟方逐瘀醒脑汤加减治疗。

眼肌重症肌无力在中医眼科称为"上胞下垂""睑废"，病机在于脾胃功能虚弱，气血亏虚，睑部失荣。治疗以健脾益气、补益肝肾为主，用方以补中益气汤为代表方。王明杰教授认为，从玄府学说的角度来看，眼肌未见萎缩而无力，要害不在于虚，而在于郁。上胞玄府闭塞，神机无以为用，则眼肌无力，不能提举。基于上述见解，本病施治的重点当是祛风通玄，达神起痿，以风药配合补益之品协同增效。常用风药：麻黄、柴胡、葛根、升麻、羌活、防风、细辛、白芷、马钱子等。

目劄，俗称眨眼。2017年，王倩发表的《王明杰运用风药论治目劄的经验》一文中指出，由于风邪侵目，玄府闭塞，气机升降失职，上犯头目，损及清阳，肝经肝血失于濡养，筋肉拘挛不能自控，则目劄不止。在辨证基础上加入全蝎、柴胡、蝉蜕、防风、僵蚕治疗，颇有良效。

暴风客热相当于现代医学之急性结膜炎。叶俏波等2020年发表的《王明杰教授从玄府论八味大发散运用经验》中指出，证见胞睑红肿，白睛红赤，眵多胶结，羞明流泪。本病多为外感风热之邪引起，风热毒邪，侵袭于目，风热相搏，玄府闭塞，致目暴发赤肿。八味大发散诸药合用，不仅使风邪得以外散，玄府得以畅通，热邪亦赖之以宣通。

三、研发院内制剂

在"眼玄府""风药开玄"创新认识基础上，王明杰教授及团队研制的葛芍益视颗粒、明目颗粒、眼舒颗粒作为西南医科大学附属中医医院院内制剂运用近20年，临床用于干眼症、视疲劳、视神经萎缩、视力下降、内障眼病等疗效显著。

（一）葛芍益视颗粒（眼舒颗粒）

由葛根、白芍、枸杞子、黄精、黄芪、当归、川芎、地龙、羌活、白芷、柴胡、防风等构成，以"养血祛风，通络开玄"为治法，广泛用于治疗视疲劳、视物模糊。临床试验证实：能改善患者不能久视、视物模糊、眼球和眼眶周围胀痛、眼干涩、发痒、异物感、畏光流泪、头痛头晕、恶心呕吐、失眠等症状，而不影响屈光度、眼压，治疗期间无任何不良反应，安全性好。

1. **视疲劳**　能改善视疲劳患者视物模糊、眼干涩、畏光、眼睑沉重、眼胀、眼眶胀痛、头痛、失眠、眩晕耳鸣、腰膝酸软等症状积分，与甲钴胺相比，能有效缓解视疲劳症状，有效率高达92.86%（李群英，2010）。

2. **干眼症**　揿针联合眼舒颗粒治疗干眼能降低主观感受症状积分，增强泪液分泌（SIT），延长泪膜破裂时间（BUT），改善角膜荧光染色（FL）情况，具有较好的临床效果（曹兴伟，2018）。

3. **特发性眼睑痉挛**　能降低特发性眼睑痉挛的等级，减少复发率，联合复方樟柳碱穴位注射治疗特发性眼睑痉挛疗效显著，复发率低，且较安全（李群英，2018）。

（二）明目颗粒

由石决明、决明子、青葙子、栀子、黄芩、赤芍、防风、荆芥、木贼、蝉蜕、密蒙花、麦冬等组成，有清热平肝、祛风散邪、明目退翳的作用。临床试验证实：

1. **单纯疱疹性角膜炎**　与阿昔洛韦联用在角膜溃疡的愈合、角膜知觉的恢复、平均治愈时间以及控制炎症复发，症状与体征明显改善方面优于单用阿昔洛韦（李群英，

2012）。祛风法在单纯疱疹病毒性角膜炎属肝经风热、肝火炽盛、肝胆湿热、正虚邪恋证中具有较高的有效率和较低的复发率（张霞，2014）。

2．角膜水肿 基于明目颗粒的活血利水明目颗粒（当归、生地黄、赤芍、白术、茯苓、猪苓、泽泻、防风、密蒙花、蝉蜕、川芎等组成）有活血利水、明目退翳的作用，能缩短角膜水肿平均消退时间，提高超声乳化白内障术后角膜水肿临床治愈率（李群英，2013）。

第二节 代表论文选录

一、学术经验类

（一）陈达夫眼科学术思想和经验介绍

王明杰

一般外障为六淫外感所致，内障由七情内伤而成；外障多火热实证当清，内障多肝肾虚损宜补。相沿成俗，习以为常。陈师认为此种区分，仅言其常，而未通其变，如拘执不化，势必陷入一偏之见。他明确指出"不论内障和外障，都有属于六淫者，有属于七情者，是不能强为划分的""要在临证时去细心观察"。在《中医眼科六经法要》中，陈师即打破内外障的界线，不受病症名目束缚，从临床见证分经，列举了种种辨治眼病的活法。从而形成本书独具一格的学术特色。

1．目病非皆属火 陈师认为，前人"目病属火"的理论，带有极大的片面性。一些医家辄用寒凉治目，贻误极深。至今仍有不少眼科医生囿于一偏之见，而视温热药为畏途，影响到一部分眼病的治疗效果。故仿仲景之例，于《中医眼科六经法要》中首列桂枝、麻黄二方，令人耳目为之一新。全书所载九十余方中，属寒凉者不过四分之一，余皆系温热或寒温并用之方，足见陈师补偏救弊用心之良苦。但陈师却非一味崇尚温热者。他在卷首特地指出："本书用方，重在对症用药，不拘寒热温平，均在选用当中，使读者一见即知偏寒、偏热、偏补、偏泻之不可法。"并在书中引傅仁宇语云："热药乃回阳之法，寒药乃救火之方，皆非可以常用者……宜量人禀受之厚薄，年力之盛衰，受病之轻重，年月之远近，勿使太过不及，当于意中消息之。"矫枉而不过正，诚为施治准则。

2．玄府宜事开通 对于内障目病的发病机理，陈师服膺于刘河间"玄府闭塞"之说，主张"医治内障，不得尽从补字着手"。他从实践中总结出多种开通玄府以明目的方法，如对目中玄府因热气怫郁而闭的五风内障实证，主以自制息风丸（赤芍、紫草、菊花、僵蚕、玄参、川芎、桔梗、细辛、牛黄、麝香、羚羊角）清热息风通窍以开之；对于寒中少阴而闭之突然失明，则以麻黄附子细辛汤温经散寒通窍以开之；对于气血郁滞而闭之暴盲实证，又常以柴胡、枳壳、郁金、桃仁、丹参、赤芍、红花、川芎、麝香等行气活血通窍以开之；至于真元不足、目中玄府衰竭自闭之青盲，固当以大补肝肾为主，亦宜辅以细辛、远志、菖蒲、麝香等通窍之品助目中玄府通畅。以上治法弥补了传统补益肝肾以明目之不足，实践证明有助于提高内障目病的治疗效果。

陈师临证用药，既本眼科传统之法，又宗历代本草之论，尤善于视病情需要而变通其用，颇能尽良工运巧之能事。如借木瓜、青皮、秦皮、松节等舒筋活络之品调节肝经气机以治屈光不正，以雷丸、芜荑、芦荟、贯众等杀虫药物入于清热解毒除湿方中治疗角膜溃疡，取僵蚕、全蝎与菖蒲、麝香等通络、开窍以宜通玄府，而助明目之效等，皆为陈师独到经验。

【病案举例】

毛某，女，28 岁。

病史：患者于 1974 年 2 月初，突然感觉双眼磣涩，继而视物不清。眼无红肿，眼珠有时发胀，有时头昏如蒙，头部两侧及两眼外眦每天不定时灼痛，一瞬即过，精神萎靡，少气。经某医院诊为"球后视神经炎"，以中西药物治疗近 1 年，基本无效。只是服用大量人参精后，少气有所改善，但视力继续下降。1975 年 1 月 24 日在某医院复查：双眼视力均为 0.03，双眼视神经乳头呈灰白色，边界清楚，动脉显著变细，黄斑中心凹光反射消失。诊断为"继发性视神经萎缩"，经新针治疗，视力由 0.03 上升到 0.08，则再无增长。故于 1975 年 2 月 25 日开始请陈师诊治。

初诊：眼部症状与体征同前，伴有怕冷风，腰腿酸痛，食少嗳气，胃脘痞满，痰涎甚多。此为风邪留滞三阳，干犯三阴，闭塞目中玄府。治宜疏解三阳经风邪，使三阴受干之邪仍从三阳外达，则目中玄府自开，柴葛解肌汤主之。

处方：柴胡 12g，葛根 15g，白芷 12g，桔梗 6g，黄芩 12g，生石膏 15g（先煎），白芍 12g，羌活 6g，甘草 6g。

患者带方回原地，连服 10 剂，双眼视力由 0.08 上升到 0.4。继续服到 4 月，双眼视力恢复到 0.8。5 月初，双眼视力恢复到 1.5。前后共服药 40 余剂。

1975 年 5 月 12 日，患者来复诊，视力已正常，唯头痛未愈。上方去甘草，加松节 30g，炒白附子 9g（先煎），胆南星 3g，草豆蔻 9g。9 月 5 日，患者来信称视力稳定，但头仍微痛，拟方于 5 月 12 日方中去白芷、羌活、桔梗、黄芩、石膏，加当归 12g，川芎 12g，生地黄 12g，木瓜 9g。11 月 4 日，其家属函告，诸症悉愈。

1976 年 3 月 9 日随访：双眼远近视力均为 1.5，双眼视神经乳头色淡，左眼尤甚，颞侧苍白，边界清楚，左眼黄斑颞下方有一约 3mm 大小之陈旧病灶，双黄斑中心凹光反射较正常者稍弱，黄斑区反光稍增强。

按：视神经萎缩属中医青盲范畴，一般多从肝肾不足论治。本例伴有明显全身症状，陈师按六经辨证，认为怕风、腰腿酸痛系风邪阻滞太阳经脉，脘痞嗳气、食少痰多系风邪阻滞阳明经脉，两侧头痛及外眦灼痛，系风邪阻滞少阳经脉。由于风邪留滞三阳，清阳之气不能上升于头，故眼胀、头昏头痛；风邪干犯三阴，目中玄府闭塞，则视力严重减退。陈师从祛邪着手，以治伤寒三阳合病之柴葛解肌汤而获全功。

（二）陈达夫教授眼科临证思维与方药特色

秦凯华、叶俏波、王明杰

陈达夫教授以玄府理论为指导治疗各种眼病，扩大玄府论治眼病范围，在定病位、定病性的基础上，定方药时重视玄府的开通，可分为直接开通玄府法与间接开通玄府法。直接开通玄府法主要有风药发散开玄、虫药搜剔开玄、芳香香窜开玄等 3 类，常用药物或味辛能行散，或体轻易升达，或虫类善走窜，或气香可开透，均可直接作用于闭塞的玄府而促使畅通。间接开通玄府法常用者有温通开玄、通下开玄、涌吐开玄、理气开玄、利水开玄、豁痰开玄、活血开玄、泄热开玄、补虚开玄等 9 种，常用药物则是温通、清泻、渗利、涤痰、理气、活血及补虚之品，通过宣通气血津液的运行而间接起到开玄府的作用。开通玄府治眼病是陈老临证的又一特色，《中医眼科六经法要》记载了多种开通玄府的治法与方药，现将具有代表性的开玄治法方药举隅如下。

1. **开玄治法**　陈老擅用经方，认为仲景之方，立法谨严，组合精当，力专效宏，虽本为伤寒杂病而设，却同样可用于各种眼病。常用经方发散开玄，如"凡目暴病太阳，白珠血丝作淡红色，涕清如水，泪如泉涌，畏光甚，无眵，两眉痛者寒也，麻黄汤主之"，是麻黄汤发散开玄治寒闭玄府之太阳表实目病；"伤于寒，眼无丝毫外证而突然失明者，须急治之，方主麻黄附子细辛汤"，对于寒中少阴而玄府闭塞之突然失明，则以麻黄附子细辛汤发散温通开玄。

陈老服膺于刘河间"玄府闭塞"之说，主张"医治内障"不得尽从补字着手。并引论刘河间之"热气怫郁，玄府闭塞"，认为五风实证多属于热，热郁于目，玄府闭塞，目无所见，故不可不用清法。如"五风突然发病者为里实，多宜于清；五风渐病者为里虚，多宜于补"，认为目中玄府因热气怫郁而闭的五风内障实证，主以自制息风丸（赤芍、紫草、菊花、僵蚕、玄参、川芎、桔梗、细辛、牛黄、麝香、羚羊角）泻热开玄。

陈老论述青盲时指出"神败精亏，真元不足，无以上供目用，以致目中玄府衰竭自闭，郁遏光明，外表虽同好人一样，而实则盲无所睹"，提出了"玄府衰竭自闭"的新病因，指出玄府作为人体的微观结构，需要充足的精血濡养，才能维持其正常的开通状态；一旦精血失其所养，玄府即会衰竭而郁闭不通，导致种种病变的发生。这是对《医学纲目》"虚则玄府无以出入升降而昏"的进一步发挥，也是对玄府闭塞病因的一大发展，具有重要的临床指导价值。由此不难理解，前人"病无纯虚论""纯虚者十不得一"等说，正是缘于存在玄府因虚致闭的病理演变，故治疗上"补必兼通"。也为补虚开玄提供了依据，如"渐见黑花者，渐见乌红花色，则服驻景丸加减方，独活煎汤送下"，对于五风内障虚证及真元不足，目中玄府衰竭自闭之青盲，均在补益之中辅以独活、全蝎或细辛、石菖蒲、麝香等以助目中玄府通畅。又如"眼中常见黄花……目亦失明者,黄风之虚证也,以六君子汤加山药、白及、全蝎治之",对于脾虚生风,玄府失养之失明,用六君子健脾加山药、白及益肺气外,更加全蝎之虫类药以助玄府开通。

2. 屡用达药 陈老临证在风药发散开玄、虫药搜剔开玄的运用方面多有发挥。发散开玄常选用麻黄、羌活、细辛等辛散之风药,尤其是辛温之品,取其辛散开发之力,透达表里之邪气,开通玄府之郁闭;搜剔开玄常选用僵蚕、全蝎、蜈蚣长于走窜的虫类药,利用其钻透搜剔之力开通玄府郁闭。

风药发散开玄:风药对于全身上下内外之玄府皆有良好的开通作用,风药辛散、开发、走窜、宣通、鼓动之性,不仅善于开启玄府之郁闭,而且能激发脏腑活力,振奋人体气化,鼓舞气血流通,促进玄府气液畅行、神机运转,治疗各种气液血脉精神郁滞之病。如认为麻黄于眼科亦大有用武之地,多年来广泛用于内外障多种眼病,效果颇佳。麻黄发散之力极强,用治目赤肿痛、流泪、羞明、生眵,或生翳膜等外障眼病收效甚捷。麻黄既能祛风,又能利水,为内科风水浮肿主药,移用于治疗眼底视网膜水肿一类眼病,亦有良效。麻黄具辛散宣透之力,功擅开发玄府,通利水道,能使神水流畅、气血通利而收息风之效。麻黄强有力的开通玄府作用,对于目中玄府闭塞所致暴盲、青盲均有发越神光、明目增视之效。

虫药搜剔开玄:虫类药多具蠕动之性,灵动活泼,攻窜善走,能搜剔脉络玄府内有形无形之邪。叶天士对虫类药的搜剔作用作了精辟发挥与应用,"每取虫蚁迅速飞走诸灵,俾飞者升,走者降,血无凝着,气可宣通"。如认为全蝎甘辛性平,古今治中风抽搐及小儿惊搐方多用之,历来被视为治风要药。用于眼科临床常有卓效,堪称眼病良药。全蝎明目之功,为诸家本草所未载,据刘河间之说,目昧不明乃因"玄府闭塞而致气液血脉、营卫精神不能升降出入"所造成,全蝎具走窜钻透之性,可开通目中玄府以畅达精气、发越神光,故有明目增视作用。全蝎以止痛见长,用于眼目胀痛收效甚捷。胞轮振跳,甚者同侧面部口鼻肌肉亦同时抽搐,西医称面肌急乱,治疗较困难。此证多属虚风之候,不论阴虚、血虚,均可酌加全蝎于四物、六味、归脾等方中,息风止痉效果颇佳。目痒属风,全蝎搜风,故有良好的止痒作用,对于全身及眼目的瘙痒均有明显功效。全蝎的走窜特性,对泪道阻塞的流泪有止泪作用。

（三）眼科良药——麻黄

王明杰

麻黄微苦而辛温,气味俱薄,轻清而浮,不仅功擅发散解表以除寒热,而且能通九窍,调血脉,利水道,开玄府,用广效宏。昔人誉为"疗伤寒解肌第一药",笔者认为其于眼科亦大有用武之地,多年来广泛用于内外障多种眼病,效果颇佳。兹简介如下。

1. 发散祛邪 麻黄发散之力极强,用治目赤肿痛、流泪、羞明、生眵,或生翳膜等外障眼病收效甚捷。或疑麻黄辛温燥烈,而外障多属火热为患,用之是否有抱薪救火之虞？据个人临床所见，外障眼病因于风寒外束，郁火内伏者不少，其证多目赤而紫暗不泽，或眼灼痛而身背恶寒，或眼胞肿胀而涕泪清冷，或舌质红而苔白厚，或服用寒凉之剂而久治不愈。对于此等证候，应宗《眼科宜书》所说："当用发散药物散其陈寒，寒去则火自退。"该书创制四味大发散与八味大发散作为主治方。二方均以麻黄为主药，且用量极重，令后学望而却步，其应用范围受到很大限制，余以为司其意，宗其法即可，临证运用时不必拘泥原书用量及其配伍，而应因时因地因人因证制宜。

个人经验，一般情况下，麻黄用 9～12g 即可，寒闭重者可酌加（15～25g），并配伍桂枝、羌活、细辛、白芷等辛温发散之品，里阳虚者还可加用附子（师麻黄附子细辛汤意），以温散表里之寒。郁热甚者，麻黄用量可酌减（5～8g），并配伍荆芥、防风、蔓荆子、柴胡、连翘、蝉蜕等辛平、辛凉清解之品，或酌加黄芩、栀子、蒲公英等寒凉泻热药物。这种辛温、辛凉发散与苦寒清泻并用之法，辛散而不助火，清泻而不凝滞，安全、稳妥，疗效可靠，适应范围较广，值得提倡。至于纯热无寒，火邪壅盛之外眼炎症，固以黄芩、黄连、石膏、龙胆草及牡丹皮、赤芍等寒凉清泻为正治，但因火必兼郁，玄府闭塞，气血蕴结，亦需在大队寒凉药中佐以开泄，常以小剂量麻黄加入方中，实践证明能增强寒凉药的清解作用，有助于消肿退赤，散结止痛，可缩短外障消退时间，提高疗效。由于麻黄发散力甚强，外障眼病之属风热轻证者不宜使用，以防药过病所。

2. 利水消肿 麻黄既能祛风，又能利水，为内科风水浮肿主药，余移用于治疗眼底视网膜水肿一类眼病，亦有良效，如中心性浆液性视网膜脉络膜病变黄斑部水肿期，视力减退，视物变形，眼易疲劳，久视则眼胀、头痛，或眼睑乏力，常欲闭垂，均可在辨证选方基础上适当加用麻黄，以开玄府，利水道，对消退眼底水肿，缓解疲劳症状，恢复正常视力有较好效果。尤其本病初起兼有风寒表邪或因外感诱发者，法当表里兼顾，肺脾同治，麻黄更是必不可少，方如麻杏苡甘汤、麻黄连翘赤小豆汤之类，用之得当，效果卓著。

3. 降压息风 中医眼科所称绿风内障、青风内障，即今之青光眼。其病多因气火上逆，或浊阴上泛，致目中玄府窍道闭塞，神水淤滞不畅而出现虹视、雾视、头痛、眼胀、瞳孔散大、眼压升高等种种"风"象。前人治疗本病多注重平肝息风，疗效不尽如人意。个人认为尚需配合通窍利水之品。麻黄具辛散宣透之力，功擅开发玄府，通利水道，能使神水流畅、气血通利而收息风之效。实践证明，该药用治青光眼，不仅有缓解头眼胀痛之功，而且有一定降眼压作用，不论急性、慢性、开角、闭角，均可在治疗中酌情加用。如闭角型急性期可用绿风羚羊饮或龙胆泻肝汤之类加麻黄，亚急性发作期或慢性进展期可用石决明散（石决明、决明子、青葙子、栀子、赤芍、麦冬、木贼、荆芥、羌活、大黄）去大黄加麻黄，或用沈氏息风汤（沙参、黄芪、花粉、生地黄、当归、钩藤、防风、麻黄、蛇蜕）。至于慢性开角型则以麻黄加入五苓散或柴胡疏肝散一类方中，对稳定眼压、缓解症状均有一定作用。

4. 开玄明目 麻黄强有力的开通玄府作用，对于目中玄府闭塞所致暴盲、青盲均有发越神光、明目增视之效。因本品功擅发表散寒，故对于因风寒之邪侵袭，闭塞目中玄府而目视不明者尤为适宜。素体阳虚者，麻黄可与附子、肉桂等同用，成方如麻黄附子细辛汤；内有郁热者，麻黄可与石膏、黄芩等同用，成方如麻杏石甘汤。以上二方用于视神经炎初起常有良效。至于视神经萎缩这类眼病，一般病程较长，病情较重，虽无表寒见证，亦常需借助麻黄开通目中玄府。其证多虚实夹杂，余常以麻黄与全蝎、石菖蒲等通窍之品同用以增强开通之力，配合驻景丸加减方、补中益气汤等补益方药，通补兼施，共臻明目益视之功。

长期以来，麻黄因其发汗作用而被视为峻猛燥烈之品，以致不少医生畏惧使用。实际上该药辛而不烈，温而不燥，无非以轻扬透达，宣通开泄见长，"彻内彻外，无所不到"为特点，使用得当，效果卓著而无不良反应发生，其发汗力量与炮炙、剂量、配伍、服用方法等多方面因素相关。生麻黄发汗力较强，水炙麻黄力量较缓，蜜炙麻黄力量更弱，有汗者亦可使用，临证可根据证情、体质及季节等灵活选用。即使生麻黄，如不与桂枝等辛温解表药同用，服药后不加温覆取汗，一般患者秋冬季节常规剂量不会有明显汗出。若与黄芪、五味子、龙骨、牡蛎等固表药或石膏、生地黄等寒凉药同用，其发汗作用更受制约。

（四）眼科开通玄府明目八法

王明杰

《灵枢·大惑论》说："五脏六腑之精气，皆上注于目而为之精。"这是祖国医学关于视觉形成原理的最早论述，也是后世眼科治疗目昏、目盲的理论依据。可以认为，补、通两法均建立在这一认识基础之上。不过，补法是针对精气生化源泉的不足，通法则着眼于精气上输道路的不通。二者虽然都可达到恢复视力的目的，但其所用手段及适应证候却大相径庭。由于《内经》中对脏腑精气不足所致眼目昏盲论述较多，一般医家多以补益作为明目的主要治法，然而疗效往往不尽如人意，故开通之法得以逐渐发展起来。早在张仲景《伤寒杂病论》中，即已有用大承气汤急下阳明燥热治疗"目中不了了，睛不和"的记载，不过这属于全身性热病过程中出现的目昏。葛洪《肘后备急方》中，则提出了用破血药蛴螬疗目盲的方法。唐宋时期的众多方书中，更不乏开通明目的方药。至于用开导、针刺、推拿等法治疗目昏、目盲，长期以来亦为不少眼科医家所常用。但有关理论的阐明，则应归功于刘完素"玄府"之说。刘氏从火热病机学说立论，在《素问玄机原病式》中提出"热郁于目无所见"的见解，并阐述其机理在于"热气怫郁，玄府闭塞，而致气液血脉、营卫精神不能升降出入"。刘氏这里所说玄府，是指广泛存在于人体各种组织中的极微细孔道，为气液流通的道路。若目中玄府通利，则脏腑精气源源上注而目明；目中玄府闭塞，则脏腑精气无以为用而目昏。刘氏这一学说对后世眼科影响甚巨。如《审视瑶函》谓："至目目昏，药之无效，良由通光脉道之瘀塞耳。"《眼科阐微》进一步指出："通明孔窍闭塞……则诸病生焉。先用开窍之药，将道路通利，使无阻碍，虚者还其虚，灵者还其灵，一用滋补之剂，即可直入肾经，助出光明。"文中所说"通光脉道""通明孔窍"，实即目中玄府；所说"开窍"，即是开通玄府。有关药物甚多，不仅限于芳香开窍一类。综观历代眼科用以开通玄府明目的药物，按其作用方式可分为两大类。

1. **直接开通玄府的药物**　此类药物或气香可开透，或味辛能行散，或体轻易升达，或虫类善走窜，均可直接作用于闭塞的玄府而促使畅通。主要有以下三种：①芳香开窍药，如麝香、冰片、菖蒲等；②发散升达药，如麻黄、细辛、升麻等；③虫类通络药，如僵蚕、地龙、全蝎等。

2. **间接开通玄府的药物**　此类药物主要通过宣通气血津液的运行而间接起到开玄府的作用。玄府作为气血津液运行的通路，如果某种原因引起气血阻滞或津液停聚，即可造成玄府的郁闭；而一旦玄府郁闭，也势必导致或加重气血津液的阻塞，而为滞为瘀，为热为火，为水为痰。故行气活血、清热泻火、利水化痰之品对解除玄府闭塞具有十分重要的意义。常用者为以下五种：①疏肝理气药，如柴胡、香附、青皮等；②活血化瘀药，如当归、赤芍、红花等；③清热泻火药，如菊花、栀子、龙胆草等；④利水渗湿药，如茯苓、泽泻、薏苡仁等；⑤化痰除湿药，如半夏、贝母、海藻等。

上述两类药物临床上常配合使用，以增强开通作用。但尚应根据证情选用相应药物以解除导致玄府闭塞的原因，方能收到较好的效果。这样，就形成了多种多样的开通明目治法。

（1）发散宣郁明目法：凡外邪侵袭人体，闭郁目中玄府所致昏盲，常伴有不同程度的外感表证，或有感受外邪的起因可貌，病程多不甚长，如及时投以发散之品，使郁滞之外邪得解，则闭塞的玄府可通，脏腑精气自能源源上注而目明。如《外台秘要》治青盲，视物不明的防风补煎（防风、细辛、独活、川芎、前胡、白鲜皮、陈皮、甘草）。方中并未用补药而名补煎，乃以发散之品而为明目之用，即以通为补之意，先师陈达夫教授常以柴葛解肌汤、麻黄附子细辛汤等方治疗目昏、目盲，亦属本法范围。

（2）清热开郁明目法：目昏、目盲而兼见明显火热证候者，多属刘完素所说"热气怫郁，玄府闭塞"，治宜清泻火热、开发郁结以通利玄府。如局方明目流气饮（大黄、栀子、决明子、菊花、玄参、甘草、蔓荆子、牛蒡子、白蒺藜、木贼、荆芥、细辛、防风、川芎、苍术），均为寒凉清泻与辛散开发相伍，使火热去，玄府开，则目自明。至于温热病过程中，热毒壅闭目中玄府引起的失明，来势多急，病情多重，须速投清解热毒、开通窍道之重剂，如陈氏息风丸（《中医眼科六经法要》方：赤芍、紫草、菊花、僵蚕、玄参、川芎、桔梗、细辛、牛黄、麝香、羚羊角）。

（3）疏肝解郁明目法：目为肝窍，肝气通于目而目能辨五色。如肝失条达，气机郁滞，则目中玄府闭塞而昏盲。故疏肝解郁以开通玄府。历来为眼科明目之要法。代表方即逍遥散。眼科不少明目方均系其化裁。如《审视瑶函》治暴盲的加味逍遥散，即本方去姜、薄，加丹、栀。中国中医科学院广安门医院韦文贵老中医以本方去姜、薄，加菊花、枸杞、石菖蒲、牡丹皮、栀子，名验方逍遥散，解肝郁、开玄府的作用更佳，经长期临床验证表明，用于七情内伤或外感热病后肝失条达所致的青盲、暴盲，尤其是现代医学所说的儿童视神经萎缩和皮质盲，疗效甚为显著。

（4）活血化瘀明目法：目得血而能视。一旦血行瘀滞，势必闭塞玄府、阻遏神光而失其精明。故活血化瘀亦为开通明目的常用手段。前人谓"行血为治目之纲"，实即含有此意。方如坠血明目饮（《审视瑶函》方：川芎、赤芍、牛膝、归尾、生地黄、细辛、防风、白蒺藜、石决明、人参、山药、五味子、知母），以活血化瘀药配合开通窍道之品，对于各种眼内出血所致视力下降，具有良好的恢复视力效果。此外，现代医学所说各种炎症性或退变性眼病所致视力下降，中医辨证虽以气郁、热壅或水湿停滞为主，但血瘀的因素亦往往同时存在，活血化瘀仍为不可缺少的内容。

（5）利水通窍明目法：五脏六腑之津液尽上渗于目。目中津液的畅通与否同玄府的开合状况密切相关，故利水渗湿亦往往为开发玄府所必须。常用方如五苓散。本方原为《伤寒论》中治太阳蓄水证之方，借用于眼科水湿郁闭玄府之昏盲却能收明目之效。如中心性视网膜脉络膜病变水肿期，运用本方缩短病程、恢复视力的功效，已为目前中西医结合眼科临床所证实。又如慢性单纯性青光眼，中医辨证多属肝旺脾虚，水湿阻滞，玄府不通，上海陆南山老中医以本方加石决明、楮实子、苍术、菊花、陈皮，名平肝健脾利湿方，用治本病疗效甚佳。

（6）化痰利窍明目法：玄府闭塞初期多为水停，日久则成痰滞，所谓"水聚为饮，饮凝成痰"。故化痰利窍常为病变中、后期明目之用。如中心性视网膜脉络膜病变渗出期，临床多从痰论治，运用二陈汤、温胆汤一类化痰方药有效。陈旧性病变尚需加入海藻、昆布、夏枯草等软坚散结。痰浊亦可由火热煎熬津液而成，故化痰常与清热并用，如《太平圣惠方》治痰火目昏的川升麻散（升麻、枳壳、黄芩、生地黄、半夏、杏仁、羚羊角、细辛、赤茯苓、甘草）。由于痰瘀同源、同病，化痰又常与活血化瘀并用，如《眼科集成》治痰涎所致内障不明的加味二陈四物汤（生地黄、当归、白芍、川芎、前胡、陈皮、半夏、茯苓、甘草、浙贝母、豆蔻、菊花）。

（7）补虚开窍明目法：从玄府学说的角度来看，即使由脏腑精气不足而引起的目昏、目盲，也非纯属于虚。如明代楼英《医学纲目》说："目主气血，气血盛则玄府得利。出入升降而明，虚则玄府无以出入升降而昏。"陈达夫老师在《中医眼科六经法要》中论述青盲时，进一步提出"神败精亏，真元不足，无以上供目用，以致目中玄府衰竭自闭，郁遏光明"的见解，说明这类眼病不仅由于精气虚衰，同时也存在玄府闭塞。故治疗宜寓开通于补益之中，不应一味呆补。中气不足者，当从东垣补中升阳之法，方如补中益气汤、益气聪明汤（黄芪、人参、甘草、芍药、升麻、葛根、蔓荆子、黄柏），肝肾虚弱者，亦可于补肝补肾之中，略佐开通之品，方如《中医眼科六经法要》驻景丸加减方加细辛、鲜猪脊髓（菟丝子、楮实子、茺蔚子、枸杞子、车前子、木瓜、寒水石、河车粉、三七、五味子、细辛、鲜猪脊髓）。临证遇正虚而玄府郁闭甚者，尚可于所用方中选加麝香、全蝎等开通峻药。实践证明，这类通补治法的明目功效，往往较纯补之方为优。

（8）嗜鼻透窍明目法：嗜鼻，即将药物纳入鼻中发挥治疗作用为中医传统外治法之一。《原机启微》说："大抵如开锅盖法，常欲使邪毒不闭，令有出路……凡目病俱可用。"其作用机理，即利用药物的走窜透达作用，借宣通鼻窍以开发目中玄府，有"一关通百关尽通"之妙用。前人除广泛用于各种外障眼病外，亦有用于内障昏盲者。《中医眼科历代方剂汇编》所集治目昏、青盲方中，即有嗜鼻方十首。如治肿胀红赤、昏暗羞明等症的嗜鼻碧云散（《原机启微》方：鹅不食草、青黛、川芎），治青盲的槐芽散（《圣济总录》方：槐芽、胡黄连、杨梅青、龙脑）。可以认为，通过嗜鼻以透达目中玄府，对于邪气郁闭窍道，精气失于通达所致昏盲，有可能是开通明目的一条捷径。古人在这方面积累的经验，值得进一步研究。

以上八法，既各具特点，又互相联系，且常数法综合运用，以协同增效，全面照顾，有助于更好地发挥明目作用。

（五）谈通窍明目

王明杰

医者对于目昏、目盲一类视力减退眼病的治疗，常习用补法，如杞菊地黄、明目地黄类，期补益肝肾精血以明目，然其效未必尽如人意。笔者临证遇久用补益乏效者，酌参用或改用通法，即开通玄府窍道以明目，每获良效。

1. 精明有赖玄府畅 精明视物的基本条件有二。一是需要脏腑精气灌注，即所谓"五脏六腑之精气皆上注于目而为之精"（《灵枢·大惑论》），这是视觉活动的物质基础，二是依靠心神作为主导，所谓"目者，心之使也；心者，神之舍也"（《灵枢·大惑论》）。后世眼科将心神在目的作用称为"神光"。如《审视瑶函》说："神光者，谓目中自然能视之精华也……发于心。"脏腑精气源源灌注，目中神光发越自如，方能形成"纳山川之大，及毫芒之细，悉云霄之高，尽泉沙之深"的敏锐视力。二者若一有失调，不论是精气不足，还是精气不通，均会影响到视觉功能，轻则昏蒙，重则目盲。

综观历代医籍对这类眼病的论述，往往有偏重脏腑精气虚弱的倾向。从"气脱者，目不明"（《灵枢·决气》）、"肝病者……虚则目䀮䀮无所见"（《素问·脏气法时论》），到《仁斋直指方》的"肝肾之气充则精采光明，肝肾之气乏则昏矇运眩"，均属此类。古今医家惯用补益明目，其源盖出于此。

据临床观察，相当部分视力减退患者，并无明显的脏腑精气亏损表现，有的甚至是精强力壮，无怪乎用补无效。这种现象提示我们，对于目昏、目盲的病理机制，还应当着重从另一个方面去加以考虑，即精气上输障碍与神光运行阻滞的问题。查阅古代文献，首次明确提出这一见解并从理论上予以阐发的，是金元名家刘完素所著《素问玄机原病式》一书。书中论述目昧时指出："人之眼耳鼻舌身意，神识能为用者，皆由升降出入之通利也；有所闭塞者，不能为用也。"为了进一步阐明其中机理，刘氏还创造性地提出了一个独特的"玄府"概念："玄府者，无物不有，人之脏腑、皮毛、肌肉、筋膜、骨髓、爪甲，至于世之万物，尽皆有之，乃气出入升降之道路门户也。"刘氏这里所说的玄府，是指广泛存在于人体各种组织结构中的极微细孔道，它们作为"精神、荣卫、血气、津液出入流行"的通道，在人体生命活动中具有十分重要的作用。存在于眼目中的玄府，既是脏腑精气灌注于目的必由之路，又是神光往来出入的结构基础，在视觉活动中居于重要的枢纽位置。目中玄府必须保持开放畅通的状态，精气、神光方能正常地灌注、发越。后世眼科书中所称"通光脉道""通明孔窍"之类，实即指目中玄府而言。

2.**窍不通则目不明** 从玄府说的角度来看，不论是目昧不明，还是目无所见，均是由于"玄府闭塞而致气液血脉、荣卫精神不能升降出入"所致。其病变的轻重，反映出郁结的微甚。至于引起玄府闭塞的原因，刘氏认为在于"热气怫郁""如火炼物，热极相合而不能相离"。基于这一认识，他还对"俗妄谓肝肾之气衰少而不能至于目"的说法予以了批驳。

河间之说标新立异，独树一帜。证之临床，确非臆断。因此，后世眼科不少有识之士均盛赞其说并作了进一步发挥。如傅仁宇《审视瑶函》指出："今之治者，不达此理，俱执一偏之论，惟言肝肾之虚，止以补肝补肾之剂投之。其肝胆脉道之邪气，一得其补，愈盛愈蔽，至目日昏，药之无效，良由通光脉道之淤塞耳。"马云丛《眼科阐微》也说："人之眼病日久，邪热、痰涎、瘀滞于肝肺二经，渐渐将通明孔窍闭塞，经络壅滞，气血不能升降流行以滋上目，则诸病生焉。"这是就邪气闭塞目中玄府而言。楼英《医学纲目》中则指出："目主气血，气血盛则玄府得通利，出入升降而明；虚则玄府无以出入升降而昏。"先师陈达夫所著《中医眼科六经法要》中进一步提出："神败精亏，真元不足，无以上供目用，以致目中玄府衰竭自闭，郁遏光明……则盲无所睹。"认为玄府正常开放状态的维持，有赖于足够精气的营养；一旦脏腑精气不足，目中玄府失其所养，虽无邪气阻滞，亦可因衰竭萎缩而自行关闭。说明目昏目盲之虚证，也同样存在玄府闭塞的问题，并非纯虚无实。

综上可见，目视不明与玄府窍道郁遏不通有着密切的关系。因此说"窍不通则目不明"，较之"气脱者目不明"来说，对于概括这类眼病的发病机理，当更具有普遍意义。至于引起目中玄府闭塞的原因，乃是多种多样的，归纳起来，主要有以下四个方面。

（1）外邪侵袭：风、寒、湿、热等邪气侵犯人体，上扰情窍，留滞目中。由于寒性收引凝滞，湿性黏腻重浊，热则如火炼物，风则多兼他邪为患，均可造成目中玄府闭塞的病理改变而影响视力。

（2）情志所伤：七情过极，尤其是忧郁、愤怒、悲哀过度，易于引起气机逆乱，升降失调，而致玄府开合失司，神光无从发越。

（3）痰瘀阻遏：玄府作为气血津液运行的通道，如果某种原因造成津液停聚为痰，血行不畅或血溢络外成瘀，也可阻滞玄府窍通而郁遏目中神光以致昏盲。

（4）正虚失养：脏腑精气不足，目中营养缺乏，一方面可因精明缺乏足够的物质基础而致目视眈眈；另一方面又可引起玄府衰萎自闭而蔽阻神光，以致目昏益甚。

在目昏、目盲的病变过程中，上述几个方面又常相互联系，相互影响，互为因果，或兼夹为患。例如正虚失养，抵抗力弱，每易遭受外邪侵袭，七情所伤，病在气机失调，而玄府郁闭之后，津血运行阻滞，又可成痰成瘀。因此往往呈现出内外合邪、虚实相兼、气血津液精神同病的复杂病理变化，这是本病治疗较难的原因所在。

3. 开通窍道复光明　开通玄府窍道以畅达精气升降出入，促进目中神光发越，对于治疗目视昏盲一类眼病，具有十分重要的意义。前人对此已有所论及。如马云丛谓："先用开窍之药，将道路通利，使无阻碍，虚者还其虚，灵者还其灵，一用滋补之剂，即可直入肾经，助出光明。"马氏用药以石菖蒲为主，其自制开窍引、引神丹等方中均用作君药。近世以来，这一治法日益丰富发展，受到不少眼科医家的重视。先师陈达夫教授在这方面曾做过若干成功的探索。鉴于有关治法方药迄今缺乏系统总结，笔者在继承先师经验的基础上，结合个人临证体会，将常用开通玄府窍道药物，按其性能特点归纳为以下六类。

（1）芳香开窍药：这类药物气味芳香，善于走窜通关，能通诸窍之不利，开经络之壅遏，历来被用作开窍醒神之品，实践证明用于开通目中玄府以畅达神光，增视明目，亦具卓效。其中力最强者首推麝香，但药源紧缺，难觅真品，一般常用石菖蒲、郁金等，力较弱而性平和，可供常服、久服。必要时可酌用少量肉桂。张锡纯谓："其香窜之力，内而脏腑筋骨，外而经络腠理，倏忽之间莫不周遍，故诸药不能透达之处，有肉桂引之，则莫不透达也。"证之临床，确系经验之谈。

（2）虫类走窜药：即叶天士所称"虫蚁迅速飞走诸灵"。叶氏认为，"飞者升，走者降"，能使"血无凝着，气可宣通"，并称其功用为"通络"，实即借其走窜钻透之性以开通窍道。药如蜈蚣、全蝎、地龙等，内障眼病用之，收效甚捷。

（3）辛散透发药：即解表药，多具辛味，能散能行，其发散宣透作用，不仅能开发肌表汗孔以解散表邪，对于全身脏腑经络、玄府窍道，亦莫不透达贯穿；又因多系体轻气清之品，具升浮上达之性，尤善开发头面耳目诸窍，引清阳出上窍而聪耳明目。常用药如麻黄、细辛、蔓荆子、葛根等。

（4）疏肝理气药：目为肝窍，肝气通于目而能辨五色。肝郁气滞往往是引起玄府闭塞的重要因素，故疏肝解郁以开达目中玄府。药如柴胡、香附、青皮等。又据先师经验，木瓜、秦皮、松节之类，亦善调畅肝经气机。

（5）活血化瘀药：血流瘀凝既是导致玄府闭塞的原因，又是玄府闭塞造成的病理产物。前人谓"行血为治目之纲"，足见活血化瘀在眼病治疗中的重要性。常用药如当归、川芎、红花、茺蔚子、三七粉等。

（6）燥湿化痰药：痰湿停聚是津液运行障碍的结果，而津液的流布与玄府的开合密切相关，故化痰除湿亦常为开发目中玄府所必须。药如半夏、南星、远志、白芥子等，均有化痰利窍明目之功。

上述药物或直接开发闭塞的玄府，或通过宣通气血津液而促使窍道畅达，从而使精光发越，视力增长，因此均可作为眼科明目之内，但需根据证情选用及配伍。

针对视物昏盲一类眼病病机变化的复杂性，笔者在实践中摸索出一种杂合以治的用药法，精选各种类型的开通玄府药冶于一炉，多管齐下，协同增效，名之曰通窍明目饮。药用：柴胡 12～15g，葛根 15～30g，石菖蒲 10～12g，远志 5～10g，全蝎 3g（研末冲服），当归 12～15g，黄芪 15～30g。方中柴胡、葛根同具升发透散之性，可助清阳之气上达于目，而柴胡又为疏肝理气要药，葛根则有一定的活血作用，据实验研究，能增加脑血流量；石菖蒲芳香开窍，除湿化痰；远志化痰利窍，解郁通神；全蝎味甘辛，性平，走窜透窍之力颇强，本草虽言其"有毒"，实际用之平和安全，通窍明目必不可少；当归素有"和血圣药"之称，又号为血中气药，温润辛香，功兼养血活血，治目最宜；黄芪补气升阳，走而不守，虽无直接开通玄府作用，却能鼓舞元气，推动血脉，促进诸药共臻通窍明目之功。全方表里兼顾，痰瘀同治，气血并调，以通为主而通中寓补，药性偏于辛温而无燥烈之弊，可供眼病患者久服。临证时尚可视证情适当加减。兼有表邪闭郁，见头痛、眼胀、恶风寒等症者，去黄芪加麻黄、细辛、蔓荆子；瘀血较著，见目珠刺痛、舌质紫暗、脉涩，有外伤或陈旧出血史者，加红花、茺蔚子、三七粉（冲服）；痰湿偏甚，见头重、胸闷、苔腻、脉濡或滑，眼底检查有渗出、水肿者，加半夏、茯苓、陈皮；兼脾虚气弱，见倦怠、乏力、纳差、便溏者，加党参、白术、甘草；兼肝肾不足，见头晕、耳鸣、腰膝酸软者，去黄芪加枸杞、菟丝子、楮实子、五味子；偏热者去黄芪加牡丹皮、栀子，偏寒者加肉桂。

（六）王明杰教授开通玄府治疗外眼病的经验

江玉、江花等

1. **外障治风为先**　长期以来，外障多从火热论治，以寒凉泻火为主，对一些患者疗效不佳，甚至产生一些弊端。王老认为玄府郁闭而形成的阳热怫郁是火热病机中的一个重要环节，治疗之法不仅需要清泻，而且需要开通。如阳热亢盛而郁结尚轻，运用寒凉清泻火热，郁结多能随之而解，但在郁结较甚的情况下，如玄府未得开通，则火热终难清除，便非单凭寒凉所能取效，甚至反因寒凉凝滞而使郁火内敛不得消散。王老提出"外障治风为先"，一是基于"风为百病之长"，风邪在外障眼病的发病中居于主导地位；二是基于"风药为百药之先"，认为风药可内可外，能上能下，具有振奋人体气化，开郁畅气、辛温通阳、搜剔经络玄府窍道之功，在调节人体脏腑经络、气血津液中具有重要的意义，在开通目中玄府方面具有他药不可替代的作用。常用方有八味大发散、柴葛解肌汤、防风通圣散等。

2. **通玄布津润燥治疗干眼症**　干眼症属中医"燥证""白涩证"范畴。一般认为，肝肾阴虚，津液不足是本病发生的主要原因。阴血亏虚，津液亏乏，则泪液生化之源不足，泪液生成减少，目失泪水濡润而生燥导致干眼症的发生。临床通常以滋阴生津、养肝明目为治则。王老认为，从玄府理论来看，干眼的主要成因不在于津液的匮乏，而在于津液的不布。由于目中玄府闭塞，津液敷布受阻，以致目失濡润而干涩；同时由于营血运行不畅，眼部筋脉失养而拘急，神光发越不利，因而往往伴有眼胀痛、眼部充血及视物模糊等视疲劳的问题。因此治疗应注重开通玄府以输布津液，流畅气血。仍然离不开辛散的风药，祛风通玄，布津润燥。这就是《内经》"辛以润之"之理。临床常用自拟"祛风舒目汤（麻黄、葛根、柴胡、蔓荆子、菊花、僵蚕、蝉蜕、黄芪、当归、川芎、白芍、鸡血藤、甘草）"为主治疗干眼症与视疲劳。

3．通玄达神起痿治疗睑废　"睑废"（眼肌型重症肌无力）通常认为系中气虚弱，升举无力，治疗以补中益气汤为主。王老认为，从玄府学说的角度来看，眼肌未见萎缩而无力，要害不在于虚，而在于郁。上胞玄府闭塞，神机无以为用，则眼肌无力，不能提举。仅用补益之所以效果欠佳，关键在于玄府未得开通，神机无从到达。而玄府闭塞的原因，又与风邪入侵有关。施治的重点为祛风通玄，达神起痿，当以风药配合补益之品协同增效。常用风药有柴胡、葛根、羌活、防风等，尤以麻黄与马钱子不可少。麻黄是王老常用的开通玄府药物。从药理成分分析，麻黄碱对骨骼肌有抗疲劳作用，能促进被箭毒所抑制的神经肌肉间的传导。马钱子也是一味重要的开玄通窍之品，其透达关节、起痿兴废、苏醒肌肉的作用甚强，但必须严格掌握用法与剂量。

（七）王明杰教授从玄府论治内障眼病经验

叶俏波、江花等

1．从玄府理论探讨内障眼病病机　刘河间在《素问玄机原病式》中提出："人之眼、耳、鼻、舌、身、意、神识，能为用者，皆由升降出入之通利也，有所闭塞者，不能为用也。"所以自河间始，以玄府学说辨治目疾之医者甚众。陈达夫先生在《中医眼科六经法要》中，提出了从肝经玄府、少阴经络玄府等角度开通玄府治疗眼病论治的思想。王老在继承陈师学术思想的基础上，提出"窍不通则目不明"的学术观点，王老认为，玄府学说对指导中医眼病的治疗，具有非常重要的地位。因为不管内障还是外障眼病，患者往往只有视觉功能障碍，而无全身症状。如《审视瑶函》云："内障难治者，外不见症，无下手处也，且内障之人，二目光明，同于无病者，最难分别，惟目珠不动，微可辨耳。"在临床中，看起来无症可辨的疑难眼病，恰恰正是玄府学说大放异彩之处。

王老从玄府理论出发，指出精明有赖玄府宣畅，若窍不通则目不明。认为目中玄府闭塞是各种内障眼病的基本病机，玄府通利，脏腑之气可上达而润目，则目能视；若玄府闭塞，脏腑之气不能上达，目失濡养则目病。玄府通利，则目之浊气能降，而无浊气内停致生化无常之虞。至于引起目中玄府闭塞的原因，有外邪侵袭、情志所伤、痰瘀阻遏及正虚失养等诸多方面，且常相互联系，相互影响，互为因果，或兼夹为患。例如正虚失养，御邪无力，每易遭受外邪侵袭，或七情所伤，病在气机失调，而玄府郁闭之后，津血运行阻滞，又可成痰成瘀。因此往往呈现出内外合邪、虚实相兼、气血津液精神同病的复杂病理变化，这是本病治疗较难的原因所在。

基于上述认识，王老指出开通玄府窍道以畅达精气升降出入，促进目中神光发越，对于治疗目视昏盲一类眼病，具有显著的特色和一定的指导意义。

2．基于玄府理论的眼病特色用药

（1）风药气薄轻清扬，升散条达发神光：在诸多开通玄府药中，王老首重风药，指出风药法象风木之属性，其性能也具有风木之特点，最能鼓动阳气，振奋气化，促进体内气血津液流动畅通。举凡脏腑经络、四肢百骸、五官九窍之闭阻，气血津液之瘀滞，皆可使之开通，有开窍启闭之功。如羌活，《本草备要》载其："气雄而散，味薄上升。泻肝，搜肝风，小无不入，大无不通。"其轻清芳香之性，又有条达肝气、辛散走窜之势，能发越阳气，畅通经络气血；柴胡、葛根同具升发透散之性，王老临床常取羌活、柴胡、葛根三者鼓舞阳气、升提托举、辛散流动之功，用于升宣通窍，用治头面五官诸窍不通，如眼底病、视神经萎缩、视疲劳等。此外，据王老经验，小剂量风药加入大队补益药中可产生增效效应。眼科内障用之，意在升达五脏精气上注于目以为精明之用，且有助于运行药力，使滋腻之品无呆补之弊。

（2）虫药走窜性灵动，搜剔钻透有奇功：虫类药是王老临床常用的另一类开玄药。本类药物多具蠕动之性，灵动活泼，王老总结其特性为"能走善窜，功专搜剔"，其走窜钻透之性，能搜剔脉络内有形无形之邪，开启目中玄府郁闭，具有畅达精气，发越神光之功。与风药相比，虫药因其走窜通达、疏逐搜剔之"动"性，开通郁闭之力更强，借其钻透搜剔开玄之力，治疗难治病症更有胜算。王老在多年临床经验基础上指出，全蝎为通窍明目要药，可用治眼科疾病如视神经萎缩、近视眼等，单味药即可见效。此外，蝉蜕、僵蚕、地龙、水蛭、蜈蚣等亦均有力度不等的搜剔开通作用，常用于睑板腺囊肿、视疲劳、干眼症、青光眼、视神经病变、黄斑病变等多种内外障眼病的治疗。

（3）虚实兼顾，通补结合，益气和血为后援：玄府学说的临床运用强调开通玄府，却并非忽视补益之法。王老认为，任何原因引起的气液不足、精亏血少，都可致玄府失养，因虚而闭，因闭而滞，进而导致气血津液留滞而成实，形成虚实相兼的玄府病变。此时，当酌情施补，体现以补为通之法。临床上善于以适当补益药与开通玄府之品配合，达到增强疗效的目的。气为血之帅，是人体津液血脉运行的动力，因此，王老对补气之品尤其重视，特别是黄芪一味，既能补气，又能升阳，引气血津液上达头面。疑难病所致玄府郁闭，常伴见血滞成瘀，故王老常用桃仁、红花、川芎等药以增强风药、虫药的开玄效果。活血化瘀易伤正气，故养血活血之品如当归、白芍、鸡血藤等应用颇多。风药、虫药、补药、血药相伍组方，寓补于通，开玄补虚，效力更增。

综上所述，王老以升散透窜法治内障眼病的配伍经验可概括为：风药作先锋，血药为侧翼，虫药是中军，补药当后援。对于常见病症，一般情况下，首选风药为主组方，酌情适当配伍活血药；如效果不如人意，则选加虫药协同作战；必要时再派遣扶正之品。对于某些难治病症，则迳以风药、虫药、血药、补药联合组方。每一级用法当中，药物选择尚有轻重缓急之不同考量。诸种治法环环相扣，灵活有致，卷舒有常，形成了川南玄府学派独具一格的组方用药特色。

3. 常用方——柴葛解肌汤及通窍明目饮　柴葛解肌汤出自《伤寒六书》，由柴胡、葛根、羌活、甘草、黄芩、白芷、芍药、桔梗、生姜、大枣、石膏组成，原书主治"足阳明胃经受症，目痛鼻干，不眠头疼，眼眶痛，脉来微洪，宜解肌，属阳明经病"。王老认为，柴葛解肌汤原著中提到"目疼、眼眶痛"，并非只局限于三阳合病之时，该方发散开通，善除玄府闭塞，脏腑精气得以源源上输则目明。王老之授业恩师陈达夫先生，曾用此方治一继发性视神经萎缩辨为风邪留滞三阳，干犯三阴，闭塞目中玄府。认为疏解三阳经风邪，使三阴受干之邪仍从三阳外达，则目中玄府自开。患者前后共服药 40 余剂，双眼视力由 0.08 恢复到 1.5，可谓灵活运用该方之典范。

王老在临证中，常运用柴葛解肌汤治疗视神经萎缩、视疲劳、干眼症、外障眼病等，且以该方为基础加减化裁，加开玄明目之全蝎，创制"通窍明目饮"（柴胡 10 ~ 12g，葛根 15 ~ 30g，石菖蒲 10 ~ 12g，远志 5 ~ 10g，全蝎 3g，当归 12 ~ 15g，黄芪 15 ~ 30g），作为治疗内障昏盲的基本方。如遇玄府闭塞之重症，还需加虫药如地龙、僵蚕、蝉蜕、土鳖虫、蜈蚣等开通目中玄府，使气津布散，神光运转。兹将王老常用方药配伍经验精华凝练于下（表 3-5-1）。

表 3-5-1　基于玄府理论的内障眼病特色方药规律表

方剂 / 常加药物	风药	虫药	活血药	补益药	化痰（湿）药
柴葛解肌汤	柴胡、葛根羌活、白芷	/	白芍	/	/
通窍明目饮	柴胡、葛根	全蝎	当归	黄芪	石菖蒲、远志
常加药物	麻黄	水蛭、地龙、僵蚕蜈蚣、土鳖虫	川芎、桃仁红花、鸡血藤	党参	木瓜、半夏

（八）王明杰教授从玄府论八味大发散运用经验

叶俏波、秦凯华等

八味大发散出自清代《眼科奇书》，由麻黄绒一两或三两，蔓荆子一两，藁本一两，北辛五钱或一两，羌活一两，北防风一两，川芎一两，白芷梢二两，生姜两片组成。《眼科奇书》曰："凡治男女大小，一切外障眼病，红肿不开，疼痛难忍，羞明怕日，不喜灯火，满目红筋胬肉，多泪，或生翳子……用四味大发散或八味大发散，看症加减。"八味大发散集合众多辛温发散药物，以麻黄为主药，且用量极重，在临床中用治点状性角膜炎、单疱性角膜炎、急性结膜炎、角膜溃疡、翼状胬肉、虹膜睫状体炎等，疗效颇佳。但因该方集诸多辛温风药，往往令后学望而却步，不敢轻易尝试，因而能娴熟运用该方者较少。为更好阐释这一首眼科良方，本文总结全国眼科名家王明杰教授学术经验，从玄府气液学说角度出发，探讨该方立意，总结王老师临床经验和辨治要点，并附验案三则以助理解，特与同道共飨。

1. 眼病多涉玄府，临证首重开通 "玄府"之名首载于《内经》，原指汗孔。刘完素创造性地将"玄府"一词的含义拓展为无物不有的升降出入道路门户，并在此基础上提出了一系列有关病机及治法方药的新见解，但其论述分散，语焉不详，长期以来未能受到应有重视，仅在部分眼科医家中有所应用。当代中医眼科名家陈达夫教授在多年的实践探索中，十分重视应用玄府学说指导临床，善于采用开通玄府之法治疗多种疑难眼病，成效卓著，彰显这一古老理论的重要学术价值。

作为陈达夫教授的关门弟子，王明杰教授自 20 世纪 80 年代初起，在继承先师学术思想的基础上，对刘完素玄府气液学说进行了系统的整理、诠释及发挥，认为玄府为遍布机体至微至小的基本结构，为营卫精神及气机升降出入之通道。一旦玄府郁闭，气血津液的转输布达必然出现障碍。不管内障还是外障眼病，患者往往只有视觉功能障碍，而无全身症状。由此，王教授认为，玄府学说对指导中医眼病治疗，具有非常重要的地位，并提出"窍不通则目不明"的学术观点，认为不论是目昧不明，还是目无所见，皆因玄府闭塞所致。

2. 辛温发散通郁结，治热不远热 刘完素在《素问玄机原病式》中指出"目赤肿痛，翳膜眦疡，皆为热也"，治疗"目赤肿痛，翳膜眦疡"手法不同，八味大发散重在开通玄府，导火外出，使火出皮外汗津津，热随汗解。王老师指出，风药犹如春气之生发，能鼓舞人体生机，振奋全身气化，促进体内气血津液流动畅通。举凡脏腑经络、四肢百骸、五官九窍之闭阻，气血津液之瘀滞，皆可使之开通。《眼科奇书》提出"内眼多气，外眼多寒"，又云"当用发散药物散其陈寒，寒去则火自退"。王老师认为，这与刘完素学术思想如出一辙。刘完素提到"辛热之药……能令郁结并通，气液宣行，流湿润燥，热散气和"，清代龙之章在《蠢子医》中亦认为"眼科温散甚有理"。王老师指出，如风寒凝滞，脉无热象，则宜温散之法，选用辛温发散之品，如麻黄、细辛、羌活、荆芥、防风等，发散风寒，开通郁滞。如有郁热之外障眼病，非风药不能取效，即所谓"火郁发之"，八味大发散仍可使用。若一见发病急骤，病状急剧，即从风火辨治，而投以祛风解热、清热凉血的苦寒之剂，虽可收一时之效，然使邪气闭郁，助邪伤正，阳损则阴云四起。

王老师常用麻黄、细辛、蔓荆子、葛根等治疗内外障眼疾，尤擅长以八味大发散祛散风邪，能开通腠理，使气津畅行，用治风轮翳障收效甚捷。王老师总结要诀为"治热不远热"，意即以辛温治风之法取效者，为"治火先治风"的思想体现。

3. 八味大发散用药心得 八味大发散开通玄府以发越郁火，畅气行血，消肿散结，可消散外障红肿、目赤烂甚或胬肉赘生等。王老师除擅长用其治疗眼病之外，还用治诸多沉寒痼疾。现特将王老师用该方所治病证及辨治要点总结如下。

（1）风寒外束，郁火内伏之外障眼病：如眼泡红肿、睑缘赤烂、黑睛生翳等。其目赤多紫暗不泽，或虽双目灼痛仍身背恶寒，或眼胞肿胀而涕泪清冷，或舌质红而苔白厚，或服用寒凉之剂而久治不愈。对于此等证候，八味大发散最为合拍。王老师指出，《眼科奇书》原方用量偏重，临床运用时不必拘泥，可视证情灵活变通。一般情况下，麻黄用

9～12g 即可，寒闭重者可酌加 15～25g，并配伍桂枝、羌活、细辛、白芷等辛温发散之品，里阳虚者还可加用附子（师麻黄附子细辛汤意），以温散表里之寒。

（2）风热或郁火内蕴，郁重热轻之外障眼病：郁热甚者，麻黄用量可酌减（5～8g），并配伍蔓荆子、柴胡、蝉蜕、菊花、连翘等辛平或辛凉清解之品，或酌加黄芩、栀子、蒲公英等寒凉泻热药物。此等辛温辛凉同用，发散与清泻并用之法，疗效可靠。

（3）实火壅盛之外障眼病：此类纯热无寒证，当以龙胆草、黄芩、黄连、石膏、赤芍、牡丹皮等寒凉清热药为主，但因热邪易致玄府闭郁，而过度寒凉又易冰伏气血，使气津涩而不流。此时，可改用小剂量四味大发散（麻黄、藁本、蔓荆子、细辛、生姜），在众多寒凉药中佐以小剂辛散，使寒而不凝，有助于消肿散结，可缩短外障消退时间，提高治疗效果。

（4）沉寒凝结所致之头面气血瘀阻：王老师指出，八味大发散为辛温峻剂，可祛除脏腑经络久羁之邪，方中麻黄辛温发散，走窜透达，由表及里，肌腠孔窍无微不至，为开窍启闭、走窜透达之要药。细辛味辛香窜，能上疏头目，下通肾气，上下内外，善走窜周身，开通玄府窍道，凡五官九窍，脏腑经脉不通不畅，细辛均可与他药配伍开而通之，散而行之，愈疾甚速。羌活辛苦温燥、芳香体轻，其辛温通达之力，可流利气血，开玄府窍道，祛血中之风，行滞达郁，并入足太阳膀胱透颅络脑，引诸药直达病所，而善治头面五官之疾。故而，王老师常将八味大发散变通用治头面部沉寒痼疾，如头痛、牙痛、三叉神经痛等。

4．病案举例

（1）睑板腺囊肿

颜某，女，3 岁，2017 年 11 月 24 日初诊。主诉：睑板腺囊肿手术后复发。患儿一年前患睑板腺囊肿，半年后手术，手术后一月余即复发，曾服清热明目类中药 2 个月无效。现症：双下眼睑见肉芽肿色红，余无他症。舌淡苔白，脉缓。中医诊断：外障眼病。辨证为玄府闭郁，气血郁滞，治宜发越玄府，畅通气液，方拟八味大发散加减：麻黄 6g，细辛 3g，白芷 6g，川芎 6g，蔓荆子 6g，羌活 6g，防风 6g，芦根 12g，皂角刺 5g，薏苡仁15g。4 剂，每日 1 剂，水煎服。二诊（2017 年 12 月 1 日），双下眼睑肉芽肿消退大半，舌尖微红，脉缓，上方加连翘 10g，续服 4 剂。三诊（2017 年 12 月 15 日），双下眼睑肉芽肿已完全消退，双下眼睑无异常。近日外感咳嗽，舌边尖红，脉浮数，拟桑菊饮加减治之。分别于半年、一年后随访，睑板腺囊肿未复发。

按：《眼科奇书》云："凡外障不论如何红肿，总是陈寒外束所致，用发散药，寒去则火自退。"虽言之太过，但临证对于此类证候，尤其是用苦寒泄热治法无效者，八味大发散最为合拍。方中众多风药辛散开玄，行气活血，开经络郁阻，使外寒得散，气液宣通。其中麻黄发散之力尤强，破癥瘕积聚，用治目赤肿痛或生翳膜等外障眼病收效甚捷。

（2）新生血管性眼病

王某，女，22 岁，2019 年 1 月 1 日初诊，右眼新生血管 5 年。7 年前因急性结膜炎和角膜病毒性疱疹使用地塞米松滴眼液，之后眼睛反复发炎但不影响视力。5 年前瞳孔前方出现细小新生血管，2 年前开始情况恶化，经常发炎，新生血管向外扩张，仅能近距离看清手指，常胀痛不适，西医建议角膜移植，患者希望保守治疗，就诊时满脸痤疮，双目白睛赤红，眼睛分泌物色黄量多，舌尖红苔白润，脉浮疾数，重按滑数。此为新生血管性眼病，为玄府闭塞、郁热壅盛之象，当发散郁热，升降气机。处方：生麻黄 6g，细辛 5g，蔓荆子 10g，防风 6g，川芎 10g，白芷 6g，羌活 6g，生甘草 6g，野菊花 15g，蝉蜕 6g，车前草 20g，赤芍 15g，酒大黄 5g，僵蚕 10g。6 剂，每日 1 剂，水煎服。二诊（2019 年 1 月 13 日）：服药 6 剂后新生血管消退明显，眼睛分泌物及痤疮明显减少，现仍存右目胀，口干明显，夜间自觉发热。左脉弱，右脉弦细数。舌淡红，苔腻微黄。处方：生麻黄 6g，细辛 5g，蔓荆子 10g，防风 6g，川芎 10g，白芷 6g，羌活 6g，藁本 6g，酒大黄 5g，姜黄 10g，蝉蜕 6g，僵蚕 10g，水蛭粉 2g（冲服），赤芍 15g，野菊花 12g，车前草 20g。6 剂。三诊（2019 年 3 月 1 日）：痤疮已愈，目眵、目胀消失，仅余少量新生血管，视力较前提升，舌淡，脉寸疾数。处方：熟地黄 15g，菟仁 15g，菟丝子 15g，楮实子 15g，三七粉 6g，细辛 2g，生麻黄 3g，全蝎粉 3g（冲服），车前草 20g，赤芍 15g，茯苓 15g，木贼 12g。6 剂。患者后到外地攻读研究生，一年后随访，新生血管未再扩张，视力稳定。

按：新生血管性眼病为眼科常见疾病，治疗难度较大。患者曾服用大量清热解毒、活血化瘀或养肝明目之品而罔效，看似毫无头绪，但从玄府学说角度考虑，以八味大发散功辛温开宣，启玄活血，收效甚捷，充分体现了王老师"治热还用热"的方药特色。

5. **结语**　目赤肿痛等外障眼病，如过施寒凉清热，常致郁火内敛，不得发越。八味大发散集诸多风药于一身，具有发散、温通、香窜、宣泄等特性，能直接开启郁闭的玄府，畅达气血津液的运行，对外障眼病或沉寒痼疾有意想不到之良效，应给予足够的重视。此外，运用该方亦不离辨证论治，除注重发散、宣通之外，同样要针对引起玄府郁闭的病因病机施治，或消除玄府郁闭形成的病理产物，如血管新生案中，患者因玄府郁闭，郁热壅盛，仍需合升降散加减以斡旋气机，多方位给热邪以出路。总之，师其意宗其法即可，临证时不必拘泥原书用量及其配伍，而应因时因地因人因证制宜。

二、临床观察类

（一）葛芍益视颗粒治疗视疲劳的有效性及安全性临床观察

李群英、王明杰等

目的：观察葛芍益视颗粒治疗视疲劳的有效性和安全性。

方法：选取 2009 年 9 月至 2011 年 3 月在眼科门诊治疗的视疲劳患者 70 例，服用葛芍益视颗粒治疗 4 周，分别于治疗前和治疗 4 周后观察记录分析患者的视疲劳症状、裸视力、光度、眼压、血尿常规及不良反应情况。

结果：剔除随访时间不足而导致数据脱落的病例，纳入临床观察分析病例共 66 例 132 只眼，治疗 4 周后视疲劳患者的主观症状眼不能久视、视物模糊、眼球和眼眶周围胀痛、眼干涩、发痒、异物感、畏光流泪、头痛头晕、恶心呕吐、失眠等与治疗前比较改善均极为明显（$P<0.01$）。而裸视力、光度、眼压与治疗前比较均无明显变化（$P>0.05$），治疗期间患者未出现任何不良反应，安全性指标检查无异常。

结论：葛芍益视颗粒治疗视疲劳是安全有效的。

（二）眼舒颗粒联合复方樟柳碱治疗特发性眼睑痉挛疗效观察

李群英、冯小梅等

目的：观察眼舒颗粒内服联合复方樟柳碱穴位注射治疗特发性眼睑痉挛的临床疗效。

方法：特发性眼睑痉挛患者 62 例（70 只眼随机分为两组，对照组 31 例（34 只眼）采用复方樟柳碱注射液行眼眶周围穴位注射；观察组 31 例（36 只眼）在对照组治疗基础上加服眼舒颗粒。14 天为 1 个疗程，愈者终止治疗；好转或未愈者，休息 7 天后继续下 1 个疗程；连续治疗 3~4 个疗程，随访 12 个月评价疗效。

结果：临床疗效比较：观察组总有效率为 97.2%，对照组总有效率为 82.4%，观察组明显优于对照组（$P<0.05$）。复发率比较：观察组复发率为 16.7%，对照组复发率为 50.0%，观察组复发率明显低于对照组（$P<0.05$）。在治疗过程中及随访期间，两组患者均未出现明显不良反应。

结论：眼舒颗粒内服联合复方樟柳碱穴位注射治疗特发性眼睑痉挛疗效显著，复发率低，且较安全。

（三）眼舒颗粒治疗视疲劳的临床观察

李群英、汪伟等

目的：观察眼舒颗粒治疗视疲劳的临床疗效。

方法：将 140 例视疲劳患者随机分为治疗组和对照组，每组各 70 例，治疗组予以眼舒颗粒，每次 10g，每日 3 次；对照组服用甲钴胺片每次 0.5mg，每日 3 次，14 天后观察眼部症状、视力、屈光、眼压等变化。

结果：治疗组总有效率为 92.86%；对照组总有效率为 72.86%，治疗组与对照组比较差异具有统计学意义（$P<0.05$），提示治疗组优于对照组；两组治疗前后自身症状与体征总积分比较差异均有统计学意义（分别为 $P<0.01$ 和 $P<0.05$），两组治疗后症状与体征分类积分、总积分比较，差异均有统计学意义（$P<0.01$）。服药前与服药后两组视力、屈光、眼压比较差异无统计学意义（$P>0.05$）。

结论：眼舒颗粒能有效缓解视疲劳症状。

（四）明目颗粒联合阿昔洛韦治疗单纯疱疹性角膜炎临床观察

李群英、曹兴伟、汪伟等

目的：探讨明目颗粒联合阿昔洛韦治疗单纯疱疹性角膜炎的临床疗效和安全性。

方法：将 80 例（80 只眼）单纯疱疹病毒性角膜炎的患者随机分为 2 组。对照组使用 0.1% 阿昔洛韦眼液滴眼以及阿昔洛韦片口服，观察组在对照组用药的基础上加服中药明目颗粒。2 周为 1 个疗程，连续服药 4 周后统计疗效，随访半年。观察患者眼部刺激症状与体征的变化，评价综合临床疗效，监测药物的不良反应。

结果：观察组综合临床疗效的治愈率及总有效率均优于对照组（$P<0.05$），眼部症状与体征的改善、角膜知觉的恢复、平均治愈时间以及角膜炎症复发的控制率与对照组比较，差异均具有统计学意义（$P<0.05$）。2 组患者用药后血尿常规及肝肾功能检查均未见异常。

结论：明目颗粒联合阿昔洛韦治疗单纯疱疹性角膜炎，较单纯应用阿昔洛韦治疗在临床疗效及安全性方面均具有明显优势。

（五）祛风法在单纯疱疹病毒性角膜炎中的应用

张霞

目的：通过对风药的功效特点及在眼科中应用的理论研究及临床应用观察，探讨中医祛风法治疗单纯疱疹病毒性角膜炎（HSK）的治疗效果，并通过古典医籍和现代文献研究总结祛风法在单纯疱疹病毒性角膜炎中的应用，以期能够进一步提高中医祛风法治疗单纯疱疹病毒性角膜炎的认识和临床疗效。对单纯疱疹病毒性角膜炎的治疗及预防其复发上提供治疗方向及手段。

方法：将泸州医学院附属中医医院眼科 2010 年 1 月至 2013 年 12 月的 88 例单纯疱疹病毒性角膜炎住院患者按照"聚星障中医临床路径"诊治。

（1）辨证分型论治：①肝经风热，治宜祛风散热，明目退翳，方选银翘散加减（金银花、连翘、桔梗、薄荷、淡竹叶、甘草、荆芥、豆豉、牛蒡子、芦根、羌活）。②肝火炽盛，治宜清肝泻火，明目退翳，方选石决明散加减（石决明、决明子、赤芍、青葙子、麦冬、羌活、栀子、木贼、大黄、荆芥）。③肝胆湿热，治宜清热除湿，明目退翳，方选龙胆泻肝汤加减（柴胡、泽泻、车前子、木通、生地黄、当归、龙胆草、黄芩、栀子、羌活、刺蒺藜、蝉蜕、甘草）。④正虚邪恋，方选玉屏风散加减（黄芪、白术、防风、金银花、麦冬、菊花、蝉衣、木贼）。根据患者的症状、体征、舌苔脉象选择相应的中药方剂并视患者个人情况的不同进行加减。

（2）根据患者的眼科专科检查判断患者角膜炎症严重程度，在辨证使用祛风法治疗单纯疱疹病毒性角膜炎的同时予阿昔洛韦滴眼液点眼，合并有前房混浊或瞳神紧小者予复方托吡卡胺或阿托品点眼。

（3）患者住院期间，密切观察病情，注意调整治疗方案，防止并发症的产生。

（4）患者经过治疗，角膜炎症明显缓解，或得到有效控制，或是无效要求出院者，办理相应出院手续并对其以后角膜用药及病变情况进行随访。

结果：①88例单纯疱疹病毒性角膜炎患者年龄分布在40~70岁，共计49例，占总病例数的55.68%。说明这个年龄阶段罹患单纯疱疹病毒性角膜炎的住院病人高于其他年龄段。②发病后2周内就诊59例，占88例HSK病人中的67.05%，说明大多数的病人在发病的早期能够及时就诊，避免了病情的延误。③88例108只眼HSK住院患者中++有56例，+++有28例，共84只眼，占108只眼的77.78%，说明大多数HSK的住院病人角膜病变程度为轻到中度。④辨证分型情况，肝经风热型及肝火炽盛型各占24例，分别占总病例数的27.27%；肝胆湿热型36例，占88例患者的40.91%；正虚邪恋型的患者仅占4例，占总病例数的4.55%。⑤88例单纯疱疹病毒性角膜炎中使用风药频次由高到低依次为羌活、荆芥、蝉蜕、柴胡、刺蒺藜。⑥疗程情况，经由祛风法治疗单纯疱疹病毒性角膜炎最短治疗时间为2天，最长30天，88例HSK总共治疗703天，平均8天。其中肝经风热型最短治疗时间为3天，最长22天，24例HSK总共治疗202天，平均8.42天；肝火炽盛型治疗时间214天，总共190天，平均每例7.92天；肝胆湿热型治疗3~30天，总共286天，平均7.94天；正虚邪恋型治疗5~7天，总共15天，平均6.25天。⑦视力改善情况，88例108只眼存在视力损害者60只眼，经由祛风法治疗后存在视力损害者均有不同程度的改善。⑧效果：合计治愈55例，显效29例，好转3例，无效1例，总有效率为98.86%。⑨经运用祛风法治疗出院后进行为期最短3月，最长3年的随访，均未发现复发。说明运用祛风法治疗病毒性角膜炎可以有效地减少其复发率。

结论：①风邪为单纯疱疹病毒性角膜炎的主要致病因素，辨证使用祛风法在单纯疱疹病毒性角膜炎的治疗及预防其复发上具有重要意义。一是能迅速控制病情进展，减轻症状；二是翳障消退明显，视力恢复较快；三是愈后复发甚少。②在文献研究与临床观察基础上，结合导师学术经验，对风药的特点及运用规律进行了较为深入的探讨，提出祛风散邪、退翳明目为单纯疱疹病毒性角膜炎的主要治疗方法，风药运用贯穿于单纯疱疹病毒性角膜炎治疗的始终，强调辛温风药的独特作用，进一步拓宽了祛风法在单纯疱疹病毒性角膜炎治疗中的使用范围。

（六）揿针联合眼舒颗粒治疗干眼症临床观察

曹兴伟、张霞等

目的：探讨揿针联合眼舒肝颗粒治疗干眼症的临床疗效。

方法：收集我院眼科门诊2016年10月至2017年10月确诊为干眼症的患者90例，随机分为两组。观察组45例，男20例，女25例；对照组45例，男21例，女24例；两组患者年龄、性别、病程相比较均无统计学差异。治疗组采用揿针联合眼舒颗粒治疗。取穴：太阳、攒竹、四白、丝竹空、印堂、合谷、三阴交穴位。操作：常规消毒穴位周围皮肤后，将带有胶布的麻针用镊子夹取，撤针针尖对准穴位按下，刺入皮肤，嘱患者不定时按压贴针部位，使其产生酸胀感，面部选取靠近患处穴位。针每天更换 1 次，连续 14 天为 1 个疗程；眼舒颗粒口服，每次 10g，每日 3 次，14 天为 1 个疗程，2 个疗程后统计疗效。对照组患者用 0.1% 玻璃酸钠滴眼液，每天滴眼 3 次，每次 1 滴。1 个月后评定疗效。主观感受症状积分、泪液分泌实验（SIT）、泪膜破裂时间（BUT）、角膜荧光染色（FL）为主要疗效判定指标。其中主观感受症状包括干涩感、异物感、烧灼感、眼痒、畏光、眼红、视疲劳。无症状记 0 分，偶尔有症状记 1 分，经常出现记 2 分，持续出现无缓解记 3 分。记录 7 组主观感受分值，参照中药新药临床研究指导原则，疗效指数（%）=（治疗前症状积分—治疗后症状积分）/ 治疗前症状积分 ×100%。疗效指数≥90% 为治愈，60%<疗效指数<90% 为显效，30%<疗效指数<60% 为有效，疗效指数<30% 为无效。参照国家中医药管理局颁发的《中医病证诊断疗效标准》，结合临床实际，以主观感受临床症状、泪液分泌实验（SIT）、泪膜破裂时间（BUT）、角膜荧光染色（FL）为主要疗效判定指标，分为治愈、显效、有效、无效。

结果：两组患者治疗前后眼部主观症状积分比较，治疗前两组患者的主观症状积分无明显差异（t=0.410，P=0.683），治疗 4 周后两组患者主观症状积分均较治疗前降低，差异有统计学意义（P=0.009），观察组主观症状积分与对照组比较下降更明显，差异有统计学意义（t=-2.44，P=0.017）。两组治疗前后 SIT 比较，治疗前两组患者的 SIT 值比较无明显差异（t=-0.236，P=0.814）；治疗 4 周后两组患者 SIT 值与治疗前比较均有升高，差异有统计学意义（P<0.05），观察组 SIT 值与对照组比较升高更明显，差异有统计学意义（t=3.812，P=0.00）。两组治疗前后 BUT 比较，治疗前两组患者的 BUT 时间比较无明显差异，治疗 4 周后两组患者 BUT 与治疗前比较均延长，差异有统计学意义（P<0.05）；治疗组 BUT 与对照组比较延长更显著，差异有统计学意义（t=2.573，P=0.012）。两组患者治疗前后 FL 比较，治疗前两组患者的 FL 评分比较无明显差异（t=-0.229，P=0.819），治疗 4 周后两组患者 FL 评分与治疗前比较均有明显降低，差异有统计学意义（P<0.05）；观察组治疗后 FL 评分与对照组比较差异无统计学意义（t=-1.880，P=0.062）。两组临床疗效比较，观察组总有效率高于对照组，差异有统计学意义（z=-2.804，P<0.05）。

结论：撤针联合眼舒颗粒治疗干眼症，能够改善干眼症所致的眼部干涩不适。

第三节　发表论文一览

［1］王明杰. 陈达夫眼科学术思想和经验介绍［J］. 中医杂志，1982（5）：11-14.

［2］王明杰. 眼科开通玄府明目八法［J］. 泸州医学院学报，1985（4）：269-271.

［3］王明杰. 谈通窍明目［J］. 中医研究，1991（2）：30-32.

［4］王明杰. 试论瞳神［J］. 中医杂志, 1984（6）: 8-10.

［5］江玉, 江花, 王倩, 等. 王明杰教授开通玄府治疗外眼病的经验［J］. 中华中医药杂志, 2014, 29（1）: 168-170.

［6］叶俏波, 张霞, 王倩, 等. 王明杰基于玄府理论辨治内障眼病经验［J］. 中国中医基础医学杂志, 2021, 27（8）: 1322-1324.

［7］叶俏波, 袁晓清, 叶臻, 等. 王明杰教授从玄府论八味大发散运用经验［J］. 亚太传统医药, 2020, 16（10）: 119-121.

［8］王倩. 王明杰运用风药论治目劄经验［J］. 湖南中医杂志, 2017, 33（3）: 36-37.

［9］王明杰. 全蝎疗目疾小议［J］. 中医杂志, 1991（9）: 56.

［10］王明杰. 眼科良药——麻黄［M］// 唐由之, 肖国士. 中医眼科全书. 北京: 人民卫生出版社, 1996: 933-935.

［11］罗再琼. 风药在眼科血瘀病证的应用及思考［J］. 中国中医眼科杂志, 2000（3）: 62-64.

［12］白雪.《蠢子医》论治眼病特色初探［J］. 中国中医眼科杂志, 1994（4）: 233-235.

［13］江花, 王明杰, 和中俊.《儒门事亲》中眼科证治思想［J］. 中国中医药现代远程教育, 2009, 7（9）: 91-92.

［14］罗再琼. 风药在眼科血瘀病证的应用及思考［J］. 中国中医眼科杂志, 2000（3）: 62-64.

［15］张霞. 祛风法在单纯疱疹病毒性角膜炎中的应用［D］. 泸州: 泸州医学院, 2014.

［16］李群英, 曹兴伟, 汪伟, 等. 活血利水明目颗粒治疗超声乳化术后角膜水肿初步观察［J］. 国际眼科杂志, 2013, 13（10）: 2091-2093.

［17］李群英, 曹兴伟, 汪伟, 等. 葛芍益视颗粒治疗视疲劳的有效性及安全性临床观察［J］. 四川中医, 2012, 30（6）: 106-107.

［18］李群英, 汪伟, 冯小梅, 等. 眼舒颗粒治疗视疲劳的临床观察［J］. 中国中医眼科杂志, 2010, 20（5）: 262-264.

［19］李群英, 曹兴伟, 汪伟, 等. 明目颗粒联合阿昔洛韦治疗单纯疱疹性角膜炎临床观察［J］. 中国中医眼科杂志, 2012, 22（6）: 422-425.

［20］李群英, 冯小梅, 曹兴伟, 等. 眼舒颗粒联合复方樟柳碱治疗特发性眼睑痉挛疗效观察［J］. 中国中医眼科杂志, 2018, 28（3）: 180-182.

［21］曹兴伟, 张霞, 方琳, 等. 揿针联合眼舒颗粒治疗干眼临床观察［J］. 中国现代医药杂志, 2018, 20（3）: 28-30.

第六章

耳　系

古代文献对于耳鸣、耳聋"郁闭不通"病机的认识可追溯到《吕氏春秋》。玄府作为气机升降出入的结构基础，在人体各组织器官生命活动中居于重要的枢纽位置。刘完素在《素问玄机原病式》对耳科玄府做了初步论述，较早地用耳科玄府阐释耳鸣、耳聋。《绛雪园古方选注》指出："若水衰火实，热郁于上，听户玄府壅塞，清神不能通泄而重听者，以犀角饮子独治心经，俾清明之气，上通于舌，而走于寄窍，则耳受之而听亦聪矣。"

在玄府与耳系的关系中，传承团队成员对耳玄府进行了现代阐释。2007 年，郑国庆、王小同发表的《论耳科玄府说及中西医结合研究思路》一文中就明确指出，针对耳鸣、耳聋的治疗原则在于"通"，即开通听户玄府，以畅通精气，耳窍得濡。文章还指出玄府与离子通道有许多共性内涵，耳科玄府学说的本质探究，可以从微循环和离子通道切入。2017 年罗再琼《耳玄府理论初探》一文不仅探讨了玄府理论与耳玄府，对耳玄府涉及的病机进行了分析，认为导致耳玄府闭郁有虚实两端，实证者实邪郁闭，因湿热、寒湿、瘀血等实邪阻滞耳窍玄府，虚证者多因气血亏损或肾气不足，经脉不充，辨证首当辨虚实。

第一节　相关研究概述

一、理论探讨

随着对"耳玄府""风药开玄"理论认识的不断加深，团队围绕耳鸣耳聋疾病、耳玄府的现代医学实质等进行了理论探讨。

刘河间《素问玄机原病式》指出耳鸣、耳聋的要害在于"听户玄府闭塞"，其言："所谓聋者，由水衰火实，热郁于上，而使听户玄府壅塞，神气不得通泄也。"王振春等 2017 年发表的《耳玄府理论初探》中，认为耳玄府即是听户玄府的一称，耳玄府病闭塞，气血津液流通障碍，耳神运转失常是产生耳聋、耳鸣的重要病因病机。2017 年，《"耳玄府"理论研究及耳鸣、耳聋疾病用药分析》一文详细分析了耳玄府的功能，包括流通清阳之气，渗灌精血，疏布耳液，运转耳神，进一步提到从补虚和泻实两个角度进行开通玄府，并在对耳鸣耳聋的数千种用药规律分析中，证实了风药辛温的性味对治疗此疾病具有契合性。

郑国庆等 2007 年《论耳科玄府说及中西医结合研究思路》认为玄府的内涵要比微循环、离子通道广泛，微循环、离子通道不等于玄府，它们不属于同一理论体系。但玄府与离子通道有许多共性内涵，如存在的普遍性、结构的微观性、进行离子交换、信息交流特征、通道开放和关闭。耳蜗毛细胞存在调控细胞功能的重要离子通道，包括机械感觉转导离子通道、微绒毛的离子通道、KCNQ 型钾通道、ATP 门控离子通道等。内耳正常的微循环和血迷路屏障是维持并调节耳蜗内环境稳定的基础，微循环和血迷路屏障异常可能导致耳蜗内环境的变化，影响耳蜗功能。耳蜗微循环对听觉至关重要，内耳有丰富的毛细血管，血流速度较慢，血容量相对较多，当受到各种因素的影响时易发生微循环障碍而出现缺血性损伤，与临床上突发性聋、噪声性耳聋、老年性耳聋等发病机制关系密切。因此从微循环和离子通道切入对耳玄府学说的实质进行探究，可能有助于耳玄府的科学诠释。

二、临床经验总结

耳鸣耳聋是耳科常见疾病。郑国庆在 2006 年发表的《耳科玄府说及加味通气散开通玄府的微循环机制——张志远学术经验系列（一）》就指出本病的要害在于听户玄府闭塞，其临床见证有虚实之分，治疗方法亦有补泻之别，但均需一个通字，即开通听户玄府，常应用经验方加味通气散（柴胡、川芎、石菖蒲、丹参、香附等）治疗收效，认为开通玄府的风药可能取得了某些在药物本身功效之外的特殊药理效果，启发了后期实验研究。

叶俏波等 2020 年发表的《风药未必尽祛风，升散透泄用无穷——玄府学派名家论风药》也提到风药以辛散、走窜、宣通、轻灵活泼之性，不仅能开发皮肤的毛孔，还可上行下达，内透外散，贯穿周身节骨毛窍，使气血周流，津液畅达，则病根自可松动，诸症可望缓解。常用柴胡 - 葛根、羌活 - 防风经验药对治疗耳鸣、耳聋，每获良效，拓宽了诊疗思路。

三、相关动物实验

郑国庆等依据耳玄府理论，探讨治疗耳鸣、耳聋验效方加味通气散（柴胡、川芎、石菖蒲、丹参、香附等）开通听户玄府的微循环机制。

方法： 观察记录加味通气散高、低两个剂量对大鼠脑膜微循环及肠系膜微循环的影响。

结果： 加味通气散高、低两个剂量均可显著改善肾上腺素滴注后脑膜微循环的血色、血液流态和血液流速，与生理盐水组比较差异有显著性（$P<0.01$）；加味通气散不同剂量对肾上腺素滴注前后毛细血管交点数和管径无显著影响（$P>0.05$），但可显著降低滴注前后毛细血网交点数和管径的差值，与生理盐水组比较差异有显著性（$P<0.01$）。

结论：加味通气散对微循环的调节作用可能是其治疗耳鸣、耳聋的机制之一，表明开通听户玄府法有其科学内涵（郑国庆，2006）。

第二节　代表论文选录

（一）耳玄府理论初探

王振春、罗再琼等

1. **玄府学说与耳玄府**　金代刘河间总结前人经验，认为《素问玄机原病式》谓："玄府者，谓玄微府也，然玄府者，无物不有，人之脏腑、皮毛、肌肉、筋膜、骨髓、爪牙，至于世之万物，尽皆有之，乃气出入升降之道路门户也，人之眼、耳、鼻、舌、身、意、神、识能为用者，皆升降出入之通利也，有所闭塞，不能为用也。"可知人身五窍均有玄府，耳玄府由此而来。主要功用为气液血脉、营卫精神升降出入的通道，举凡营卫的流行，气血的灌注，津液的布散，神机的运转，均有赖玄府通利。早在《灵枢·邪气脏腑病形》中就明确指出："十二经脉、三百六十五络，其血气皆上于面而走空窍……其别气走于耳而为听。"表明耳的形态功用皆依赖于气血之上行充养。通过耳玄府的转输，使气血通行于耳窍，耳窍得以濡养，进而产生听觉。直至宋金刘河间借用"玄府"之名，结合自身的经验，创造性地提出"玄府"是气机升降出入活动的结构基础，人体的眼、耳、鼻、口皆可称为玄府，并分别建立了专科玄府学说。"天鼓无闻，则听户玄府闭绝，而耳聋无所闻也"，则首提"听户玄府"，即耳玄府之意。

2. **耳科玄府病因与病机**　耳中玄府郁闭是耳科疾病的一个重要病机，古代对耳鸣、耳聋"郁闭不通"病机的认识可追溯到《吕氏春秋·尽数》，认为气郁处耳则为聋。可知若玄府郁闭，血气不通于上，不达于耳，可出现耳聋、耳鸣等耳科疾患。刘完素亦言"所谓聋者，由水衰火实，热郁于上，而使听户元府壅塞，神气不得通泄也。其所验者，《仙经》言双手闭耳如鼓音，是谓'鸣天鼓'也。由脉气流行，而闭之于耳，气不得泄，冲鼓耳中，故闻之也。或有壅滞，则天鼓微闻。天鼓无闻，则听户玄府闭绝，而耳聋无所闻也。"（《素问玄机原病式》）。由此可知虚实夹杂，肾水亏虚，浮热于上，闭阻耳中玄府，也是耳聋等耳科疾病的常见病机。实证者实邪郁闭，因湿热、寒湿、瘀血等实邪阻滞耳窍玄府，王伦《明医杂著》指出："耳鸣症或鸣甚如蝉，或左或右，时时闭塞，世人多作肾虚，殊不知此是痰火上升，郁于耳中为鸣，郁甚则壅闭矣。"现代熊大经教授亦认为，神机运转失常，是耳之玄府郁闭的重要病理改变。虚证者多因气血亏损或肾气不足，经脉不充，玄府失养，因虚而闭阻不畅，进而耳闭不闻，或耳中虚鸣。如《灵枢·口问》："黄帝曰：人之耳中鸣者，何气使然。岐伯曰：耳者宗脉之所聚也，故胃中空则宗脉虚，虚则下溜，脉有所竭者，故耳鸣。"此即说明中焦虚弱，气血不生，无以升举，筋脉不充，耳中玄府不养而闭，神机失和，耳中发声的虚鸣的病机。可见，湿热、寒湿、瘀血等病因导致耳中玄府郁闭，气机不通，神机失运是耳科疾病的一个重要病机，辨证当首辨虚实。

3.**开通耳玄府，耳窍通明为基本治则**　依玄府郁闭，气机不通，神机失运的病机。治疗上，补虚泻实，开畅耳玄府，使耳窍通明为基本治则。因耳居于人之高处，一般药物难以达到，进而常配合风药治疗。风药升浮、轻清，能通达孔窍，带诸药上行。《素问玄机原病式》中"或服干蝎、生姜、附子、醇酒之类辛热之物，而或愈者，何也？答曰：欲以开发玄府，而令耳中郁滞通泄也"，指出本病以听户"玄府"闭塞为主，均须开通听户玄府，以畅通精气，耳窍得濡，则耳聋、耳鸣自止矣。贺敏在总结熊大经教授经验时，亦依据《素问·六元正纪大论》"木郁之发……甚则耳鸣旋转"，提倡用疏肝通窍、息风化痰之法治疗肝气郁结、风痰上扰型耳鸣。实则是间接疏理肝胆，使气血通达，玄府得开，耳窍得清，充分地体现了治疗耳鸣就必须开通玄府。如《普济方》通气散"治耳聋气闭不通。茴香、木香、全蝎、陈皮、玄胡（各一钱），穿山甲（炮二钱），羌活、僵蚕、川芎（各半钱），蝉蜕（半钱），菖蒲（一钱），甘草（一钱半），上为细末。每服三钱。温酒调下"。《医林改错》通气散"治耳聋不闻雷声。余三十岁立此方。柴胡一两、香附一两、川芎五钱为末，早晚开水冲服三钱"。二方之中皆含深开玄之意。前方以全蝎、僵蚕、蝉蜕等虫类药走窜开通耳之玄；后者则川芎、香附皆行气活血以开耳窍玄府，佐以柴胡升散。可见其组方之意皆在开通耳玄府为要。临床治疗上，郑国庆以开通听户玄府立法的加味通气散（柴胡、川芎、石菖蒲、丹参、香附等）是临床治疗耳鸣、耳聋的有效验方。其中也含有风药柴胡、川芎等，发挥开通耳窍玄府作用，以奏行气活血通窍之功。研究表明本方能开通听户玄府的微循环，改善耳内微循环，增加内耳学流量，对改善内耳的生理、生化和促进内耳损伤组织的修复起到重要的作用。此外风药升浮，其性清扬，可达高颠，能通能行，内达孔窍，外通腠理。合理运用可起到四两拨千斤之效，尤其在治疗耳聋、耳鸣之类玄府病变中，注重风药的治疗意义，将更有利于我们拓宽临床用药思路，最终达到增强疗效的目的。王明杰教授等亦认为风药通过开通玄府的独特性能，在与清热泻火药、行气解郁药、活血化瘀药、利水渗湿药、补气健脾药甚至补肾益精药等多种药物的配伍应用中，可产生明显的增效作用，甚至是相乘的效应。

　　总之，玄府是中医学有关人体结构中最为细小的单位，深入研究耳科玄府理论，将有助于更深刻理解耳科疾病的本质，提高对耳科疾病的疗效。耳科疾病，尤其是耳鸣、耳聋等病证，多以玄府郁闭，气机不通，神机失运为主要病机，辨证首当先辨虚实，补虚泻实，开畅耳玄府，使耳窍通明。用药上多借用风药升散"通"之性，以开通玄府气血通道，使气血津液运行通畅，耳窍自然通明。

（二）论耳科玄府说及中西医结合研究思路

郑国庆、王小同

1. **耳科玄府说**　古代文献对耳鸣、耳聋"郁闭不通"病机的认识可追溯到《吕氏春秋·尽数》，谓："气郁……处耳则为挶为聋。"《灵枢·邪气脏腑病形》说："十二经脉、三百六十五络，其血气皆上于面而走空窍……其别气走于耳而为听。"病则有虚实之分，而耳窍不通则一。虚者，如《灵枢·口问》："人之耳中鸣者，何气使然？岐伯曰：耳者宗脉之所聚也，故胃中空则宗脉虚，虚则下溜，脉有所竭者，故耳鸣。"实者，如《灵枢·脉度》说"五脏不和，则七窍不通""肾气通于耳，肾和则耳能闻五音矣"。王伦《明医杂论》指出："耳鸣症或鸣甚如蝉，或左或右，时时闭塞，世人多作肾虚，殊不知此是痰火上升，郁于耳中为鸣，郁甚则壅闭矣。"刘河间在《素问玄机原病式》对耳科玄府说作了初步的论述，其用耳科玄府阐释耳鸣、耳聋，明确指出耳鸣、耳聋的要害在于"听户玄府闭塞"的病机，其谓："所谓聋者，由水衰火实，热郁于上，而使听户玄府壅塞，神气不得通泄也，其所验者，《仙经》言双手闭耳如鼓音，是谓'鸣天鼓'也。由脉气流行，而闭之于耳，气不得泄，冲鼓耳中，故闻之也。"据玄府闭塞的程度不同，气血流行的多少不等，其严重程度和症状表现的轻重亦有别，谓："或有壅滞，则天鼓微闻。天鼓无闻，则听户玄府闭绝，而耳聋无所闻也。"《医学入门》谓"耳鸣乃是耳聋之渐也"，两者症状虽异，但其发病机制相似，故中医多将耳鸣耳聋并称。本病临床见证虽有虚实之分，治疗方法亦有补泻之别，但均需一个"通"字，即开通听户玄府，以畅通精气，耳窍得濡，则耳聋、耳鸣自止矣。河间谓："或问曰：聋既为热，或服干蝎、生姜、附子、醇酒之类辛热之物，而或愈者，何也？答曰：欲以开发玄府，而令耳中郁滞通泄也。故《养生方》言：药中其效，则如闻百攒乐音。由阳气开冲耳中也。"指出"凡治聋者，适其所宜"的原则，"若热证已退，而聋不已者，当以辛热发之。三两服不愈者，则不可久服，恐热极而成他病尔！若聋有热证相兼者，宜以退风散热凉药调之，热退结散而愈。然聋甚闭绝，亦为难矣；慎不可攻之过极，反伤正气，若非其病，不可服其药，饮食同法。当所宜者过度，则反伤正气，病已则止药，欲求不病无损而已矣"。同时强调："故一法含浸针砂酒，以磁石附耳，欲导其气令通泄也。"表明开通玄府法，不限于内治法，就外治而言，不论针灸、推拿、按摩或是熏洗、熨烙等疗法，无不立足于疏通经络玄府，流畅气血津液而达到治愈各种疾病的目的。正如唐笠山《吴医汇讲》所说："古人用针通其外，由外及内，以和气血；用药通其里，由内及外，以和气血，其理一而已矣。"张景岳《景岳全书》对明以前耳科的证治做了论证和发挥。虽未直接引述玄府说，但强调指出："耳聋证，总因气闭不通。"其谓"耳聋证，诸家所论虽悉，然以余之见，大都其证有五：曰火闭，曰气闭，曰邪闭，曰窍闭，曰虚闭""耳聋证，总因气闭不通耳。盖凡火邪、风邪，皆令气壅，壅则闭也。怒则气逆，逆则闭也。窍伤则气窒，窒则闭也。虚则气不充，不充则闭也"，且认为"耳鸣当辨虚实"。即使虚闭证，亦强调开发郁滞，宣行气血，其谓："凡诸补剂中，或以川芎、石菖蒲、远志、细辛、升麻、柴胡之类，皆可随宜加用。"并重视外治法的应用："窍闭证，非因气血之咎而病在窍也，当用法以通之。"《药鉴》《奇效良方》对河间所论作了引述："耳鸣者，耳为肾窍，交会于手太阳少阳、足厥阴少阳之经。若水虚火实，热气上乘其经络，冲于耳中，鼓其听户，随其气之微甚，而为鸣也。耳聋者，由水衰火实，热郁于上，而使听户玄府壅塞，神气不得通泄也。"《绛雪园古方选注》认为对耳之暴聋，由风虚、风热、肾气厥所致者，治当"通阳镇阴"，开通听户玄府，分别选桂星散、犀角饮子、益肾散三方，"假如风虚耳闭，阴阳乍隔，脉道不利，经气冲击，鼓动听户，而作嘈嘈风雨诸声者，考诸方书，皆以桂星散为主方。取其官桂从里透表，南星从表达里，佐以六经之药，分布于入耳之络脉，以宣脏腑之气，是仅与人以规矩也。后贤权衡在手，揆度病情，酌而用之，其利溥矣""若水衰火实，热郁于上，而听户玄府窒塞，清神不能通泄而重听者，以犀角饮子独治心经，俾清明之气，上通于舌，而走于寄窍，则耳受之而听亦聪矣""若非风、非热、非精脱，而属于肾劳气厥者，耳中浑浑炖炖，闭塞不聪，此即《经》言地气冒明也，由于肾经浊阴上逆，蒙蔽其阳，治以益肾散［磁石（制）、巴戟、川椒各一两（去闭口者），石菖蒲、沉香各五钱，上为细末，每服二钱，用猪肾一只，细切，和以葱白小盐，并药湿纸十层裹，煨令香熟，空心细嚼，温酒送下］，辛热发其阳，重坠镇其逆。"但耳科玄府说未引起后世重视，未能得到应有的发展，耳科玄府说的理论和实践及实质研究均有待深入。

2. 耳科玄府说中西医结合研究的思路和方法　现代对玄府学说研究，主要是整理古代文献的基础上，明确玄府的概念，界定玄府的内涵和外延。但有部分学者运用中西医结合的观点，试图对中医"玄府"的本质做出科学的诠释。王明杰在其师陈达夫先生的影响下做了许多工作，提出"玄府应属于经络系统中最细小的孙络的进一步分化"，其特征"同现今对微循环以至细胞膜的认识有某些类似之处，开通玄府的药物似能调节微循环"。郑国庆等研究认为玄府与离子通道有许多共性内涵，具体体现在：存在的普遍性；结构的微观性；进行离子交换；信息交流特征；通道开放和关闭。郑国庆曾对开通玄府治疗中风病及玄府与离子通道的相关性做理论阐述。因此对于耳科玄府学说的本质探究，亦可从微循环和离子通道切入。内耳必须维持其内环境的相对稳定才能保持正常的生理功能，正常的微循环和血迷路屏障是维持并调节耳蜗内环境稳定的基础，任何破坏微循环和血迷路屏障的因素，均可能导致耳蜗内环境的变化，使耳蜗功能发生障碍。耳蜗微循环在听觉生理中起着十分重要的作用，内耳局部微循环由于血管纹毛细血管的管径相对较大，流速度较慢，血管内的血容量相对较多，当受到各种病理因素的影响时易发生微循环障碍而出现缺血性损伤，与临床上突发性聋、噪声性耳聋、老年性耳聋等发病机制关系密切。内耳有着特殊的离子环境，内耳血管纹边缘细胞的离子流使内淋巴具有高 K^+、低 Na^+ 和低 Ca^{2+} 成分，并使内淋巴电位维持于 $+80mV$。声刺激时顶膜上换能通道开放，K^+ 由内淋巴进入毛细胞，然后在复极化时从底侧膜流到外淋巴。具低 K^+、高 Na^+ 成分的外淋巴中多余的 K^+ 需返回内淋巴，很可能是由支持细胞摄入后经间隙连接渗透到血管纹，再由边缘细胞泵入内淋巴，从而完成 K⁺ 的循环，这一独特的循环通路上离子通道的缺陷必将导致耳聋。另外，导致内耳离子通道调节机制障碍的各种因素则可间接引起耳科疾病。因此，内耳功能及听觉生理和病理均与离子通道密切相关。郑国庆等指出，玄府的内涵要比微循环、离子通道广泛，微循环、离子通道不等于玄府，它们不属于同一理论体系，尤其实践的背景更是不同。但玄府与微循环有共通之处，玄府与离子通道有许多共性内涵。因此，研究玄府与微循环、离子通道的关系，对微循环理论和技术探索玄府的实质是有所裨益的，研究离子通道可能有助于玄府的科学诠释。耳科玄府与内耳的微循环、离子通道的关系亦然，可能是今后重点的研究方向。总之，玄府是迄今为止中医学有关人体结构中最为细小的单位，深入研究耳科玄府理论，可能有助于深刻理解耳科疾病的本质，提高对耳科疾病的疗效，有望为耳科学中西医结合找到科学的新的切入点。

（三）"耳玄府"理论研究及耳鸣、耳聋疾病用药分析

王振春

目的：①通过古今文献的挖掘梳理分析，对"耳玄府"理论进行初步探讨，以期形成较为系统的"耳玄府"理论，为分析耳科疾病的病机，指导耳科疾病的治疗提供新思路。②通过对《中华人民共和国卫生部药品标准——中药成方制剂》中耳聋、耳鸣疾病的 109 首成方用药进行初步分析，初步了解其配伍用药的性味、功效、组方特点，探讨其作用机制与耳玄府的相关性，揭示开通耳玄府治法在治疗耳聋、耳鸣疾病中的重要性，以及对临床配伍用药的指导意义，以期为耳科疾病的临床用药提供指导。

方法：①文献研究法。利用中国学术文献网络、学校图书馆资源、《中华医典》等电子书籍，全面收集古今医家有关玄府、"耳玄府"的相关文献，对"耳玄府"理论进行初步探讨。②统计分析法。运用中国中医药研究所中医传承辅助平台系统 V2.5，基于《中华人民共和国卫生部药品标准——中药成方制剂》中治疗耳鸣、耳聋的方剂，对耳鸣耳聋用药的证候、四气五味、功效等特点进行归类分析。

结果：①文献研究表明，古代医家对玄府学说已有较为丰富的认识，并在理论与临床中扩展至各科疾病，并认为"听户闭塞"为耳病的基本病机之一，采用通窍开玄法治疗耳聋等疾病。现代医家在玄府学理论的指导下，通过理论、实验及临床研究对耳玄府理论已有初步认识，并已逐渐形成理论系统，用于指导临床实践。②统计结果表明，耳聋多实证，耳鸣多虚证。耳聋、耳鸣整体用药均偏于温性，其中虚证更重视温药使用，实证用药多偏于寒性；甘味药在耳聋、耳鸣的方剂运用中占比最高，苦味药次之，辛味药总体占比第三。二者实证中，辛味药的占比均提升至第二位，仅次于苦味药。实证用药中清热药占据主导地位；虚证用药中补益药为首，多辅助选用活血化瘀药与安神药。

结论：①通过文献研究，初步形成较为系统的"耳玄府"理论，即耳玄府是广泛分布于耳中的玄微之府，具有转运耳部气血津液，调节耳中神机出入，维持正常听力的作用。耳玄府郁闭，耳窍不养，则出现耳鸣耳聋等多种疾病。开通耳中玄府郁闭，对耳科疾病的

治疗具有重要意义。②耳聋耳鸣病机多为本虚标实，寒、热、痰、湿等郁闭耳玄府，耳窍失养为耳病一般病机。以耳玄府理论为指导的发散开玄法、温通开玄法等开通玄府治法在耳聋、耳鸣临床治疗用药中具有重要意义。

第三节　发表论文一览

［1］王振春. "耳玄府"理论研究及耳鸣、耳聋疾病用药分析［D］. 成都：成都中医药大学，2017.

［2］王振春，罗再琼，敬樱，等. 耳玄府理论初探［J］. 辽宁中医杂志，2017，44（8）：1614-1615.

［3］郑国庆，王小同. 论耳科玄府说及中西医结合研究思路［J］. 中国中西医结合耳鼻咽喉科杂志，2007（2）：154-156.

［4］郑国庆. 耳科玄府说及加味通气散开通玄府的微循环机制：张志远学术经验系列（一）［J］. 中医药学刊，2006（1）：18-20.

第七章

鼻　系

　　鼻位于面部，具有行呼吸、主嗅觉、助发音之功，其正常生理功能有赖于肺气的升降出入。鼻窍属于清窍，《医学入门》中提出"乃清气出入之道"，又为多气多血之窍。鼻玄府是遍布于鼻中的一种微小通道，鼻玄府的开合有度，气机升降出入正常，则鼻腔功能正常。2011年发表的《试论玄府与鼻腔鼻窦疾病的关系》一文指出，玄府作为全身气机升降出入的门户，承担了气血津液等基本物质流通的作用。只有气血充沛，鼻中玄府开合有序，气机调达，才能发挥其功能，升运气血、精微物质上达于鼻窍，保持清气通畅，呼吸顺畅，嗅觉灵敏，语声洪亮。若鼻中玄府闭塞不通，开合失常，清气不升，浊气不降，气血津液流通之道闭锁，气滞血瘀，水停痰凝，相互交结，壅滞于鼻窍，气血不能畅达而发病。

　　由于玄府郁闭是鼻病的基本病机，因此开通闭塞之鼻玄府，是治疗的基本原则之一。玄府开通，则郁滞之气机得以升降出入，津液得以布散，精血得以濡养，神机得以正常运转，病理产物得以清除，鼻腔鼻窦的正常生理功能得以恢复，疾病随之而解。临床常用开玄药物如羌活、白芷、僵蚕、蜈蚣、地龙、辛夷花、苍耳子、薄荷、防风、荆芥等。

第一节　相关研究概述

一、理论探讨

　　据刘河间《素问玄机原病式》中所述，人体全身内外无不布满玄府，眼、耳、鼻、舌等五官孔窍皆有赖于玄府的宣通畅达才能完成正常的生理功能及代谢。可见，玄府必然广泛存在且充满于构成鼻腔的所有组织，尤其是鼻腔黏膜。鼻玄府的现代认识理论主要集中在鼻的黏膜和鼻窦上，也有人以鼻窍和窦窍论之。只有鼻玄府开合有度，鼻腔才能正常呼吸、产生嗅觉及辅助构语功能。如以熊大经、张勤修为代表的学者2010年在《鼻玄府学说理论探微》中认为玄府广泛存在于构成鼻腔的所有组织，特别重视鼻腔黏膜，通过分析鼻腔鼻窦黏膜上皮层和固有层构成，黏膜细胞之间既有连接又有缝隙，通过黏膜细胞及黏膜细胞间隙进行黏膜的物质代谢，且固有层通过微循环、微淋巴管系统完成黏膜局部的体液等各种物质交换的情况。鼻腔、鼻窦及其被覆上皮的功能与玄府的关系密切，鼻玄府是鼻腔组织活体细胞与外部环境之间独特的物质信息交流途径。正常情况下，通过鼻玄府的有序开合维持着气液在鼻腔鼻窦黏膜的循环交通，即"气液宣通"功能状态，从而维持着鼻腔鼻窦黏膜正常的形态以及生理功能。

反之，鼻中玄府闭塞、开合失调与鼻腔鼻窦微循环、离子通道、气液交换受阻、堵塞不通密切相关，也是鼻腔鼻窦疾病发生的病变基础。鼻窍玄府闭塞，则鼻腔诸病由生。杨九一等在2011年发表的《试论玄府与鼻腔鼻窦疾病的关系》中指出，气液受阻，郁而化热，瘀滞不通，变生鼻鼽、鼻渊、鼻窒等。西医病理上可能出现像鼻窦阻塞，炎症渗出，鼻黏膜充血肿胀，或鼻甲肥大，临床表现鼻涕、喷嚏、鼻塞、肿胀感、嗅觉减退等。加之玄府的广泛性，鼻和耳在客观上的联结性，还有可能导致耳玄府病变。正如《医学纲目》言："目盲耳聋，鼻不闻臭，舌不知味，手足不能运用者，皆由玄府闭塞，而神气出入升降之道路不通利。"在慢性鼻窦炎的论治上，张勤修就认为鼻窦窦窍与鼻玄府的双重闭塞、内外双毒交互搏结是主要原因，并提出"双窍闭塞、双毒互结"是主要病机，治疗上以"畅窦窍、开玄府、去双毒、扶正气"治则，从通窍开玄立法。临床常用通窍启玄之白芷、细辛、辛夷、鹅不食草、黄芩等加减治疗。

二、临床经验总结

慢性鼻炎、鼻窦炎属于中医"鼻渊""鼻窒"范畴，敬樱、罗再琼等在2014年发表的《通窍开玄法治疗鼻渊的探讨》中指出，玄府郁闭、气液不通是鼻渊形成的基本病机。因此，通窍开玄、流通气液是治疗鼻渊的基本原则。常选白芷、细辛、辛夷、鹅不食草、黄芩等五味药物为基础方加减而形成三和开玄通窍汤系列方。

杨九一等认为玄府闭塞，鼻窍不通，神机失用是慢性鼻-鼻窦炎（CRS）的主要病机，治疗上主张畅窦窍，开玄府，去毒扶正。其在2012年发表的《功能性鼻内窥镜术后应用三和通窍开玄汤近期疗效观察研究》中应用了三和通窍开玄汤（辛夷、白芷、鹅不食草、黄芩、细辛）治疗行功能性鼻内镜手术治疗后的慢性鼻-鼻窦炎患者，认为三和通窍开玄汤在行内窥镜鼻窦手术2周内能明显改善患者临床症状，减轻患者痛苦，提高生活质量，具有临床价值。

三、研发院内制剂

在"鼻玄府""风药开玄"创新认识基础上研制苍芩鼻炎合剂，由苍耳子、辛夷、川芎、麻黄、黄芪、防风、黄芩、白芷、栀子、甘草等中药组成，具有清肺利湿、通窍止痛的功效。作为西南医科大学附属中医医院院内制剂运用多年，临床用于急慢性鼻炎、鼻窦炎、过敏性鼻炎、鼻源性头痛等，有较好疗效。临床实践观察此药对于慢性鼻炎的痊愈率可达47.4%，好转率能达43.2%（胡文健，2010）。

四、相关动物实验

利用基因芯片技术研究通窍开玄法，以三和通窍开玄汤（辛夷、白芷、鹅不食草、黄芩、细辛）对鼻窦炎模型大鼠进行干预，结果发现中药低剂量组差异基因涉及 278 条通路改变，中剂量组涉及 276 条，高剂量组涉及 277 条，青霉素 V 钾片组涉及 193 条。其中中药各剂量组主要涉及 PI3K/AKT 信号转导通路。认为中药不同剂量组与青霉素 V 钾片治疗鼻窦炎大鼠具有相似的实验效果，既通过不同的生物学通路和基因发挥作用，又通过相同生物学通路调控发挥作用，但是中药不同剂量组表达调控更强、更广一些，通窍开玄法通过系统调控 PI3K/AKT 信号转导通路可能是治疗鼻窦炎的机制之一（敬樱，2015）。

观察三和通窍开玄汤对鼻窦炎模型大鼠鼻黏膜水通道蛋白（AQP）的影响。结果显示中药各组均上调 AQP1 表达，中剂量组、高剂量组又上调 AQP2，青霉素 V 钾组上调 AQP12B 基因；4 组均下调 AQP9 基因，中药低剂量组还可下调 AQP2、AQP12b，青霉素 V 钾组还可下调 AQP1、AQP2。认为该汤剂与青霉素 V 钾片调控的 AQP 相关基因表达机制不同，且中药组作用更为广泛，表明对 AQP 相关基因的调控可能是通窍开玄法治疗鼻窦炎生物学机制之一，AQP 是玄府重要实质之一（敬樱，2015）。

苍耳子鼻炎胶囊具有通窍开玄作用，对鼻窦炎模型大鼠鼻黏膜通路及基因表达的影响，结果发现中药组与青霉素 V 钾片组治疗效果相似；同时与模型组比较，中药组得到的差异基因及通路改变均多于青霉素 V 钾片组；两组共同涉及 13 条通道，且共同上调 8 条基因，下调 71 条基因。因此，通窍开玄法治疗鼻窦炎大鼠存在物质基础（敬樱，2014）。

第二节　代表论文选录

一、学术经验类

（一）试论玄府与鼻腔鼻窦疾病的关系

杨九一、罗再琼等

玄府学说作为中医理论的基本内容，源于《内经》，形成于金元时期刘完素的《素问玄机原病式》，经后世医家的发挥现已应用于眼、耳、心血管、脑、皮肤、内分泌等领域，正起着日益显著的作用，但遗憾的是将玄府理论运用于鼻科的涉及较少。本文试从玄府的角度探讨玄府与鼻腔鼻窦在生理、病理上的联系，以期丰富和完善中医鼻科的理论研究，并为其诊断和治疗提供新的思路。

1. **玄府与鼻腔鼻窦的生理关系**　《素问·六微旨大论》曰："出入废则神机化灭，升降息则气立孤危。故非出入则无以生、长、壮、老、已，非升降则无以生、长、化、收、藏。是以升降出入，无器不有。"表明人体生命活动的核心是气的升降出入，而玄府作为全身气机升降出入的门户和结构基础，理所当然承担了气液等基本物资流通的重要作用。举凡气血的渗灌、津液的输布、神机的转运、阴阳的调理均依赖于玄府而流通。鼻窍属于清窍，"乃清气出入之道"（《医学入门》），同时又为多气多血之窍，只有气血充沛，鼻中玄府开合有序，气机调达，才能发挥其调节功能，升运气血、精微物质上达于鼻窍，保持清气通畅，呼吸顺畅，嗅觉灵敏，语声洪亮。所以，鼻中玄府宣通则鼻窍生理功能才能正常。现代医学认为，鼻功能的正常发挥有赖于鼻腔鼻窦及其被覆的黏膜结构和功能的正常。鼻腔鼻窦黏膜主要由上皮层和固有层构成，黏膜细胞之间既有连接也有缝隙。鼻腔鼻窦黏膜组织通过黏膜细胞本身的胞饮、分泌以及黏膜细胞间隙进行着物质代谢。固有层存在丰富的微循环、淋巴管，以及微神经系统、黏膜局部的体液等各种物质交换则通过微循环、微淋巴管系统完成。而微神经系统则通过神经免疫系统、各类神经递质等调节着鼻腔鼻窦黏膜的代谢。总之，维持鼻腔与鼻窦生理功能须具备三个条件：①通畅的鼻窦引流；②健全的纤毛功能；③黏膜表面的黏液毯。而玄府学说的物质交换、信息交流等特征与现代医学细胞膜的分子结构、各类离子通道以及微循环具有共同内涵，是鼻腔组织活体细胞与外部环境之间独特的物质信息交流途径。鼻玄府的有序开合维持着气液在鼻腔鼻窦黏膜的循环交通，从而保证了鼻腔鼻窦黏膜正常的形态以及生理功能。

2. 玄府与鼻腔鼻窦的病理关系 玄府作为人体无处不有的一种基本结构，其病变主要表现为气机升降失常，开合不利，玄府闭塞。若各种致病因素侵犯鼻部，导致鼻中玄府闭塞不通或开合失常，清气不升，浊气不降，使气血津液流通之道闭锁，形成气滞血瘀，水停痰凝，相互胶结，壅滞于鼻窍，窦窍受阻，又致气血不能畅达鼻窍发而为病。正如《素问玄机原病式》"有所闭塞者，不能为用也。目无所见，耳无所闻，鼻不闻臭……玄府闭密而致气液血脉、荣卫精神不能升降出入故也，各随郁结微甚，而察病之轻重也"，《医学纲目》"目盲耳聋，鼻不闻臭，舌不知味，手足不能运用者，皆由玄府闭塞，而神气出入升降之道路不通利"。现代医学则认为，鼻腔鼻窦解剖结构特别是窦口鼻道复合体功能障碍，使窦腔引流不畅，纤毛及黏液毯功能遭到破坏，鼻窦自洁能力降低，导致黏液淤积，最终形成鼻腔鼻窦病变。也有实验表明鼻窦黏膜超微结构的改变是急性鼻窦炎发展及慢性鼻窦炎迁延的病理学基础。由此可认为，鼻中玄府闭塞、开合失调与鼻腔鼻窦微循环、离子通道、气液交换受阻、堵塞不通密切相关，是鼻腔鼻窦疾病发生的病变基础。开窍通玄法是鼻腔鼻窦疾病的基本治法，由于玄府郁闭为诸多疾病共有的基本病机，因此开通闭塞之玄府，自然成为临床治疗的一个主要目标和基本原则。玄府开通，则郁滞的气机得以升降出入，津液得以环流输布，精血得以渗灌濡养，神机得以正常运转，各种病理产物得以清除，鼻腔鼻窦的正常生理功能得以恢复，疾病亦随之而解。临床上常用开通玄府药物除麝香、冰片、僵蚕、蜈蚣、地龙、羌活、白芷等直接开玄府的药物外，尚有清热泻火药，如黄芩、黄连、菊花等，利水渗湿化痰药，如茯苓、泽泻、车前子、半夏等，以及理气药、补虚药、活血化瘀类的药物通过消除病因或病理产物而间接开通玄府。分析历代医家治疗鼻炎、鼻窦炎处方，不难看出在其药物配伍中体现了开通玄府的思想，如《严氏济生方》中治疗鼻渊的经典方苍耳子散（白芷、辛夷花、苍耳子、薄荷），方中白芷，辛温，归肺、胃、大肠经，散风除湿，通窍开玄止痛；辛夷花，辛温，归肺、胃经，散风寒，通鼻窍开玄；苍耳子，辛苦温，归肺经，散风寒，通窍开玄；薄荷，辛凉，芳香，归肺、肝经，疏肝解郁，解表透疹，芳香透窜之气疏通玄府，方中以大量质轻味辛，药性升散宣泄，善行窜透的祛风药直接开启玄府孔窍，畅达玄府通道，使鼻窍得通，气液流畅而病解。因此在鼻科临床实践中不要忘记开通玄府。

3. 结语　玄府广泛存在于人之脏腑、皮毛、肌肉、筋膜、骨髓、爪牙，至于世之万物，尽皆有之，同样也存在于鼻腔鼻窦组织之中。鼻中玄府是鼻腔鼻窦组织内环境以及鼻腔鼻窦内外环境物质交换和信息交流的通道，其正常的开合维系着鼻腔鼻窦的正常生理。鼻玄府开合失常，是导致鼻腔鼻窦组织病理性改变的根本。运用玄府学说探讨鼻腔鼻窦的生理、病理，希望对丰富和完善中医鼻科的理论研究有一定的补充作用，并为其诊断和治疗提供新的思路。

（二）通窍开玄法治疗鼻渊的探讨

敬樱、罗再琼等

根据玄府与鼻的相关性，认为玄府郁闭是鼻渊的基本病机，开通玄府、畅达气液为治疗鼻渊的关键，提出通窍开玄法是治疗鼻渊的有效方法之一。

1. 玄府开合有序，气液流通，是保证鼻窍功能正常的重要条件　《素问玄机原病式》中有云："玄府者，谓玄微府也，然玄府者，无物不有，人之脏腑、皮毛、肌肉、筋膜、骨髓、爪牙，至于世之万物，尽皆有之，乃气出入升降之门户也，人之眼、耳、鼻、舌、身、意、神、识能为用者，皆升降出入之通利也，有所闭塞，不能为用也。"从这句话可看出，刘氏认为玄府是遍布机体各处，无所不有的一种至微至小的组织结构，此为广义之玄府也。

玄府普遍存在于人体各处，那么鼻也不例外。玄府广泛存在于构成鼻腔的所有组织，特别是在鼻腔黏膜中。张勤修认为鼻腔、鼻窦及其被覆上皮的功能与玄府的关系密切，鼻玄府存在的普遍性形态的微观性及物质交换、信息交流等特征均与现代医学细胞膜的分子结构、各类离子通道以及微循环具有共同内涵，是鼻腔组织活体细胞与外部环境之间独特的物质信息交流途径。鼻中玄府开合有度，气机升降出入正常，则鼻窍气血的灌注、津液的布散和神机的运转运行正常，鼻腔由此才能实现呼吸、化湿、嗅觉以及辅助构语功能。因此，通过鼻中玄府的有序开合维持着气液在鼻腔鼻窦黏膜的循环交通，维持着鼻腔鼻窦黏膜正常的形态以及生理功能，表现出呼吸顺畅，嗅觉灵敏，语声洪亮。所以，玄府开合有序，气液流通，是保证鼻窍功能正常的重要条件。

2. 玄府郁闭、气液不通，是鼻渊形成的基本病机　鼻中玄府作为遍布鼻腔、鼻窦的一种微观结构，维持着鼻部气液的流通、神机的运转，对于保证鼻的功能至关重要。不论外邪的侵袭，七情的失调，饮食劳倦所伤，气血津液失养，均可影响其正常的畅通而致闭密，成为鼻部诸多疾病所共有的基本病理变化。分析鼻渊的发病机理，无不与鼻中玄府闭塞有关。如各种邪气侵袭，导致鼻中玄府闭塞不通或开合失常，气升降出入失调，使气血津液流通之道闭锁，形成气滞血瘀，水停痰凝，相互胶结，壅滞于鼻窍，黏膜肿胀，窦窍受阻，又致气血津液不能畅达、神机不能运转，发而为病。诸多邪气郁久而化热，熏灼黏膜，煎熬津液，化腐为脓，则形成脓涕浊液流滞鼻窍，满而外溢，则临床表现为鼻流浊涕、鼻塞、鼻部胀痛、头痛、嗅觉减退等症状。正如刘氏所言："有所闭塞者，不能为用也。目无所见，耳无所闻，鼻不闻臭，舌不知味，筋痿骨痹，齿腐，毛发堕落，皮肤不仁，肠不能渗泄。"因此，玄府郁闭、气液不通，是鼻渊形成的基本病机。

3. **通窍开玄、流通气液，是治疗鼻渊的基本原则** 基于玄府郁闭、气液不通是鼻渊形成的基本病机，所以相应的治疗原则应当是开玄府，通鼻窍，以顺应玄府之"复其开合，贵于通利"之性，重新建立其正常的开合流通功能，恢复气血津液的正常流通渗灌和神志的正常运转。玄府开通后，郁闭的气机升降出入就会正常，津液就会输布，精血就会渗灌濡养，神机就会正常运转，各种病理产物就会被清除，这时鼻腔鼻窦的生理功能也就恢复正常，疾病亦随之而解。在临床用药方面，刘氏认为"辛热能发散开通郁结，苦能燥湿，寒能胜热，使气宣平而已"，主张辛热苦寒合用，"若以辛苦寒药，按法治之，使微者甚者皆得郁结开通，湿去燥除，热散气和而愈，无不中其病而免加其害"。故刘氏常用磁石、干蝎、生姜、附子、醇酒、麻黄（汤）、桂枝（汤）、乌头或硫黄、钟乳、木香、桂心、黄芩、石膏、知母、柴胡、地黄、芍药、栀子、茵陈、葱白、豆豉等药物组方开通玄府。后世医家在治疗鼻渊时，都不忘通窍开玄、流通气液这个基本原则，如张勤修治疗鼻渊，常以通窍开玄的白芷、细辛、辛夷、鹅不食草、黄芩等五味药物为基础方加减而形成三和开玄通窍汤系列方。白芷燥湿升阳、通窍开玄；细辛、辛夷芳香祛湿，通窍开玄；鹅不食草散风利肺，通窍开玄；黄芩燥湿解毒，通窍开玄。观察的慢性鼻窦炎患者225例，采用通窍开玄法治疗，总体疗效达85%以上。因此，通窍开玄法是治疗鼻渊的有效方法。

玄府普遍存在于人体鼻部的鼻腔、鼻窦等黏膜中，发挥着流通气液、运转神机的重要作用，鼻中玄府正常的开合通利，是保证鼻功能正常的重要条件。运用玄府理论，分析鼻中玄府的生理和病理，提出通窍开玄法治疗原则，为指导临床治疗鼻渊提供了新的思路。

二、临床观察及实验类

（一）自拟通窍止鼽汤联合孟鲁司特钠对儿童变应性鼻炎的疗效性、安全性及不良反应的分析

刘静、孙永东等

目的：对自拟通窍止鼽汤联合孟鲁司特钠对儿童变应性鼻炎的疗效性、安全性及不良

反应进行分析。

　　方法： 选取 2017 年 1 月至 2019 年 12 月本院变应原检测阳性患儿 60 例，按照双盲法随机分为治疗组［自拟通窍止鼽汤（细辛、麻黄、苍耳子、防风、辛夷、桔梗、甘草、白芷、路路通、黄芪）联合孟鲁司特钠治疗］与对照组（孟鲁司特钠治疗），每组 30 例。对比两组实际应用效果。

　　结果： 与对照组比较，治疗组临床治疗有效率更高（$P<0.05$）；与对照组比较，治疗组不良反应发生率更低（$P<0.05$）。

　　结论： 在变应性鼻炎患儿治疗时，以自拟通窍止鼽汤联合孟鲁司特钠方法治疗，可提高临床治疗效果，减少不良反应发生情况，具有较高临床价值。

（二）川芎茶调散治疗鼻源性头痛 68 例

骆晓琴、胡文健等

　　目的： 观察川芎茶调散治疗偏头痛疗效。

　　方法： 使用随机平行对照方法，将 68 例门诊患者随机分为两组。对照组 34 例盐酸氟桂利嗪，10mg/ 次，每晚 1 次，睡前口服；布洛芬，0.3g/ 次，头痛发作时口服。治疗组 34 例川芎茶调散（川芎 12g，荆芥 12g，白芷 12g，防风 12g，薄荷 12g，细辛 6g，甘草 6g，心烦失眠者需加酸枣仁 12g 和夜交藤 5g，头痛非常严重者加藁本 10g，恶心呕吐者需加半夏 10g 和吴茱萸 6g），每日 1 剂，水煎 450ml，每日 3 次，连续治疗 14 天为 1 疗程。观察治疗后患者的头痛持续时间积分、头痛症状积分与总积分，并观察比较两组的不良反应发生率。

　　结果： 临床疗效治疗组优于对照组（$P<0.05$）。鼻源性头痛症状总积分、头痛持续时间均有明显降低。

　　结论： 川芎茶调散治疗鼻源性头痛，疗效满意，无严重不良反应，值得临床广泛应用。

（三）和中止鼽汤治疗变应性鼻炎临床疗效观察

胡珍、孙永东等

　　目的： 观察和中止鼽汤治疗变应性鼻炎（鼻鼽）的临床疗效。

　　方法： 202 例确诊为变应性鼻炎（鼻鼽 - 肺脾气虚型）患者，按照随机原则分为治疗组与对照组，治疗组用和中止鼽汤经验方（红芪、白术、防风、炙甘草、山药、黄精、柴胡、升麻、诃子、益智仁、五味子、白芍、丹参、蝉蜕、党参）治疗变应性鼻炎，中药配方颗粒，每日 1 剂，早晚各 1 次口服；对照组予以口服左西替利嗪片，5mg/ 次，每日 1 次。治疗 4 周，观察治疗后两组患者疗效差异。

　　结果： 治疗 4 周后，治疗组总有效率为 95.10%，对照组总有效率为 83.0%（$P<0.05$）；在中医主要症状比较中，治疗组显著轻于对照组（$P<0.05$）；患者治疗前后自我评分差

值，治疗组为 3.96±0.49，对照组为 2.85±1.26（$P=0.010$）；治疗组症状体征总积分为 4.56±0.61，显著低于对照组的 7.69±1.04（$P<0.05$）。

结论：和中止衄汤能明显改善患者鼻塞、喷嚏、流清涕、鼻痒等症状，无明显不良反应，近期疗效显著好于西医疗法，但远期疗效有待进一步观察。

（四）通窍开玄法对鼻窦炎大鼠鼻黏膜水通道蛋白相关基因影响研究

敬樱、罗再琼等

目的：应用基因芯片技术分析通窍开玄法对鼻窦炎模型大鼠鼻黏膜水通道蛋白（AQP）的影响，并探讨其治疗鼻窦炎的生物学机制。

方法：实验大鼠随机分为实验组、模型组和正常组，每组 10 只，实验组和模型组据 Y.Gel 的改良方法造模，正常组不做任何处理。造模成功后实验组分别给予三和通窍开玄汤（辛夷、白芷、鹅不食草、黄芩、细辛）低剂量组、三和通窍开玄汤中剂量组、三和通窍开玄汤高剂量组、青霉素 V 钾片灌胃 7 天，处死动物取鼻黏膜组织，应用 Agi-lent 基因芯片检测各组大鼠鼻黏膜水通道蛋白基因表达，并进行显著性分析。

结果：中药各组均上调 AQP1 表达，中剂量组、高剂量组又上调 AQP2，青霉素 V 钾组上调 AQP12B 基因；各组均下调 AQP9 基因，中药低剂量组还可下调 AQP2、AQP12B，青霉素 V 钾组还可下调 AQP1、AQP2。

结论：三和通窍开玄汤与青霉素 V 钾片均对鼻窦炎具良好治疗效果，但调控的 AQP 相关基因表达机制不同，且中药组作用更为广泛，表明对 AQP 相关基因的调控可能是通窍开玄法治疗鼻窦炎生物学机制之一，AQP 是玄府重要实质之一。

（五）通窍开玄法对鼻窦炎模型大鼠鼻黏膜影响的分子机制研究

敬樱、罗再琼等

目的：应用基因芯片技术观察通窍开玄法对鼻窦炎模型大鼠鼻黏膜通路及基因表达的影响，探讨其治疗鼻窦炎的分子机制。

方法：SD 大鼠随机分为实验组、模型组和正常组，实验组和模型组依据 Y.Gel 的改良方法造模，正常组不做任何处理。造模成功后实验组分为中药组与青霉素 V 钾片组，分别予苍耳子鼻炎胶囊、青霉素 V 钾片灌胃，处死动物，取鼻黏膜组织，应用基因芯片检测各组大鼠鼻黏膜基因表达，筛选差异表达基因和通路并进行统计分析。

结果：中药组与青霉素 V 钾片组治疗效果相似；中药组和青霉素 V 钾片组分别与模型组比较，中药组得到的差异基因及通路改变均多于青霉素 V 钾片组；两组共同涉及 13 条通道，且共同上调 8 条基因、下调 71 条基因。

结论：通窍开玄法对治疗鼻窦炎大鼠存在物质基础，可为临床治疗鼻窦炎提供新的治疗思路。

（六）三和通窍开玄汤对鼻窦炎模型大鼠鼻黏膜生物学通路的影响及意义

敬樱、金钊等

目的： 应用基因芯片技术分析通窍开玄法对鼻窦炎模型大鼠生物学通路的影响，并探讨其治疗鼻窦炎的生物学机制。

方法： 实验大鼠随机分为实验组、模型组和正常组，实验组和模型组据 Y.Gel 的改良方法造模，正常组不做任何处理。造模成功后实验组分别予三和通窍开玄汤（辛夷、白芷、鹅不食草、黄芩、细辛）低剂量组、三和通窍开玄汤中剂量组、三和通窍开玄汤高剂量组、青霉素 V 钾片灌胃 7 天，处死动物取鼻黏膜组织，应用 Agilent 基因芯片检测各组大鼠鼻黏膜基因表达，利用 KEGG 数据库分析差异表达基因生物学通路，并进行显著性分析。

结果： 中药低剂量组差异基因涉及 278 条通路改变，中药中剂量组差异基因涉及 276 条通路改变，中药高剂量组差异基因涉及 277 条通路改变，青霉素 V 钾片组差异基因涉及 193 条通路改变。中药各剂量组主要涉及 PI3K/AKT 信号转导通路。

结论： 中药不同剂量组与青霉素 V 钾片治疗鼻窦炎大鼠具有相似的实验效果，既通过不同的生物学通路和基因发挥作用，又通过相同生物学通路调控发挥作用，但是中药不同剂量组表达调控更强、更广，通窍开玄法通过系统调控 PI3K/AKT 信号转导通路可能是治疗鼻窦炎的机制之一，为临床治疗鼻窦炎提供了新思路。

第三节　发表论文一览

[1] 刘静，孙永东，朱佳丽. 自拟通窍止鼽汤联合孟鲁司特钠对儿童变应性鼻炎的疗效性、安全性及不良反应的分析 [J]. 当代医学，2020，26（12）：42-44.

[2] 骆晓琴，胡文健，钟轮坤，等. 川芎茶调散治疗鼻源性头痛68例 [J]. 世界最新医学信息文摘，2018，18（44）：143，145.

[3] 胡珍，孙永东，孙千尧，等. 和中止鼽汤治疗变应性鼻炎临床疗效观察 [J]. 四川中医，2017，35（2）：159-161.

[4] 敬樱，金钊，张天娥，等. 三和通窍开玄汤对鼻窦炎模型大鼠鼻黏膜生物学通路的影响及意义 [J]. 四川中医，2015，33（2）：49-52.

[5] 敬樱，张天娥，罗再琼，等. 通窍开玄法对鼻窦炎大鼠鼻黏膜水通道蛋白相关基因影响研究 [J]. 西部中医药，2015，28（8）：8-11.

[6] 敬樱，罗再琼，何利黎，等. 通窍开玄法治疗鼻渊的探讨 [J]. 光明中医，2014（4）：712-713.

[7] 敬樱，赵静，张天娥，等. 通窍开玄法对鼻窦炎模型大鼠鼻黏膜影响的分子机制研究 [J]. 中国中医急症，2014，23（10）：1773-1775，1785.

[8] 杨九一，张勤修，罗再琼，等. 试论玄府与鼻腔鼻窦疾病的关系 [J]. 四川中医，2011，29（6）：21-22.

第八章

骨　系

团队成员在国内率先提出骨玄府的概念，使得开通玄府为骨病治疗方法之一。依据风药、虫药的独特性能及在防治骨病中的独特作用，成员在院内研制的灵仙通络胶囊疗效显著。

2017年，江花、王明杰等发表的《试论"骨玄府"》一文中指出，骨与肾、脾、胃、肝胆关系密切，若外感六淫、久病过劳、七情内伤、饮食失宜、跌扑损伤等，导致诸脏腑功能异常必将影响到骨的充养。"骨玄府"的病因病机认识主要包括以下两个方面：一是气血津液精神不充，"骨玄府"不荣则萎闭劣弱；二是瘀浊湿毒泛滥，"骨玄府"不通则郁结而堵塞。2022年曾岸、王明杰等发表的《王明杰教授开通玄府论治骨刺的经验》提出在肝肾亏虚基础上出现的骨玄府郁闭是骨刺病形成的基本病机。老年肝肾精血不足，如遇风寒湿热之邪外袭、跌打损伤以及长期关节负重等因素，加之痰、湿、瘀血等病理产物阻滞经络，进而导致骨组织结构失于濡养、衰萎，从而导致玄府郁闭，气血津液输布不畅，导致骨组织增生，日久形成骨刺，局部出现疼痛、关节活动不利、肿胀等。2022年李惠、王明杰等发表的《王明杰教授开玄补虚法治疗膝骨关节炎的经验》中指出膝骨关节炎内因多为肝肾亏虚，外因多为风、寒、湿三气夹杂侵袭，终致玄府闭郁，不荣则痛，不通则痛。

据骨玄府理论论治骨病，目前临床常用的补肾填精、益气活血、化瘀泄浊、舒筋通络等治疗方法及推拿、针灸、熏洗、导入等治疗手段，分别具有直接或间接开通玄府的作用。

第一节　相关研究概述

一、理论探讨

骨是主要的承重和运动器官，其优良的力学性质与其内部多级微结构密切相关。《黄帝内经太素》中指出"言骨上有空，五谷津液入此骨空，资脑髓也。此骨空种数所在难分，此皆可知者，不可知者故置而不数也""骨之属者，骨空之所，以受益而益脑髓者也"。医圣张仲景对人内在的微细结构如腠理、孔窍等"玄府"，反复强调"勿令其闭塞"，应保持元真通畅，以使人能安和。"骨玄府"为至微之处，极易萎缩、塌陷、变形、断裂，从而直接影响其他物质的输布与代谢，影响脏腑的生理功能，尤其是肾、脾胃、肝胆等脏腑。骨玄府理论不仅丰富和深化了中医对骨病病机的认识，且有助于临床治疗骨科各种疾病。治疗上，应以开通玄府作为出发点，配合补肾填精、益气活血、化瘀泄浊、舒筋通络等治法，起到"养玄以助补益，开玄以祛毒邪"之功。药物选择上，风药恰可担此重任。风药以其轻清味薄，升浮发散之性，辛散开玄祛邪，颇有良效。临床常用防风、细辛、秦艽、桂枝、羌活、淡豆豉等药。

股骨头缺血坏死是骨科临床中的常见疾病，致残率极高，西医主要采用手术进行治疗，它与中医学对"骨蚀""骨痿""骨痹"等病症相似。2015年党生文等发表的《浅谈开通玄府治疗股骨头缺血坏死》认为气滞血瘀、痰湿阻络是本病的根本病机，玄府闭壅则气血行微，而其道不得通利，导致股骨头缺乏气血濡养而坏死。在骨坏死的治疗中结合开通玄府的运用，若配伍直接通玄药，如虫类药、风药、芳香开窍药于活血化瘀、化湿涤痰方中，借助玄府门户开通之力，让药直达病所。

对于骨玄府的医学实质认识，2017年江花、王明杰、王鸿度等发表的《试论"骨玄府"》中提出，哈弗氏系统管道-黏合线-骨小梁结构这一由内到外的空隙系统可作为骨玄府实质模型。认为骨的各种实体结构成分的量、质、分布的变化都会影响到其围成的腔隙、管道、窍口的纵深结构形状及其所容纳或通行物质的状态和功能的改变。并描述了"多级与多形性骨玄府"模型：多层矿化胶原纤维螺旋地各向异性环绕的哈弗氏系统管道-黏合线-骨小梁。这些大小、形态各异的"腠道""纹理""孔道""间隙"构成的多级与多形结构，满足了玄府"分布广泛，结构微细，开合有度"的三个重要特征，并能够使骨成为各种物质的传输与交换的场所，如完成钙磷代谢、免疫物质的生成和输布，与骨的实体结构共同成就骨的支架作用，完成连接和统属运动、免疫功能等。其具有特定的空间内涵，使其中充盈着精神气血及津液，升降出入以充养骨及全身，"实-虚"结构的并存状态。这就从结构和功能方面诠释了骨玄府的内涵。

2010年江玉、和中浚发表的《从开通玄府认识熏洗疗法的作用机理》一文中，还提出加用辛散中药的汤液熏洗具有直接开通玄府和间接开通玄府的作用，有益于骨伤科疾病的治疗。为风药外用开通体表玄府和风药在中医骨伤科领域应用提供新的思路。

2022年曾岸、王明杰等发表的《王明杰教授开通玄府论治骨刺的经验》提出在肝肾亏虚基础上出现的骨玄府郁闭是骨刺病形成的基本病机。老年肝肾精血不足，如遇风寒湿热之邪外袭、跌打损伤以及长期关节负重等因素，加之痰、湿、瘀血等病理产物阻滞经络，进而导致骨组织结构失于濡养、衰萎，从而导致玄府郁闭，气血津液输布不畅，导致骨组织增生，日久形成骨刺，局部出现疼痛、关节活动不利、肿胀等。

2022年李惠、王明杰等发表的《王明杰教授开玄补虚法治疗膝骨关节炎的经验》中指出膝骨关节炎，内因多为肝肾亏虚，肾主骨生髓，肝主筋藏血，肝虚则血少不能养筋，肾虚则髓减不能主骨，骨摇髓空，骨痿筋弱。外因多为风、寒、湿三气夹杂侵袭，乘虚入里，深入骨骼关节，闭阻气血运行，致使气血运行不畅，经络闭阻不通，日久玄府闭郁，不荣则痛，不通则痛。

二、临床经验总结

王明杰教授提出玄府郁闭为百病之根，开通玄府为治病之纲。文化等 2016 年发表的《开通玄府治疗外伤性骨折初期临床观察》认为，骨折后骨之玄府亦随之受损而郁闭不通，气血精微无法正常运行，筋骨肌肉失其所养，治疗骨折应当重视开通骨玄府的闭塞，以恢复伤处气血津液的流通，对促进其愈合具有重要的意义，祛风解表药能起到一定作用。根据"风药通玄论"等玄府思想，在传统活血化瘀治疗基础上加用风药开通玄府用于骨折初期，取得良好效果。

骨关节痛属于中医"痹证""痛病"范畴。2016 年杨忠明等发表的论文《癌痛散在恶性肿瘤骨转移疼痛治疗中的临床研究》认为癌症疼痛的治疗"以通止痛"为原则，针对"不通"则行活血化瘀、温经散寒、祛风除湿、理气化痰等法。以风药和其他开玄府药为主制成的癌痛散（川乌、全蝎、土鳖虫、乳香、没药等）能改善恶性肿瘤骨转移疼痛，轻度癌痛可以替代布洛芬治疗，中重度癌痛联合盐酸吗啡缓释片疗效更好，可以提高生活质量。

骨性关节炎属于中医"痹证""骨痹"范畴。在《中药熏蒸对膝关节骨性关节炎患者关节镜术后并发症的影响》《针刺联合中药熏蒸应用于膝关节骨性关节炎的效果观察》等多篇治疗骨关节炎论文中均证实使用以风药为主要构成或加用风药的中药熏药治疗，可以增强祛风除湿，舒筋活血，通络止痛效果，形成了独具特色的骨关节炎治疗思路。

骨刺病又称骨质增生，属于中医"骨痹"的范畴。临床上以颈椎、腰椎、足跟部多见。2022 年曾岸、王明杰等发表的《王明杰教授开通玄府论治骨刺的经验》总结了王明杰教授治疗骨刺的经验，除了补益肝肾、填精外，王老非常重视开通玄府药物的使用。针对此病，王老常选用麻黄、秦艽、蜈蚣、全蝎、土鳖虫等风药、虫药开通闭合之骨玄府，以恢复骨玄府之功用，从而缓解患者病痛或治愈骨刺。

2022 年李惠、王明杰等发表的《王明杰教授开玄补虚法治疗膝骨关节炎的经验》运用开玄补虚法治疗膝骨关节炎，方选王明杰教授的经验方膝痹丸（黑蚂蚁、骨碎补、怀牛膝、当归、白芍、川芎、鸡血藤、独活、威灵仙、乳香、土鳖虫、制水蛭）加减。本方在补益肝肾、调理气血同时加入风药、虫药，开通骨玄府，取得了良好的疗效。

三、研发院内制剂

在"骨玄府""风药开玄"创新认识基础上研制的灵仙通络胶囊作为西南医科大学附属中医医院院内制剂应用十余年，临床用于肢体、关节疼痛、麻木、震颤以及骨关节炎等疗效显著。

　　灵仙通络胶囊由威灵仙、白芍、防己、黄芪、延胡索、全蝎、蜈蚣等药组成，获得四川省院内制剂批号（川药制 Z20080308）。作为中药复方制剂，以"养血祛风，通络开玄"为治法，广泛用于治疗头、胸、腰脊、四肢关节痛及外伤、术后疼痛麻木。临床研究证实：以灵仙通络胶囊为主方的中药熏洗汤剂（威灵仙、防风、防己、荆芥、秦艽、独活、羌活、苍术、路路通、红花、木瓜、艾叶、桑寄生、黄芩、伸筋草、透骨草）具有祛风通络，开玄府止痹的作用，在改善骨性关节炎患者关节镜术后关节周径、关节腔积液程度、VAS 疼痛评分、KSS 功能评分等方面具有显著疗效（张涛，2020）。

四、相关动物实验

　　灵仙通络胶囊能促进 C518 大鼠膝关节退变软骨细胞增殖，并且存在一定的量效关系（张磊，2014）。也能调节 C518 大鼠膝关节退变软骨细胞中Ⅱ型胶原、基质金属蛋白酶 -13（MMP-13）的表达水平，从而延缓膝关节骨性关节炎的病变发展（张磊，2015）。

　　以风药为主的外用熏洗制剂（独活、桑寄生、杜仲、牛膝、秦艽、防风、细辛、桂心、川芎、茯苓、当归、熟地黄等）对老年型食蟹猴自发性膝骨关节炎（KOA）模型可能通过抑制 TNF-α 的表达，降低关节软骨的炎症因子水平，从而缓解 KOA 病程，也可降低全血白细胞、C 反应蛋白水平（扶世杰，2018）。可下调食蟹猴膝关节液内 IL-1β 和上调 TGF-β1 细胞因子的表达水平，降低 WBC 计数（扶世杰，2017）。

　　川芎嗪能够促进软骨细胞的增殖，能通过上调抗凋亡因子 bcl-2 表达，下调软骨细胞促凋亡因子 bax 以及 Caspase-3 表达，从而抑制软骨细胞的凋亡（胡旭光，2016）。

第二节　代表论文选录

一、学术经验类

（一）试论骨玄府

江花、王明杰等

　　玄府学说是古代前贤基于象思维提出的一种理论，未能对人体多部位玄府结构及功用分别详尽阐明。今人运用现代诠释学的方法陆续指出某些部位玄府的微观结构基础。如黄氏认为"肝玄府"即肝窦内皮细胞，吕氏认为"心玄府"即心肌的微循环系统，韩氏则提出足细胞裂隙隔膜是"肾玄府"的假说。

　　论及"骨玄府"的内涵及其结构基础：现代学者认为，玄府应属于经络系统中最细小的孙络的进一步分化，是祖国医学有关人体结构认识最为深入的一个层次，具有"分布广泛，结构微细，开合有度"的三个重要特性。"骨玄府"除应满足此三个特性外，还有材质和结构变异性较大的特点，因此其形态不一，大小各异，却又彼此联系，故可称作"多级与多形性骨玄府"骨是主要的承重和运动器官，其优良的力学性质与其内部多级微结构密切相关。近年来，由于纳米压痕设备、原子力显微镜等新一代实验设备的出现，人们有能力将研究重点集中在骨的宏观力学性质和微观结构的联系上。根据这些微观研究成果，本文提出"骨玄府"模型，即"哈弗氏系统管道 - 黏合线 - 骨小梁"所构成的从内到外的空隙系统。

哈弗氏系统管道：哈弗氏系统管道由哈弗氏管及各种骨腔间隙组成。骨单元，又称哈弗斯系统（Haversian system），是密质骨中起支撑作用的主要结构，直径在 100μm 左右，呈圆柱形，由中央的哈弗氏管及多层呈同心圆排列的骨板组成，骨细胞埋在骨板内或骨板之间的骨腔隙内。所有骨板均结合紧密，仅在一些部位留下血管和神经的通行管道。其中央管为哈弗氏管，内有血管、神经和少量纤维结缔组织，各哈弗氏管中的血管与横行的弗氏管相串通，与骨的外表面或内腔相通。四通八达，广泛分布，通过这些管道系统来运送骨代谢中所必要的物质。

围成哈弗氏管的骨板主要由胶原纤维和沉积在其上的矿物质以及少量液体构成，是由多层矿化胶原纤维螺旋地各向异性环绕的。Wagermaier 等应用 X 射线衍射扫描技术，测定了骨单元不同骨板的胶原纤维的准确方向，认为胶原纤维的螺旋铺叠是骨单元具备良好延展性的重要原因。Hoc 等发现当哈弗氏管和骨单元微结构存在时，主导局部应变分布的是微结构而非矿物含量。

由于以上物质和结构特点，使得哈弗氏系统管道能够保持一定的强度与韧度，维持其管壁的完整性以及管径大小的相对稳定性，从而减小因哈弗氏管的损毁或挤压而对其内的血管、神经、纤维结缔组织的联动破坏。

黏合线：骨单元与其外面的骨间质存在清晰的边界，这些边界被称为黏合线。张智凌、O'Brien 等认为密质骨中的骨单元和黏合线在不同程度上提高了微裂纹扩展起始需要的作用应力和作用应变，促使骨的刚度软化推迟、裂纹扩展速度减慢、裂纹长度增加及裂纹路径改变。因此黏合线也是密质骨增韧机理的重要一环。

骨小梁：骨小梁是骨中最重要的结构，它由许多胶原按照一定的方式排列，并在表面覆盖大量的矿物质而成，是一种由杆状和板状骨小梁组成的连续三维网状结构。骨小梁骨板不分层，厚度约为 100 ~ 200μm，骨板中有许多小孔，相邻骨板小孔相互连交通接而成界限不清的圆柱形通道，骨小梁根据主要受力状态沿主应力方向得到排列，形成最优的受力结果，用最少的材料承受最大的外部载荷，即以最少的面积承担最大强度的力。刘芳在股骨头骨小梁孔内观察到有微血管存在。青年组微血管在骨髓腔内是动静脉相伴行的，其外有包膜包裹，动静脉清晰可见，管径相当，且走行连续、规则，形态均匀，表面光滑，松质骨骨小梁内微血管规则、连续，逐级分支营养周围骨组织，并有神经伴行。

　　由上可以看出骨小梁的厚薄、大小以及彼此间的间距都将决定骨小梁孔的大小、完整性以及强度，其内所走行的微血管、神经的形态和功能自然也会受到骨小梁孔的影响。

　　综上，作为一种多孔弹性材料，骨的各种实体结构成分的量、质、分布的变化都会影响到其围成的腔隙、管道、窍口的纵深结构的形状及其所容纳或通行物质的形态和功能的改变。因此本文提出的"多级与多形性骨玄府"模型，即多层矿化胶原纤维螺旋地各向异性环绕的哈弗氏系统管道 - 黏合线 - 骨小梁。这些大小、形态各异的"腠道""纹理""孔道""间隙"构成的多级与多形结构，满足了玄府"分布广泛，结构微细，开合有度"的三个重要特性，从而决定了骨刚柔并济的状态，且因其具有一定的空间内涵，使其中充盈着精神气血及津液，升降出入以充养骨及全身，使骨之延展性、刚度、灵活性都完美地得到体现。

1. "骨玄府"的生理病理意义

　　（1）生理意义：骨骼有复杂的内在和外在结构，外部致密，而内在亦有坚硬的蜂巢状立体结构，各种骨微结构的存在能使骨骼在减轻重量的同时保持坚硬，形成了"实 - 虚"结构的并存状态。从骨受到载荷（应力）到骨单元内液体流动，再到产生流动电位，这是骨重建的重要过程之一，并能够使骨成为各种物质的传输与交换的场所，如完成钙磷代谢、免疫物质的生成和输布，与骨的实体结构共同成就骨的支架作用，完成连接和统属运动、免疫功能等。

　　《黄帝内经太素》："言骨上有空，五谷津液入此骨空，资脑髓也。此骨空种数所在难分，此皆可知者，不可知者故置而不数也。"可以认为，"骨玄府"的多级与多形性构造，古代前贤已有所认识，而各种信息与能量就在这些"骨玄府"中进行着动态转换。医圣张仲景对人内在的微细结构如腠理、窍道等"玄府"曾反复强调"勿令其闭塞"，而应保持元真通畅，以保证人能安和。《灵枢·卫气失常》曰："骨之属者，骨空之所以受益而益脑髓者也。"即"骨玄府"若要其能够支持濡养骨外的组织器官，须首先"益己"，濡养支持自身，维持其固有的形态及通利，进而才能发挥"益他"的作用。《类经》指出："脏腑筋骨居于内，必赖营气以资之，经脉以疏之。"即骨须通过"骨玄府"输通"精、神、气、血、津、液"，使其于骨内外即骨间、骨腔、骨髓、骨质、骨膜之间循行、分布，从而使骨内外组织得以充养。

　　（2）"骨玄府失用"的病理意义："骨玄府"为至微之处，极易衰萎、塌陷、变形、断裂、变少、堵塞，从而直接影响其他物质的输布和代谢，出现"骨外"的全身失于精、神、髓、液濡养的症状。正如隋代医家杨上善所说"骨节相属之处无液，则骨属屈伸不利，以及色夭，脑髓消，胫酸，耳数鸣"。

　　中医认为骨与肾、脾、胃、肝、胆关系密切，故诸脏腑功能异常必将影响到骨的充养。其他多种因素亦可导致骨的病变，包括外感六淫、久病过劳、七情内伤、饮食五味失宜、跌仆闪挫外伤等。如《黄帝内经灵枢注证发微》中说："人之有常病也，亦因其骨节皮肤腠理之不坚固者，邪之所舍也，故常为病也。"骨玄府中营卫气血不充而反为邪（风、寒、湿、热）居留侵扰，即景岳归纳的所谓"邪溢气壅""荣卫不行""积寒留舍""荣卫不居"，则骨痹、骨痿、骨痛、骨繇等诸病蜂起。

本文提出的"多级多样骨玄府"模型，在力的传递和骨骼结构的完整性维持方面，均扮演重要的角色，极大地影响着骨骼的力学性能。"骨玄府"失用包括本身的结构损毁（由于外力或内压的破坏或者营养血供不足而凋亡萎闭失用）和本身结构尚完整，但却被瘀、脂、水、毒等其他物质堵塞不通而失用的情况。

以骨质疏松为例，就出现了各骨微结构和功能的失常，与正常微细结构相比，骨质疏松的松质骨出现骨小梁表面粗糙，胶原纤维丝失去方向性、排列杂乱、纤维丝肿胀、丝间距增大等情况。骨小梁数量减少，排列稀疏，骨小梁较细，间隙增宽，骨髓腔扩大，部分区域出现骨小梁断裂，游离残端增多，骨小梁孔破坏。在骨小梁微血管通道周围的骨组织有多条微骨裂，在骨髓腔内相伴行的动静脉管径大小失衡，不能清晰地看到动、静脉两条血管，且走行迂回、曲折，形态不均匀，有多处怒张呈结节状，这些变化，会明显影响骨的承载能力。因此，各种病因所导致的骨微结构受损，可归纳为如下两个方面。

一是骨微结构管道系统的直接受损。来自内外的过猛的力量冲击或传递，导致各种宏观骨折、骨裂或者微骨裂，亦可由于内在微血管的血流量、血流速度以及血管内皮细胞功能失常或骨重建功能失常而致骨实体结构的强度或者韧度受损。如微血管损伤使骨质疏松松质骨胶原纤维松散、骨板层紊乱而哈弗氏管结构受损以及骨小梁变细、变薄，骨小梁表面凹凸不平，导致骨小梁孔的三维结构变化、骨质的整体力学强度下降，形成显微骨折，这种显微骨折不断积累则可使骨质疏松患者易罹患骨折。

二是骨微结构管道系统的间接受损。当酒精、激素刺激、不合理的膳食结构影响，或者氟的摄入过多等情况出现时，可导致各骨微结构内微血管或者骨细胞发生变形、坏死等，在脂肪细胞增殖、肥大、瘀血堵塞、细胞毒素堆积时，因骨微结构为相对密闭而固定的骨间隔，无法扩张，致使骨内压持续增高，使微血管、神经等进一步受压，微血管损伤出血引起血供减少、静脉瘀血、微循环障碍，不能正常营养骨组织，致成骨减少、骨量降低、骨压缩、显微骨折增加，肿瘤坏死因子、一氧化氮等表达上调进而刺激神经导致骨痛；骨髓充满散在的水肿液；骨髓腔内由于骨髓细胞的脂肪造成小血管的受压，血管明显狭窄，细胞聚集气或以上各因素导致骨髓间充质干细胞的分化方向发生改变，成脂增强而成骨减弱，或骨重塑偶联被打破，成骨活动减弱而破骨活动加强；出血、瘀血、缺血同时并存，形成恶性循环，最终导致骨的缺血、坏死、塌陷、断裂、骨不连等。

《正体类要》云："肢体损于外，则气血伤于内，营卫有所不贯，脏腑由之不和。"即创伤或邪气阻滞导致筋脉受损，离经之血瘀滞于局部导致脉络瘀阻，气滞血瘀、痰湿阻络、毒邪内蕴则接踵而至。玄府是人体气血升降之门户，玄府闭壅则气血行微，既不能正常荣养筋骨，亦不能使各种湿浊瘀毒有效排除，则其通道失于通利，新的气血津液精神不能续而化生或通达，故骨玄府之闭塞不除，则骨枯髓减之势不可遏抑。《素问玄机原病式》云："故诸所运用，时习之则气血通利，而能为用；闭壅之则气血行微，而其道不得通利，故劣弱也。"指出玄府通利方能为用，玄府闭塞是玄府病的基本病机，因此中医对"骨玄府"失用的病因病机认识亦不外乎两条：气血津液精神不充，"骨玄府"不荣则萎闭劣弱；瘀浊湿毒泛滥，"骨玄府"不通则郁结而堵塞。

2."骨玄府"的临床指导价值 "玄府郁闭为百病之根，开通玄府为治病之纲"。骨玄府理论不仅丰富和深化了中医对骨病病机的认识，而且有助于指导骨科临床治疗。基于骨玄府失用在各种骨科病症病机中的要害地位，如何针对其病变恢复骨玄府的正常生理功能，自然成为临床治疗上的首要问题。

从玄府学说的角度来看，目前临床上常用的补肾填精、益气活血、化瘀泄浊、舒筋通络等治疗方法及推拿、针灸、熏洗、离子导入等治疗手段，分别具有某些直接或间接开通玄府作用，从不同的阶段及角度解决了"骨玄府"失养或毁损的问题，因而都能收到一定的治疗效果。除了以上解释作用外，骨玄府的价值，更在于对多种骨病治疗的指导方面。运用"骨玄府"理论分析，各种骨病的病变主要表现为毁损、衰萎、堵塞而导致玄府失用，其治疗当采取补益气血、填精补髓以养玄，祛毒化瘀以开玄的思路，遵从"以通为补，通补结合"的原则。概而言之则为"补益以养玄，祛毒以开玄"，而反过来亦可成理，"养玄以助补益，开玄以祛毒邪"。

骨玄府至微至深，若非有透窜之性者，莫能入其分。如治疗股骨头缺血性坏死时在补益气血、滋补肝肾等法的同时兼用活血化瘀、化湿涤痰之法，然而效果依然不很理想，有研究认为，其原因在于玄府不得开通则活血化瘀之药不能通达病处。故而临床上需有意识地加强对"骨玄府"的开通，既可引诸药宣达病所，亦可以通为补，直荡其邪。骨伤科传统的认识一直是肢体受伤后，营卫受损，腠理败坏，风邪会乘虚而入，所谓"有伤必有风""有伤必有寒"，因而治疗需注重驱逐风邪。以药而言，风药恰可担此重任。此类药质轻味薄，其性升浮发散，犹如春气之生发，风性之轻扬。风药可辛散开玄祛邪，辛润致津通气之功，临床功用甚广。故孙思邈在《备急千金要方》中对于骨极酸疼苦烦热之实证，用葛根地黄汤，而对于骨极虚冷、骨节痛、无力，用豆豉地黄汤。《普济方》收录的治髓虚寒的除羌活丸外，还有温髓汤"治髓虚骨寒"，重用细辛、桂枝，地黄散"治骨髓虚，冷痛无力"，用豆豉等风药。《太平圣惠方》中载有用羌活散方，治腰脚冷痹、骨髓疼痛，而独活寄生汤治疗膝骨关节炎有良效，其中亦伍有防风、细辛、秦艽等风药，即少量风药与补肾药同用，既不至有伤阴之忧，亦无滋腻填塞之虑。两类药物配伍，颇有动静相伍之妙，符合制方大法，往往有"补不滋腻可受，泻不伤正更捷"之效，其增效作用往往犹如化学之催化剂，量小而功著。

综上，根据骨玄府在形态、特性、生理病理及临床方面的表现，本文建立了"哈弗氏系统管道-黏合线-骨小梁"多级多形骨玄府模型，并发掘古文献骨科方药中较多配伍运用风药的特点，希望借此以促进中医实践者继续阐扬玄府理论内涵，探索开通玄府的治疗方法，由此以加强"玄府"之古学说及相关经验对骨病科研和临床的指导作用。

（二）浅谈开通玄府治疗股骨头缺血坏死

党生文、党生菊等

股骨头缺血性坏死是临床骨科常见疾病，是由于各种不同原因使股骨头的血供遭到破坏，导致股骨头缺血、坏死、塌陷，是股骨头内骨组织缺血死亡的一个病理过程，以疼痛、跛行为主要表现，常导致严重髋关节功能障碍，致残率极高，它是西医骨病学中的病名，在中医古医籍中没有直接的记载，但就其发病部位、病因病机和征候特点而言属于中医"瘀""痹"的范畴，与中医学对"骨蚀""骨痿""骨痹"等病症的描述相似，其病因病机在于"气滞血瘀""痰瘀阻络"。

1. 股骨头坏死的玄府病机　股骨头缺血坏死的常见病因有创伤、酒精中毒、糖皮质激素的运用、高脂血症和减压病等。中医理论认为创伤导致筋脉受损，离经之血瘀滞于局部导致脉络淤阻，气血由之不贯，骨失所养发为本病；酒精属湿热之品，过度饮酒导致酒精中毒，湿热之邪影响脾胃运化则水液代谢障碍，湿聚痰生，痰湿内停，且激素为纯阳之物，性味辛窜，易耗精伤髓，精伤髓枯则气血瘀滞，骨失濡养；减压过急，人体所处环境的突然变化导致气血阴阳转化过快，阴阳失调，气血由之不和，则气滞血瘀，筋骨失于濡养。可见气滞血瘀、痰湿阻络是本病的根本病机。玄府是人体气血升降之门户，在经脉中亦可谓承载气血之脉道，脉道闭阻则气血不能流通，玄府闭壅则气血行微，而其道不得通利，故劣弱也，故导致股骨头缺乏气血濡养而坏死。王明杰教授提出："玄府郁闭为百病之根。"

2. 开通玄府在骨坏死中的指导运用　在股骨头缺血性坏死的治疗中普遍采用在补益气血、滋补肝肾等的同时配伍"活血化瘀""化湿涤痰"之法，然而效果依然不很理想，原因在于玄府不得通则活血化瘀之药不能通达病处。王明杰教授提出，"开通玄府为治病之纲"。刘克林教授认为王明杰教授开通玄府所用药物包括直接通玄药和间接通玄药2类，而在直接通玄药中包括以下3类：①芳香开窍药，如麝香、冰片、石菖蒲、肉桂等，这类药物芳香而善通玄府；②虫类走窜药，如全蝎、蜈蚣、僵蚕、地龙等，认为虫药飞者升，走者降而通利玄府，虫药为血肉有情之品，更易入血分而通玄府；③辛散宣发药，如麻黄、细辛、羌活、白芷等"风药"，其具有发散宣透作用，不仅发表之邪，更能深入全身脏腑经络、玄府窍道。气血精津液虽是不同物质，但是气血同源，殊途同归，因此在骨坏死的治疗中结合开通玄府的运用，若配伍直接通玄药，如虫类药、风药、芳香开窍药于活血化瘀、化湿涤痰方中，借助玄府门户开通之力，让药物直达病灶。非创伤性骨坏死发病缓慢，在X线或者MRI确诊之前，常有一段"静息期"，也称为"临床前期"，此期患者的表现为，髋部疼痛不适，一般在患者出现如疼痛剧烈、跛行等髋关节功能障碍而就诊时大多已处于临床期，而在临床前期，若及时开通玄府，便可有效解决股骨头坏死的发生，或在临床期使用开通玄府药物，使府通利，气血得以流通，筋骨重新受气血濡养而加快骨坏死的恢复。

（三）王明杰教授开通玄府论治骨刺的经验

曾岸、王明杰等

骨刺病又称骨质增生，属于中医"骨痹"的范畴。临床上以颈椎、腰椎、足跟部多见，主要表现为局部疼痛，多发于中老年人。病因多为外感风寒湿热之邪、肝肾亏虚、跌仆损伤等，以病情复杂、病势严重、缠绵难愈为临床特点。王明杰教授运用玄府理论，自拟骨刺消痛丸治疗骨刺，收效良好。

1. 从肝肾亏虚、玄府闭合探讨骨刺之病机　骨刺病病性多属虚实夹杂之证，病位在骨，涉及心、肝、脾、肾四脏。本病多发于年老体衰、有外伤史，或长期关节负重的工作者。肾主骨生髓，主藏精，人的生长壮老依赖于体内的肾精。肝主筋，筋骨的生长和发育需要肝血和肾精的濡养，若年老体衰，则肾精和肝血不足，骨失所养，易产生多种病变。

金代刘完素提出了广泛的玄府学说，经后世不断补充、发挥而逐渐形成完善的独特中医理论。王老经过多年研究总结为：一是玄府普遍存在于脏腑和四肢百骸；二是玄府具有形态微观性，是经络中孙络的再次划分；三是玄府维持气血津液的正常生理状态。由此可知，玄府是人体内的一种遍布全身、沟通内外的微细结构和通道，其忌闭合，喜开通。近年有学者提出了"骨玄府"这一概念，从现代医学的角度来认识，相当于"哈弗氏系统管道 - 黏合线 - 骨小梁"所形成的从内到外的一种空隙系统，具有分布广泛、结构微细、开合有度的特点，其病变主要是由于骨玄府毁损、衰萎、堵塞而导致的。王老认为，在肝肾亏虚基础上出现的骨玄府郁闭是骨刺病形成的基本病机，老年肝肾精血不足，如遇风寒湿热之邪外袭、跌打损伤以及长期关节负重等因素，加之痰、湿、瘀血等病理产物阻滞经络，进而导致骨组织结构失于濡养、衰萎，从而导致玄府郁闭，气血津液输布不畅，导致骨组织增生，日久形成骨刺，局部出现疼痛、关节活动不利、肿胀等。

因此，肝肾亏虚和玄府闭合是骨刺病的主要病机，在临床上除了补益肝肾、填精，更需要重视开通玄府药物的使用。王老在临床上针对此疾病，多选用麻黄、秦艽、蜈蚣、全蝎、土鳖虫等药物开通闭合之玄府，恢复玄府之功用，从而缓解患者病痛或治愈骨刺。

2. 经验方骨刺消痛丸简介　王老根据多年临床经验，自拟骨刺消痛丸，组成为细辛6g，白芷 12g，威灵仙 15g，白芍 25g，当归 15g，鸡血藤 20g，黄芪 20g，烫骨碎补 20g，蜈蚣 3g，全蝎 5g，土鳖虫 15g，烫水蛭 5g，醋没药 15g，醋乳香 15g，儿茶 12g，制水丸，每次 10g，每日 3 次。若颈椎增生加葛根 20g，姜黄 15g，腰椎增生加杜仲 15g，续断 20g，膝关节痛加川牛膝 15g，木瓜 15g，足跟痛加独活 12g，徐长卿 20g，疼痛甚者酌加制马钱子 3~5g。

【病案举例】

患者，女，67 岁。2018 年 9 月 28 日初诊。主诉：双膝关节痠软疼痛，行走困难，跛行明显，下蹲困难，活动及受寒后加重，休息后减轻，骨科诊断为膝关节骨性关节炎、膝关节退变、骨质增生，中西药物及理疗效果不佳，遂来诊治。现症见恶风怕冷，关节冷痛，屈伸不利，腰膝酸软，舌淡苔白腻，脉沉滑。王老诊断为骨痹（肝肾不足、寒瘀互结证），予骨刺消痛丸加减：鸡血藤20g，川牛膝15g，酒川芎15g，白芍20g，白芷15g，徐长卿20g，细辛8g，威灵仙15g，防己15g，土鳖虫15g，桂枝12g，独活12g，当归12g，地龙10g，全蝎3g，蜈蚣1条，醋乳香15g，醋没药15g，烫水蛭2g，制马钱子5g，4剂，制水丸，每次10g，每日3次。

2018年10月30日二诊。主诉：服中药丸剂后双膝疼痛痿软减轻，上方加黄芪20g，烫骨碎补20g，制马钱子减为2.5g，4剂，制水丸，每次10g，每日2次。

2018年11月30日三诊。主诉：双膝关节不适症状缓解，步行与下蹲困难均有改善。王明杰认为病情已明显缓解，但需要服药巩固，遂上方去细辛、防己、蜈蚣、制马钱子，加菟丝子20g，女贞子20g，补骨脂15g，山茱萸20g，6剂，制水丸，每次10g，每日2次。随访至今，患者坚持服用，病情一直稳定，生活质量良好。

按语：膝关节骨性关节炎多见于中老年人，是关节软骨退变、软骨下硬化和骨反应性增生、骨赘形成。本例患者以"双膝关节痿软疼痛和活动加重"为特点，据患者症状及舌脉，辨证为肝肾不足，寒瘀互结，玄府闭合。方选骨刺消痛丸加减。方中鸡血藤、川牛膝、酒川芎、白芍、白芷、当归、乳香、没药活血化瘀、通络止痛，徐长卿、细辛、威灵仙、防己、桂枝、独活温经散寒，土鳖虫、地龙、全蝎、蜈蚣、烫水蛭、马钱子等虫类药搜刮通络，增效止痛。诸药合用，可达温经散寒、活血化瘀、通络止痛之功，故能使骨玄府闭塞开通，气血畅达，关节筋络得以濡养而病情缓解。

（四）王明杰教授开玄补虚法治疗膝骨关节炎的经验

李惠、王明杰等

膝骨关节炎属于中医学"痹证"范畴，好发于中老年人，以进行性发展的关节肿痛、僵硬、变形以及活动受限为主要症状。王明杰教授认为本病发病的内因多为肝肾亏虚，外因多为风、寒、湿三气夹杂侵袭，终致玄府闭郁，不荣则痛，不通则痛，治法上多以开通玄府、调补肝肾、补益气血为主，并自拟膝痹丸，现将王老基于玄府理论运用自拟膝痹丸治疗膝骨关节炎的经验做一简介。

1. 王明杰教授从玄府郁闭认识膝骨关节炎

（1）玄府理论简介：玄府学说是金元时期著名的医学大师刘完素首创，经后世医家不断补充、发挥而逐渐完善的独特中医理论。王明杰教授将玄府的特点归纳为3点：分布的广泛性、结构的细微性和功能的通畅性。玄府作为气血升降出入之门户，以通利为顺，以闭合为逆，还提出有与"哈弗氏系统管道-黏合线-骨小梁"等相当的骨玄府认识，为从玄府论治各种骨病提供了理论依据。

（2）肝肾亏虚、玄府郁闭是膝骨关节炎的基本病机：医学认为膝乃肝肾脾三经所系，筋骨肉大会之处。《张氏医通》曰："膝者筋之府，屈伸不能，行则偻俯，筋将惫矣。故膝痛无有不因肝肾虚者，虚者风寒湿气袭之。"膝骨关节炎的发生多为中老年人，老年肝肾亏虚，肾主骨生髓，肝主筋藏血，肝虚则血少不能养筋，肾虚则髓减不能主骨，骨摇髓空，骨痿筋弱。《素问·痹论》云："风寒湿三气杂至，合而为痹也。"外邪乘虚入里，深入骨骼关节，风寒湿三气闭阻气血运行，致使气血运行不畅，经络闭阻不通，"不通则痛"，且致筋不束骨，膝失滑利，从而导致膝关节退行性改变而为诸症。

王明杰教授从玄府理论分析，指出本病还存在膝骨玄府郁闭的病机。玄府之性，开为顺，闭为逆；塞则病，通则安。风寒湿等致病因素入侵膝部，影响玄府正常开合功能，导致玄府郁滞、闭塞，必然影响到气血津液的流通、运转、渗灌而发生种种病证。"玄府闭塞为百病之根"，升降出入之道路门户阻塞，气血津液不能畅通，故而气滞、痰凝、血瘀胶结加重病情。肝肾亏虚为本病之本，风寒湿邪侵袭为本病之标，病理产物留滞于关节经络，毁损，堵塞，导致膝骨玄府闭郁为要害所在。肝肾亏虚与玄府闭郁相互影响，不荣与不通相互作用，构成膝骨关节炎的基本病机。治疗除补益肝肾外，尤当突出开通玄府郁闭、疏通关节经络、畅达气血津液运行，宜用开玄补虚之法。

2. 开玄补虚法与经验方膝痹丸

（1）开玄补虚法：王明杰教授提出"开通玄府为治病之纲"，作为临床施治的指南。将玄府理论运用于各种虚证的治疗，通过开通玄府郁闭、畅达气血津液输布运行，从而增强补益之品的治疗作用，促进虚弱证候的恢复。

从玄府学说认识，因虚失养，往往累及玄府，导致玄府衰竭萎闭，气血津液失其正常运行而留滞成实，形成痰饮、瘀血、浊毒等病理产物。所谓"正虚之处，便是容邪之所"，即言其虚中夹实之理。

王明杰教授指出，对于虚实夹杂之证，玄府失用，门户开合失司，则药力难至，邪气难除。故治病应当遵从"以通为主，通补结合"的原则，一则"补益以养玄"，一则"开玄以祛邪，开玄以助补"，谓之开玄补虚法。运用时并非补虚与开玄并重，而是注重于开通玄府，恢复玄府开合之能，使得精气血津液畅通，病情自愈。即《金匮要略》所言："若五脏元真通畅，人即安和。"在此理论指导下拟定膝痹丸。

（2）膝痹丸：膝痹丸组成为黑蚂蚁10g，骨碎补20g，怀牛膝20g，当归20g，白芍20g，川芎15g，鸡血藤20g，独活15g，威灵仙15g，乳香15g，土鳖虫10g，制水蛭5g。制水丸，每服10g，每日3次，温开水送服。冷痛加细辛5g，肉桂5g，灼痛加牡丹皮12g，黄柏12g，痛甚加全蝎5g，蜈蚣1条，体虚加黄芪20g，党参20g。主要达到开玄补虚，调理气血，强壮筋骨的功效。

其中黑蚂蚁、土鳖虫、制水蛭等虫类药为血肉有情之品，效专而力强，善走窜通达而搜风剔络、通经散结而逐邪化瘀、止痉破血而解痉止痛，既可开玄府之郁，又可补肝肾之虚，为解筋骨顽疾之必需品。配伍当归、白芍、川芎、骨碎补、鸡血藤、怀牛膝，即四物汤之意加上怀牛膝、鸡血藤、骨碎补，补气活血，养血通络，气血同调。独活为祛风通络之主药，能通行百脉，威灵仙性温通利，能通十二经，乳香辛温香窜，三者相配散寒通络止痛，活血消肿生肌，可祛周身之风寒湿邪，调和经络，疏通筋骨而利关节。故全方主要由3组药物组成，虫药之走窜通达开玄，四物汤之补气养血荣玄，加之祛周身之风寒湿邪，邪祛而正安。

【病案举例】

张某，女，59岁，2019年2月18日初诊。主诉：右膝关节疼痛伴活动不利7年余，加重1个月。病史：患者近2年来渐感膝关节活动不利，上下楼梯尤其明显，右膝为主，未做治疗。近2个月来症状加重，右膝关节酸胀僵硬疼痛，行走后更甚。经某骨科医院X线摄片等检查，示右膝关节间隙变窄退行性病变，关节间隙变窄，骨赘形成，诊断为膝骨关节炎，注射玻璃酸钠效果不明显。来诊时神疲乏力，腰膝酸软，纳眠尚可，苔薄白腻，脉弦缓。中医诊断：膝痹。辨证：肝肾亏虚，瘀血阻络。治法：开玄补虚，化瘀通络。处方：骨碎补20g，怀牛膝20g，续断20g，当归12g，白芍30g，川芎15g，鸡血藤30g，青风藤30g，独活12g，威灵仙15g，地龙8g，土鳖虫10g，黄芪20g，甘草6g。共5剂，每日1剂，水煎服200ml，每日3次。

2月25日二诊。服药后自觉膝痛减轻，为便于患者长期服用，继以上方去续断，加全蝎5g，制水蛭5g，乳香15g，没药15g。5剂，制水丸，每次服10g，每日3次。同时配合舒筋活血中药散剂敷贴，每日1次。

4月1日三诊。患者服用丸药月余后，膝关节疼痛明显缓解，上下楼梯亦有改善，身体未见不适。续用上方5剂，制水丸服。

2个月后电话告知，丸药已服完停药半月，膝关节已无疼痛，行走功能基本恢复正常，嘱注意膝关节保护，适当进行关节肌肉锻炼以巩固疗效。

按语：中老年人肝肾及气血不足于内，则气血伤于内，营卫有所不贯，脏腑由之不和，气血运行失常，气滞血瘀，玄府因虚而闭，因瘀而闭，不通则痛，不荣则痛，故而出现右膝关节酸胀僵硬疼痛，腰膝酸软等症。治以开玄补虚，化瘀通络，选王教授经验方膝痹丸加减，方中骨碎补、怀牛膝、续断补肝肾、强筋骨、续折断，当归、白芍、川芎、鸡血藤补益气血、调和营卫，青风藤、独活、威灵仙祛周身之风寒湿邪，地龙、土鳖虫峻通玄府之郁结，黄芪补气升阳，甘草调和诸药。以上使骨玄府之闭塞开通，气血周流通达，关节筋络得以濡养而病情缓解，二诊症状减轻，效不更方，原方基础上减续断，增加开玄之力。症状明显缓解后，改为丸药调理月余而愈。

二、临床观察及实验类

（一）开通玄府治疗外伤性骨折初期临床观察

文化、漆伟

目的：观察开玄府治法治疗外伤性骨折初期临床效果。

方法：将60例符合四肢闭合骨折早期气滞血瘀证患者随机分为对照组和中药组，各

30 例。两组均根据骨折类型选择适应的骨折整复方案，经 X 线摄片确定达到功能复位标准后，进行药物治疗。中药组另用防风汤合桃红四物汤化裁治疗［防风 15g，荆芥 10g，葛根 30g，桃仁 15g，红花 12g，当归 20g，川芎 20g，赤芍 12g，生地黄 12g，泽兰 12g，三七 6g（冲服）。每日 1 剂，水煎服］。

结果： 显示第 7 天时中药组血液流变指标优于对照组（$P<0.05$）。第 14 天中药组症状评分优于对照组（$P<0.05$），中药组总有效率 89%，对照组 71%，$P<0.05$。

结论： 在传统活血化瘀治疗基础上加用风药开通玄府治疗骨折初期能取得较好效果。

（二）中药熏蒸对膝关节骨性关节炎患者关节镜术后并发症的影响

张涛、石勇等

目的： 观察膝关节骨性关节炎关节镜术后中药熏蒸对并发症治疗疗效。

方法： 选取膝关节骨性关节炎关节镜清理术后患者 40 例，部分患者膝关节清理手术附加行半月板修整成型或去神经化治疗。随机分为治疗组和对照组。治疗组 20 例，采用关节镜清理术后自拟处方中药肢段封闭式熏蒸治疗（荆芥、防风、防己、桑寄生、威灵仙、秦艽、独活、羌活、路路通、红花、苍术、艾叶等）。对照组 20 例，单纯应用局部冷疗加弹力绷带包扎。两组患者在术后 7 天，治疗后 7 天、14 天分别测量关节周径 / 关节腔积液量、VAS 疼痛评分、KSS 功能评分。将各项测定结果行统计学对比分析，观察疗效。

结果： 治疗组患者在关节周径 / 关节腔积液程度、VAS 疼痛评分、KSS 功能评分等方面效果明显优于对照组，差异有统计学意义（$P<0.05$）。

结论： 膝关节骨性关节炎关节镜术后中药熏蒸对关节肿胀、积液、疼痛、功能障碍等并发症有显著疗效。

（三）针刺联合中药熏蒸应用于膝关节骨性关节炎的效果观察

信岚、张磊等

目的： 观察针刺联合中药熏蒸对膝关节骨性关节炎的应用效果。

方法： 将 80 例患者根据入院日期的单双号分成对照组和观察组，各 40 例，对照组运用针刺疗法，观察组在针刺疗法基础上进行中药熏蒸（制川乌 12g，制草乌 12g，红花 15g，酒川芎 15g，赤芍 15g，制天南星 15g，血余炭 15g，伸筋草 20g，桂枝 20g），比较两组膝关节功能和疼痛程度。

结果： 观察组膝关节功能评分高于对照组，视觉模拟评分法评分低于对照组，差异有统计学意义（$P<0.05$）。

结论： 针刺联合中药熏蒸能减轻膝关节骨性关节炎患者的膝关节疼痛，改善膝关节功能。

（四）灵仙通络胶囊对 C518 大鼠膝关节退变软骨细胞增殖的影响

张磊、扶世杰等

目的： 检测灵仙通络胶囊对 C518 大鼠膝关节退变软骨细胞增殖的影响。

方法： 选取了 C518 大鼠膝关节软骨细胞株，对其进行复苏、培养、诱导退变等处理后，随机分为灵仙通络胶囊组、氨糖美辛组和生理盐水组，并在 24 小时、48 小时、72 小时时，用 MTT 法分别检测不同浓度（2.5%、5%、10%）的灵仙通络胶囊、氨糖美辛和生理盐水对 C518 大鼠膝关节退变软骨细胞增殖的影响。

结果： 在同一时间点的不同浓度中，各组之间的 MTT 值都有统计学差异（$P<0.01$）。在同一时间点的灵仙通络胶囊组、氨糖美辛组中，各浓度之间的 MTT 值都有统计学差异（$P<0.01$）。在生理盐水组中，各浓度之间的 MTT 值都无统计学差异（$P>0.05$）。

结论： 灵仙通络胶囊对 C518 大鼠膝关节退变软骨细胞有促进增殖的作用，并且细胞对药物浓度有依赖作用。

（五）灵仙通络胶囊对 C518 大鼠膝关节退变软骨细胞 II 型胶原和 MMP-13 表达的影响

张磊、扶世杰等

目的： 检测灵仙通络胶囊对 C518 大鼠膝关节退变软骨细胞 II 型胶原和基质金属蛋白酶 -13（MMP-13）表达的影响。

方法： 选取 C518 大鼠膝关节退变软骨细胞，然后分别给予灵仙通络胶囊、氨糖美辛、生理盐水干预，再对 C518 大鼠膝关节退变软骨细胞进行 II 型胶原、MMP-13 免疫组化染色。

结果： 采用 Kruskal Wallis 检验得出：II 型胶原免疫组化染色中，灵仙通络胶囊组染色阳性数 47，秩均值 51.66；氨糖美辛组染色阳性数 36，秩均值 36；生理盐水组染色阳性数 4，秩均值 2.50，其中，染色指数 x 为 17.33，df 为 2。MMP-13 免疫组化染色中，灵仙通络胶囊组染色阳性数 6，秩均值 3.50；氨糖美辛组染色阳性数 17，秩均值 15.00；生理盐水组染色阳性数 57，秩均值 52.00。其中，染色指数 x 为 55.04，df 为 2。结果表明：在 II 型胶原和 MMP-13 表达中，灵仙通络胶囊组、氨糖美辛组、生理盐水组有显著性差异（$P<0.01$），氨糖美辛组较生理盐水组有显著性差异（$P<0.01$）。

结论： 灵仙通络胶囊能调节 C518 大鼠膝关节退变软骨细胞中 II 型胶原、MMP-13 的表达水平，从而延缓膝关节骨性关节炎的病变发展。

（六）食蟹猴自发性膝骨关节炎模型的中药干预实验

陈巧玉、扶世杰

目的： 分析独活寄生汤干预对食蟹猴自发性膝骨关节炎（KOA）模型炎症调节的作

用，为进一步药物治疗的疗效检验及安全性评估提供可靠保证。

方法： 选取清洁级青年型和老年型食蟹猴各 6 只，对食蟹猴自发性 KOA 模型进行评价：将老年型食蟹猴随机分为干预组和空白对照组，采用独活寄生汤进行干预，对比两组全血白细胞、C 反应蛋白、红细胞沉降率及关节液性状和肿瘤坏死因子 TNF-α 含量的表达变化。

结果： 老年型食蟹猴自发性 KOA 模型会出现典型与人类相似的骨关节炎相关指标改变。独活寄生汤干预可下调 TNF-α 表达，降低全血白细胞、C 反应蛋白水平，干预前后差异有统计学意义（$P < 0.05$）。

结论： 老年型食蟹猴自发性 KOA 模型能有效模拟人类自发性 KOA 发生发展；独活寄生汤干预可能通过抑制 TNF-α 的表达，降低关节软骨的炎症因子水平，从而缓解 KOA 病程，产生治疗作用，全血白细胞、C 反应蛋白可作为疗效判断的重要参考指标。

（七）独活寄生汤熏洗对膝骨关节炎关节液成分的影响

王关杰、张磊等

目的： 探讨中药熏洗对食蟹猴膝骨关节炎（KOA）模型的关节液中 IL-1β、TGF-β1 细胞因子表达和 WBC 计数的影响。

方法： 老年型食蟹猴 9 只和青年型食蟹猴 6 只，老年型食蟹猴根据症状作为自发性 KOA 模型，随机分为熏洗组（n=3）、传统组（n=3）和对照组（n=3），青年型食蟹猴为健康组（n=6）。熏洗组、传统组左侧膝关节分别接受中药熏洗或中药热敷治疗，治疗前，治疗 2 周、4 周及 6 周时分别测定关节液内 WBC 计数、IL-1β 和 TGF-β 水平，运用重复测量的方差分析方法进行统计分析。

结果： ①老年食蟹猴膝关节软骨 HE 染色可见关节软骨退变；②治疗前，熏洗组、传统组和对照组的膝关节液内的 WBC 计数、IL-1β 表达水平显著高于健康组（$P < 0.05$），TGF-β1 表达水平显著低于健康组（$P < 0.05$）；③相比于治疗前，治疗 2 周、4 周和 6 周后，熏洗组和传统组关节液内 WBC 计数和 IL-1β 水平显著降低（$P < 0.05$）；④治疗 2 周、4 周和 6 周时，熏洗组和传统组关节液内 WBC 计数和 IL-1β 水平均明显低于对照组（$P < 0.05$），且熏洗组比传统组两者的水平下降更明显（$P < 0.05$）；⑤治疗 2 周和 4 周后，熏洗组和传统组关节液内 TGF-β1 水平较治疗前显著升高（$P < 0.05$）；⑥治疗 2 周、4 周时，熏洗组和传统组关节液内 TGF-β1 水平明显高于对照组（$P < 0.05$），且熏洗组比传统组升高关节液内 TGF-β1 作用更显著。

结论： 食蟹猴 KOA 模型的膝关节液内 IL-1β 和 TGF-β1 细胞因子表达异常、WBC 计数明显升高，中药熏洗和中药热敷等治疗可下调膝关节液内 IL-1β 和上调 TGF-β1 细胞因子的表达水平、降低 WBC 计数，有助于治疗 KOA，且熏洗的效果优于传统的中药热敷。

（八）川芎嗪对骨关节炎兔软骨细胞增殖与凋亡的影响及其机制研究

胡旭光、甘仲霖等

目的： 探讨川芎嗪对骨关节炎兔软骨细胞增殖与凋亡的影响及其作用机制。

方法： 选取 12 只兔建立骨关节炎动物模型，体外分离培养软骨细胞，并分为模型组、川芎嗪低剂量组、川芎嗪中剂量组、川芎嗪高剂量组，另选取 3 只正常兔体外分离培养软骨细胞作为正常对照组。模型组和正常对照组给予 10% DMEM 培养液进行培养，而川芎嗪低、中、高剂量组分别给予含 $10\mu g/ml$、$20\mu g/ml$、$30\mu g/ml$ 川芎嗪注射液的培养液进行培养。采用流式细胞仪测定兔软骨细胞周期及增殖指数，采用 TUNEL 法检测细胞凋亡情况，采用 MTT 法检测软骨细胞活性，采用 Western-blot 法检测软骨细胞中 bax、bcl-2、Caspase-3 蛋白表达情况。

结果： 模型组 G0/G1 期细胞所占比例及 PI 均明显低于正常对照组（$P<0.05$），S 期及 G2/M 期细胞所占比例均明显高于正常对照组（$P<0.05$）；川芎嗪中、高剂量组 G0/G1 期细胞所占比例、PI 均显著高于模型组和川芎嗪低剂量组（$P<0.05$）。而 S 期及 G2/M 期细胞所占比例均显著低于模型组和川芎嗪低剂量组（$P<0.05$）。川芎嗪中剂量组软骨细胞凋亡率均明显低于模型组（$P<0.05$），川芎嗪高剂量组显著低于低剂量组（$P<0.05$），而川芎嗪高剂量组与正常对照组比较差异无统计学意义；川芎嗪中、高剂量组软骨细胞活性均显著高于模型组（$P<0.05$），川芎嗪高剂量组显著高于低剂量组（$P<0.05$），而川芎嗪高剂量组仍然低于正常对照组（$P<0.05$）。模型组软骨细胞中 bax 及 Caspase-3 表达量均明显高于正常对照组（$P<0.05$），bcl-2 表达量显著低于正常对照组（$P<0.05$）；而川芎嗪各剂量组软骨细胞中 bax 及 Caspase-3 表达量均明显低于模型组（$P<0.05$），bcl-2 表达量均明显高于模型组（$P<0.05$），且川芎嗪高剂量组各指标改善情况均显著优于低剂量组（$P<0.05$）。

结论： 川芎嗪能够促进软骨细胞的增殖，同时还能通过上调抗凋亡因子 bcl-2 表达，下调软骨细胞促凋亡因子 bax 以及 Caspase-3 表达而抑制软骨细胞的凋亡。

第三节　发表论文一览

［1］李惠，郑佳昆，曾岸，等. 王明杰教授开玄补虚法治疗膝骨关节炎的经验［J］. 中国中医药现代远程教育，2022，20（16）：80-82.

［2］曾岸，童禄缘，徐祖健，等. 王明杰教授开通玄府论治骨刺的经验［J］. 中医临床研究，2022，14（3）：67-68.

［3］张涛，石勇，莫丽，等. 中药熏蒸对膝关节骨性关节炎患者关节镜术后并发症的影响［J］. 中国处方药，2020，18（4）：130-132.

［4］信岚，张磊，奉琦，等. 针刺联合中药熏蒸应用于膝关节骨性关节炎的效果观察［J］. 护理与康复，2020，19（12）：89-91.

［5］陈巧玉，扶世杰. 食蟹猴自发性膝骨关节炎模型的中药干预实验［J］. 中国老年学杂志，2018，38（22）：5519-5522.

［6］江花，王明杰，王鸿度. 试论骨玄府［J］. 中医文献杂志，2017，35（1）：6-10.

［7］王关杰，张磊，谢俪君，等. 独活寄生汤熏洗对膝骨关节炎关节液成分的影响［J］. 中国临床解剖学杂志，2017，35（2）：193-198.

［8］文化，漆伟. 开通玄府治疗外伤性骨折初期临床观察［J］. 实用中医药杂志，2016，32（10）：966-967.

［9］杨忠明，谢刚，廖大忠，等. 癌痛散在恶性肿瘤骨转移疼痛治疗中的临床研究［J］. 重庆医学，2016，45（28）：3893-3895，3899.

［10］胡旭光，甘仲霖，张毅. 川芎嗪对骨关节炎兔软骨细胞增殖与凋亡的影响及其机制研究［J］. 现代中西医结合杂志，2016，25（22）：2418-2421.

［11］党生文，党生菊，周梅. 浅谈开通玄府治疗股骨头缺血坏死［J］. 四川中医，2015，33（10）：27-28.

［12］张磊，曾炎，扶世杰，等. 灵仙通络胶囊对 C518 大鼠膝关节退变软骨细胞Ⅱ型胶原和 MMP-13 表达的影响［J］. 中华临床医师杂志（电子版），2015，9（24）：4611-4615.

［13］张磊，曾炎，扶世杰，等. 灵仙通络胶囊对 C518 大鼠膝关节退变软骨细胞增殖的影响［J］. 中华临床医师杂志（电子版），2014，8（17）：3143-3146.

［14］江玉，和中浚. 从开通玄府认识熏洗疗法的作用机理［J］. 中华中医药学刊，2010，28（9）：1861-1863.